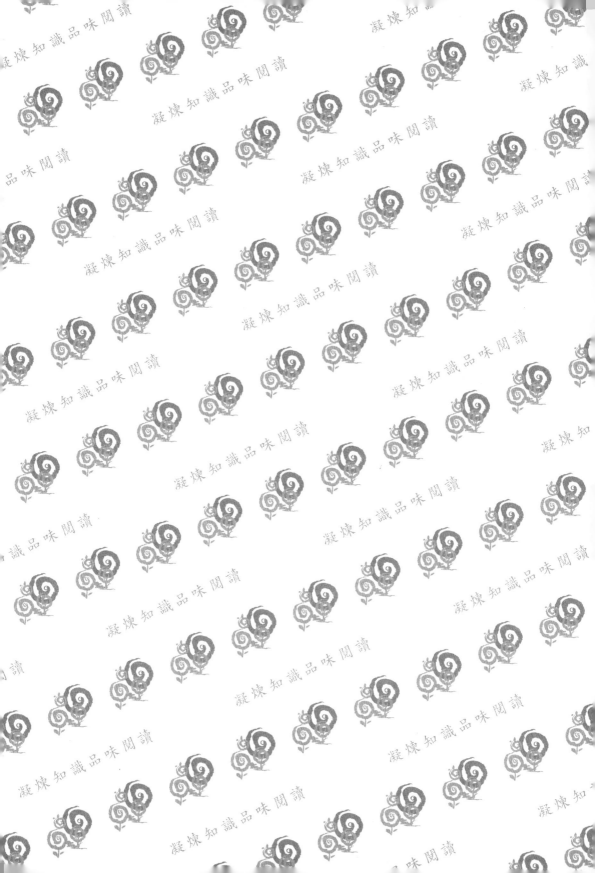

語言障礙與矯治

林　寶　貴　編著
臺灣師範大學特殊教育系（所）教授

五南圖書出版公司 印行

序

　　「語言障礙與矯治」係國立臺灣師範大學特殊教育系（所）教授林寶貴博士將長期在國立彰化師範大學講授「語言發展與矯治」、「溝通障礙之評量與輔導」、「語言學導論」、「溝通障礙兒童教育」、「語言病理與治療技術」、「聽語治療學」、「語言障礙教育專題研究」等課程之教材，彙整而成之巨著。

　　國內有關「語言障礙與矯治」之中文參考書，寥寥無幾。作者將其多年來從事聽覺障礙與語言障礙教育之教學、研究、輔導、推廣經驗，再度編輯成冊，時值國內特殊教育界正加強推廣語言障礙教育之際，該書之及時出版問世，提供特殊教育工作者、學生、家長參考，預期助益良多。

　　該書內容豐富，分「基礎」與「應用」兩大篇，十八章，不僅結合理論與實務之經驗，並附有多則個案輔導實例，對從事特殊教育及語言訓練之臨床工作者而言，誠為不可或缺的指引與良伴。個人在先睹為快之餘，謹誌數語，聊表欽佩之意，爰為之序。

　　　　　　　　　　　　　　　　　　許澤銘 謹識於
　　　　　　　　　　　　　　　臺北市立師範學院特殊教育研究室
　　　　　　　　　　　　　　　中華民國八十三年三月植樹節

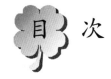

目　次

序

第一篇　基礎篇

第二篇 應用篇

第一篇

基

礎

篇

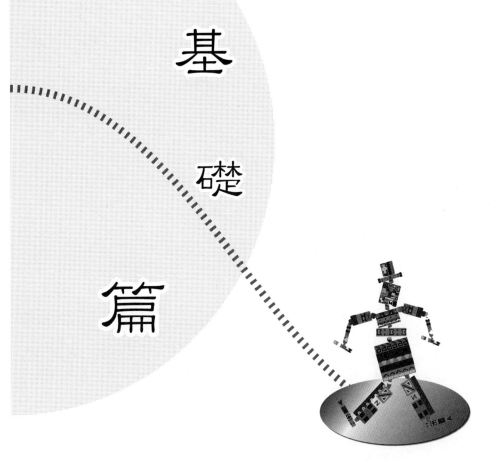

第一章

緒　論

壹　前　言

我國的特殊教育一、二十年來，由於社會的需要與輿論的呼籲，學者專家的學術研究與實際參與，以及在政府重視與支持下，已經獲得相當的成就，但是在特殊教育的領域中，語言障礙兒童教育是亟待拓展的領域。因為語言障礙兒童在外表上看不出有顯著的缺陷，又不是急性傳染病，障礙者感覺不出「病」或「痛」的痛苦，不是嚴重的致命傷，足以構成生命的危險，因此往往容易被障礙者本身、家長、教師、教育當局、社會所忽略；又因為語言障礙是慢性的，矯治或訓練工作需要長期的時間，有時花上一年半載也不見得立竿見影，有顯著的效果，使得障礙者或其家人常在治療過程中，半途而廢。因此雖然我國的特殊教育，已有一百二十餘年的歷史，但語言障礙兒童教育，卻剛剛才起步。

　　語言在人類溝通情意，傳達思想上扮演著極重要的角色。但是人類自嬰、幼兒至成人的語言發展與學習過程中，由於健康的狀態、環境的因素，自胎兒期、出生時、嬰兒期、幼兒期、兒童期間都可能引起腦傷或機能不全的意外事故；也可能在胎兒期或嬰幼兒期喪失聽力，使語言的學習受到阻礙；也可能在發展初期親子關係不夠良好，缺乏語言刺激；甚至可能在一個人最活躍的成年期，發生意想不到的車禍或中風，引起失語、失讀、失寫、失算、不識症等症狀；或長時間暴露在噪音的環境下，久而久之變成重聽者。上述各種原因皆可能導致說話或語言的障礙，造成溝通上的困難，以及學習、生活、社會適應、人際關係、情緒發展方面的障礙。

　　根據許多研究文獻的報告指出，學齡兒童中，具有語言障礙者占很高的比率。但是在美國，要精確地說出有多少人有溝通障礙是不可能的，不同調查者使用各種障礙的定義，調查不同的目標人口，自然所獲得的出現率和發生率的資料不同。估計大約為人口的 10%，這個數字可能更高到 15%，甚至20%。美國傳統的估計及報導，語言障礙兒童的出現率占學童總數的 5%。「國立神經疾病及中風研究所」所報告的 5% 是最常被引用的數字（*National Institute of Neurological Diseases and Stroke, 1970*）。Hull 等人（*1976*）做了一項「全美聽語調查」研究報告，從三萬八千八百零二名公立學校學童蒐集了4.7%的語言障礙出現率資料。再如 Dearman 與 Plisko（*1981*）推估美國四千一百萬在籍學童的語言障礙出現率為 6%（其中構音異常占 3%、語暢異常占0.7%、聲音異常占 0.2%、唇顎裂占 0.1%、腦性麻痺占 0.2%、說話發展遲緩占 3%）。溝通障礙占美國障礙兒童的第一位，一九八四年的估計和調查，有二千萬人之多，每十人之中就有一人是說話語言或聽覺障礙者（*Van Riper, et al., 1984*）。而日本的語言障礙兒（者）根據永江和久（*1982*）的報告，人數也在一千萬人以上（其中聽覺障礙者占 218,269 人，語暢異常 273,460 人，腦性麻痺 135,635 人，唇顎裂 53,190 人，機能性構音異常 80,000 人，語言發展遲緩 166,707 人，失語症 79,860 人，麻痺性構音障礙 123,378 人）。

　　至於我國語言障礙兒童到底有多少問題，根據民國六十五年臺北榮民總

醫院復健醫學部與耳鼻喉科調查臺北市三十所國小一年級三千二百四十七名
學童的語言障礙發生率結果，發現國小階段的兒童語言障礙發生率高達9.6%。
以此推估我國三百四十萬學齡兒童的語言障礙人數，當不在三十萬以下。文
化水準首屈一指的臺北市之出現率尚且如此之高，更遑論其他縣市，可見我
國學童語言障礙問題的嚴重性。

　　筆者亦曾於民國七十一年至七十三年調查臺灣區（含臺灣省、臺北市、
高雄市）一萬二千八百五十名四歲至十五歲學童，發現三百三十九名
（2.64%）學童有語言障礙，以此推估我國三百四十萬名學齡兒童的語言障
礙人數，至少亦有八至九萬人之多（林寶貴，民 73a）。

　　語言障礙教育自民國六十七年在高雄市福東國小成立一班構音矯正諮商
室（民國 69 年改為資源教室）以來，到目前為止，只有臺北市的永樂國小、
仁愛國小、大理國小、興隆國小、石牌國小，高雄市的愛國國小、福東國
小，苗栗縣建功國小設有語言障礙資源班。教育部第二次全國特殊兒童普查
複查結果，發現學齡階段普通兒童有語言障礙者計二千九百一十六人（吳武
典、林寶貴，民 81）。身心障礙兒童中，有語言障礙者更不在少數。在尚未
增設更多的語言障礙資源班以提供語言障礙兒童語言矯治或訓練的服務以
前，如何為有語言障礙兒童的家長及普通班的教師，提供有關語言障礙兒童
的身心特質、遭遇問題、需要與輔導方法，讓家長及教師認識語言障礙的定
義、類型、特徵、原因、診斷、評量、鑑定方法、就學安置輔導原則、社會
資源等，以便能儘早幫助語言障礙兒童的問題儘早被發現，儘早檢查或轉
介，獲得應有的協助、接納、治療或訓練，增進其學習、生活、社會適應與
良好的人際問題等，是為撰寫本書之主要目的。

　語言障礙兒童的身心特質

　　什麼樣的兒童稱為「語言障礙兒童」？雖然「特殊教育法施行細則」中尚未公布語言障礙兒童的鑑定標準，但根據教育部民國七十八年印行之「語言障礙學生鑑定及就學輔導規劃之研究報告」，所謂「語言障礙」係指個人的語言理解能力或表達能力與同年齡兒童相較，有顯著的偏異現象，而造成溝通困難者。語言障礙依障礙類型，分為構音異常、聲音異常、語暢異常、語言發展異常四類。各類型語言障礙兒童的語言行為特徵如下（林寶貴，民 *81a*）：

一、構音異常

　　包括聲符、韻符與聲調的語音發音錯誤，常見的構音異常分為下列六種特徵：

　　1.添加音：在正確的語音上有添加的現象，例如把「ㄧㄚ　˙ㄗ」說成「ㄌㄧㄚ　˙ㄗ」。

　　2.省略音：聲符或韻符被省掉，造成不正確的語音，如「ㄒㄧㄝˋ　˙ㄒㄧㄝ」說成「ㄧㄝˋ　˙ㄧㄝ」。

　　3.替代音：一個字的韻符或聲符被另一個韻符或聲符所取代，造成不正確的語音，如「ㄐㄧㄢˇ　ㄅㄠ」說成「ㄐㄧㄢˇ　ㄍㄠ」。

　　4.歪曲音：語音接近正確的發音，但聽起來不完全正確。

　　5.聲調錯誤：如國語的四聲運用錯誤。

　　6.整體性的語音不清：如唇顎裂、聽覺障礙、腦性麻痺等類兒童的咬字不清晰，但無確定的錯誤構音。

二、聲音異常

常見的聲音異常可分下列四種特徵：

1.音質異常：發聲的音質不良、粗嘎聲、氣息聲、沙啞、失聲、習慣性硬起聲、假聲帶異常、複聲、喉音、喉部緊音、聲音使用過度或不足、耳語聲、發聲斷裂、痙攣性發聲異常、尖銳聲、顫抖聲、聲音中斷、聲音疲乏等。

2.音調異常：習慣性音調過低或過高、音調範圍太狹、音高斷裂、在特殊狀況其音調過高或過低。

3.音量異常：聲音在一定的距離內太大聲或太微弱。

4.共鳴異常：鼻音過重或鼻音不足。

三、語暢異常

所謂語暢異常係指說話急促不清，說話時或想說話時，把語句的開始某些語音或音節重複、延長或結巴，造成首語難發、連發、延長或中斷的現象，俗稱為口吃，其特徵為：

1.重複語音達三次以上，且連續如此，如：我我我們要出去玩。

2.延長語音或者音節達二秒以上，如：我——們要出去玩。

3.中斷所說的詞句或添加特定的語音或字詞，如：我們——要去看電影。

4.首語難發：第一句話最難開口、如鯁在喉。

5.急促不清：如迅吃。

6.除前述特徵外，為避免談話不流暢而產生搖首頓足、皺眉、掙扎等身體動作或逃避的行為。

四、語言發展異常

語言發展有下列一種或多種情形：⑴語言發展起步的年齡較晚；⑵發展的進度較慢；⑶發展的程度較正常兒童低下，其特徵為：

1. 語意異常：詞不達意，或無法理解說話者的涵義。
2. 語法異常：說話句型、結構簡單，有顛倒、混淆或省略等不合語法的現象。
3. 語用異常：說話不合溝通的情境或措詞不當。
4. 語形異常：有字形辨認不清或混淆等現象。
5. 語彙異常：語彙少甚至完全沒有。

五、語言障礙兒童的心理特性

㈠智能方面

許多研究報告指出，語言障礙兒童的智能比普通一般兒童為低。如Carroll（1936）分析一千一百七十四位學童，發現語言障礙者就整體而言，在智力方面較一般兒童為低。Craig（1951）研究六百九十二位一至四年級學生，發現四年級的嚴重語言障礙學生，其智力遠低於正常學生。語言障礙最為顯著的腦性麻痺及聽障兒童的平均智力也較低。

㈡教育成就

語言障礙兒童的學校成績稍遜於正常兒童。多數研究也發現閱讀困難與語言障礙有關。Weaven等（1960）研究六百三十八名一年級學生，發現構音異常越嚴重其閱讀準備能力越不足。Hildreth（1946）發現構音不清或不正，聽辨能力欠佳、口吃、說雙語、情緒困擾等會影響閱讀成就。

(三)聽覺記憶與順序

一般認為聽覺記憶與口語溝通障礙有密切關係。Eisenson 等（1965）認為口語溝通障礙兒童在聽覺記憶方面往往有缺陷。Van Riper 等（1958）發現構音異常兒童常常缺乏綜合及分析字音順序的能力。語言發展遲緩兒童可能缺乏分析聽覺順序的基本能力。

(四)人格發展與社會適應

Van Riper（1958）等發現構音異常兒童對同伴的排斥、嘲笑往往會表現攻擊性、退縮、仇恨或焦慮。Glauber（1944）發現精神神經症患者常有說話失常的現象。Johnson（1956）則認為語言障礙常影響人際關係，造成挫折感，與人格發展交互影響，不僅互相循環，而且互相累積加劇。Berry 與 Eisenson（1956）也發現，語言障礙者常有社會不歡迎的人格特質，此種現象隨年齡增長而增加其不適應的程度。兒童語言發展遲緩受父母過度保護或拒絕態度之影響很大。當兒童感覺父母的不良適應態度時，便不願向父母認同，因此無法發展語言能力，甚至表現下列特質：(1)消極抵抗；(2)自我否定；(3)自我隔離；(4)依賴年長者或無生物；(5)情緒不穩定。

(五)情緒發展方面

正常的語言發展好比人生競技場的會員證，可代表其本人具有競爭能力；反之，語言發展異常者便未擁有會員證，易形成被處罰與被排斥感。無溝通能力者，面對僅容許有效溝通的社會，其回饋往往形成極大的挫折感。如口吃者，無法說出他所想要表達的話，把 sink 說成 think，失聲的無法發聲，失語症者說話不清楚等的挫折感更為嚴重。於是焦慮、不安、罪惡感便成為處罰與挫折的自然反應結果。一個語言障礙兒童如遇到處罰與挫折時，往往伴隨著短暫的焦慮不安、罪惡感、敵對態度的痛苦，終其一生陷於此五種情緒困擾的深淵（*Van Riper & Emerick, 1984*）。

參 語言障礙兒童的問題

一、語言包括五個領域

語音、語形、語法、語意和語用。語言發展遲緩兒童可能在這些領域裡有一種或幾種混合性的問題，茲分別簡述如下（*Kirk & Gallagher, 1989*）：

㈠語音方面的問題

有些兒童因為音調、強度或共鳴有問題，所發出的聲音使聽者感到不舒服或刺耳。音調的問題是指說話的音調太高或太低，或單調沒有變化。強度的問題是指說話時強度太低變成耳語聲，或發聲器官太緊張，說話很吃力。共鳴的問題是指通過鼻腔的氣流過多或過少。

㈡語形方面的問題

有些兒童能夠用正確的語句、語彙以表達適合年齡的思想，但是不能使用被接納的語形規則。他們可能對英語名詞的複數形，或第三人稱單數動詞的變化形態有困難，這些困難係源自聽（視）知覺障礙或短期記憶障礙所致。所幸使用中文系統的兒童，較無這方面的困難。視知覺障礙或閱讀障礙的中國兒童，可能會有字形辨別不清或混淆的現象，如 6 看成 9，b 看成 d，p 看成 q，成看成或，「心不在焉」看成「心不在馬」，「莫名其妙」看成「莫名其沙」等。

㈢語法方面的問題

有些兒童在處理複雜句型的結構上，或在問句、指示代名詞的句子、被

動語態、表達直接或間接受詞關係的句型、超過一個句子以上的句型等,有顯著的困難。

㈣語意方面的問題

語意的困難可能包括字意、生詞、片語與子句的關係,及比喻性語言的理解或表達的困難。

㈤語用方面的問題

有些兒童在使用語言及溝通方式以適應聽者或人際關係的需求上有困難。他們可能說些較無用處或不合情境、不切題的話,或以不當的言辭回答他人的問題。

Bloom 與 Lahey(1978)認為語音、語形和語法是語言的三種形式,而語意是語言的內容,語用則是語言的使用問題。

二、語言障礙兒童最常碰到的問題

語言障礙兒童除了溝通上的不方便之外,在日常生活當中還要忍受許多外在的困難,如父母、師長的態度、與人互動、個人適應及外在環境的問題等,茲分別說明如下:

㈠父母的態度問題

當父母被告知孩子有語言上的問題時,常常不能接受:有的感到很焦慮;有的忽略腦部功能的重要性,以為語言有問題帶去醫院剪剪舌繫帶就會正常;有的被告知兒童有聽覺障礙需要配戴助聽器時,就會問:「要戴多久?」,「不好看!」,「人家會笑!」,「面子問題」等;有時家長會給兒童壓力,如對孩子說:「你講話啊!不講就不理你!」,造成不愉快的親子關係;有時家長對治療效果沒有耐性,會說:「為什麼治療這麼久還不

好？」；有些迷信而不願接受正當的醫學檢查或治療，及教育安置，而寧願求神問卜，耽誤早期發現、早期療育的良機，這些不正確的觀念不但對兒童不利，有時反而有害。

(二)與人互動上的問題

語言障礙兒童若話講不清楚，書念不好的時候，可能同學會譏笑他，或不跟他一起玩，若再加上功課不好，可能連教師也不接納時，就會造成個人適應與學校適應方面的問題。

(三)外在環境的配合問題

語言障礙兒童也需要周遭人的協助與配合，如提供良好的語言學習環境、語言刺激、語言模範。尤其父母、兄姊、師長、醫院與學校語言治療師等，整個教育的大環境，應該重視兒童的語言教育，語言治療才可能有效果。但今天我們的語言障礙兒童仍常常遭遇到整個社會所存在的有形無形的一些障礙。如醫院語言治療師非常不足，各地區尚未建立醫療網和培訓專業人員；學校語言訓練師更為缺乏；學校、醫院與家長未充分協調與配合；早期療育也未受到重視與普及等，皆是目前語言障礙兒童遭遇到的困難與問題。

肆　語言障礙兒童的需要

語言障礙兒童需要接受哪些特殊教育的服務呢？基於「早期發現、早期治療能收到事半功倍」的原則，下面先討論各類型語言障礙的鑑定方法，以幫助家長或教師了解哪些兒童才是語言障礙兒童，他們又是哪一類的語言障礙，需要接受那些服務。

一、接受正確的鑑定與評量

(一)構音異常的鑑定方法

首先必須了解兒童的生育歷，再接受下列各項檢查：

1. 自然會話與檢查用語的檢查

利用此兩種方式令兒童說話，並加以錄音：

(1)自然的會話檢查：檢查前先了解受檢者日常構音習慣，選擇適當的話題，利用身邊事物引導自然的會話話題，注意聽其構音，或觀察親子間的對話情形等。

(2)檢查用語的檢查：為判別、分析、整理構音障礙的類型，可利用預先準備的檢查用語：

①利用圖卡的語彙檢查：令兒童說出圖卡上所畫物品的名稱，內容應為日常生活熟悉的物品，並且包括有韻母與聲母的語音。

②短句檢查：令兒童朗讀或複誦短句、短文。

③單音檢查：令兒童朗讀或複誦單音。例如：ㄆ、ㄊ、ㄋ、……。

2. 構音器官的檢查

檢查口、唇、舌、齒、口蓋的構造與運動性。有些構造異常（如咬合不正）者，不一定會有構音障礙。有些舌繫帶太短等也幾乎與構音障礙無關，檢查構音器官的運動性可令兒童反覆發「ㄇㄚ」、「ㄅㄚ」、「ㄎㄚ」、「ㄌㄚ」等單音節的語音。無障礙時，則無語音或節律混淆的現象，一秒鐘可反覆四次左右。此外可檢查構音以外的口腔功能，尤其是否有吸吮、咀嚼、吞嚥的障礙。

3. 語音聽辨力檢查

檢查是否能辨別正確音與錯誤音。父母或教師，可令兒童聽自己發錯的音與正確的音，並令其判斷正確與否。

4.正確音的模仿

家長或教師慢慢發出正確的語音，令兒童仔細聽，並加以模仿，檢查兒童是否能正確構音。

5.分析與記錄

將上述方法取得之兒童語言樣本加分析：

(1)錯誤音的種類：哪些音為錯誤音。

(2)錯誤音的類型：是省略或替代或歪曲或添加或聲調錯誤。

(3)錯誤音的一致性：是否經常出現一樣的錯誤？有沒有正確的時候？

(4)錯誤音的共同性：錯誤音是否具有共同發音運作上的特徵？

(二)聲音異常的鑑定方法

與檢查同樣重要的是在日常生活中了解兒童使用聲帶的方法，做為探究聲音異常的原因與治療上的重點。檢查時可分下列幾項：

1.聲音的檢查

檢查音調、音量、音質、持續性、發聲時呼吸的情形等。

(1)音調的檢查：檢查說話音調的平均高度。令兒童從低音階發聲到高音階，測量從低音到高音的音程。小學低年級學生具有一個八度音，中、高年級學生具有二個八度音的音程。

(2)音量的檢查：檢查普通說話聲、大聲說話、小聲說話的音量，正確的評量是在隔音室內用音量計所實施的評量。

(3)音質的檢查：注意聽會話中或發聲時是否有氣息聲、粗嘎聲、無力聲、痛苦聲，每一種現象可分四等級而評量。

(4)持續發聲的時間：發「ㄚ」音時最久持續幾秒鐘，用以檢查呼氣時有效發聲的程度。無障礙者應可持續十秒鐘以上。

(5)用氣（呼氣的）檢查：評量持續發聲時一秒鐘所呼出的空氣量（呼氣率）。可利用同時評量聲音的音調、音量、呼氣率的機器。

2. 發聲器官的檢查

由耳鼻喉科醫師利用玻璃纖維製的內視鏡，觀察、診斷兒童的喉頭。

㈢語暢異常的鑑定方法

一般而言，口吃的兒童在幼兒時幾乎沒有自覺的症狀，最快也要到小學二年級時，才會感覺到自己有口吃的現象。而這種自覺症狀多半是因為重複受到外在的心理壓力之不愉快經驗而引起的。

口吃的兒童在不自覺的階段不宜輕率地嘗試實施口吃的檢查。對原發性的口吃兒童（即雖有說話方面的不流暢，尚未產生身體或心理方面的症狀時），令其意識到口吃的缺陷，反而容易產生所謂續發性的口吃。

原發性的口吃多半是幼兒，需要與兒童有密切關係的人充分了解兒童在日常生活中的口吃特徵，透過自然觀察方式，來評量兒童說話的流暢度。有口吃的懷疑時，要儘早與各大醫院復健部語言治療師或專業人員諮商。

口吃兒童一般說來，在陌生環境或陌生人面前容易加重口吃的症狀。因此檢查時，在兒童感到自由而熟悉的房間，觀察他與父母在一起的情形，再比較跟檢查者在遊戲中所觀察的行為相比較。但要注意口吃的變動性很大，在檢查時不一定會出現口吃，因此需要與其共同生活者晤談，長時間從各種情境、角度、觀察的結果再做判斷。

㈣語言發展異常的鑑定方法

發現兒童語言發展異常時，可轉介到醫院接受醫學、語言病理學、神經醫學、聽力檢查、兒童心理學的檢查。醫學檢查後，再透過母子互動的行為觀察，對親子關係、親子語言關係、特徵、發展階段、情緒或社會性發展、認知與運動機能等方面，加以觀察。教師評量其語言發展時可利用聽覺記憶測驗、語彙測驗、閱讀理解力測驗、閱讀測驗、語言學習能力診斷測驗、語言障礙評量表等工具。

如果經上述鑑定程序，或專業人員的評量後，發現兒童有語言障礙時，

應該到哪裡接受教育或輔導呢？下面介紹各類型學齡語言障礙兒童，應到哪裡尋求幫助，或接受特殊教育的安置與輔導。

二、接受適當的醫學檢查與治療，及就學安置與輔導原則
（林寶貴等，民 78a）

㈠構音異常

有構音異常時，可在普通班就讀，必要時可到語障資源班接受正確的構音矯治。

㈡聲音異常

疑有聲音異常時，可去醫院接受耳鼻喉科醫師或專業人員的診斷與治療。學校教育措施可指導一般發聲的原理及音聲衛教，指導兒童使用聲帶的正確方法。使兒童了解不必要的太大聲或太興奮的叫喊聲等，對聲帶有不良的影響，也需要實施判斷適當的音調、音量、音質的聽覺訓練，用以矯正自己的聲音。

㈢語暢異常（口吃）

口吃兒童不必因此延緩就學；相反地，要儘量讓他跟大多數的兒童交流，令其熟稔交友的關係。輕度的口吃者，即說話中雖有或多或少的不流暢現象，但整體說來無緊張感，雖有輕度的首語難發，但無口吃的自覺意識，對無退縮行為、社會性發展正常的兒童，可以安置在普通班上課。口吃兒童的就學輔導原則，是不必特別採取特殊教育措施，尤其是原發性的口吃兒童。但有續發性口吃特徵的兒童，宜考慮進語言障礙資源班就讀，就接受各大醫院語言治療專業人員的幫助（請參閱社會資源部分各大醫院資料）。有口吃兒童就讀的普通班教師，需要認識口吃兒童的特徵。如果普通國民中小

學設有語言障礙資源班，則普通班教師應與語障班資源教師保持密切的連繫（請參閱社會資源部分語障資源班資料）。

(四)語言發展異常

語言發展異常兒童的就學輔導，原則上宜注意語言學習的環境。非器質性語言發展遲緩兒童應依照障礙的程度及情況，決定需不需要接受語言障礙資源班的服務。器質性語言發展異常，如發展性失語症或輕微腦功能障礙症候群的兒童，則多半需要在特殊教育學校或特殊教育的班級中，接受語言訓練人員的充分指導與訓練。重度環境性語言發展遲緩兒童亦同。因此在實施語言發展異常兒童的就學輔導時，首先應該注意的第一件事是與語言治療師、醫師、語言訓練教師、父母等充分商量後，進行下列各項工作：

1.實施適當的診斷：必須取得醫師（耳鼻喉科、小兒神經科、兒童精神科、整形外科等）、語言治療師、臨床心理學者、兒童心理學者、聽力檢查師等的協助。

2.語言發展程度、特徵、遲緩程度的評量。

3.言語機能及口腔動作的評量。

4.人格及行為的觀察。

5.語言障礙資源班的教師更應考慮上述1.至4.項的內容，檢討如何提高教育效果，有無必要接受醫學治療，如何擬訂個別輔導計畫，如何與普通班級任教師合作，如何編選語言發展或訓練教材，決定採用何種輔導方式或輔導策略等需要。

第二章

說話、語言與溝通

 ## 壹　說話、語言與溝通的定義

語言是人類有別於其他動物的獨有特徵。人類若無語言，可能仍停留在伊甸園或洞穴時代。從語言病理學早期的黑暗時代，常看到語障者因為被嘲笑、被排斥而產生恐懼感、挫折感、羞恥感、自卑感。直到近一、二十年來語言病理專業期，才有希望為語障者的前述問題，提供協助。在未討論如何減少、預防、治療人類的語言異常之不幸前，語言治療師、語言訓練教師必須先了解溝通、語言、說話，與它們之間如何發生關係之本質，亦即需要先釐清這三個名詞的概念，再進一步了解與它們有關的問題：

一、溝通（communication）

　　是生命中最基本的要素，舉凡大小生物，皆有溝通行為，小至阿米巴變形蟲、螞蟻、蜜蜂、鳥類，大至恐龍或永無止息的潮汐訊息等，皆與溝通有關。所有存在的事物中沒有比溝通更重要者，它是維持生命非常基本的技能，所有生物均與訊息無止盡的傳遞有關。溝通是一種過程，不是本質。最簡單的溝通方式包括一項訊息（message），從一個發訊者（sender）傳到接收者（receiver）。傳訊的方式可能是口語的、非口語的、化學的、電磁式的……。就人類而言，溝通包括說話者與一個（或更多）聽話者。溝通的過程指個體間超越時間和空間的訊息傳遞。在人類的溝通上，這些過程在發訊者和受訊者之間交換輪替著。當然說話者在說的時候同時也在聽，所以「聽」與「說」是息息相關的。換言之，溝通是利用各種傳達工具（不限於口語）與各種媒介（諸如符號、姿勢、表情、動作、手勢、文字、標誌、圖畫、音樂等信號），以達到相互交換訊息的過程。一個人若不能適當地利用各種行為模式，以達到與他人交換訊息的目的時，就會產生溝通的問題（林寶貴，民 81b）。

二、語言（language）

　　凡是有組織、有系統的語音性符號，用來做為人類交談的工具皆稱為語言，它包括口述的語言（spoken language）、書寫的語言（written language）及符號語言（sign language）。廣義的語言是指人類思想與感情的符號化（如文字、手語、旗語、布列斯符號、摩斯符號等），用以與他人傳達情意或溝通行為的工具，包括言語、表情、手勢、信號、標誌、指文字、音樂、圖畫、雕刻等皆是。狹義的語言是指口述的言語（即說話）。語言包括兩要素：符號（譯碼）與一套組合符號成為固定訊息單位的過程（程序或規則），

這兩者結合起來，成為合乎邏輯的資訊單位。利用這種不可思議、迅速、複雜的過程，人類將觀念轉換為神奇的語言。語言是文明之基本泉源，我們不只是在思考時使用它，在訊息的收受與傳送時使用它，它更滲透到我們生活的每一層面，甚至我們看這個世界的方式，也藉由使用的符號塑造而成。人類利用語言命令及限制自己，也利用語言控制他人。因此語言不僅是溝通的工具，也是人類生命的基礎。語言有很多表達方式，包括口語與非口語，表達性語言與接受性語言。文字也是語言的一種，它是最普通的符號，必須以特殊的方法安排，方能實現人類溝通的意念。語言也是傳統收訊經驗所使用的語音、語法、語意學上的規則（林寶貴，民 77）。

三、說話（speech）

　　有效的說話有助於人際關係的建立或取得想要的地位與物質。人類利用說話思考、接受與表達訊息，並建立自我意識，利用說話命令或限制自己本身。說話是語言運作的聲帶運動，因此說話是語言的一種表現。說話是最普遍、最省事、最方便的溝通方式，又稱為言語或口語，包括正確的發聲、構音及合乎文法規則的言詞（林寶貴，民 72）。大部分人把語言和說話混淆在一起，尤其語言發展遲緩兒童的父母親更難了解：一位兒童若沒有符號系統是沒有什麼話可說的。例如，當一管弦樂團演奏曲子時，一定要先有曲子（語言）才能透過各種樂器演奏出美妙的音樂（說話），若沒有像莫札特等人編寫的曲子，則演奏出來的音樂僅是無意義的噪音。所以若沒有語言，那麼說話也僅是莫名其妙的腔調而已。說話是依附著語言的一種行為，一個人只能說出符合他的語言能力水準的言語。說話就像是可聽得見的語言，藉著一種神秘複雜的所謂編碼過程，說話者把他心中之思想轉換成聲音的氣流，在迅速且正確的動作下，移動嘴唇、舌頭和下顎，很有次序地傳送可聽得見的訊息，然後聽話者再加以解碼，以獲得和說話者相同的理念，如此口頭溝通的行為才算完成。我們時常看見小孩和成人發出歪曲的話語，對於一個聽

話者來說，去解譯這種訊息幾乎是不可能的事。例如，和一些構音錯誤者一起工作，因為他們有許多語音的錯誤，雖然他們有好的字彙能力和知道文法規則，但說起話來就好像說外國語一樣，溝通的過程是笨拙的、受干擾的。

貳　說話、語言與溝通的關係

　　語言是一種依據具有結構化屬性的特徵所產生的規則和理解的句子，溝通是接收或提供資訊、感情與態度的過程，語言在溝通的過程中，被認為是一種手段，也是一種學習的工具。說話是當語言的規則被應用於口語時所發生的，而說話是連接聽覺輸出的語言符號（林寶貴，民78b）。

　　人類除利用說話或文字外，尚以哭、笑、手勢、姿勢、動作及面部表情等肢體語言來表達；亦藉由美術、音樂、舞蹈、雕刻等非語言的方式來表達。大多數人可以運用各種感官（觸覺、味覺、嗅覺、視覺、聽覺等）來接受環境中的各種訊息。其中，觸、味、嗅覺為封閉性的感覺，這三種感覺在接受訊息時必須與傳達訊息本身有密切的生理接觸。而聽覺則需要有某物體發出聲波，並經由空氣或其他介質的傳導。

　　許多非語言的溝通方式與文化有關，姿勢、態度、表情在不同的文化中代表著不同的意義。例如「微笑」在美國是很普遍的一種禮貌，但在某些東方國度中卻代表「無禮」。打嗝在某些文化中是粗俗的，但在某些文化中，卻是代表對美味料理的讚賞。環境中的非語言溝通需靠彼此對接受到的訊息產生認知上的同化（cognitive assimilation），大部分的非語言溝通方式是經由知覺或非知覺的方式，並由環境中習得，且是決定一個人社會適應力（social acceptance）的重要因素（Lowenbraun, et al., 1980）。

　　在開始討論如何處理各種說話異常的方法之前，必須先提供一些有關說話技能、語音性質、語言基本結構和說話發展等重要訊息。因為認識了口語溝通如何組織化和規則化以後，才能更了解這個系統如果發生障礙，應如何

去矯治它。

　　一些患有嚴重發音不良、失語症、嚴重遲緩或耳聾者，也許不能夠很方便地運用語言，因此語言治療師設計出一套系統，這些人員藉著圖片或符號設計，模仿手勢符號，或以電動溝通板產生可聽見的符號設計，能夠接收或表達訊息，以維持溝通的暢通。

　　一個患有失語症的成年人通常在聽、說、讀、寫四方面的語言上有困難，或許靠著數數、咒罵、禱告、詩文或其他材料而誤會他的親友，這種被稱為次級符號或自動語言，則大部分是無意識的。一個失語症者也許能夠模仿別人發出話語來，但那也不是真正的語言。真正的語言是自身能夠自發地、有系統的陳述，就像獨創性的畫作一樣。

非語言的溝通：

　　1.人類不僅僅依靠話語來溝通，大部分的訊息（特別是含有感情的訊息）都帶有身體語言，例如我們的服裝、臉部表情、眼睛凝視、手勢和空間使用等，所有這些因素都可傳送訊息。

　　2.當然，動作可以單獨發生，但是一系列臉部和身體動作可以補充說話之不足。當說話者的語言和非語言的訊息不一致時，這種語言行為常做為表示這個人溝通意向最正確的指引。

　　3.對於聽障者、中風者或嚴重肢體障礙者，一套非語言動作系統也許可以被用來當作說話的替代品，或增加語言的溝通效果。例如，指文字、新奇的符號或圖畫文字。尤其後者圖畫文字對於某些兒童來說，是較容易學習的，因為這種符號是圖畫或象形，看起來就像物體或他們表現的動作。如美國印第安人對於「水」的符號是 ∼∼∼，對於「樹」的布利斯符號是↑。

　　4.在溝通、語言、說話三者中，以溝通的範圍最廣，因為如果沒有溝通，幾乎是隔離和絕望的。

　　5.對於人類來說，在某些組織結構上，對於交換訊息的要求是精密而井然有序的。

參 說話、語言、溝通障礙

一、說話障礙（speech disorders）

說話障礙是指個體的說話過分異於常人而達到引人注目、厭煩或不易被他人所理解的地步，不但妨礙個體與他人的溝通，並造成自己的不適應時，稱為說話異常（*Van Riper, 1978*）。通常只有純構音或聲音異常，而聽話或書寫等表達能力健全，內化性語言完好時，稱為說話異常。同時，說話障礙是指在溝通行為上有阻礙或受到嚴重的干擾，以致減低或阻擾聽者的理解。例如，許多子音（聲母）的增加或省略，使聽者無法了解它的意思，而不能做適度的反應；或聲音不悅耳，訊息的輸入受到干擾，以致遠離可被接受的範圍；或說話者可能非常支吾，重複某些語音、字詞或片語，超過了正常的頻率時稱為說話障礙，或言語障礙。

二、語言障礙（languge disorders）

語言障礙是指個體所表現的語法與被期待的標準不相稱。典型的語言異常是當一個兒童的語言較其生理年齡的發展遲緩時，謂之語言障礙（*Kirk & Gallagher, 1989*）。例如，說者及聽者缺乏對特殊語彙的了解，以致可能扭曲某些語彙的意思；或說話者在字彙的順序上（詞序）犯了明顯的錯誤；或因為年齡，說話者可能使用錯誤的代名詞、時態、語態等；或為引起聽者的注意而使用太複雜的構句時，謂之語言障礙。

三、溝通障礙（communication disorders）

　　根據美國聽語學會的定義，溝通障礙是指構音、語言、聲音或說話流暢性方面的缺陷。聽語界的專家們把溝通障礙的領域做如下的分類：Van Riper（*1978*）把溝通障礙分為構音、時間、聲音和符號化四種。Curtis（*1978*）把溝通障礙分為語言障礙、說話異常和聽覺障礙三種。Nation 與 Aram（*1977*）把溝通障礙分成語音、語法、語意和語用四種。Van Hattum（*1980*）總括地把溝通障礙者分為：⑴接受性障礙，包括聽覺喪失和聽覺損傷、進行性聽覺障礙；⑵表達性障礙，包括說話（構音、時間和音韻）和語言（語音、語形、語法和語意）的表達。從上述的分類看來，當聽覺障礙妨礙構音、語言、聲音或說話流暢性的發展、運作或持續時，聽覺障礙也許可以被界定為溝通障礙（*American Speech-Language-Hearing Association, 1976*）。

第三章

兒童的說話與語言發展

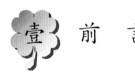

壹　前　言

　　人類之所以異於動物，乃是因人類擁有一項優越的溝通工具——語言。藉著語言的表達，很容易使下一代獲得過去的智慧，進而創造更進步的文明；而在日常生活中，人類靠著語言與他人溝通思想、表達情感，進行社會互動。語言能力的良窳對個體的影響實在匪淺。Hurlock（1964）提及語言能力的高低對一個人社會關係的建立、社會給予的評價、對自我的評價及學業成就皆有莫大的關係，可見語言對個體的影響有多大。

　　嬰兒自呱呱墜地至長大到五、六歲的兒童期，短短數年間，竟能學得複雜的語言系統，到底兒童是如何習得語言的？語言發展是否循著類似的階段？影響兒童語言發展的因素又是什麼呢？這些問題長久以來就是心理學家及語言學家所感興趣的，至今已有許多重要研究得到有價值的結論，以下將

逐項分述之。

貳 說話的發展

無人知道什麼時候或為什麼嬰兒會說出第一個話語，它可能只是嘆氣聲、呻吟聲，但可說是最起始的口語信號，而且開始其聲音符號之旅。在人生旅程中，似乎沒有其他東西是口語的複製品，無任何事物可取代語言。當嬰兒開始說出第一個話語時，他發現語言是奇妙的符號。由於許多語言障礙者，在生命的早期即有語言成熟與基本學習能力的遲緩現象，因此本章先讓我們來了解正常兒童的說話發展。

一、說話發展的必要條件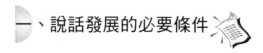

說話發展似乎是嬰兒自然成熟的結果，許多父母甚至不知道自己的孩子說話發展的過程。並非每一個孩子皆在適當的時機開始說話。如何決定嬰幼兒正常的說話發展順序，語言學家提出以下幾個問題，做為衡量說話發展的指標（*Van Riper & Emerick, 1984*）。

(一)兒童的動作神經成熟度是否正常？

說話是一種快速、複雜的動作行為，需要非常精密的神經與肌肉協調的配合，因此說話發展與關鍵的動作技能需要平行發展，例如：

年齡	動作技能	說話
六個月	獨立坐起	說話前期：喃語
十二個月	站立；起步	始語期
八至二十二個月	獨立行走	雙語期

因此一個小孩若動作技能發展遲緩，常伴隨說話發展遲緩。

(二)兒童的聽覺系統是否正常？

兒童學習語言是透過耳朵的聽覺而習得的，聽覺部位受損、聽力損失或聲音的辨別有問題時，常會造成說話發展的遲緩。

(三)兒童的身體、情緒健康嗎？

身體與情緒方面的障礙會消耗精力，限制甚至曲解家人的關係，妨礙正常的感覺動作與獨立成長的發展，因此，兒童的生理與情緒狀態足以影響說話（口語）的發展。

(四)兒童的智力與認知發展正常嗎？

兒童必須具備能使用符號的心智能力，方能學習口語及其他的認知功能，同時必須能注意、了解各種語言符號，將之與事物連結、類化、保存在記憶中，方能恰當的使用言語，擴展理解力，促進語言發展。心智的發展需以符號運思為基礎；另一方面，兒童只有在能思考後才能說話（*Miller, et al., 1980*）。例如：九至十二個月的嬰兒有物體的恆存概念，會開始注意一件物品，像是心愛的玩具等，即使暫時看不到它也知道它仍然存在。在會使用話語替代事物的名稱之前，他必須先發展物體的恆存概念（*Lingle & Lingle, 1981*）。

(五)兒童成長的環境有足夠的刺激與教育嗎？

McShane（*1980*）指出促進嬰幼兒說話發展有三種重要因素：(1)照顧者對孩子的溝通行為能給予正向的情感性增強；(2)至少有一個說話的模範者，且這個模範者能使用簡單又合乎文法的示範；(3)能提供語言探索的機會，並運用簡短的句子與簡單的談話，增進日常的溝通經驗。

二、說話的發展階段

(一)說話前發聲（prespeech vocalization）

一些證據顯示，嬰兒在出生前即對聲音有反應，當母親開始說話時，嬰兒的心跳會改變。研究者曾把一個會嗡嗡叫的門鈴，放在孕婦的肚子上，結果發現胎動增加（*Hofer, 1981*）。Ostwald（*1960*）發現：胎兒在子宮內就有實際的發聲現象。Carroll（*1971*）認為：喃語期的發音變化顯著的增加，但這與真正的說話發展較少關聯，嬰兒必須一再地學習才能開始把語音串聯在一起成為真正的言語。雖然如此，在說話前期，哭聲、愉悅聲仍是說話的基礎。從早期的叫聲與咕咕聲中，嬰兒皆在練習基本的呼吸與發展。Fry（*1966*）指出：在喃語階段，動作的發展絕對是說話學習的基礎。

(二)反射性話語（reflexive utterances）

1.哭叫聲（crying sound）

出生第一個月，嬰兒的父母雖無法分辨飢餓與被安全別針弄得不舒服的哭聲，但知道兩者之間的差異，叫聲多於哭聲，哭聲又多於舒服聲。第二個月後，父母皆能辨別是飢餓、憤怒或疼痛的哭聲。這個階段的音調、聲調已有抑揚頓挫的變化（*Korner, et al., 1981*）。此時高危險群的嬰兒（如黃疸、呼吸系統有問題、慢性病等）皆可由他們的異樣哭聲而察覺（*Zeskind & Lester, 1981*）。如果要說哭叫聲對說話的學習有貢獻的話，那麼此一貢獻的建立，有賴於重要的動作協調，喉頭、嘴巴與耳朵間所形成的回饋環。特別是哭叫時易引起親子間溝通關係的維繫。

2.愉悅聲（comfort sound）

如咯咯聲、嘆氣聲、咕嚕聲、呢喃聲等，把這些和咕咕聲連在一起，主要在餵奶後，換尿片後，痛苦解除後，舌尖前母音與舌根後子音占優勢，沒

有哭泣時的鼻音及痛苦的聲音好像由鼻子發出，愉悅聲由嘴巴發出。二個月大時，嬰兒會覺察早期的社會性訊息，如隨著大人的移動而轉動眼睛，會發出微笑。三個月大時，便會模仿大人的臉部姿勢，新生兒對大人的說話亦具有選擇性的反應，不僅能隨語調移動身體，而且能分辨說話與非說話的訊號，能發覺聲音中有聲與無聲塞爆音的極小變化，可見嬰兒與生俱有特殊的語言理解與處理能力（*Eimas, 1974*）。

三、喃語（babbling）

喃語是所有人類嬰兒共同的現象，它的特徵是一口氣把聲音連綴在一起，我們常聽到的音節有子音＋母音，母音＋子音，母音＋子音＋母音等三種型態。喃語的形成並不具特別的語言意義，僅僅是愉悅的聲音。是嬰兒玩弄自己舌頭、嘴唇、喉頭的聲音，就如同玩手指或腳趾一樣，是一種嬰兒獨處時的聲音遊戲，有人吸引他的注意時，喃語便消失。喃語時，嬰兒可能感覺很刺激，聽到聲音，促使他重複地發出聲音，模仿是不斷刺激的重要方法，喃語是最單純的自我模仿。

若由於生病，使喃語期被干擾或遲緩，則說話的發展也會遲緩。聽障者的喃語期與常人相同，但由於聽不到自己發出的聲音，便會喪失這種聲音遊戲的興趣，因此，比聽覺正常者的聲音遊戲少很多。若在嬰兒床前懸掛鏡子，那麼透過視覺性自我刺激，聾童的喃語便會增加（*Van Riper & Emerick, 1984*）。

社會性喃語（socialized babbling）：五、六個月大時，嬰兒會坐起來，會以眼睛凝視物體，會抓東西到嘴巴裡，會把臀部抬高想要爬。有些喃語具有工具性功能，似乎想利用喃語吸引他人注意，尋求支援，表達需求。常常注視一件物品，同時以哭叫聲來表達自己或改變他人的行為。此階段也有聲音的複述等聲音遊戲現象，也有回答的現象，製造一個聲音然後發出另一種回答的聲音，通常這種聲音之間無相似之處，但明顯的是一種反應。此階

段，前面之喃語仍持續，但嬰兒較喜歡在大眾之前表演，故稱為「社會性發聲」（socialized vocalization）。

四、音調變化遊戲（inflected vocal play）

　　雖然一些哇哇叫與音調、音量的變化，在前面的喃語期已經出現過，但直到八個月大時，音調的抑揚頓挫才凸顯出來，然後聲音遊戲才具備大人說話的音調特質。八個月至一歲，仍繼續個人的喃語與社會性聲音遊戲，聲音內容增加了，哭叫的時間減少了。大部分嬰兒依這些說話發展階段的順序發展，但任何階段的說話行為並未因下階段的出現就停止下來。咕咕聲、哭叫聲、喃語、社會性發聲、音調，大約在同一時間開始，且一直持續到整個說話發展期間。Inwin 與 Curry（1941）指出：嬰兒發出的前母音占全部母音的92%，而大人發出的前母音，只占母音的49%，無論如何，社會性喃語或發聲遊戲皆是基本的溝通方式，它的傳遞與接受訊息，雖只是聲音卻已具溝通的意義。八個月大之後，音調漸明顯並具音韻特質，能說話是極快樂的經驗，社會性增強將增加他的說話行為頻率。

五、始語（the first words）

　　Darley 與 Winitz（1961）檢討許多研究，發現一般的父母所報告的始語時間平均年齡在九至十八個月；能說一至十個字的時間則平均是十五個月（Dale, 1976）。有些嬰兒開始說話較晚，但當他開始說時，能說多個字的句子。有些父母在與子女談話時，傾向於以單字、詞、語、句對其子女說話，所以嬰兒的第一個有意義的話語是單字語。單字語通常是單音節的詞，而且是重疊語為多，可能受到前喃語的影響，而發出「ㄇㄚ．ㄇㄚ」、「ㄅㄚ．ㄅㄚ」等。嬰兒的始語最明顯的是重音的敘述句、命令句或疑問句。姿勢也經常伴隨話語出現。即使只用一個語詞，也可能以聲調、姿勢協助表達內

隱句的其他涵義。

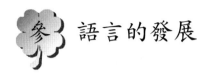

語言的發展

一、語言發展的有關理論

語言學專家一致認為正常的說話與語言發展需有兩方面的配合：(1)與生俱來的天賦能力；(2)適度刺激的語言學習環境。這兩派不同的語言發展理論，包括學習論與天賦說，茲分別說明之：

㈠學習論（learning theory）

數十年來，語言病理學家，依賴學習理論做為語言學習的主要訊息來源，在此理論架構下，語言被視為動機、環境刺激、父母增強等方式而習得的一種模式行為。一個兒童學習語言必須與生俱有正常的感覺動作能力。學習論之核心原理是：口語行為必須與獎賞情境相結合，包括「操作制約」與「我向理論」（*Staats, 1968; Osgood, 1980*）。

1. 操作制約（operant conditioning）

操作制約的倡導者相信每當父母對幼兒的發聲行為，以微笑、愛撫、讚許表示反應時，則發聲行為或類似的行為次數會有增加的傾向。如果發出的聲音與大人的語調或音素模式有些雷同時，此發聲行為會立即得到增強，如此每當說出話語同時得到獎賞時，可能在以後相同的情境中，發出相同話語的次數便會增加。一些語言理論學家解釋語法的發展，為制約的連鎖反應，即每一話語、片語或語句，皆為一個話語提供線索，導引出次一個話語（*Skinner, 1957*）。

2.我向理論（autism theory）

「我向理論」又稱「自我增強學說」，它是美國心理學家 Mowrer
（1950）所提出的。他以指導鳥類說話做為實驗，說明我向理論，他發現實
驗的鳥只在被逗弄或餵食時才會產生人類的話語，以後經常這樣，那麼此種
自發性的話語會讓鳥產生愉悅感。當牠聽到自己發出類似的聲音時，牠再次
的感到逗弄與餵食的快樂，就會一直不斷的重複說出這些話語。把這種理論
應用於嬰幼兒語言的學習方面亦然，如果母親在餵奶、洗澡、逗弄嬰兒時
說：「媽媽」、「寶貝」上千遍，當然嬰兒就會在喃語及聲音遊戲時發出
「ㄇㄚ　ㄇㄚ」或「ㄅㄚ　ㄅㄚ」。如果這種發聲充滿快樂的感覺，他便經常
重複，因此從母親處得到的增強愈多，嬰兒說出的話語愈接近標準話語，這
是語言形成的最好解釋。

(二)自然天賦論（native endowment theory）

另一派語言學家會問學習理論派一些無法回答的問題，諸如：為何全世
界的語言如此相似？為何各文化的語言學習同時開始？過程、順序也相同？
因此 Smith 與 Miller（1966）對此理論做如下的摘要：很少父母具有教導幼
兒語音、語形、語法的概念與技能，嬰幼兒之所以會愉快的習得語言是其具
有天生學習的傾向。換句話說，亦即語言發展是人類獨特成就的特殊方式。
有關此派有兩種學說：

1.天賦論（nativistic theory）

嬰兒先天具有一種語言學習的天賦能力，當他發現父母的聲音適合自己
內在模式的結構時，該語言天賦能力便應運而生。如海倫‧凱勒既盲且聾，
當她的老師在她手上寫出文字時，她才突然發現「水」有一個名稱，各種事
物都有一種名稱，而且有不同層次的語言，透過某些基本規則安排話語的順
序，以呈現其他意思。嬰兒會組織視知覺去認識所使用的奶瓶，進而組成語
言的聽知覺。父母的話語僅僅是開啟此種潛在語言學習能力而已，人類與生
俱有一種語言學習裝置（language aquisition device）。語言發展是一種自然、

成熟的結果，語言的學習是動作技能成熟而同時發展出來的（ *McNeil, 1970* ；

Chomsky, 1968 ； *Lenneberg, 1967* ）。

2.認知決定論（cognitive determinism）

此派學者認為儘管有許多可能性藉操作制約的原理教導孩子說話，但不能因他熟記莎士比亞的詞句，就建議他像一位劇作家一樣地使用語言。真正地使用語言有一主要特徵：即在了解有意義的話語之前，他必須先有心理運作，才能正確地表達語意，此點乃是語言學習中認知決定論者的主要概念。語言的使用奠基於高度的心智（認知）功能。認知論者主張語言發展端賴智能的成長，嬰幼兒在使用第一個話語前必須先具有物體恆存的概念。在語言發展的認知領域中，嬰幼兒對外界概念的發展，先於語意的表達，一旦孩子開始運用語言，便有助於其認知的成長。語言的出現令人興奮，因為語言是兒童理解能力的反映；再者，語言一出現便增長得很快，至少其知識會愈精密。語言是兒童心智能力之窗，藉由研究兒童如何說話，我們可以知道他到底知道什麼（ *de Villiers & de Villiers, 1979* ）。

㈢結論

上述語言學者所提出的語言發展理論可歸納為下列幾家的觀點：

1. Piaget 的 語 言 發 展 理 論

Piaget 從智慧的發展來解釋語言發展的本質，他認為語言的產生，是在兒童對身體存在的空間有了獨立的概念之後。剛出生不久的嬰兒，尚未具備物體恆存概念，直至周歲，始能尋找消失的物體；但至前操作期，兒童透過內在模仿，漸能想像事物或行為而出現抽象化概念，改用記號指示物體，並了解符號的意義。當兒童能夠使用符號時，乃源於他能將思想從動作中分離。Piaget 認為語言是用來反應思想的，並與認知有密切關係，兩者是平行發展的（ *Piaget, 1974* ）。

2. Chomsky 的 語 言 發 展 理 論

Chomsky（ *1968* ）認為兒童語言的習得是由遺傳而來，是自然成熟的結

果，與認知發展階段無關。Chomsky認為人類之所以能學會說話，是由於生而具備一種「語言習得器官」（language-acquisition-device，簡稱 LAD）。LAD 儲存在人類的認知結構中，其功能就好像眼睛之能視及耳朵之能聽一般，不必刻意教導就能吸收語言，有 LAD 這種器官，個體發育到某程度，只需有限的語言刺激，個體就會充分利用，自行變通，說出各種最基本的語句。

Chomsky 將語言分為二層次，一為語言能力（linguistic competence），一為語言表現（language performance）。前者是天生自有的，由「語言習得器官」得到的能力；後者是靠前者為基礎在環境中學習的。語言能力是人類所特有的，語言表現則因環境而異，在某種語言環境中只能學到該環境中使用的語言。

3. Skinner 的語言發展理論

Skinner（1974）認為語言是習慣形成的歷程，是在成人語言環境中透過刺激、反應、增強、辨別、類化、消弱等作用而習得的。例如嬰兒在咿呀語期，如果發出的聲音正是成人所喜愛的（如ㄇㄚ ㄇㄚ　 ㄇㄚ ㄇㄚ），可能就會獲得成人給予的正增強（如父母的擁抱和微笑），嬰兒就會樂於再發出相同的聲音；如嬰兒發出的聲音得不到成人的注意及增強，即會消弱而不再出現。因增強與消弱的環境因素控制，嬰兒學到何種情境該反應（即類化作用），何種情境下不該反應（即辨別作用）。

4. Lenneberg 的語言發展理論

Lenneberg（1967）認為人類的中樞神經系統按其功能可分成許多區域，在這些區域之中至少有一個區域是直接與語言有關聯，稱為「語言中樞」。因此，語言的發展應先有生物學的基礎。

5. 社會學習論的語言發展觀點

按此理論，嬰兒的語言發展是以父母（或親人）為楷模，向他們模仿學習而來。嬰兒模仿父母，父母適時給予獎賞，因而產生社會增強作用，終於學到同社會中成人使用的語言。

二、語言的發展階段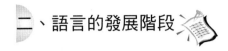

語言學者對兒童的語言階段有不同的看法：

(一) Berry（*1969*）的觀點

Berry 將語言發展分為六個階段：

1. 語音前的叫期（prelinguistic vocalization）：指出生嬰兒的哭聲及各種不同的叫聲。

2. 喃喃學語期（babbling）：是一種發音器官調整音質音量期，是以後產生語言的基礎。

3. 模仿期（imitation）：通常是四至六個月的嬰兒，為自我聲音的模仿期。

4. 始語期（first word）：大概於十八個月至二十個月左右，能說出第一個清楚且有意義的話語。

5. 二語句期（two-word sentence）：大多數二歲的幼兒，已會使用二語句。

6. 構句發展期（development of syntax）：二至三歲的孩子，開始發展自己的文法系統，並嘗試使用自己的文法。

(二) Myklebust（*1969*）的觀點

認為兒童的語言發展順序是先有內在化語言（0 至 9 個月），再有接受性語言（9 至 12 個月），最後才有表達語言（12 個月至 7 歲）。

(三) Brown（*1973*）的觀點

Brown 以孩子發語的平均長度（mean length of utterance，簡稱 MLU，以詞素計算的平均發語長度）為基礎，認為語言發展會歷經五個階段。所謂詞素，是指話語的最小意義單位。

第一階段的孩子，首先開始結合詞素和字眼，使其 MLU 超過 1.0；此階

段是原始的說話,時態、語尾、介系詞、冠詞全部付之闕如。

　　第二階段中,MLU 為 2.0,孩子漸漸學到十四種功能性的詞素,包括冠詞、介系詞、複數、動詞結尾,和 to be 的動詞形態,孩子逐漸學習使用這些形式,有時會經過好幾年。

　　第三階段的話語稱為電報式說法(telegraphic)。MLU 為 2.5~3.0,它省略了說話的許多部分,但仍保留意義。

　　第四階段中,孩子所使用的文法漸接近成人的方式,但常不會假設動詞或語尾問話,MLU 為 3.0~3.75。

　　第五階段發生於兒童後期,MLU 為 3.75~4.5,兒童繼續拓展字彙改進其風格,已具有完整的使用文法的能力。

㈣ Eisenson 和 Ogilvie(*1983*)的觀點

Eisenson 和 Ogilvie 將語言發展分為七個階段:

　1. 語言前期(preligual):此期又分為五小段:

　⑴未分化之哭叫聲(endifferentiated crying)。

　⑵舒適時的聲音(comfort sounds)。

　⑶分化的發聲(differentiated vocalization)。

　⑷嗝語(babbling)。

　⑸嗝語後期(latter babbling-lalling)。

　2. 模仿性發語期(imitative utterance):兒童藉由模仿他人的構音內容及不斷的回饋,來辨識環境中的話語。

　3. 辨語期(identification language):大約在十五個月左右,多數兒童已可用話語來辨識令自己滿意的人、事、物。

　4. 前語言期(anticipatory language):大約在十八個月左右,兒童已產生三至五十個字或更多的表達性詞彙。

　5. 構句期(syntatic speech):二歲左右的兒童可能有五十個至一百個字彙,並且可以組成語句,變化文法。

6.溝通期（communicative intent）：二歲半左右的兒童，大多數已會在話語中使用功能性語彙（functional word）如：介系詞、冠詞和連接詞。

7.個體化語言期（individualect）：三、四歲兒童開始以語句去表達他們的思想，並且能配合他們的話語去行動。

㈤ Van Riper 和 Emerick（1984）的觀點

地球上有成千成百種語言，這些語言彼此間大不相同，但所有語言共有五種特徵：⑴符號的應用；⑵有一套有限的不同語音或音素；⑶一些語彙或詞素；⑷有一套連結這些詞彙的規則；⑸在社會背景下使用語言的一套規則。每一個兒童必須學習獲得這五方面的內容，才能探索他新世界的各個領域。

1.語法的發展（learning to talk in sentence）

許多孩子在十八個月大時，便開始學習把單語連結成句子，語法的發展極為迅速，十八個月到十五歲，從電報式語言發展到複雜的句子。當孩子進入幼稚園之前，即已學會大人完整的文法概念，只剩一些較晚才發展的語法概念要到十至十二歲才會有：⑴被動語態的理解與應用；⑵一般規則的例外情況；⑶複雜句型的變換。

2.語音的發展（phonological development）

兒童如何精熟語音？精熟語音比語法所需時間更長，但規則相同且需判斷其順序。兒童先學會的音有 m、b、d、n、t、w 等子音，當兒童對一個音不論在字中、字首或字尾皆會讀時，即可謂熟悉該音。語音的主要發展順序是唇音、鼻音、摩擦音、塞爆音、塞擦音、滑音、破擦音等，但 r 音要到四歲以後。雙音結合的語音（如 fl、str、gr 等）易發錯或較晚才會。兒童要精熟語言中的音素並不簡單，很多語音很相像，塞爆音彼此很類似，擦音很難區辨等。構音純熟的過程是漸進的，在示範練習後孩子能正確發出某些標準音素。但也有些語音發不準確，如新學的音很容易發錯，而且與前後音也有關係，如兒童可能發 fish，卻不會說 Fish swim in water，因為 swim 的 s 音可

能會影響 fish 的同化。

　3.語意的發展（semantics: the development of meaning）

　　語言學家雖無法得知兒童如何學會所聽到的話語的意義，及如何使用語意，但早期的發展過程與語言的擴展、延長（extension）與縮短（contraction）、區辨（differentiation）有關。例如，看到動物都認為是「馬」，看到「男人」都叫「爸爸」。兒童不但學會稱呼動物及物體，也學會表達事物的關係（*Leonard, 1976*）。一些證據顯示早期的話語會隨著智力的成長與經驗的累積而增長，而某些行為片語會逐漸轉化為漸增的複雜體系。兒童學習語言的形式有個別差異，有用指稱性的（referential），有用表達性的（expressive）。前者指利用其新學會的口語能力稱呼事物；後者指利用語調調適社會性互動，並表達其需要（*Nelson, 1975*）。Smith（*1926*）指出三歲兒童有八百六十九個不同的字彙，四歲有一千五百四十個不同的字彙，五歲有二千三百七十一個字，但仍稍保守些，尤其理解性用語更加擴增，兒童所聽懂的話語比其所用的話語多得多。兒童學習新語意的順序是：⑴事物、事件、行為；⑵形容詞、副詞；⑶空間與時間關係；⑷關係語。新語的學習不能靠揠苗助長的方式，必須依兒童自己的成長速率而進行，同時語彙的增長亦是成熟的功能。

　4.語用：語言的功能（pragmatics: the functional use of language）

　　語用係兒童如何學會接收與傳達訊息，為現實情境中有用的目的。我們不確定兒童如何將語言結構與功能使用融合在一起，但由觀察中可知其所學到的語言行為是透過社會性經驗的累積而更加適當的使用語言。雖無確實的年齡常模，但語言技巧似乎隨著規律的階段而成長，與認知成熟有關，且持續至成人。Lisa（引自 *Prutting, 1979*）指出兒童語用的發展過程如下：

　⑴語言前期（0～12 個月）。

　⑵單語期（12～18 個月）：十個單語，使用單語以滿足許多特定的語言功能，包括：工具（instrumental）、互動性（interactional）、規範性（regulatory）。

(3)雙語期（18～30 個月）：個人性（personal）、訊息性（informative）、想像性（imaginative）。

(4)多語句期（30～45 個月）。

(5)句子結構更成熟（48 個月以後）。

三、影響兒童語言發展的因素

從發展的觀點，個體的生長與發展有一定的順序、步驟或模式，語言的發展亦不例外。兒童的語言通常是在他所生長的語言文化環境中發展出來的（林寶貴，民 72）。可見語言的發展深受文化背景與環境因素的影響，此外，影響兒童語言發展的因素尚包括：兒童的健康狀況、智力程度、性別差異、家庭社經狀況、人格特徵、雙種語言等（徐道昌等，民 79；Hurlock, 1952），以下分別說明之：

(一)在年齡方面

發展是指其身心狀況因年齡與學習經驗的增加所產生的順序性改變的歷程。因此，兒童的語言發展會隨著年齡的增長而改變。在語音方面：Paul 與 Quigley（1984）探討三至六歲兒童習得同音異義字的發展情形，結果顯示兒童習得同音異義字的能力隨年齡而增加。在語彙上，兒童的語彙隨著年齡的發展而增加（張春興、邱維城，民 63）。在語法方面，兒童的平均句長隨著年齡而有所改變；在句法方面也由不完整而變成完整，由簡單變複雜（張春興，民 63；林寶貴、邱上真、包美伶，民 78）。張杏如、譚合令、周雪惠、王天苗（民 80）在「學前兒童學習能力測驗」第二次修訂及其相關研究中，發現兒童的年齡愈高，受試的語文分數也愈好。張正芬、鍾玉梅（民 75）的研究也發現，年齡愈長，語言理解與口語表達能力愈佳。Remignanti（1980）使用「語言發展測驗」（Test of Language Development）調查三至六歲兒童語言發展，其結果亦顯示兒童的年齡愈增長，語言能力愈好。

(二)在智力方面

　　語言發展是一種不斷學習與模仿的連續歷程，所以其發展情形必然會受認知能力的影響（張春興，民79）。在語言學習方面，要適應如此複雜多變的符號系統，必然和兒童本身的心智能力與心智發展有很密切的關係（趙雲，民77）。陳淑美（民62）在學前兒童家庭社會經濟水準與語言模仿及理解能力之關係的研究中，即發現受試者的智慧、模仿作業、理解作業彼此間有顯著相關。吳幼妃（民69）以三百七十三名兒童為研究對象，調查社經地位、智力、性別及城鄉背景與兒童語言能力之關係，結果發現兒童的語言能力與其智力有關，智力商數愈高的兒童其語言能力愈佳。Johnson（1980）探討口語接收、表達能力與智力功能水準之關係，研究結果顯示，只有口語表達是智力功能水準強力的預測變項，亦即語言能力與智力有很大的相關。

(三)在性別方面

　　性別是否會影響兒童語言的發展，有關這方面的研究仍相當分歧。楊國樞等人（民73）研究學前與國小兒童口語之發展，發現性別對語言發展的影響視年齡而定，有些年齡的兒童其語言反應有性別的差異，其他年齡的兒童則否。吳武典、張正芬（民73）以自編之「國語文能力測驗」探討性別因素對國語文能力之影響，結果發現女生成績優於男生。Johnson（1980）與Remignanti（1980）的研究結果亦顯示女生的語言能力顯著較男生好。然而也有不少學者的研究結果顯示性別在語言的發展上並沒有差異。林寶貴、丘上真、包美伶（民78）以三百零四名學前兒童為對象，探討學前兒童語言表達能力，研究結果發現性別與學前兒童的語言表達能力並沒有顯著相關。Pinratana（1989）以六十名四歲大的兒童為對象，評量其語言表達與創造力，結果發現兒童語言發展在性別上沒有顯著差異。而吳幼妃（民69），陳淑美（民62），張正芬、鍾玉梅（民75），譚天瑜（民65），Beck（1981），Remignanti（1980）的研究亦發現性別在語言能力發展上沒有差異。

㈣在兄弟姐妹數方面

在兒童的語言發展中，兄弟姐妹對兒童的影響有別於父母對兒童的影響（*Dehart, 1990*）。兒童經由與兄弟姐妹的遊戲、爭吵的活動中，可刺激語言的發展。Hurlock（*1952*）認為獨生子女或多胎子女的老大因獲得語言方面的鼓勵較多，所以語言能力較佳；Espir 與 Rose（*1983*）也指出大家庭中非頭胎子女的語言發展較慢；Schooler（*1973*）則認為出生序與語言無顯著關係。國內有關兄弟姐妹數與語言發展的研究顯示，兄弟姐妹多的兒童語言發展較好（楊國樞、邱維城，民 *63*；張正芬、鍾玉芬，民 *75*），但吳培源（民 *68*）的研究則發現排行與兒童語言編碼及語言總字數的關係未達顯著水準。

㈤在社經地位方面

Streng（*1972*）認為語言能力習得的關鍵期是短暫的，可能在二至四歲時達到高峰，所以在二歲之前不開始學習語言，在溝通能力發展上所引起的遲滯及所帶來的學習障礙將非常嚴重。蘇建文（民 *55*）認為個體在關鍵期內若具有良好的環境，得到恰當的刺激與發展機會，將促進語言正常的發展，但若遭遇不利的環境或不幸的遭遇，剝奪了兒童接受刺激或訓練的機會，則對日後的發展將產生不可抹滅之不良影響（引自林淑玲，民 *71*）。因此父母的社經地位對兒童的語言發展是一重要的變項。

譚天瑜（民 *65*）以八十名受試兒童為研究對象，探討國小兒童的性別、社會背景及其語言行為之關係，研究結果顯示，不同社會背景的兒童在語言編碼有顯著差異存在。吳培源（民 *68*）以四百六十四名受試兒童為研究對象，探討排行、社經地位、親子交互作用與兒童語言行為的關係，研究結果顯示社經地位與兒童語言行為有顯著關係。Johnson（*1980*）的研究結果亦顯示，社經地位與口語接收、表達能力有顯著相關。Rosegrant（*1980*）以四歲兒童為研究對象，研究結果亦顯示不同社經地位之兒童，在使用語言溝通策略上有顯著差異。而吳幼妮（民 *69*）、林清山（民 *55*）、陳淑美（民 *62*）等

人的研究亦相同。然亦有研究結果顯示不同社經地位與其語言能力沒有差異。Pinratana（1989）的研究結果顯示，中、低社經地位之兒童在語言發展上沒有顯著差異。

㈥在親子互動方面

Hess 與 Shipman（1965）發現智商低的兒童，其母親在語言交流方面常給予較多的限制。Johns（1972）以中等智慧而語言能力低的兒童做為研究對象，研究其親子之間語言交流的情形，結果發現語文能力低的兒童在家中較缺乏母親的關注，尤以在語言方面的溝通為甚（引自吳培源，民 68）。吳培源（民 68）研究發現親子交互作用的多寡會影響兒童的語言行為；高親子交互作用的兒童語言編碼趨於精密型，語言總字數較多；低親子交互作用的兒童語言編碼趨於抑制型，語言總字數較少。關於親子交互作用與語言能力的研究結果，相當趨於一致，即高親子交互作用對兒童的語言發展有利。

㈦家庭中主要使用語言

正確使用兩種語言說話，對一個開始學習語言的兒童而言，真是困難重重：他必須同時學習如何說、寫及了解並區分兩種語言的意義及異同處（徐道昌等，民 79）。世界各地，尤其是中國、美國，許多兒童在上學前學一種母語，等到上學後，又必須使用另一種語言，這種雙重語言問題，亦會在兒童的語言發展過程中，帶來些許的影響或困擾。有的表達能力較差，語法錯誤較多，說話結結巴巴好像口吃，影響人際關係或社會適應，甚至產生自卑感、情緒障礙（林寶貴，民 72）。Beck（1981）以一百名華裔兒童為研究對象，探討華裔兒童在兩種語言環境中，心智和語言發展能力，發現當兒童進入幼稚園時使用中文和英文者，其語言發展能力上顯著低於只使用英文或使用極少中文者。林寶貴、邱上真、包美伶（民 78）在學前兒童語言表達能力及相關因素之研究中發現，家中使用的語言不同對學前兒童的語言表達能力並沒有顯著差異。而林寶貴、邱上真、陳玫秀（民 79）針對學前兒童國語句

型結構之分析，亦發現兒童的單句、複句、特殊句及不成熟語言現象，亦無明顯的差異。

㈧接受學前教育經驗

就目前的社會型態而言，幼稚園、托兒所是兒童另一重要的學習環境。一般而言，曾就讀幼稚園的兒童，有較多與他人接觸的機會，因此練習語言的機會增多。兒童接受學前教育經驗對語言的發展如何，國內有關的研究均以特殊兒童為研究對象，其結果顯示，曾有接受學前教育經驗者其語言發展能力較好（黃德業，民 75；林寶貴、邱上真、陳怡佐，民 78；劉潔心，民 75；林寶貴、何東墀、錡寶香，民 78）。在學前普通兒童方面僅有林淑玲（民 71）研究學前教育對學齡正常兒童的學業成就之影響，發現曾接受學前教育的兒童其學業成就優於未接受學前教育的兒童。因此，接受學前教育對兒童語言發展有正面的影響，是值得肯定的。

㈨在城鄉方面

城市與鄉村因文化刺激不同，在兒童語言發展上可能會有差異。吳幼妃（民 69）、張杏如等（民 80）的研究結果發現，都市兒童語文發展優於鄉村兒童。

 肆 說話與語言機轉

影響兒童語言發展的因素中，除前節所述心理、環境、智力、性別、家庭中使用語言、地區性等因素外，最重要的是最基本的生理因素，本節擬針對複雜的說話和語言如何產生，如何運作的生理機轉加以說明。

一、語言機轉（language mechanism）的定義

根據梁實秋《遠東最新實用英辭典》對「機轉」乙詞的定義有五個解釋：(1)機械、機械裝置；(2)結構、機構；(3)手法、技巧；(4)「心理」機構（一種心智中的安排，可以一定或可預知之方式決定思想、感情或行動）；(5)「哲學」機械論者。《牛津當代大辭典》的解釋如下：(1)機械作用（way a machine works），指機械的構造、零件（structure, parts of a machine）；(2)構造、結構、技巧（framework, structure, technique）；(3)「生理」（身體的）機能，作用（system of mutually adapted parts working together）。*Webster's Third New International Dictionary* 的解釋如下：

(1) a piece of machinery: a structure of working parts functioning together to produce an effect.　(2) a process or technique for achieving a result sometimes by cooperative effort.　(3) an approach to language study based on an objective methodology in recording and classifying linguistic phenomena on the basis of observable forms.

綜合以上之資料，"mechanism" 如以結構、構造、器官解釋之，似乎太過於靜態，它本身之重點應在於動態的過程上。"mechanism" 具有一連串的連鎖反應，有如骨牌遊戲一樣，起初，具備各器官、構造是必然的（相當於按設計好的各花樣，將各顏色骨牌站立排好），也是靜的，但一啟動後，有如排山倒海之勢一發不可收拾地進行到最後一個倒下來，才停止罷休。當然，骨牌遊戲也有中途卡住而停止的遺憾場面，就像人體內各項生理機能發生作用時，mechanism 中斷，表示有病狀要出現（林素娟，民 82）。

二、說話與語言機轉

正常兒童語言發展階段，從出生開始的叫聲期→喃語期→模仿期→發語

期→學習期→六、七歲為止，大致發展完成。從叫聲期與喃語期起即在醞釀著語言器官的發育及與大腦間的聯繫、配合，慢慢地搭配合宜，才有能力模仿說話（林素娟，民82）。

㈠語言器官

可分為二大類：接收器官及運動器官

1.接收器官（簡稱受器）：負責接收外界環境的刺激，如眼觀四面、耳聽八方，耳朵、眼睛分別接收聲波、光波之刺激，另有鼻、舌、皮膚的受器，以及接收體內生理狀況變化之訊息的內臟受器，使我們有視覺、聽覺、嗅覺、味覺、皮膚的觸壓、冷熱、痛覺、飢餓、口渴、疲勞等感覺。

2.運動器官（簡稱動器）：表現在語言方面的動器有胸腔、腹腔的肌肉（靠其壓縮或舒張）、聲帶、喉、舌、唇、齒、顎等的骨骼和肌肉。

㈡語言中樞

語言中樞在大腦皮質，左腦負責說話的內容，右腦負責怎麼說──表達聲音的高低、韻律和聲調。

㈢神經纖維

人體有十二對的腦神經和三十一對的脊神經，所以共有四十三對的神經分布到體表。神經纖維負責傳導「神經興奮波」，又稱「神經衝動」，按照衝動內容的不同可分為三大類：

1.感覺神經：由受器傳送至大腦，負責傳導「刺激」，包括Ⅰ嗅神經；Ⅱ視神經、Ⅷ聽神經。

2.運動神經：負責傳導大腦之「命令」至動器去，產生反應。包括Ⅲ動眼神經；Ⅳ滑車神經；Ⅵ外旋神經；Ⅺ副神經；ⅩⅡ舌下神經。

3.混合神經：兼具前二項功能之神經，包括Ⅴ三叉神經；Ⅶ顏面神經；Ⅸ舌咽神經；Ⅹ迷走神經，以及三十一對之脊神經。

㈣感覺和知覺

感覺是感官受器反映外界刺激最原始的心路歷程。

知覺則是選擇、整理並解釋感覺資料的歷程。感覺發生在前，知覺發生在後，兩者是連續的。而產生感覺的四個條件是：刺激、受器、傳導、翻譯。

㈤感覺、知覺反應之機轉

特舉數例說明模式（見圖 3-1）之機轉過程及神經傳導路線：

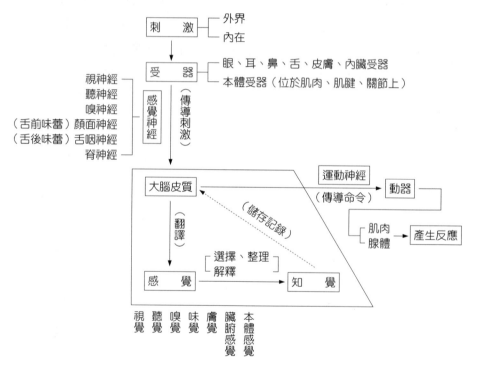

圖 3-1　感覺與知覺反應機轉

【例一】聽到上課鈴響，馬上進教室（聽覺啟動）

　　鈴聲聲波→耳→聽神經→大腦之聽覺中樞→產生聽到鈴聲的感覺→大腦

研判 $\xrightarrow{\text{運動命令}}$ 脊髓→脊神經→（卡）肢肌肉→四肢之骨骼、肌肉配合→進入教室

【例二】小朋友接受注射時的反應（皮膚感覺啟動）

注射針注射（上臂臀部）時→（上臂臀部）之皮膚受器→脊神經→脊髓→大腦之痛覺

中樞→產生痛覺→大腦研判 $\xrightarrow{\text{運動命令}}$
- 腦神經→兩眼淚腺→哭
- 腦神經（顏面神經）→面部肌肉→張口咧嘴
- 脊髓→脊神經→上下肢肌肉→手腳亂動

【例三】口乾舌燥時反應（臟腑感覺啟動）

體內細胞、血液缺水時→口渴感覺（中樞在間腦之下視丘）→大腦研判

$\xrightarrow{\text{運動命令}}$
- 腦神經（動眼、滑車神經）→眼球肌肉轉動
- 脊髓→脊神經→四肢肌肉配合

→「找水」→舌咽、迷走神經→將水吞嚥下→細胞、血液水分獲得補充→不再口渴

【例四】開車時，遇有小狗衝出來時的反應（視覺啟動）

小狗影像→眼→視神經→大腦視區→大腦研判 $\xrightarrow{\text{運動命令}}$ 脊髓→脊神經→腳部肌肉→踩煞車。

開車前不喝酒的原因，在於酒精會拖延以上過程的時間，故車禍應運而生。

㈥語言機轉

依圖 3-1 之模式圖，表現在語言（即「說」）的反應上時細分如下：

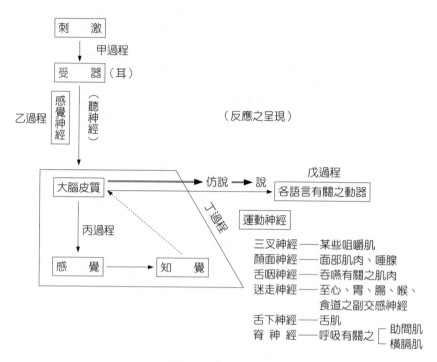

圖 3-2 語言機轉

由圖 3-2 的流程圖中，不難發現「語言障礙」的原因不外乎：

1.甲、乙、丙過程出問題，造成了聽障。一個人一旦出現了聽障，往往緊跟著語障，尤其是成長中的幼兒，腦海中毫無任何聲波刺激累積的聽知覺經驗，無法模仿，更遑論說了。

2.丁、戊過程出問題，造成了無法以語言表達或不善於表達的情況，該個體可能具有聽知覺，但講出來的話可能辭不達意或言不由衷，無法達成雙方溝通的目的。

故欲克服語言障礙，必須抽絲剝繭地探究原因，是機能性或器官性出問題，腦傷或腦性麻痺患者顯然是問題出在丙過程，導致丁、戊無法進行配合。單純聽神經萎縮者，則問題出在乙過程，目前的醫學無法恢復；如果經過測試乙、丙、丁、戊過程均正常，則問題縮小至接收聲波的耳朵器官上，

但到底是外耳鼓膜的毛病呢？還是中耳三塊聽小骨的問題呢？還是內耳蝸牛殼管接受器的毛病呢？則有待檢查，好在外科醫學專家尚能對這些問題做或多或少的修補手術。由此可知圖 3-2 語言機轉的五個過程中，任何一處出了問題，都會發生語言障礙；而出問題的時間（幼年、少年或中年）也決定了語障的程度。

又「語言」並非單純之大腦功能，語言能力主要建立在聽覺能力及感覺—動作等能力之上，例如：發聲器官的控制，抑、揚、頓、挫的運作，此種感覺之動作能力與聽覺能力的配合乃「語言」表達的基礎。

且語言並非無意義地發聲，尚有「語言內涵」的存在，而「語言內涵」的基礎包括了視覺、嗅覺、味覺、膚覺、本體感覺……等的統合，不光是單單聽覺而已。

三、說話的產生（the production of speech）

從圖 3-3，我們可以發現人類說話的器官。肺部基本功能是吸取氧氣，牙齒、舌頭和咽喉是用來咀嚼和吞嚥食物。聲室（喉部）基本上是清除呼吸系統中塵土和其他東西的一扇活門。當我們說話時，這些結構皆用來執行次級或覆蓋的功能。因此，一位語言病理學家對於像腦中風的小孩是如何的咀嚼和吞嚥感到興趣是必然的。因為如果這些基本生長生存的功能發生困難，那麼他在運用舌頭和下顎去產生說話便有困難。

身體系統產生一句話語如此敏捷和順暢，確實非常神奇。但這是身體各種說話器官協調合作之結果。

㈠呼吸作用（respiration）

1.像吹喇叭一樣，一個人必須從肺部使用空氣壓去產生說話所需要的空氣壓和氣流。在說話時，我們比平常呼吸更快速的吸進空氣和延長呼氣時間。

2.一個患有腦中風的人也許不能維持說話的呼吸氣流，或他們的呼吸肌

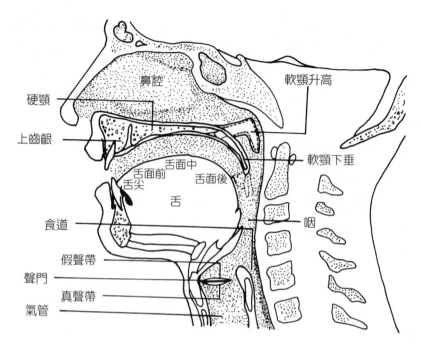

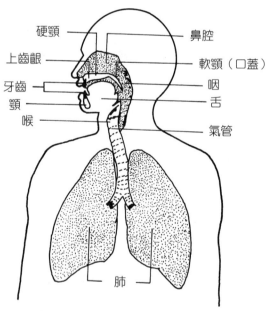

圖 3-3 說話器官

肉不知不覺地收縮而發生爆破聲。

　　3.像肺氣腫、貧血症、石灰症等會妨礙呼吸，因而使說話產生改變。

㈡發聲（phonation）

　　1.人聲音之產生是靠著在喉頭內像唇一般的構造之器官叫做真聲帶，當從肺部產生之空氣壓支配時，即迅速地開和閉產生微小的膨脹和波動，這波動通過這聲帶間開著的聲門，在喉頭上方振動產生空氣圓柱。

　　2.在真聲帶上頭有所謂的假聲帶，在吞嚥和淨化方面有其功能。使用假聲帶說話能產生一種絕妙的異常聲音叫做假聲。

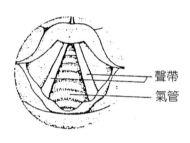

聲帶
氣管

圖 3-4　聲帶

㈢共鳴（resonation）

　　1.從聲帶發出的聲音是相當微弱的，幾乎比嗡嗡叫的聲音大一點而已，而且確實不像人的聲音，因此喉部發生的聲音在咽喉、嘴巴和鼻子內，就會選擇性地加以擴大與調整，這種過濾過程叫做共鳴。

　　2.因為每一個人之聲腔有高度柔韌性，而且大小和腔壁的厚度不一樣，所以每一個人有不同的共鳴和音質。

　　3.在呼吸道中，喉部的上頭是咽腔，若不當或過分地緊張或壓縮，就會發出不好聽或刺耳的聲音。

　　4.再往上有軟口蓋，像一扇活門，小孩必須學會提高或壓縮軟口蓋，聲

音或非聲音的氣流才會進入口腔。如果軟口蓋降和放鬆，一些空氣流就會往上進入鼻腔，而從鼻孔跑出去。

5.不像只有一支喇叭，小孩不只必須精通一支喇叭而且要精通二支喇叭：即口腔和鼻腔，各有一個出口。如果一個小孩出生時軟口蓋就有缺陷（如顎裂），而經外科手術也無法成功修補，那麼就會有很多聲音和空氣流漏出鼻腔。

6.雖然有些人的軟口蓋沒有裂縫，但是他們從不學習去操作這「鼻子的後門」，因而患有過重或過少鼻音，必須去看語言治療師。

7.當要發出/m/、/n/、/ŋ/等鼻音時，必須學會降低軟口蓋，發其他無鼻音時要提高軟口蓋。

㈣構音（articulation）

1.當我們注視著一位精練的喇叭手的手指時，我們會對其手指動作協調統合有深刻印象。但透過X光看到舌頭運動畫面的人或直接經過整形窗注視癌症病人的腮部，就會觀察到他們的動作協調欠佳。舌頭接觸的精密性，其外形經常改變和連續動作之速度，幾乎無法令人相信，而且一個小孩在不能看到舌頭的情形下，能夠移動舌頭如此的熟練，似乎更不可思議！

2.我們已經描述了構音、說話聲音是靠著舌頭、唇和腮部的阻擋或調節空氣流和聲調而成，這些聲音也許可以分成二大主要類別：韻母和聲母。

3.韻母（vowels）：韻母是由一個相對的元音系統產生，所有韻母都需要喉音，它們供應聲音所攜帶之力量，隨著每一個韻母之變化，我們舌頭外形也跟者變化，由於有舌前、舌中和舌後之韻母，每一個韻母族群依舌頭鼓起之高度量額，和嘴巴展開圓形程度，區分成幾個韻母。例如/flut/在圓凹槽中的/u/韻母是最高舌後韻母，而ee/i/有最狹窄嘴唇展圓外形，是最高舌前韻母。當您發出/i/、ah/ɑ/和/u/等韻母時，注意您的顎部是如何的開閉。像uh（/ʌ/或/ə/）中間韻母，由於舌頭幾乎平躺在中間和放鬆下而發出聲音來，雖然如此，但需牢記在心的是個體與個體之間，聲母和韻母

之產生仍有相當的改變。

　　4.聲母（consonats）：大部分兒童為了發出僅有一點點困難的各種韻母，而很容易學習這些不同的動作、外形和動作協調。但是對於聽障的小孩，也許在一生當中都無法正確地學會這些技巧，因為他們需要舌頭更精密的位置和更適當的氣流方向，而學會發出可被接受的聲母又更加困難了。說話時可能要用到許多嘶嘶聲、卡搭聲、爆發聲等，因此，大部分孩子為了發出他們語言的聲母而必須學會正確的構音位置和方法，及聲音的特徵。

　　5.構音位置：氣流在構音位置被阻擋或壓擠而發出語言，沿著聲音系統有七個活門位置（構音點）：

　　⑴雙唇音：（／p／、／b／和／m／）等音是用雙唇發出的。

　　⑵唇齒音：只有／f／和／v／二個音靠著上齒放在下嘴唇上，把氣流吹過這個狹窄的裂縫而產生。

　　⑶齒音：是一對麻煩的聲音，像在 thin／θɪn／中／θ／音和在 them／ðɛm／中的／ð／音是靠著擠壓氣流通過舌尖和牙齒間之狹隘裂縫而發出的。

　　⑷齒槽音：從表 3-1 可知道有很多音靠著舌尖朝上、朝前接觸上齒齦脊背而發出的。

表 3-1　聲母音之分類

	鼻音	滑音	邊音	摩擦音	破擦音	破裂音
雙唇音	m	whw				pb
唇齒音				fv		
齒　音				θð		
齒槽音	n		l	sz	tʃdʒ	td
顎　音		j(l)r		ʃʒ		
軟顎音	ŋ					kg
喉　音				h		

　　⑸顎：像在 yale／jel／的／j／音，bell／bɛl／的／l／音，ship／ʃɪp／的／ʃ／

音，rouge / ruʒ / 的 / ʒ / 音，都是藉著舌尖往上外抵住硬顎而發出來的音。

(6)軟顎音：（/ ŋ /，/ g /，和 / k /）等音是藉著舌根往上升抵住軟顎而發出來的音。

(7)喉音：僅有一個標準英文語音 / h / 是運送空氣經過聲帶而發出來的音。當兒童無法有效地關閉他們的軟顎而發出軟顎音時，就時常以喉音 / h / 代替。

6.當我們描述一個語音如何產生時，若以氣流被阻擋和氣流是如何從發音系統被運送出來時，我們就是參照構音方法來加以說明的，以這種方法定義的聲母可分成六大類：

(1)鼻音：/ m /，/ n / 和 / ŋ / 等音是降低軟顎抵住口腔通氣孔，而引導聲音通過鼻孔而產生的。

(2)滑音：有一些語音構音時必須從一個位置移到另一個位置，就叫做滑音，例如，像在 we / wi / 中之 / w / 音，您必須先使舌和唇產生 oo / u / 音，然後改變或滑動成 ee / i / 音，這個 / w / 音是經由這樣的改變而形成的。

(3)邊音：英語中有一個邊音 / l /，它具有一半聲母和一半韻母的特質，發聲時是由舌頭和硬顎保持持續性接觸，而帶聲的氣流從舌兩旁通過的。

(4)摩擦音：這些音是藉著擠壓氣流通過一狹隘的發音系統，正對著牙齒和牙齦而發出嘶嘶的聲音，例如 / s / 和 / z /。絲擠音是藉著擠壓氣流通過舌表面一狹隘凹溝而產生的，而 sh / ʃ / 和 zh / ʒ / 絲擦音則運用了較寬的舌面凹溝。

(5)破擦音：在 choke / tʃok / 中 ch / tʃ / 和 joke / dʒok / 中 j / dʒ / 音，一個小孩必須學會連結一個爆破音和摩擦音，這些連結的聲母就叫做破擦音。

(6)破裂音：先試試看發出 / p /，/ b /，/ t /，/ d /，/ k / 和 / g / 等音幾次，看看他們有什麼共通性。首先發 / p /，/ b / 音，注意先緊閉您的嘴唇，然後建構氣壓，而後像打呼的聲音般突然地放出氣流。

7.帶聲與否是用來分類聲母的最後一項要素，如果聲母伴隨著聲帶震動就被界定為帶聲；如果聲母沒有伴隨著聲帶震動就被界定為無帶聲，例如

/ s / 和 / z / 音，其不同僅僅是帶聲與否。

8.上述所呈現的分類系統，第一次面對時也許會覺得混淆不清且麻煩，但是依發聲的部位、方法和帶聲來分類，對於想知道聲母是如何產生的，可提供一個方便的途徑。對於語言治療師更為重要，他可以藉著錯誤構音者之語音，和在表 3-1 所描繪的被期待之語音相互比較，而辨識出患者隱藏的錯誤。

(五)調節（regulation）

1.呼吸、發聲、共鳴和構音，所有這些要素結合在一起而產生說話，是受神經系統所控制，運用「管絃樂團」這個字是最恰當的形容詞。因為至少有一百條肌肉必須適時又精確的一起工作，氣流和語音必須配合說話聲音的條件，字和字的意義必須從腦海取回而形成可接受的單位，而且整個活動必須能夠控制有關訊息的形式或內容，是否能夠實現說話者溝通的企圖意向，還有這中樞神經和末梢神經必須工作迅速和流暢，使說話看起來很簡單。

2.不像其他說話序列的要素，只是暫時的執行生物的基本功能而已，這中樞經系統有特殊的環節去完成接收，組織和有系統地陳述訊息之目的。現在我們回顧神經系統有關說話產生的主要功能，這個系統極為複雜，因此這十四億神經細胞如何控制口語仍有待探討。

3.大腦半球皮質具有儲藏驚人訊息的能力。例如，透過催眠可以證明經由喚回一個人在孩提時代中有趣的細節經驗，使許多人能夠說出五、六歲時在學校裡隔壁座位同學的名字。這是一個長期記憶的例子，很明顯地為了有系統地陳述訊息，長期記憶是很重要的。人類也擁有短暫的記憶，它對於追蹤輸入訊息、記憶和延續性項目，命令我們和追蹤我們已經說過的話也是很重要的。

4.成人失語症者會喪失長期記憶和短期記憶。例如，一個患者無法喚起他車子的構造、他住的街道、他太太的名字。有趣的是當呈現一個多選擇的作業時，他能夠認識三個字的作業。另外一個失語症者因為短期記憶損傷而

有極端閱讀和傾聽的困難，在他唸到句子的末端時，他已經忘記他在前面說過的幾個字。

5.中樞神經系統也是動作命令中心，它是創造發明、計畫和執行訊息傳遞的部位，而整合語言的命令中心則是大腦左半球將命令透過末梢神經系統傳送到特殊肌肉組織，很容易了解的是這個系統若損傷或故障，就可能反映到語言和說話發生問題。

6.中樞神經系統成熟遲緩的小孩，他的說話學習也會較慢。

7.在治療大腦損傷的失語症者和確有腦性麻痺患者的說話時，可以發現由於大腦和小腦控制的動作衝動失調，以致發生協調的困難。

8.最後，神經系統負有處理訊息的責任。發現、注意和仿造輸入的訊息，僅是這個部分的少數功能而已，處理訊息時耳朵構造有其根本的責任，因此它對於說話的重要性是非常明顯的。

9.失聰小孩可能牙牙學語一段時間，但因為他們不能夠聽見別人牙牙學語或說話的聲音，因此他們的語言和說話能力受到限制而形成障礙。

四、語言的要素（the components of language）

雖然人類必須花許多年才能習得語言，但是在讀、寫、說方面仍知道得很少，尤其在讀與寫方面更為複雜，下面簡單介紹語言的幾個要素（*Van Riper & Emerick, 1984*）：

㈠符號（symbols）

語言是由一套約定俗成的符號系統所組成，它是物體、事件和事實表徵的代理人，文字乃是實物本體的暗喻與精神。人類的神經系統是處理實物本體的獨特生理構造，不是直接在具體的層次，而是透過符號的使用，但文字並非物體或事件本身。

信號（sign）就是物體或事件的直接表象，在環境中有其單獨、固定的

意義。如 ⚇ 代表 damas。

(二)語音（phonology）

英語的語音（speech sound）、音素，都是由其語音所組成。

音素是分別「語音的項目」和「語言病理學」的重要概念。音素 / s / 不是只單獨發一種聲音，二個 s 音的不同音調不會造成意義的不同。屬同一音素，但發音相異的，稱為異音（allophones），如：lark 的 / l / 和 cool 的 / l / 音即為異音。

對於異常音的矯治，若未到難以容忍的程度就無妨，但兒童自己常不覺得他們發音有何不同，因為他分辨不出何者為正確音，何者為異常音。

Sue 的 / s / 和 zoo 的 / z / 有若干共同的特徵，因為發音的位置、方法都一樣，但一個是無聲，一個是有聲。

(三)語形（morphology）

語音的最小單位是詞素（morphemes）。當一個詞素可單獨存在且有意義時（例如 baby, bottle），則稱之為「自由詞素」（free morpheme）。

有的教育程度較高的大人懂得上千個字，但他們在溝通時，當然不會用這麼多，因為對方不一定能了解他所說的。通常，我們會的字比溝通使用的字多得多。

(四)語法（syntax）

要說一種語言，需要更多的音素（phonemes）和詞素，並且必須知道如何將它們連結成片語和句子。

有些名詞片語或動詞片語是以前從未用過的。學生必須知道一些文法，教師必須給予協助。

連結字的結合，首先要名詞片語和動詞片語的連結。圖 3-5 是典型句子的概略模式。我們當然不可能說這麼簡單的直述句，我們需要更多複雜的形

式來表達其他意義。兒童學習語言也要熟習若干變換的規則。

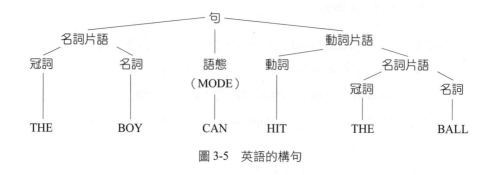

圖 3-5　英語的構句

㈤語意（semantics）

有什麼比基本溝通活動更有意義的呢？說話者和聽者之間意義的交換是整個談話的重點。語意是意義的研究，而意義是文字和所呈現物體及事件之間的關係。

從字典可查到「水」的指示意義（denotative），它是指：清澈的液體，由一個氫分子和二個氧分子所組成。但若有人有落水的經驗，「水」這個字就是非常「個人的」（personal）或另有涵義的意義。

㈥語用（pragmatics）

我們使用的文字和說話的方法，多依據我們的目的和社會習慣，談話是社會心理事件，不同的社會背景就有不同的談話規則。學生必須學習在正確的場合說得體的話。

㈦韻律（rhythmics）

說話的韻律不在於您說什麼，而在於您說的方式。說話者使用停頓（pause）、聲調變化（vocal inflection）和連結時機的利用，可以不改變詞素和文法，而改變意義。茲將上述語言各要素整理、歸納如表 3-2：

表 3-2　語言的要素

語言要素	定義	普通用語
語音	音素的使用規則	說話的聲音
語形	音素連結的規則	文字
語法	詞素連結的規則	字序、語順
語意	物體和事件符號的相關	意義
語用	社會環境中使用語言的規則	溝通的目的
韻律	語調變化、重音、延長、連結	說話的旋律、節奏

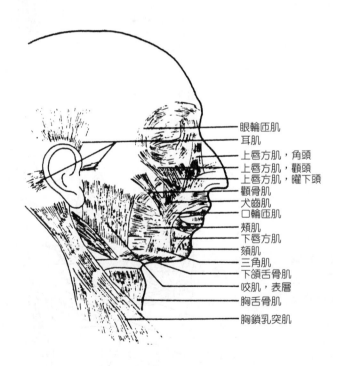

眼輪匝肌
耳肌
上唇方肌，角頭
上唇方肌，顴頭
上唇方肌，曜下頭
顴骨肌
犬齒肌
口輪匝肌
頰肌
下唇方肌
頦肌
三角肌
下頜舌骨肌
咬肌，表層
胸舌骨肌
胸鎖乳突肌

圖 3-6　顏面肌與唇肌

1. 耳咽管口
2. 顎帆張肌
3. 提顎肌
4. 懸雍垂肌
5. 舌顎肌
6. 耳咽管咽肌
7. 咽上縮肌
8. 舌顎肌

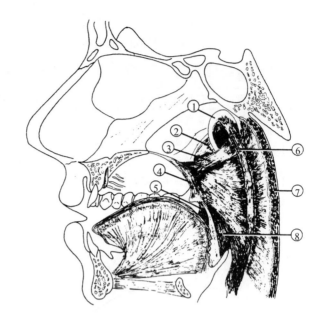

圖 3-7　軟顎肌

1. 下縱肌
2. 舌背
3. 莖突舌肌
4. 莖突
5. 舌骨舌肌
6. 莖舌骨肌
7. 莖突咽肌
8. 甲狀軟骨
9. 大角
10. 舌骨
11. 頦舌骨肌
12. 頦舌肌

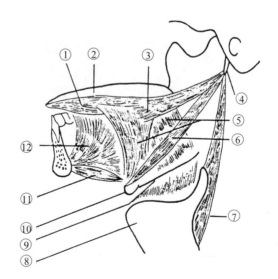

圖 3-8　舌外肌

11. 中門齒
12. 側門齒
13. 犬臼
14. 第一小臼齒
15. 第二小臼齒
16. 第一大臼齒
17. 第二大臼齒
18. 第三大臼齒

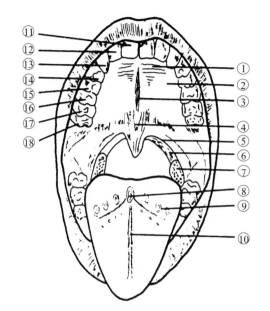

1. 皺顎
2. 硬顎
3. 中縫
4. 軟顎
5. 前咽門支柱
6. 後咽門支柱
7. 顎扁桃體
8. 終末溝
9. 輪廓乳頭
10. 舌正中溝

圖 3-9　口腔及其鄰近構造

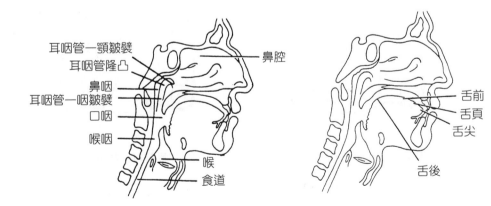

耳咽管—顎皺襞
耳咽管隆凸
鼻咽
耳咽管—咽皺襞
口咽
喉咽

鼻腔

喉
食道

舌前
舌頁
舌尖

舌後

圖 3-10　咽及其鄰近構造　　　　圖 3-11　舌面區段圖

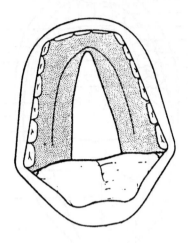

圖 3-12　小孩的口腔顎裂，前端的硬顎及齒齦部分未受影響

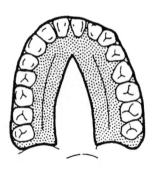

圖 3-13　整個軟顎及大部分硬顎不全的狀況

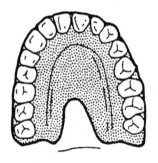

圖 3-14　軟顎裂

語言障礙的診斷與評量

 評量的目的

前述語言是人類獲取知識、資訊及社會化的工具，具有語言障礙的兒童在學校、在團體中將會面臨許多困擾。為提供適當的教育與輔導，及早對語言障礙兒童給予適當的鑑定與評量甚為重要。本章主要在探討兒童語言行為的評量，但由於兒童的溝通能力不僅包括語言知識與能力，且涵蓋認知與社會技能，同時牽涉兒童身體健康狀態、動作能力及長期所處的環境，故亦涉及評量範圍、內容、原則、程序、方法、工具等重要問題。首先歸納評量的目的如下：

1.了解兒童語言發展的程度。

2.確定溝通行為是否異常、異常的狀況、能否補救。

3.探討溝通障礙的原因及有關問題。

4.蒐集兒童溝通能力、語言發展、障礙狀況的資料。

5.做為設計語言教育與矯治方案的參考依據。

6.監控教育或矯治後的結果。

 貳 # 評量的一般原則

在討論評量的原則以前,首先需要對本章可能涉及的幾個名詞加以界定。習慣上,特殊教育界習慣使用「評量」或「評鑑」的用語,醫學界可能較習慣使用「評估」、「診斷」的用語。一般而言,「評量」涵蓋範圍較廣,包括教學前、教學中、教學後的形成性評量、持續性評量及總結性評量;而「診斷」則較偏重治療前對問題或症狀的了解。本章不擬嚴格區分,請讀者見諒。

評量兒童的溝通能力,應以自然的社會情境為背景,去反映兒童真正的溝通能力。溝通是雙方交互反應的一種動態過程,在評量時應注意下列問題(劉麗蓉,民 79):

1.兒童如何運用他的語言?

2.兒童為了什麼目的進行溝通?

3.兒童是否成功地表達他們的需要?

4.兒童的需要獲得滿足嗎?

5.兒童與其父母、兄弟姊妹、玩伴、老師之間的溝通管道如何?

6.兒童顯出怎樣的溝通障礙?

7.兒童的溝通能力水準如何?

8.還有其他的因素要考慮嗎?

Miller(1981)提出擬訂評量計畫的一般原則如圖 4-1 所示。

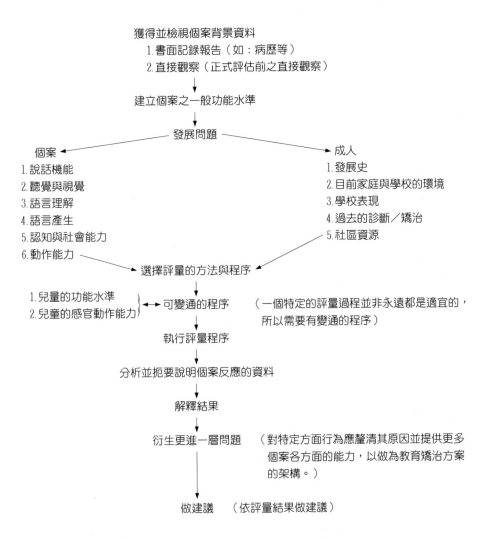

獲得並檢視個案背景資料
　　1.書面記錄報告（如：病歷等）
　　2.直接觀察（正式評估前之直接觀察）

建立個案之一般功能水準

發展問題

個案
1.說話機能
2.聽覺與視覺
3.語言理解
4.語言產生
5.認知與社會能力
6.動作能力

成人
1.發展史
2.目前家庭與學校的環境
3.學校表現
4.過去的診斷／矯治
5.社區資源

選擇評量的方法與程序

1.兒量的功能水準
2.兒童的感官動作能力

可變通的程序　（一個特定的評量過程並非永遠都是適宜的，
　　　　　　　　所以需要有變通的程序）

執行評量程序

分析並扼要說明個案反應的資料

解釋結果

衍生更進一層問題　（對特定方面行為應釐清其原因並提供更多
　　　　　　　　　　個案各方面的能力，以做為教育矯治方案
　　　　　　　　　　的架構。）

做建議　（依評量結果做建議）

圖 4-1　擬訂評量計畫程序圖

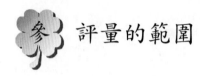 評量的範圍

評量兒童的語言，應以統整的方式，多人參與觀察，以獲得其完整的溝通能力之資料，並需考慮其非口語的、肢體動作的、語用學上的一些特徵。為摘要兒童的溝通能力應包括下列資料（劉麗容，民 79）：

1.兒童整體的語言表現。

2.兒童說話的可理解程度。

3.兒童整體的語言成熟程度（句法、語意）。

4.兒童整體的使用語言的型態。

5.影響語言的情意及認知因素。

James（1985）認為評量兒童的語言能力應包括下列範疇：

㈠對早期的認知與溝通行為的評量

這些幼兒的行為被認為是語言的前兆，而將之分為兩類：

1.社會行為：兒童與互動。

2.認知行為：包含 Piaget（1952）所描述的感官動作概念。

Bates（1979）和 Steckol 與 Leonard（1981）認為與語言發展最密切的感官動作與認知概念是基模及手段與目的的關係。

㈡對語言的知識與運用的評量

兒童其語言的知識主要表現在理解與產生話語。為達此二能力，兒童必須精於語音、語意、語法及語用等能力，這也是我們所要評量的。

肆　評量的方法

　　評量是正式教學的前奏，透過評量可以了解兒童語言發展的程度和缺陷所在。除了正式的測驗工具之外，每日的自然觀察是極具價值的非正式評量，經由觀察可以獲得許多正式評量工具無法測知的語言訊息。與兒童關係最密切，接觸最頻繁的家長及教師應善用觀察，掌握時機在各種不同的自然環境（教室、遊戲場）中，觀察兒童的接收性和表達性語言，以做為教學的重要資源。下面介紹 James（1985）所提出的有關語言評量的方法：

　　1.儘可能獲得所有有關資源，以描述個案之語言及溝通能力。

　　2.從評量的一般原則可看出：評量的主要資料來源為與個案經常接觸的成人（如：父母、老師、照顧者等），及主試者對個案的直接觀察。

一、從父母及其他成人處獲得資料

　　1.父母乃是最能提供個案過去及目前行為的訊息者。從父母獲得資料最普遍使用的方法依序為：

　　⑴讓父母填答問卷。

　　⑵面談。

　　⑶在家或設置情境觀察父母與兒童的互動情形。

　　2.亦可從聽力檢查師、教師、物理治療師及心理治療師等之書面資料或直接面談獲得所要資料。

二、直接觀察個案的表現

　　這些觀察將做為個案是否需要教育矯治方案的基礎，所以評量個案能力

優、缺點的行為取樣應儘可能具代表性。

對兒童語言行為的觀察，可分為：

㈠標準化評量

1.語言的標準化測驗：提供一組特定的指導語與刺激以導引出個案的行為，並用一組特定分數解釋所導引出來的行為。

2.為評量語言所選出的標準化測驗，是不足的，且有四項限制：

⑴大部分的測驗僅提供相同年齡和百分比常模分數，因此個案在測驗所得的分數，無法轉換成標準分數，以看出與同儕表現的差異。

⑵沒有任何標準測驗可用來評量所有我們要評量的各種語言問題。

⑶大部分標準化測驗不適用於三歲以下、八歲以上的兒童。

⑷常模取樣不是太小就是將少數團體或有障礙者排除在外。

3.標準化測驗工具僅能在初步篩選檢查個案是否有語言障礙時使用，因其並無法提供教育矯治方案所需的深入資料，因此非標準化測驗的使用仍是需要的。

㈡非標準化評量

1.非標準化語言評量程序：無固定指導語或刺激，也無建立好之常模可解釋。其最大優點是非常具有彈性，可依個案之需要及特性而調整。

2.非標準化步驟包括：

⑴自然產生的話語：非標準化測驗最常用的方法是獲得有關個案的自然話語。其主要步驟為：

　①蒐集其紀錄：在蒐集樣本時，應注意以下三個影響樣本是否正確的因素。

　　甲、對話夥伴：由媽媽在家對兒童蒐集的話語比臨床治療師在醫療機構所蒐集的還多。

　　乙、情境：為求樣本具有代表性，最好在不同情境記錄兒童的語言。

丙、刺激與教材的呈現：雖然圖畫和圖畫書經常被用來蒐集語言樣
　　本，但證據顯示使用玩具或沒有教材的對話，以導引適當的語
　　言樣本，更為有效。

蒐集自然產生的語言樣本（至少 50～100 句不同的話語），以做為
分析，被認為是最適當的。

②分析樣本：應分析所採語言樣本之語音、語意、語法、語用等。

甲、語音：可從樣本去分析個案說話時的音素是否正確。

乙、語意：Miller（*1981*）建議將抄錄下來的個案所使用的話語依其
　　詞類分類後（如：名詞、動詞、形容詞等）加以分析。檢查其
　　是否有過度延伸（類化）、延伸過少或皆以某字代替所有受詞
　　的情形。

　　兒童的字彙變化可以 TTR（type-token ratio）計算，其公式為

$$TTR = \frac{type}{token} = \frac{50\ \text{句話語中不同類型的字彙}}{50\ \text{句話語中所有的字數}}$$

　　Templin（*1957*）認為三到八歲兒童 TTR 值應在 .45 至 .50 之間。
　　所以 TTR 值若在 .45 以下，則應懷疑其是否有語彙產生受限的
　　問題，需要更深入的評量。

丙、語法：我們可用 MLU（mean length of utterance）來計算兒童的
　　話語長度，其公式為

$$MLU = \frac{\text{所有的話語中的詞素總和}}{\text{所產生話語的總數}} = \text{話語的平均長度}$$

　　然而，只用 MLU 仍無法提供兒童話語是否有文法結構的訊息，
　　所以仍應分析文法詞素、語法形態、名詞、動詞的組成要素及
　　複句等。

丁、語用：語用的分析並無明顯的界定，而且也不需對每個個案皆
　　做正式的語用分析。但是觀察整個評量過程中個案的溝通互動
　　卻是必需的。此溝通互動的觀察包括：

　　a.個案話語中是否有溝通意願，例如：請求、告知和表達感情

等。

b.個案能否進行對話、輪流當聽眾及說話者，且能維持在該話題上。

c.個案是否能做適當的假設。

若個案在以上三種技巧表現不好，就需分析其語用方面的能力。

⑵導引所產生的話語：在自然情境下讓兒童產生話語最好，但有時仍需設計情境，以導引兒童說出在完全自然話語中未產生的語言結構。

語言或口語引出的反應：導引以產生話語最普遍的使用方法是導引模仿。然而，一些研究者認為兒童在導引仿說上的表現並不等於就是在自然產生話語中的表現（*Bloom, Hood, & Lightbown, 1974; Connell & Myles-Zitzer, 1982; Prutting, Gallagher, & Mulac, 1975*）。因此，將導引模仿做為兒童語言產生能力的效度令人存疑。所以如：句子模仿等不應做為評量兒童語言的唯一方法，但可在兒童於自然話語很有限或很難理解時做為補充。自然產生話語和導引產生話語最大的不同是溝通意願的有無。前者通常有與聽者溝通的意願；後者唯一的目的常只是執行主試者的話語模式。

三、評量的應用

解釋評量結果：

評量結果依評量目的加以組織並解釋。若使用標準測驗來篩選語言障礙兒童則常以常模加以此較，一般皆以低於平均數二個標準差以下即為語言有問題。然而，並沒有很好的標準去辨認有語言障礙的兒童，所以標準測驗只是協助決定兒童是否有語言障礙。

當評量目的是發展教育矯治方案，則評量結果的組織與解釋將異於目標只是辨認其有無障礙的評量，其關心的就不再是與同儕表現的差異，而是指出問題的類型領域。

四、個案研究

從個案研究資料也可獲得兒童語言能力及語言發展的資料，例如，小英四歲二個月，被轉介做深入的語言評量。她已由別的機構鑑定為語言障礙，以下為得自該機構的評量資料；

(一)語言表達

1. MLU = 3.3（48 個月的兒童 MLU 為 4.4，而加減一個標準差亦為 3.46～5.34，所以其 MLU 低於下限）。

2. 她的句子 95%為簡單句，敘述句長度為三～四字。

3. 常省略 be 動詞及助動詞，其問句也只有 yes, no 的問句。

4. 可加入主試者與她的對話，但輪到她時卻能正確反應。所以其會話技巧與語言表達能力似乎在正常範圍。

(二)語言理解

在沒有建構的遊戲過程中，對主試者的指示皆能適切的回答 yes, no 和 wh-問句。施以 Peabody Picture Vocabulary Test—Revised. Form L（*Dunn & Dunn, 1981*）及 The Test for Auditory Comprehension of Language（*Carrow, 1973*）兩種測驗結果，認為其語言理解介於正常範圍。

(三)其他評量結果

非正式觀察其人際間互動：對評量項目的處理方法及對物體的操作，認為其發展在正常的領域。

伍 評量的程序

　　語言評量的目標在蒐集有關個人溝通能力的資料。因為所有的兒童係在他自己的文化、環境和經驗中學會說話和溝通，而造成他使用語言的獨特方式。評量最好在自然的環境下進行，期能減少焦慮、增加動機。

　　有關兒童的詳細背景資料及經驗是很有用的，可以讓評量人員正確的把握其認知發展。在評量的過程中，讓父母參與，對評量人員在蒐集上述的背景資料時，特別有幫助。

　　結合在各種場所觀察到有關兒童的溝通行為，亦有助於語言的評量。這種「認知—環境—功能」的評量模式包括下列十個步驟（劉麗容，民79）：

　　1.轉介鑑定兒童；
　　2.描述溝通障礙的狀況；
　　3.兒童問題的摘要；
　　4.實施家庭訪問（結構的或非結構的）；
　　5.觀察兒童在各種情境的交互反應；
　　6.實施正式的語言測驗；
　　7.實施非正式的評量，包括與兒童面談，蒐集語言樣本；
　　8.摘要評量的結果，鑑認溝通障礙的型態；
　　9.與其他有關人員諮詢，驗證觀察的結果；
　　10.提供治療或語言訓練的建議。

一、資料的蒐集

　　語言評量最基本的過程是蒐集有關兒童口語、語言及聽覺技能的資料，包括學校的作業及紀錄、病歷等。與班級教師的訪談可以知道兒童的學習方

式、友伴關係及在教室中的行為；與輔導人員訪談可以獲得一些測驗的資料；父母亦可以提供兒童在家庭及社區的溝通能力；身體檢查的資料在轉介時，亦應提出，或立即實施。

二、系統的觀察

兒童可以在不同的情境如：學校、家庭、教室、操場加以觀察。觀察者可以是教師、家長、兄弟姊妹、同伴或其他人。因此就可以得到兒童在各種不同情境的完整的溝通行為的資料，下列的一些行為是我們特別要注意的：

‧動機	‧給予指示
‧注意力（專注力）	‧遵循指示
‧情緒	‧反應
‧組織能力	‧發問
‧問題解決	‧澄清或加強語氣（重點）
‧社會行為	‧次序
‧適應	‧重複

三、溝通能力的評量

(一)正式的測驗

正式的測驗包括二大類，一種是標準化的語言測驗，通常稱為「常模參照測驗」，可以與相同年齡或年級的同輩做比較；一種是「標準參照測驗」，可以了解兒童的行為表現（哪些會，哪些不會）。

(二)非正式的程序

1.蒐集語言樣本：以錄音機、錄影機或筆錄的方式，在自然的情境如遊戲活動，蒐集兒童的語言樣本，事後再進行分析。

2.讓小孩子看圖說故事，或者以一個故事做題材，來問兒童問題。以司馬光的故事為例，可問兒童：

．司馬光是如何把小孩救出來的？

．小孩為何會掉到水缸？

．司馬光是個怎樣的孩子？

3.填空測驗：在一段文章，空一些空格，讓兒童填空，可以了解兒童的理解能力及表達水準。

4.面談：與兒童面談的過程中，教師可運用自然觀察及訪談的技巧，進一步了解兒童運用語言的方式。

必要時可以設計特定的情境，以引發兒童說話，以下是一些例子：

．給兒童一張圖片，要他描述。

．要求兒童提出一個熟悉的遊戲，述說怎麼玩。

．要求兒童完成一個計畫（工作），如新年的裝飾品，再描述需要哪些材料及步驟。

．要求兒童從家裡拿一些物品來介紹。

另外也可以設計一些情境，以了解兒童解決問題的技能，如「門被鎖住了，怎麼辦？」、「拼圖少了一塊，怎麼辦？」。

四、諮詢／會議

當測驗及有關的資料蒐集完成之後，各類專業人員可以安排一個會議，彼此比較觀察的結果，驗證資料的正確性，才能對兒童的溝通能力，描繪出一個統整的圖畫。

陸 語言障礙的診斷原則

在本質上，診斷的程序包含對個案之溝通異常症狀的評量，以及與異常症狀有關的任何可能原因；其次是探討維持或導致症狀惡化的條件；最後是區分那些在初步檢查時會令說話及語言症狀產生混淆的併發症候。通常，在語言病理學及聽力學中，診斷的程序是在補救方案之前，因為補救方案的良窳繫於診斷的優劣。

臨床治療師指出，有三種可行的診斷連貫系統：

1.評量與補救同時進行，視方案為一持續的治療活動。

2.評量之後再緊接著補救方案。

3.依不同的溝通問題而選擇不同的治療方式，例如，先診斷出問題，再依問題的性質而使用不同的方式。

第二種程序是先評量再施行補救方案，最為多數的臨床治療師所採用。

Rees（*1978*）、Emerick 與 Hatten（*1974*）說明在診斷的過程中，醫學模式與教育模式的不同點。醫學模式著重在發現障礙的病理及病因。教育模式比較不重視病理或病因上的狀況，而是強調診斷要指出溝通行為的障礙領域，並且集中注意於如何確立補救方案及方案的效果。同時 Emerick 和 Hatten（*1974*）也敘述了一些著重在適應行為方面的模式，例如，精神醫學模式、操作或行為模式等。

Schultz（*1973*）認為，我們應該樹立合於現代科學思想及科學方法的診斷哲學。他指出，診斷就是一種對溝通異常原因之假設及驗證的歷程。治療者每一次的觀察都可能改變假設的可能性，直到最後確立一種可能性最高的假設。因此，假設（hypothesis）的歸納、演繹程序是評量溝通異常的有效技術，其中包括，從測驗、個案研究、觀察等各種來源之蒐集資料；評鑑這些資料的意義；接受或拒絕假設；做適當的建議；並且直接提供做為規劃治療

方案的依據。甚至可以說，治療之所以失敗，是因為診斷不正確或不完整，這種判斷上的缺失可以經由多蒐集有關的資料來預防。資料愈多，正確診斷的機會愈大，治療成功的機率也愈高。

Rinegel（1972）提出與上述類似的看法，他認為診斷的過程好比在做一個研究，透過發問的活動，治療者運用各種有助於評量溝通異常狀況的分析活動，來達到診斷的目的。治療者經由傾聽及資料蒐集的程序，使溝通困難的性質呈現，如此，可輕易的評量異常狀態；但是有些個案的情形比較複雜，其成因含糊難解，需要運用長期及深入的區別診斷，然而這種情形只有在能獲得有效的資訊時才為之。

Peterson 和 Marquardt（1981）強調描述的必要性。他們指出，並非所有現象皆可量化，診斷可視為各種觀察的函數。就如同 Rees（1978）所說的，對溝通異常者目前尚沒有一致的診斷原則，不管是使用醫學或教育模式，診斷的擬定會受到治療者個人偏好的影響。他們發現在已規劃好的補救方案中，主要的往往並不是依醫學或教育取向，而是受治療者的經驗與技巧影響。以醫學模式來說，補救方案無法完全依賴病因的診斷，實際上，要完全決定異常的原因是不可能的，而且也不是絕對必要的。診斷往往只是對個案顯現的症狀加以描述，而治療則配合症狀的狀況。以發展性語言異常來說，其成因常常無法得知，可是治療師仍可從行為修正方面獲得成功的矯治。

Peterson 和 Marquardt（1981）指出，評量的過程好比在做科學研究，其中包含下列六個步驟：⑴界定問題；⑵提出假設；⑶設計一個驗證假設的程序；⑷蒐集資料；⑸分析資料；⑹接受或拒絕假設。

柒　語言障礙的診斷過程

說話或溝通異常的診斷，包括一些重要的程序。治療者必須從下列程序中蒐集適當的資料：⑴從個案研究中，獲得先前的評量以及接受補救教學的

資料；⑵透過測驗及觀察評量症狀；⑶從有關的病因資料來說明異常行為的可能成因，並敘述其預後；⑷最後，統括各種處置及技術以規劃補救方案（吳訓生，民 78）。

一、個案研究

　　個案研究是一個發問的歷程，主要是經由對能夠代替個案回答的個體的詢問，以獲得有關異常的訊息。詢問的領域包含：個案的出生、成長、發展及教育史；醫療、心理及社會史；說話、語言及聽力等。所有獲得的資料旨在提供治療者，對症狀的描述；可能成因的推析；推估個案的治療效益；在晤談之初，治療者應對個案說明資料的機密性，使個案安心的提供有關訊息。

　　Darley（1978b）認為基本的個案史應包含：⑴障礙狀況；⑵個人或機構的轉介資料；⑶說話障礙史；⑷發展史；⑸醫療史；⑹學校教育史；⑺社會史；⑻家庭史；⑼重要的晤談建議。

　　個案資料調查表是一種有次序而且完整蒐集資料的有效工具。這種表格應該涵蓋我們所要獲得的資料，並且也應注意個案對問題的看法，及他認為應如何處置。當我們以這種表格來蒐集資料時，不可以很僵硬的照字面上一句句地問，治療者應試著以自然、生動的方式來晤談，而且以符合個案的教育、社會及溝通程度來問問題。如果說溝通的性質已確定，例如：構音異常、聲音異常、口吃等，則可以使用針對特定障礙狀況的調查表。

　　從個案研究中我們會發現，有些症狀需要其他專家做進一步的診斷，譬如，對於疑似腦傷的兒童，需要請其父母轉往神經科或家庭醫師確認；如果有智能不足現象，則需要會同心理學家診斷。儘管可能會有各類專家的參與，但是語言治療師是第一個對兒童整個狀況加以了解的專業人員，因此，治療者應該隨時安排整個診斷的方針。

　　Emerick 與 Hatten（1974）指出若干種初次參與晤談者常犯的錯誤：⑴只使用「是」、「不是」的封閉式問題；⑵治療者自己說得太多；⑶無法盡興

回答的問題；(4)做出消極的或道貌岸然式的反應；(5)以無法表達內心的感受或態度問問題；(6)做出沒有目標或沒有顯著意義的反應；(7)沒有即時將有關反應記錄下來。Hutchinson 等人（1973）提醒晤談者要掌握各類行為及態度的反應。有效的晤談者應該擁有良好的傾聽技巧，能給個案心靈支持，而且與個案發展良好的關係，如此方能獲得最有意義的訊息。一個覺察性很高、注意力很強、有關技巧很熟練的晤談者，往往可以蒐集到所需的重要資訊。

二、症狀的評量

　　從個案研究中所發覺的問題，應該再透過標準化測驗、觀察及自然溝通等做進一步的評量。治療者也應該對於任何有助於了解症狀的訊息做評量，特別是，不要忽略先前的診斷及曾嘗試過的處置資料，因為這些資料可能顯示我們規劃有效方案所需考慮的問題。

(一)標準化與準標準化測驗工具

　　標準化測驗是指，所有反應題項的信度、效度皆已經驗證過，而且建立了常模。有三個問題可協助我們確認，測驗是否為標準化測驗：

　　1.測驗能測出我們想測的特質嗎？如果答案是肯定的，表示該測驗具有效度。

　　2.在不同情況下，測驗結果會一致嗎？果真如此，則具有信度。

　　3.測驗的結果能夠與相類似的群體在同測驗上的得分做比較嗎？這是標準化常模的重要特性。

　　舉例來說，當治療者以「聽覺辨別測驗」，為一兒童施測，如果這個測驗的內容真的能夠反應出兒童的聽覺辨別能力，則我們可以說，這測驗有效度；如果在不同天，由不同人對這個兒童施測，而得到相同的結果，這表示測驗有信度；如果這份測驗已對許多相同年紀的群體施測過，並建立起常模，使得往後任何一個同年齡受試者得到的分數，皆可與此常模相比較，以

顯出此受試者在同年齡群體的相對地位，這就是常模的意義。

除了上述三個特性外，Emerick 與 Hatten（1974）認為選擇一種評量工具，尚需考慮容易施測、計分及解釋等三項特質。另外，Hutchinson 等人（1979）也建議，要注意測驗的客觀性、敏銳性、穩定性及有效性五個要素，與測驗之精確及可計分性要有正相關。一般而言，精確性及可計分性愈高，前五個要素也愈高。

有些測驗雖然無法以統計方式來評估，但是仍然可以提供做為有價值及臨床上適當的測量工具。這類測驗工具中，有部分如果經由熟練的臨床治療師來使用，也可獲得信度。例如，判斷 X 光片的技術，能評量唇顎裂兒童之解剖與功能上的能力。這種判斷的有效性與穩定性，視治療師的功力而定。

在缺乏信度、效度或標準化資料的情況下，很多測驗其實仍然可以用來評量說話、語言及相關的行為。但是，通常學生或新進的臨床治療師會假定，缺乏這些資料的測驗就會失去有效性及穩定性。事實上，即使沒有上述資料，這些測驗仍然可能具備有效性及穩定性。另一方面，學生會以為一份測驗標示了信度、效度資料，就表示該測驗很有效，很穩定，實際上未必就是如此。對於測驗之信度、效度及標準化的資料如何來的，我們有加以評論的必要，因為這些資料獲取的方式可能不正確，例如，樣本太小，統計的方法使用不當等。Darley（1978a）及 Buros（*Mental Measuremens Year-Book, 1975*）曾對很多測驗加以評論，這些觀念可提供初學者對選擇測驗有深一層的認識。

(二)觀察與選擇課題

當缺少標準化評量工具時，治療者可以選擇某些課題以引發我們所欲評量的行為，再透過觀察對此行為加以評估。例如，要評量語言理解，治療師可以對個案說：「向右轉」、「打開窗簾」等指示性作業，如果個案無法依指示而行動，則個案可能有語言理解或記憶上的障礙。

有一點很重要的是，這個作業的選擇要非常慎重，不可以隨意從其中標準化測驗中取一部分題材就算數，因為每種測驗有其整體性，斷章取義容易

誤解本來的意思。

　　熟練的語言治療師在評鑑說話及語言障礙時，往往有所謂的「經驗法則」，就如同 Van Riper（1972）所說的，有些現象如口吃、鼻音、沙啞等，明眼人一看就知道有問題，因為這些現象本身就容易引起注意，而且會影響溝通，以及造成個案的適應不良。有經驗、靈敏的觀察者常能發掘被新手所忽略的訊息，而這些訊息又常常是規劃補救方案時重要的參考資料。

三、假設與預後

　　經過個案研究、測驗及觀察的步驟後，治療者應該對於障礙狀況及其成因建立假設，並且說明治療的預後。當然，有些個案很難對其結果做預測，但是大部分的案例仍然是樂觀的。除非能夠很明確的知道結果，否則，最好不要對個案的預後做消極的判斷。

　　對預後的判斷是依據診斷過程中所得到的資料。預後的正確性由下列幾個因素而決定：檢查者的經驗、個案的年紀、障礙的原因；另外，由於治療過程中會牽涉到學習及行為改變，因此個案的智力及動機也會產生影響。

　　預後是以個案接受補救方案之後恢復的可能性來敘述，例如，語言恢復的預後良好（或不良）。如果補救方案的預後良好，可是結果卻不盡理想，其原因可能是：診斷不正確，用來判斷預後的資料不完整，或者補救技術有缺失。

四、對補救方案的建議

　　基於對症候及其成因做仔細的研究後，所設計的補救方案，應該能夠消除或減低個案的障礙狀況。在診斷的過程中，治療者應該仔細地發掘有礙於個案溝通的因素，以及個案表現良好的任何項目，並且把這些資料都記載於診斷報告的建議欄中。這些資料對於規劃補救方案的人員非常有價值。

在診斷報告中所出現的建議，有些是指出需要其他專家做進一步診斷的問題，例如，要精神科、整形外科或神經科提供診治。在做這種建議之前，必須先確定，這些資料確實是補救方案所必須的，經由這些專家的參與，可以補足必要的診斷資料。如果不是在這種狀況下，即使很明顯，治療者也不應做醫學方面的決策建議。因為這些最好由醫師為之。

在診斷報告中列出來的建議，通常與補救方案有關，事實上最好能做為規劃處置程序的指引。West 及 Van Hattum 所討論的，基於對症候評量的描述性治療，治療者在補救方案中的所做所為，是直接基於診斷資料與診斷的結果。

 ## 捌　各類語言障礙的診斷程序（吳訓生，民 78）

本書以下各章將對各類溝通障礙的診斷做更詳細的說明，但是在進入下一章之前，我們尚要把各類溝通障礙的評量要素做一個說明，這是語言治療師（不管是專精於哪一個領域）都必須了解的。讀者如果能夠把本章的部分跟下面各章節中每一類障礙的處置方式合併起來研究，則對溝通障礙的診斷原則及實務會有更深刻的了解。

首先，我們要說明語言異常的診斷，因為它的問題性質廣泛而且基本，與其他溝通障礙有密切關聯。其次，我們要討論普遍性最高的構音異常，緊接著是口吃、聲音異常及聽覺障礙。每一個主題在往後的各章中，並不一定只出現在相對應的章節中，在相關的情況下，這些問題會同時在不同章節中被提出來討論。

一、語言異常的診斷程序

語言行為是指一種任意語音的結構系統及使用在人際溝通上的聲音序

列。更切確的說，語言行為就是人類對事物及溝通過程的內容（*Carroll, 1961*）。這個定義可提供我們了解正常語言的功能，但是對於語言障礙的性質則沒有提示任何訊息。有關語言障礙的性質可以從下列敘述得到一些線索：Bangs（*1968*）界定語言障礙兒童為，無法依循一正常型態或序列而學習語言的符號者。

West 和 Ansberry（*1968*）把語言障礙的個案分為三類：

1.語言發展遲緩：Love 等人再把這類個案細分為四種類型，包含：聽障、神經障礙、環境剝奪及原發性疾病。

2.成人受傷：語言功能正常的成人由於外傷，而影響語言功能，這種現象往往與中樞神經系統功能失調或言語障礙（dysphasia）有關。

3.老人性腦功能退化：跟語言有關的腦結構退化，可能附帶學習、記憶及說話能力也逐漸消失。這類問題在大腦解剖學上的基礎與前二類相似。

Darley（*1978b*）區分發展性語言異常與後天性語言異常的不同。他指出，發展性語言異常最常見的是智能不足者，其他尚包括：聽覺障礙、自閉症及非機體或情緒困擾因素造成的語言遲緩。後天性語言異常包括：失語症、癡呆、運動不能性啞及情緒困擾。

語言異常也可分為：(1)接收性語言異常，即對於聽到的或看到的訊息無法理解；(2)表達性語言異常，亦即以口語或書寫來溝通的能力有障礙；(3)混合型語言異常，接收與表達管道都有困難。另外，也有人將之分為語音、語法、語意三個領域的異常，就如同 Bangs（*1968*）所說的，語言異常在兒童，就是指對單字、連結性交談無法理解，並且拙於運用語意、語法、語形規則的兒童。Love 等人認為語言異常者需要鑑別診斷，在診斷時，有四種可能的成因要特別注意：(1)聽覺障礙；(2)神經障礙；(3)發展遲緩或智能不足；(4)情緒困擾。

(一)個案研究

面對個案，我們所蒐集的資料以跟個案的症候有關的方向為主。就兒童

而言，Bangs（*1968*）建議我們最好著重：出生及醫療史，動作發展，語言及說話史，人際、家庭及學校關係。對於失語症的成人，所蒐集的資料不只要涵蓋醫療史，而且要包括早期語言、教育、家庭背景，以及家人對他目前障礙的態度。除此之外，治療師也有必要留意個案疲勞的閾限、方向感、感官障礙狀況、人格特性及休閒習慣。

很明顯的，所蒐集的資料愈完整、愈深入，對補救方案愈有助益。如果能夠把個案研究所得到的資料，跟標準化測驗與觀察的結果相對照，則正確性會更加提高，從整個評量過程來看，也會更有意義，我們也可以請其他專家來指正個案研究結果的正確性。

(二)標準化與準標準化測驗

國外方面，前述 Love 等人列舉了很多評量兒童接收性及表達性語言能力的測驗，例如「休斯頓語言發展測驗」（*Crabtree, 1963*）、「伊利諾心理語言能力測驗」（*Kirk, 1968*）、「畢保德圖畫詞彙測驗」（*Dunn, 1980*）、「猶他語言發展測驗」（*Mecham, et al., 1967*）、「語文發展量表」（*Mecham, 1959*）、「魏氏兒童智力測驗」（*Wechsler, 1949*）、「魏氏學前量表」（*Wechsler, 1967*）、「西北語法篩選測驗」（*Lee, 1969*）、「密西根圖畫語言測驗」（*Lerea, 1958*）、「語言情境量表」（*MacDonald, 1978*），這些測驗是診斷語言異常的有力工具。國內方面，近年來也有一些標準化測驗可以利用，如張正芬、鍾玉梅（民 *75*）「學前兒童語言發展量表」，林寶貴等（民 *81*）「學齡兒童語言障礙評量表」，林寶貴、林美秀（民 *82*）「學前兒童語言障礙評量表」，陸莉（民 *77*）「修訂畢保德圖畫詞彙測驗」等。

上述所列舉的眾多測驗裡面，Van Hattum 認為「語文發展量表」、「西北語法篩選測驗」與「密西根圖畫語言測驗」等三項適合評量唇顎裂兒童的語言能力。

如果要評量十歲以下兒童的心理語言能力，ITPA 是一個很好的測驗。ITPA 目前有修訂版，新版包含十個分測驗具有更多的診斷功能，補救方案

可根據個案較弱的基本能力來規劃。Dickson（*1967*）發現，ITPA 對低年級的語言遲緩兒童具有較高的臨床判別力。

「畢保德圖畫詞彙測驗」是另一個有力的臨床診斷工具，它可估計二歲半到十八歲個案的語文智慧及認字能力，對於中等 IQ 者尤其有效。由於它不需要運用閱讀技能，因此適合閱讀障礙者使用。而且，因為不需使用語文來反應，所以對表達性失語症、口吃、自閉症及腦性麻痺等個案很適用。此測驗也可用來估計智力，但是只是粗略的估計，如果需要精確的智力資料，仍需要輔以其他的測驗。

語言治療師有時候會碰到一些缺乏語言系統的個案，他們並不是後天失去的，而是根本就未曾擁有過語言。這類個案，如智能不足、聽覺障礙、神經障礙，以及兒童期精神分裂症與自閉症。為實施鑑別診斷，治療師需要對他們的成因及行為反應做仔細的評量。

另外有一類兒童他們的語言能力跟神經性障礙者很相像，但是在粗大神經方面則沒有中樞神經系統障礙的徵兆，出生及醫療史上也沒有顯著的臨床現象。這類兒童有一些名詞來稱呼他們，如「輕微腦功能異常」、「腦傷症候群」（brain damage syndrome）（*Hardy, 1965*）、「史特勞斯症」（Strauss syndrome）。不管以什麼名稱來稱呼，他們所需要的語言評量，跟其他類的語言異常者相似。

對於腦傷造成的語言問題，「明尼蘇達失語症鑑別診斷測驗」可提供做為一個很有效的評量工具（*Schuell, 1965*）。其濃縮版（short form）雖然沒有經過標準化，但仍具有預測效度及很高的信度（*Schuell, 1967*）。West 曾經對 Schuell 的測驗加以評論，並且提出一些經常被用來診斷失語症的測驗，例如，「波斯頓失語症檢核表」（BDAE）、「波氏溝通能力指標」（PICA）、「日常生活溝通能力量表」（CADL）、「功能性溝通側面圖」（FCP）、「代幣測驗」、「失語症測驗」（*Eisenson, 1954*）及「黑威失語症篩選測驗」（*Halstead & Wepman, 1949*）。

(三)非正式觀察與選擇性作業

非正式觀察可以補充標準化測驗的不足。對於有些問題，甚至是非正式觀察，是獲得資料的唯一工具，例如，有些兒童無法把注意力集中在測驗上，這個時候無法運用標準化測驗來蒐集資料，但是如果以非正式方式呈現一些作業，再從事觀察個案的行為，則可得到一些有用的資料。Bangs（1968）提供一些作業與行為特徵，可做為我們觀察時的參考：

1.物體圖形辨認。

2.物體圖形命名。

3.對活動事件的反應。

4.字義說明與看圖說話。

5.歸類。

6.數數。

7.理解空間概念。

8.追蹤系列方向。

9.使用胡言亂語、回響語，或手勢。

10.記憶字、句、視覺性物體（圖形）。

11.示範知一動模式。

12.視知覺表達。

13.顯示慣用手。

蒐集語言樣本是評量兒童語言行為時經常使用的技術。Byrne（1978）指出，這種技術可發揮四個功用：(1)描述個體使用語言的狀況；(2)跟同儕群體做比較；(3)有助於規劃補救方案；(4)可評量治療的進步情形。Lynch（1978）建議，在嚴密的控制情境下蒐集樣本，及謹慎的分析態度是很重要的。有很多學者曾推薦使用這種技術，如 Lee（1974）、Muma（1973）、Bloom 與 Lahey（1978）、Crystal, Fletcher 與 Garman（1976）等。觀察自然情境下說話的某些特徵，例如：使用文法、反應的平均長度、發音的平均長度、單字反應

次數、社會性語言的出現量，可以做為評量語言異常的有用指標。

對於失語症個案，國外有很多測驗可做為評量工具，一般而言，比較不像其他類的語言異常個案，常使用非正式觀察來蒐集資料。但是也有一些治療師，他們偏好以觀察的方式來評量失語症。Head（1963）建議，要求個案對日常物體命名或描述，以及觀察個案所熟悉的聲音，可評量聽覺性失語症的可能性。Longerich 與 Bordeaux（1959）指出，以一些作業要個案來完成，有助於評量運動失用症個案，例如，看個案吐舌頭的能力，以雙手扣扣子的能力等。West 對運動失用症的特徵有很詳細的說明；Dicarlo 與 Amster 討論很多腦性麻痺的症狀，這些都可做為觀察的指標。

在經過一段實際治療經驗後，大部分的治療師喜好發展一些自己所偏好的作業、語言特性、行為特徵等做為觀察對象，這是無可厚非的，只是要謹記在心的是，非正式觀察的資料要與個案研究及標準化測驗結果相互印證才有意義。

二、構音異常的診斷程序

構音異常是所有溝通異常的類型中，出現率最高的問題，大約占接受語言治療的學齡兒童的 80%，占學校跟醫院的語言治療個案的四分之三。由於出現率相當高，因此語言治療師必須了解其評量及治療方法。

構音異常是指說話的聲音中具有替代音、省略音、扭曲音的現象，可分為器質性構音異常，即由於說話系統的異常狀態所造成的構音異常；及功能性構音異常，即由於錯誤的學習或不當的使用構音器官而造成的構音異常。但是這種分類法的效用很有限。

從文獻上可發現，造成構音異常的器質性因素大約有下列幾種：

1.中樞神經系統病變，導致「構音困難」（dysarthria）及「運用障礙」（dyspraxia）。

2.構音器官的構造異常，例如，唇顎裂、上頜顏面異常、咬合不正及齒

列不整等。

　　3.有心理病理學基礎的情緒困擾，如精神分裂症、自閉症。

　　4.聽覺末梢器官病變造成的聽力減弱，如由於麻疹或濾過性病毒造成的感覺神經性聽力損失。

　　Darley（1978a）認為構音異常的原因有感官缺陷、生理限制、學習因素與綜合前三項因素。感官缺陷包括：聽力損失及「口腔感覺缺失」（oral anesthesia）；生理限制因素有咽顎無力、神經動作障礙、齒列不整、語言缺陷等；學習因素如智能不足、語言異常及功能性構音異常。

　　功能性構音異常的原因不明，沒有器質性上的證據，只能視為構音結構上特定功能的障礙。一般而言，可能與聽覺辨別、動作技能、口腔感覺、心智年齡、智力、社經地位等因素有關聯所造成的不當學習。更重要的是，依照與聲音學習有關的語言理論，這些因素構成在各種聽覺背景下正確發音的刺激與一致因素。例如，Menyuk（1968）認為，構音異常兒童的發音問題可以用聲音產生的辨別特徵理論來說明。

　　Sommer 曾提出多種用來矯正構音問題的技術，但是大部分偏向功能性構音異常的個案。在器質性構音異常方面也可使用這些技術，但是需要其他的有關技術相配合。例如，Van Hattum（1981）用來增進唇顎裂兒童的口內壓進而增長構音能力的技術；Dicarlo 與 Amster 用來統合腦性麻痺兒童的呼吸、發聲及構音的技術；Lowell 與 Pollack 用來提升聽障兒童構音的技術。有創造性的治療師儘可能的應用各種有用的技術，以促進個案的溝通技能。

㈠個案研究

　　通常我們所接的個案是由其他機構轉介的，因此，在實際晤談之前，我們應該先仔細研讀轉介報告上的資料，這可避免重複的蒐集相同資料。

　　個案研究所必須涵蓋的範圍，依異常狀況成因的不同而有所差異，但是有一些基本資料是共同需要注意的，下列幾項可供治療師參考：

　　1.顯著的生理因素。

2.心理動力因素,如兄弟競爭、家庭緊張、怪異的學校或家庭情境。

3.環境影響,如家庭主要使用語言、不當的說話模式、環境剝奪。

治療師應該以這些資料做為治療的起點,因為矯治的進展狀況可以即刻的對個案與父母產生正面的影響,而且有助於未來資料的蒐集。

(二)標準化與準標準化測驗

很多用來評量構音能力的測驗,是使用圖畫來引發個案的各種說話聲,包括單音,及單字的前音、中音、尾音。對於能夠閱讀的個案,有時候我們會要求他請一些句子或文章。這類的測驗需要著重檢查者的判斷與個案反應,及多位檢查者三種因素間的一致性。個案反應的一致性是決定是否需要接受治療的重要因素。例如,一個五歲的兒童,他的說話語音大致可以符合年齡的要求,雖然也經常發出一些不合年齡的語音,但是仍不需要接受治療;但一個八歲的兒童,仍一直誤發齒擦音,而且無法單獨的發出正確音,則他顯然需要治療。

構音測驗有三種類型:第一種是做為大量篩選所使用的測驗,主要的方式是呈現一些口頭閱讀的材料,看個案反應狀況是否符合年級水準,另外,也提出一些問題,引發個案做一些反應。「我的爺爺」(Van Riper, 1972)就是經常被拿來評量構音的材料,因為這篇文章中包含了所有美式的子音及母音。其他還有很多例子。West 跟 Ansberry 在「說話復健」(1968)這本書中有詳細的說明。但是,治療師要注意不可單獨使用「口頭閱讀測驗」,因為有些兒童無法閱讀,如果有這種情形出現,治療師應該馬上覺察出來,並且以其他不需閱讀的測驗來代替。Hutchinson 等人(1979)列舉了很多篩選用的構音測驗可供參考。Van Riper 與 Erickson(1973)發展一種預測用的構音測驗,預測有構音異常的兒童如果不接受正式的構音治療,能不能自然的恢復正常。這主要是以兒童的周圍刺激程度做為構音成熟的預測因子。Emerick 與 Hattan(1974)稱讚這種工具的預測價值,強調臨床上的判斷勝於測驗分數本身。我們認為,由於器質性因素或不利環境因素所造成的構音異常,不

一定會隨著年齡成長而自然恢復，但是很難運用資料來做臨床分析或治療上的判斷。

第二類型的測驗是評量單音的「水平式測驗」（horizontal test），以Goldman-Fristoe（1969）的構音測驗做例子來說，此測驗是評量各年齡層兒童發子音的能力。每個年齡必須熟練某些單音及雙連音。施測者呈現一些圖畫，以引發兒童發音，從測驗結果治療師可判斷個案的構音能力是不是在該年齡的正常發展範圍內。從結果也可以讓父母了解兒童的構音成熟度，以及決定要不要接受治療。

水平式的構音測驗非常多，常用的有：「田達氏構音測驗」（Templin & Darley, 1968）、「飛龍氏構音能力測驗」（Fisher & Logemann, 1970）、「黑納構音發展測驗」（Hejna, 1955）、「圖畫構音測驗」（PAT）（Pendergast, et al., 1969）。治療師從經驗上可發現，以一些吸引兒童的材料容易引發兒童的適當反應。上述的測驗也都具有這一個特性，治療師經由多方的評論各種測驗後，也可自行選擇一些容易引發刺激的材料。

第三類型的測驗是評量在背景情境下的發音，也稱為「深度測驗」（deep test）。以 McDonald（1964）的「構音測驗」為例，這個測驗是評量音節移動型態下的語音。在施測之前，測驗者要先大概了解兒童可能有哪些常出現的錯誤構音，以便選擇有關的配對圖畫來引發這些音。施測的第一步是先示範給兒童看，如何對圖畫反應，並且讓兒童熟悉這種反應方式，然後再正式進入測驗項目。以評量 /s/ 音來說，施測者選取各種與發 /s/ 有關的圖畫，讓個案一一的發音。如果測驗者能發現在哪些情境下，個案可正確的發 /s/，則這將是矯正構音的起點。

一般而言，「深度測驗」能符合研究及蒐集資料的目的，但是，我們也經常使用另一種診斷構音異常的測驗。例如，Van Hattum 建議，在遊戲情境下觀察兒童的說話，並且配合著「波斯語音分析技術」（Philip & Bzoch, 1969），亦即要求個案重複三次測驗字。他並且提出，以評量表方式來判斷錯誤的嚴重性，構音比率、清晰度、情境的重要性，及正確依指示發音的能

力。

「愛俄華口壓構音測驗」（*Morris, et al., 1961*）是另一個有用的評量工具，可用來評量唇顎裂個案在構音時的口壓及咽顎功能。這個測驗不只記錄有沒有錯誤構音，而且也要同時記錄錯誤的類型，替代、歪曲或省略。在記錄結果之後，分析的工作非常重要。Darley（*1978a*）認為最好能做下列的分析：⑴與常模此較；⑵錯誤類型；⑶錯誤的一致性；⑷對刺激的反應；⑸與背景說話比較；⑹尋找錯誤的組型；⑺清晰度。Michel（*1978*）建議以情境、態度及聲音特性來分析。Weiner 與 Bernthal（*1978*）提出，應用錯誤構音的區別特性對錯誤組型做一個徹底的了解。

㈢非正式觀察與選擇作業

對於構音異常個案，通常是最先被父母、老師、朋友、同學等以非正式觀察的方式發掘出來，他們經由觀察來確認或排除問題的存在，甚至引導個案向語言治療師求診。語言治療師經常會檢查這類個案的口腔結構，以決定構音是否適當；要求兒童雙腳跳、單腳跳、跳過障礙物、繫鞋帶等，以測驗兒童的一般動作協調；或透過兒童丟東西、踢球的動作來判斷左右偏用的狀況。

Hutchinson 等人（*1979*）曾評論一些用來測量構音異常伴隨的困擾及可能病因的測驗，這類測驗包括：人格評量表、投射測驗、社會成熟測驗、智力測驗、性向測驗、知動測驗、成就測驗、學校準備度測驗、閱讀能力測驗、神經功能測驗。

對於有特殊能力缺陷的構音異常個案，評量時需要額外的小心。為能有效的矯治，治療師需要精確的了解他們構音的困難所在。要達到這個目標，治療師必須評量個別與整體的溝通系統，例如口腔肌肉組織與語言機制的結構與功能、呼吸、發音能力、共鳴與構音、語言本身及聽力等。有一些儀器可用來記錄這些功能，例如「示波器」顯示呼吸功能，「攝譜儀」記錄腦性麻痺兒童的發音，「頻閃觀測器」評量喉頭功能，「X 光活動攝影術」或

「測顱術」可檢驗說話時的口腔活動。

與構音比較直接有關的變數（如語言），有時候不容易加以評量，因為在界定上有困難。McDonald 與 Chance（*1964*）曾建議使用一些特殊的語言作業來評量，但是最近修訂的「伊利諾心理語言能力測驗」（ITPA）卻可提供做為更有用的工具。要對腦性麻痺兒童的狀況做整體的了解，除了語言評量外，尚需知道他們的心智功能，這個時候就需要使用標準化的智力測驗。然而有些專家認為，對於這類個案用標準化測驗並不合適，有必要發展一些獨創性的測驗或從現存的測驗中截取某些分測驗來做評量工具。（*Haeussermann, 1958*）。

在評量兒童的發展狀況及跟構音有關的能力時，一些有特殊缺陷（如腦性麻痺）的個案常迫使治療師必須依賴某些特殊表現來做判斷。Else Haeussermann（*1952*）從多種來源中選取一些作業，再從兒童在作業上的表現來判斷多重障礙兒童的發展水準。

唇顎裂兒童的構音評量，需要運用很多種技術。咽顎能力、鼻氣流向、鼻音等都需要加以評量。觀察的技術包括，以口壓計測口壓，直接觀察咽顎及喉頭發音時的活動狀況，或以 X 光拍攝說話時器官的活動情形。

口部外圍機制跟構音有很大關聯，因此對於各種構音異常個案，都有必要檢查他們的口部外圍機制（*Darley, 1964; Counihan, 1960*）。Westlake 與 Rutherford（*1966*）認為，臉部構造、姿勢、動作對於說話都有聽覺上或裝飾上的效用。從非正式觀察及選擇作業（如舌頭活動）的表現，有助於澄清口部肌肉組織的結構與功能狀況。但是要能夠對觀察結果做精確的說明，則需要依賴多年的經驗，及對這個領域有精熟的認識。不過無論如何，觀察的資料都需要與其他的程序相對照。對於構音異常的評量，一定要統合各種程序所得到的資料才算完整，個案研究、聽覺、知動、智力、語言功能及構音本身等項目的評量，不可缺其中任何一項。

三、口吃的診斷程序

口吃是說話的韻律或流暢性方面有困擾，這種障礙可能顯示在聲音、單字、片語的重複與延長，或者停頓、中斷、躊躇。有些治療師認為，口吃是工具性制約的學習結果（*Shames & Sherrick, 1963*），但是也有人認為是由工具性制約與古典制約二類學習歷程而來的（*Brution & shoemaker, 1967*）。確定的原因目前仍不清礎，唯一可肯定的是，錯誤的學習是一個重要的因素，尤其是當您接受 Van Riper（*1971*）把說話者對自己猶豫的反應也納入口吃的界定範圍內的觀點時。

很多證據顯示，語言治療師應該把重點集中在跟學習有關的口吃行為。因為口吃似乎就是口吃行為得到增強的結果。因此，我們要注意直接影響個體學習到口吃的經驗，個體對口吃的態度，口吃將要發生時個體的反應，口吃的實際情形，最後是個體對口吃的反應。口吃者的診斷晤談要有結構性，以便儘可能的獲得上述資料。

因為口吃基本上不是醫學上的問題，因此語言治療師往往是第一個接觸個案的專業人員。年輕的口吃患者通常是由教師或關心子女的父母轉介而來，比較年長的患者也可能由教師、父母的轉介，或者自己意識到問題的存在而自行前往求診。如果患者曾經接受其他語言治療師的治療，有關的個案報告是有用的資料，應該想辦法取得，並仔細研究。

(一)個案研究

個案研究的過程中，應該試著去蒐集口吃的起源及早期發展狀況，個案對口吃的反應，以及個案對他人反應的知覺。治療師也需要從社會、教育、職業計畫等角度來跟個案討論問題。另一方面也有必要了解患者、家人及朋友對這個問題的情緒感受。治療師要發掘哪些音、語或情境容易引起口吃。

除一般基本資料外，Williams（*1978*）認為，對口吃患者的診斷應再注

意下列五項；

　　1.口吃的起源與發展過程。

　　2.不流暢的變異性。

　　3.父母、教師及口吃者本身對口吃的態度與信念。

　　4.教育、社會、職業三方面，口吃者面臨的問題。

　　5.口吃者對未來與目標的看法，並推估其目標的可實現性。

　　對於這五類問題，治療師要仔細推敲，患者本身的看法與父母的報告兩者間的差距。除上述五項外，Darley 與 Spriestersbach（1978）也提出三項檢查口吃的重要因素：

　　1.周圍的人對口吃及口吃患者的態度與反應。

　　2.口吃患者對周圍的人與對自己的態度與反應。

　　3.口吃者的說話行為。

　　最後一項是決定治療目標的重要因素，前二項則有助於治療師選擇以什麼方式來進行治療。

(二)標準化與準標準化測驗

　　口吃的診斷要針對構成個案整體反應的各種行為加以分析。口吃行為有自我驗證性（self-evident），嚴密的評量要涵蓋用來預估口吃嚴重性、口吃的本質及困擾出現的場合等三個變項。治療師可應用語言病理學家所修訂的測驗、評量表與障礙指標來評量，其中包括說話的中斷次數與持續時間、緊張的程度、次級症候的複雜性、對口吃的態度、害怕的字眼與情境、害怕時的生理反應。

　　評定量表是描述與評量口吃最常使用的工具。它不但是訂定治療計畫的得力助手，在矯治過程中，也可用來評鑑治療效果。因此語言治療師有必要熟悉這一類的檢核表或評定量表。「愛俄華口吃評定量表」（Sherman, 1952）是一種經常被應用的工具，它是以一些效標來判斷口吃的嚴重性。

　　Darley 和 Spriestersbach（1978）統整出三類常用的評量表：(1)口吃行為

檢核表；(2)口吃嚴重性評定量表；(3)口吃者對說話情境反應的自評表。Johnson（1968）建議以「愛俄華口吃態度量表」來評量；Brutten 與 Shoemaker（1974a）提出以「說話情境檢核表」（1974b）及「南伊利諾恐懼調查表」（1974c）來評量。臨床上其他兩種有用的工具是，「利雷口吃測驗」（Riley, 1972）與「烏夫口吃知覺量表」（woolf, 1967）。Cooper（1973）的「慢性預測檢核表」可用做預測治療成功的可能性。Hood（1978）整理了各種口吃的評量工具可供參考。治療師如果能夠對各種評量工具加以瀏灠評論，則將有助於對口吃各種評量方法的了解。

關於適應性與口吃者反應的一致性測量，目前已經有標準化的程序。對於這種現象，早在四〇年代 Johnson 與 Knott（1937）就發現，口吃者對於持續閱讀的材料，口吃次數會降低（適應性），對於相同的字在相同情況會經常出現（一致性）。對於這種解釋，各家說法不一，有些治療師相信，適應性是有利於矯治的良好因素（Johnson, Darley, & Spriestersbach, 1963），但是 Williams（1978）懷疑這種價值，認為這種測驗不過是臨床評量的例行事務之一而已。

因為治療師也需要了解口吃患者的人際適應，所以有必要獲得人格評量測驗的資料。常用的人格測驗如，「泰勒焦慮量表」（Taylor, 1953）、「明尼蘇達多元人格測驗」（Welsh & Dahlstrom, 1956），這類測驗通常要由臨床心理學家來施測，由此，治療師在必要時，應儘快轉介給心理學家或精神科，以便得到有關資料，俾利於規劃治療方案。

Brutten 與 Hegde 發展一種側面圖，可做為治療師組織患者的症候，以及做為預後評估的依據。二位學者也建議要注意患者的「迴避與逃離行為」（escape and avoidance），要發掘引發焦慮的刺激情境，並且列舉主要項目（如使用電話時就會口吃），這些是治療計畫的重點。上述提到的「南伊利諾恐懼調查表」（Brutten & Shoemaker, 1974c）可協助我們完成這個目標。

三非正式觀察與選擇作業

　　口吃者如果不開口，別人永遠看不出他的毛病，因此口吃患者大部分的診斷資料需要透過晤談而取得。開始晤談時，治療師可藉著閱讀與說話速率得到一些有關患者的印象，從自然對話中可了解一點情緒的反應。有些治療師會要求患者寫一篇自傳（包括家庭背景），從這裡面也可顯示出一些對補救方案的態度及行為傾向。然而，從經驗上發現，起初的晤談通常無法得到很多資料。要對患者有較深刻的了解，需要多做幾次晤談，直到患者對自己本身也較了解時才可能達到這個目的，我們覺得這種發展也是整個治療歷程的重要部分。

　　除了觀察口吃行為外，Hutchinson 等人（1979）建議，尚需對下列說話的五個過程做廣泛的分析：呼吸、發音、共振、構音、思考。其中任何一部分出現問題，都可能影響整體說話的效率。雖然我們也同意實施這種評量，但是只有在已確認其一種或一種以上的歷程有缺陷時，才有必要徹底地做這種廣泛的分析。

　　治療者對口吃的觀念會影響觀察的內涵。學習論者（如：Brutten與Hegde）強調，要注意與口吃有關的刺激事件及刺激情境；但是精神分析論者則著重，在晤談時患者的語文表達及隱含的態度。我們認為，治療師應該運用經驗上的歷練，發展出一套能夠與矯治實作上一致相呼應的診斷計畫。

四、聲音異常的診斷程序

　　在描述聲音時，我們以「適當」來說明正常，以「氣息聲」、「嘶啞」、「刺耳」、「鼻音過多」、「缺乏鼻音」等來標示異常聲音。以聲音的特性（音質、音調、音量）來做判斷具有相當的效度，即使缺乏科學的測量來協助，也一樣可達到這個目標。但是這需要依賴豐富的臨床經驗，也就是說，治療師要能夠考慮變動因素、說話者的環境因素等而做個別的認定。因為聲

音跟人格、文化有關，正不正常要依聽者的耳朵來做判斷，「奇怪」的聲音換個環境可能就成為正常。

雖然語言病理學家可以很精確的說明聲音異常的各種症候，但是我們要謹記在心的是，有些聲音異常是病理因素造成的，因此語言治療師與醫生互助合作相當重要。語言治療師應該將所有患者皆轉請醫生檢查，再決定治療或不治療（*West and Ansberry, 1968*）。

Fox（*1978*）列舉了五種可能的原因：(1)聲音濫用；(2)構造異常；(3)神經異常；(4)內分泌異常；(5)心理或環境壓力。Aronson（*1978*）建議，把聲音異常分為器質性及精神性二類。因此，對於聲音異常有必要仔細的區分到底是器質性病變造成的，或者是功能性的障礙。Fox（*1978*）更進一步說，要決定聲音異常者的病因、類型與處置方式，顯然是需要多方面的專家共同來參與。在治療晤談的同時，最好能請合格醫師做喉頭檢查。

診斷的歷程要考慮：(1)器質性聲音異常，與說話有關的生理構造缺陷引起；(2)功能性聲音異常，生理構造正常，但是功能的發揮有障礙。器質性因素包括：腦性麻痺或喉頭病變，因故切除喉頭的無喉者也是屬於這一類。功能性的異常有時候也會引起器質上的改變，例如，與音調、音量有關的構造濫用，或發音時間過長等。其他像聲帶的誤用、錯誤訓練或對環境的不適應等，也會引起功能性聲音失常。

喉科醫師不只要診察發聲機制有沒有病變，而且要決定治療的方式，無論如何在沒有取得喉科醫師的建議之前，不要驟下治療計畫，因為如果聲音異常是源自於惡性腫瘤或喉頭瘤等病理因素，則後果將不堪想像。

Shanks和Duguay建議，聲音異常的診斷最好從各種角度來測量與了解。首先是實施生理特性的徹底分析，包括氣流、氣壓，觀察聲帶與其動作特性，喉頭肌肉功能的神經肌肉分析。其次是聲音的心理與聽覺分析，包括音調、音量、音質的主觀判斷，發音次數、強度、持續力的客觀測量，吸氣發音時喉頭肌肉能維持適當緊張性的臨床分析。二位學者同時又指出，要矯治患者的異常聲音，有時候並不容易，因為聲帶肌肉的功能受到很多因素的影

響，例如，結節、瘜肉、潰瘍、癌肉芽瘤、喉炎及青春期的變聲等。

(一)個案研究

很多聲音異常的患者在會見語言治療師之前，已經接受某些專家的治療，病因或病理資料已被診斷出來，有些甚至已經開過刀。因此，治療師應該把這些資料蒐集起來，例如，問題的類型、發病的日期、病情的變異性、手術的日期及手術後的痊癒狀況等。另外，也要注意患者的身體健康情形、聽力、情緒、社會因素（教育、職業背景）。Boone（1977）列舉了應該要蒐集的資料，Morris 與 Spriestersbach（1978）設計了一種便於蒐集資料的表格。他們列舉的項目包括：問題的發作與持續、聲音濫用的情形、聲音異常的家族史、醫療問題（包括呼吸困難），及個人與社會適應。Fox（1978）認為要注意，先天或後天結構的差異，環境或心理的壓力，發音機制過高或過低的功能。她認為聲音功能的改變是一項重要的危險訊息，因此在個案研究的過程中有必要發掘聲音功能與醫療、身體、社會、心理資訊間的關係。

從需要學習無喉語的個案身上，Shames 等人（1963）蒐集資料編成一份問卷，這些資料可提供做為重要的評量依據。就如同 Diedrich 與 Youngstrom（1966）所說的，他們的學習是否成功，要依賴身體與心理二項因素。其中心理因素是指，他們心中不時地籠罩著一層癌細胞會再復發的陰影。Snidecor（1969）、Bisi 與 Conley（1965）、Damste, Van den Berg 與 Moolenaar Bijl（1956）、Stoll（1958）等多位專家在這方面有詳細的報導。

(二)標準化與準標準化測驗

呼吸與說話有密切關係，因此有必要對呼吸的能力加以測量，測量方法如下：X光透視、活動X光觀察整個呼吸機制，X光檢查胸腔及橫膈膜的活動，波動曲線記錄器評量胸腔、膈膜的動作，及說話、呼吸時的肌肉活動，肺活量計示器記錄吸與呼的肺活量，空氣流量計示器評量空氣動力因素。Emerick 與 Hatten（1974）指出六項診斷時需要特別著重的項目：肺活量、呼

吸形式、呼吸的速率與比率、持續的型態、與緊張有關聯的因素、與聲音有關聯的因素等。此外,他們也建議凡是與音質、音量、音調有關的特性都要仔細評量。

雖然大部分的專家都同意,並沒有哪一種呼吸型態可以產生最佳的音質,而且也沒有適當的常模可做為評量依據。然而,治療師可透過各種儀器獲得空氣動力因素資料(如鼻漏氣、咽顎括約肌的活動),這些儀器包括:測壓計、肺活量測定計、呼吸速度描記器、微變溫度計等。

聲帶的物理特性可經由各種X射線攝影術或連續活動鏡的工具來觀察。雖然有些治療師依然喜歡使用內視鏡觀察聲帶及其附近的結構,但是,最近已經有廣角口腔內視鏡與光纖工具可做間接喉鏡檢查,而且已被大量使用。

對於以食道語說話的患者,我們可使用光譜攝影術來記錄他們發音時的基本頻率及調和狀況。有些專家也為他們編製了標準化常模的測驗(*Berlin & Zobell, 1963; Snidecor & Curry, 1960; Wepman, MacGahn, & Neilson, 1953*)。標準測驗除了評量無喉者的學習情形外,也可預測他們學習無喉語的可能性。

(三)非正式觀察與選擇作業

在診療晤談時,治療師要仔細觀察及評量聲音的音質、音調、音量、患者聲音的強度,及與音域、構音有關的問題。另外,呼吸的類型(胸部、腹、鎖骨),肌肉緊張部位(脛、臉、身體)也需要注意。要評量患者的慣用音調可使用調音器鋼琴,或PAD音調測量器(*PAD Laboratories, 1962*)。如果要估計最有效的音調,Peterson與Marquardt(*1981*)提出八種技術(其中包含Fairbanks, 1960的百分之二十五法)。Hahn, Lomas, Hargis與Vandraegan(*1957*)所建議的百分之三十三,跟百分之三分之一法也常被使用。Murphy(*1964*)與 Boone(*1977*)也提出若干較不嚴謹的程序,包括令個案產生下列各種聲音:咕嚕聲、咳嗽聲、嘆息聲、呵欠聲,或說ㄚ、ㄨ、ㄏㄨ等聲音。

從在選擇作業上的表現可發掘規劃補救方案的有用材料。例如,需要矯正的喉頭肌肉不平衡活動,或者無喉者產生無喉音的指標等。

五、聽覺障礙的診斷程序

　　與聽神經受損有關的聽覺障礙會導致構音、語言與聲音的障礙。而且聽覺障礙愈嚴重，各種溝通行為受到影響愈大。例如，除非經過補救否則聾童無法學習說話，但是聽力部分喪失的兒童可能只有構音發生困難。對於聽力完全喪失的成人，首要的補救任務是防止說話退化。聽覺障礙的結果除了直接阻礙溝通行為外，視力、智力、學習等也會受到影響（*Myklebust, 1964*）。因此在診斷時這些變項都要一併考慮。

　　聽力治療師經常與耳科醫生一起工作，他們主要是評量聽力缺損的狀況，並根據這些資料做各種建議，如特殊教育安置，使用助聽器、讀唇訓練、聽能訓練、語言訓練、說話訓練等。所有這些建議都必須在徹底的評量患者之後才能提出來。

　　Lowell 與 Pollack 仔細的討論聾與重聽在補救時需要考慮的因素，這些因素包括聽覺障礙的年齡、病因、聽力損失類型與是否伴隨其他障礙等，這些因素與聽障者發展溝通能力或接受補救有相當大的關係。

(一)個案研究

　　除了例行的有關醫療史方面的問題外，個案研究尚需留意患者的聽覺行為。如果患者是個小孩，可以使用鈴聲或喇叭聲等比較有趣的聽覺刺激來引發反應。

　　很多跟聽覺障礙有關的疾病，治療師需要特別注意，如麻疹、慢性中耳炎。另外，也要留心有沒有家族性聾，發展史中有沒有語言異常或說話遲緩，這二項障礙除了可能跟聽力喪失有關外，也可能與智能不足、自閉症或中樞神經系統損傷有關聯。

　　Murphy 與 Shallop（*1978*）建議，發展性評量應在測驗之前，而且要包含兒童的動作能力跟一般警覺性能力。他們認為，在個案史的研究中，我們

可以觀察到兒童的大部分行為。個案史研究最好由熟悉測驗的專家來施行，以小組的方式由各類專家一起來評量可得到最好的結果，這些專家包括：心理、教育、社會、醫學、語言／說話、聽力等。

仔細的研究個案史有助於區分各種可能的病因，譬如，Myklebust（1954）指出個案聽覺損失的開始年齡是決定症狀的重要因素。他並且強調，研究個案反應的類型，可發掘病因所隱含的意義。因此，如果父母的報告中有反應不一致的現象（如，對微弱聲音有反應，可是有時候對強大的聲響都沒有反應），則可能有中樞性聽覺障礙，像接收性失語症。

(二)標準化測驗與準標準化工具

有很多具有良好效度、信度及標準化常模的工具可用來評量聽力。這類測驗包括純音聽力檢查與語音聽力檢查。

很多治療師運用這兩類測驗來診斷兒童的聽力，如 Dix 與 Hallpike（1947）曾經報告：「西洋鏡法」（Peepshow procedure）（屬於純音聽力測驗）。Keaster（1947），Siegenthaler, Pearson 與 Lezak（1954），Sortini 與 Flake（1953）曾經以語音測驗檢查兒童的聽力。

電氣生理學技術，如電氣皮膚反應（EDR）、腦波檢查（EEG）也曾被使用來測量兒童的聽力。Frisina（1963）曾討論這種技術的信度、效度。Jerger（1978）研究歸納，這類技術近年來在評量聽力功能方面的影響。阻抗式評量跟誘發性反應聽力檢查在評量聽力異常方面產生相當大的助力。對於難以從聽力檢查行為來評量的個案，腦幹誘發性反應（BSER）與聽覺反射敏感性預測檢查（SPAR）是聽力學家的好幫手。

Murphy 與 Shallop（1978）評論了其他用評量正常程序不易施行之個案的評量技術。例如，視覺增強作用聽力測驗（VRA）、實質增強物操作制約聽力測驗（TROCA），以及遊戲式聽力測驗。

Jerger（1978）指出除上述兩類工具外，另一類評量工具如「綜合語句辨認測驗」（SSI）（Jerger, et al., 1968）、「交錯揚揚格話語測驗」（SSW）

（*Katz, 1968*）、「發音平衡單字表現與強度測驗」（PI-PB）（*Jerger, 1973*）、「貝克西聽力測驗」、「短期增加強度指標」（SISI）、「雙耳音量交替平衡測驗」（ABLB），及「音調減弱測驗」、「電子眼球震顫圖」（Electronystagmography）與「語音過濾測驗」等，也可用做聽力診斷測驗。

關於嬰兒的聽力評量技術，Altman等人（*1975*）發展一種加速記錄系統（ARS），以 90dB SPL 的聽覺刺激呈現 500 分秒的信號，觀察嬰兒的反應。Simmons 與 Reuss（*1974*）以 Crib-O-gram 技術偵察聽覺刺激呈現後，嬰兒的動作改變狀況。Downs 與 Steritt（*1967*）所發展的技術被普遍地採用，他們以 90dB SPL 的音調 3KHz（如果沒有反應，改以 100dB SPL）來引發反應。嬰兒的反應以五點量表來評分，如果發現該嬰兒疑似聽力損失，再進一步以他種方式來診斷（如 ABR）。

(三)非正式觀察與選擇作業

除運用標準化測驗獲得聽力、智力、社會、情緒、語言能力等資料外，對於聽覺障礙的個案尚需從自然情境中觀察有關的行為反應。

Myklebust（*1954*）建議從自然的遊戲中觀察聽力行為，他並且提出一些技術：

1. 工具和玩具聲音檢查。
2. 模仿發聲測驗。
3. 聲音檢查。
4. 語文理解測驗。
5. 音域測驗。
6. 聽知覺測驗（如音樂與聲音）。

Myklebust（*1964*）從數個智力測驗中選出一些可用來評量聽覺障礙兒童智能發展的作業；另外，也列舉一些在自然遊戲情境下（與他人，與玩具，或自己）可用來觀察兒童情緒適應的特定行為。Northern 與 Downs（*1978*）建議使用美國小兒科障礙兒童委員會編製的篩選檢核表。這個檢核表適於用

來評量一個月到五歲兒童主要的發展型態。他們提供一些觀察兒童對聽覺刺激反應的程序。Murphy 與 Shallop（*1978*）描述兒童的四個成熟階段，這四個階段可做為觀察兒童對聲源與聽力敏銳度反應的基礎。

　　在與聽力行為有關的作業（task）下，分析兒童的自發行為，以及從個案研究、標準化、非正式觀察測驗等三方面得到的資料，可提供治療師對兒童的聽力做確實的推估。資料愈豐富，愈有助於做準確的推估，也愈能據以規劃有效的補救方案。

第五章

說話與語言發展異常

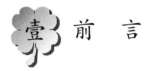壹　前　言

　　說話及語言是我們日常生活中如此自然的一部分，以致我們幾乎忘了它們的存在。與家人、朋友，偶然得識的人的社交會話，如此平常不需費力且愉悅，故很難想像有何困難。大多數人只在緊張或不平常的社交情境時，方對說話或語言的適當有所懷礙，例如當著群眾講話或求職面談時。如果我們總是憂心自己的說話或語言，則我們必將對此社交互動感覺憂心。

　　並非每一類說話異常都如口吃般在社會互動上造成障礙，口吃也不是說話異常中最常見的。此問題 Jonas（*1977*）提出，一百人常中只有一人，且通常只在童年期間發生。迄今口吃仍然是一個謎，它的成因大部分尚不為人所知，雖然它已引起說話—語言病理學家注意了許多年。因此，拿口吃來當本章開頭前言的例子是不恰當的，它並非最具代表性的異常，並且要明確界定

有其困難，其成因也並不全然已知，如何克服的建議也只有少許可信。但是在其他方面，口吃又是個最佳的例子。當人們提及說話及語言障礙時，總是傾向於首先想到「口吃」。它是我們都聽過且認可的異常（即使未曾有此經驗）；對社交的影響也是明顯的；當它成為一個問題時也似乎有明顯的「邏輯的」解決辦法（「說慢點」、「輕鬆些，不要緊張」、「想清楚再說」）；但這些常識性的方法無法發揮作用。

我們在此要強調的重點是：⑴「說話」及「語言」異常引起社交的障礙；⑵說話及語言是最複雜的人類功能之一，而且這些功能並非總是能依直覺或常識予以「解決」。

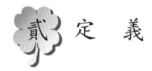

貳　定　義

說話及語言乃為達成溝通之目的所使用的工具。溝通要有「編碼」（encoding）（以可了解的形式）、「譯碼」（decoding）（收訊及了解）的訊息。溝通一定包括發送者及收訊者的訊息，卻並非一定包括語言在內。例如，動物藉動作及聲音溝通，但他們並非限制於以真正的「語言」來溝通。我們此處所關心的，則僅在使用語言溝通者。「語言」乃是經由一套可依照的一定規則來判定意義，或形式不定的符號系統來溝通觀念。當人們思及語言，一般總會想到最常為吾人所使用的口語。「說話」——口語的聲音排列及順序的行為——是最常見於二人之間所使用的符號系統。但有些語言卻並非以說話為基礎，例如，手語便不包含說話的聲音。而為說話有生理運動障礙的人士所使用的「輔助性溝通」（augmentative communication）則是由可選擇的口語或說話聲音所組成（*Hallahan & Kauffman, 1988*）。

「美國說話—語言—聽力協會」對溝通障礙所下的定義，包括說話異常與語言障礙，但變異的溝通（差異或方言及輔助性系統）不算異常。語言障礙包括理解及使用語言溝通的問題，不論使用何種符號系統而溝通（口語、

書寫或其他），均可能包括語言的形式、內容及功能。語言的形式包括聲音的組合（語音），如複數及動詞時態等字的形式建構（語形），及語句的建構（語法）。語言的內容則指吾人連結字、句的目的及意義（語意）。語言的功能則是指置於溝通中的語言之使用，也包括構成語言使用類型的非口語行為（語用）。

說話異常是指口語的產生及使用上的障礙，包括產生聲音（voice），製造語音（構音），以及以正常流量製造說話（節律）。

人們因不同區域、社會團體、文化／種族團體等之說話及語言的差異不應列入異常。例如，黑人英語、阿帕拉契山系英語及紐約方言是英文的變異，並非說話或語言異常（ASHA,1983）。輔助性語言溝通系統並非指使用者為語言障礙，我們寧可說這種系統是由那些有暫時性或永久性不能滿意地使用說話來溝通者所用。而除了不能使用說話外，使用該系統者可能有或沒有語言障礙。

接下來我們要為「異常」下一個定義（這個人是否真的是語言異常？），我們所下的定義是：語言異常是指一個人的語言與他人有極大的差異，以至於引起注意，干擾溝通或使說話者、聽者感到挫折。根據這個定義，我們可以用三個形容詞簡潔地來表示：語言異常就是引人注意、不清晰、令人不愉快。第一個形容詞指出一項事實，即異常的語言特殊到足以引人注意，它和正常的差異很大。例如，一個三歲的小孩把 "rabbit" 說成 "wabbit" 並不算說話異常，但若一個五十歲的成人仍這樣的發音，就可能是說話異常，因為他和其他成人比較起來在發音上有所偏差。

多嚴重的說話差異才需要我們去關心它？只有文化標準才能回答這個問題，在 Piligra Indians 之間，兒童在七歲以前，不會有人去注意嬰兒式的談話或特殊的說話方式，許多印第安族甚至沒有「口吃」這個字——雖然許多印第安人無疑地有吞吞吐吐的現象。根據著名人類學家 Sapir 的陳述，在這個族裡吞吞吐吐的說話似乎比流暢的說話更普遍。一個人必須有非常嚴重的口吃才會在這樣的文化下被認為有說話異常。在英格蘭高階層社會裡，若忽

略了h或母音單調無變化，將引起持續不斷的社會性懲罰。同樣的行為在澳洲將不會被注意。過度的鼻音化，在田納西州山裡的人不會被注意，但同樣的語言在西方的女孩世界將被送到語言治療中心。說話異常在某些社會族群中是引人注目的，但在其他社會卻有極大的不同。語言病理學家應依文化標準去評鑑被認為是個案的個體（*Van Riper & Emerick, 1984*）。

　　語言障礙定義的第二個形容詞是「清晰度」。事實上，說話的基本目的是傳遞訊息，當說話差異到的干擾溝通，或訊息被誤解，它就有被標記為異常的趨勢。當您不是聽一個陌生人說話，聽他特殊的聲音或吞吞吐吐或扭曲的子音，則溝通就中斷了；當他努力去發一個字音時，假如他的臉部忽然整個跳動，所有溝通的內容可能都會因驚訝而失掉。許多口吃者習慣於降低他的視線逃避別人留在臉上的震驚。顎裂的人會假裝聾或啞，且要求一枝筆，如此他們的溝通不會被打斷。失語症的成人當他想要鋼筆時，可能他的要求卻是粉筆，或者當他的意思是「不」時，卻回答「是」。

　　當一個人失去他的聲音時（失語症），溝通受損是顯而易見的，一個曾經動過喉頭手術的人是相當無助的，直到他學習「吞嚥」空氣和在打嗝時說話。即使如此，其單調的聲調也很難聽懂。顎裂兒童的老師發現：想徹底明白學生正在複誦什麼是非常困難的。聲音異常愈明顯，語言變得愈難理解。

　　定義的最後部分提出語言的偏差使說話者和聽者產生沮喪感。嚴重障礙的語言是不容易理解的，聽者感受到的挫折感就如同我們想了解一篇潦草、不易懂的手稿時所感受的感覺。試著和一位中風而患失語症的人說話，不僅是困難的，也是不愉快的工作，您無法知道他是否已經完全了解您的意思；而您不知道他的意思，也會使您感到不愉快。

　　對某些人而言，顯示自己的語言異常是相當不愉快的。他不喜歡被「處罰、挫折、焦慮、罪惡感、敵意」所擊敗。對這些人而言，他們的溝通障礙是由於情緒的反應。例如，一位有口吃的女士，她說話極不順暢，常常吞吞吐吐、暫停和忽略某些特定的字詞，她有極重的社會和職業障礙，聽眾常被她特殊的語言行為弄得很迷惑。通常節律、聲音或構音異常，古怪到引起社

會性懲罰時，適應不良便不可避免。

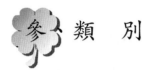

參　類　別

　　說話異常包括構音異常、聲音異常及語暢異常，有些人可能有不止一項的異常，而說話異常及語言異常也可能同時發生。

　　語言異常的分類有許多方法，如果從語言行為的表現來看，可分為四大類：構音、語暢、聲音和符號化（語言）（*Van Riper & Emerick, 1984*）。

　　這四種分類指出行為表現的突顯特徵，因此，雖然口吃者某些特定的音被扭曲，我們仍將口吃者歸在第二類，因為他的異常主要特徵在於說話時被打斷。失語症者通常顯示發音方面的錯誤、音韻中斷、無法產生聲音，但是突顯的特徵是無能力掌握符號的意義和語言，因此將失語症歸在符號化或語言異常。某些個體顯示更多項的異常，例如，先天性顎裂兒童，可能有發聲與構音困難，甚至連說話都有困難。

　　什麼情形是語言異常？

　　我們的第二個問題（什麼情形表示他語言異常？）需要有適當的樣本，細察他的語言表達情形，與正常語言的標準組型做比較。僅發現語言的偏差是不夠的，我們必須知道哪些語言的特質是不正常的。筆者常常接到家長的來信或電話，說他的小孩說話有問題，並問一個很難的問題：我怎樣幫助他？

　　父母必須做什麼？得先看看並聽聽兒童說話，而且必須將觀察到的所有訊息記錄下來，重複地詳審：

　　1.語言產生或使用的錯誤（構音）。

　　2.音調、音量、音質的異常性（聲音）。

　　3.說話的節律異常（語暢）。

　　4.表達或理解的困難（語言）。

人類語言的四方面（構音、聲音、流暢性和符號化或語言）每一方面的

正常與否都有它自己的標準，且有一定的範圍。如果這種差異已引起注意，干擾到訊息的接收，或使說話者、聽眾感到不愉快，我們就可以說他有語言問題。

有經驗的語言治療師會細察這四方面的特徵，他們將診斷資料輸入電腦，一直到審查完所有樣本的構音、聲音、流暢性和語言為止。

這個領域裡特殊教育工作者必須有警覺性，留心辨認可能顯示偏差的語言特徵。聾或重聽的兒童可能不僅構音錯誤、不恰當的聲音音調變化或單調無變化，通常也會有語言能力缺陷或流暢性的問題。類似地，腦性麻痺兒童可能同時顯現這四種特徵的偏差，智能不足者也可能如此。情緒困擾的兒童可能表現奇怪的音質，沿用嬰兒期的錯誤發音。顎裂的兒童通常有明顯的鼻音，也常顯示聲音異常。僅辨認出一個人說話異常是不夠的，尚必須知道他的哪些語言特徵有異常。

一、說話異常（speech disorders）

診斷工作必須分析差異，能正確地鑑定出某人的哪些行為使他的語言引人注意、不清晰、令人不愉快。假如一個人有構音的問題，語言治療師應檢查他的音調、音量、音質，做為設立治療目標的參考。光指出有口吃是不夠的，因為有數千種不同的口吃。假如某人得了失語症（其實「言語困難」〔dysphasic〕為較正確的字眼），他的語言缺陷需小心分析方能加以治療。

㈠構音異常（articulation disorders）

應如何學習去診斷分析？答案是訓練與經驗：一位語言治療師必須仔細聽並系統地觀察。

我們不希望造成一種印象：構音異常對治療師而言比較不困難。其實有些個案也曾經令人感到棘手。

許多個案雖有不同的錯誤類型，但都顯示出以下一項或多項的形式：

1. 以同一個語言來代替某音。

2. 扭曲標準音。

3. 省略應該存在的音。

大部分年幼的兒童在語言發展上顯示所有這些形式，但若持續這樣，則無法成功地接受正確的語音或不能產生正確的語音。

醫學上常使用二個名詞：發音障礙（dyslalia）和構音困難（dysarthria）。發音障礙是功能性，指用錯音；構音困難則是器質性的異常，無法正確地發出某些音，可能是因為結構的、運動的或感覺性的損傷。發音障礙的錯誤即大家熟知的「音素錯誤」（phonemic errors），而構音的錯誤是「語音的錯誤」（phonetic errors）。

語言治療師提出許多音素（發音）異常的個案，他們發現發音錯誤但沒有明顯的機能原因，雖然大部分的人能發出所有的音，但他們似乎慣於簡化成人的語音組型或用自己發明的系統來取代。他們使用不同的音素，有趣的的，經過仔細分析他們的錯誤音，發現他們竟自行組織音素系統。音素（發音）異常的兒童並不是不會發某些音，相反地，他們用固定策略來指導他們使用語音；通常這些策略都是由年幼兒童開始學講話時的簡化技巧而來。

發音錯誤通常成群出現，且有些有共同名稱。口齒不清（lisping）是一種，它是由不健全的絲音所組成，如ㄗ、ㄘ、ㄙ及齒間音、舌間前音、塞擦音、鼻音等。

嬰兒樣語（lalling）和娃娃語（baby-talk）是另外二個專有名詞，嬰兒樣語泛指成串的錯誤音，起初是由於舌頭使用不當無法發出正確的ㄖ和ㄌ音。

娃娃語（和嬰兒期保留語同義），它的意思是在兒童期的早期階段，每個人都用過某種替代音、扭曲音和省略音。

顎裂的兒童無法產生正常的ㄅ音或ㄍ音，因為氣流從他的鼻子漏出去，由於父母的過度保護或縱容，可能就口齒不清或有其他音素的錯誤。

許多人認為構音錯誤並不要緊，但是嚴重者在現代生活中卻非常困難。許多兒童由於其難以理解的語言造成嚴重障礙，難以表達他們的情感。當他

試著說話時通常伴隨而來的是懲罰或挫折，他很快發現還是保持沈默最好，於是就改用表情、手勢或其他方法引起注意。

(二)語暢異常（fluency disorders）

大約有二百萬美國人有流暢性異常的現象，最初叫做口吃。嚴重的口吃者，他的語言異常可能很明顯，且非常沮喪。當語言的流暢性過度支離破碎時，它的意義就很難懂。說話時扭曲、掙扎、向後移動、重頭再說、延長音、強迫性的重說音節、最初很難說出話來，這些想像會同時困擾聽者和說話者。

1.口吃（stuttering）

由於口吃的程度極大不同，所以很難發現典型的類型來說明這種異常。

口吃者說話的時間次序被打斷、干擾，有很明顯的躊躇和固著、音和音節的重複及延長，另外有間斷的靜默以引起他們自己的注意。如果您問口吃者問題，回答可能不在適當時間前出現。某些音可能持續太長，音節似乎不斷地、強迫地回音，奇怪的扭曲和掙扎干擾溝通，口吃者也可能表現害怕和害羞的樣子。

口吃者有一種有趣的特徵，他似乎是溝通異常而不是語言異常。大部分口吃者唱歌沒有困難，當他們獨處時可以講得很好。只有在面對聽眾講話時困難才會變得明顯。在非常安全和放鬆時，口吃者通常非常流利。極端的個案甚至連思考過程都受到影響。這種間歇的異常不只讓口吃者感到不安，也使他的家人和朋友感到驚訝。

口吃者有很多種形式，唯一相同的行為是音節、語音或說話表情、手勢的重複和延長。如果不加以治療，口吃通常愈來愈糟。

當兒童知道他的口吃且受到挫折後，開始掙扎，最後變得害怕某種談話情境和特定的字、音。當這些情形發生後，口吃就變成自我存在，自我增強，愈害怕愈口吃，愈口吃愈害怕，最後變成惡性循環。

年紀大的口吃者，由於不同個體對他的語言干擾有不同的反應，所以他

們的口吃有很多種形式。

很多口吃者會找一些同義字來替代對他們有困難的字詞，當口吃發生時他們會盡力掩飾，假裝成正常講話者。若沒有暴露他們的弱點的話，口吃者有的傳教，有的在學校任教，有的成為成功的推銷員，但是他們並不快樂，為了掩飾症狀避免別人發現，他們神經緊張和保持警戒，因此產生壓力，嚴重者產生極深的情緒崩潰。

語言治療師應該如何分析？首先他必須問：「這個人的什麼行為顯示和正常人不同？」他可以指出口吃者如何避免和延宕語言。藉由介入和觀察，語言治療師能抓住口吃者內心的世界最怕哪一種說話情境？哪些字和音有困難？在特定狀況下他能說得多流暢？這些問題和細察可以提供診斷的訊息，做為治療計畫的參考。口吃者需要幫助，但不幸的是很少得到應有的幫助，常常被忽略和傷害。

2.迅吃（cluttering）

另一種時間次序被扭曲的異常叫做迅吃，通常會和口吃混淆，因為它也顯現許多重複現象。迅吃的主要特徵是：說話過快，無組織的句子結構、構音含糊或省略某些音節或語音。有一些迅吃者會變成口吃，但大部分不會。

(三)聲音異常（voice disorders）

專業語言治療師第一件要做的事是細察個案聲音的異常性，包括音調、音量、音質。

1.音調異常（disorders of pitch）

音調是否正常，視年齡、性別和許多因素而定。平均而言，男性的聲音一般都低於女性，聲音沈濁的男性沒有聲音異常的問題，而女性講話用很低沈的聲音會引起注意；六歲的男孩有高音調的聲音不會受到注意，但三十歲的男性用這種音調講話就會有人豎眉。在極興奮的狀態下很多人會變聲（倒嗓）或音調中斷，但當一個人「訂便當」或說「再見」時用相同的假聲調，就會被認為異常。有些時候用極小變化的聲音講話是適當的，但如果一個人

持續地講話單調無變化，聽眾就會感到不適或想睡覺。要決定一個人的聲調是否異常，我們必須隨時使用正常的標準。以下討論的音調異常主要有：太高的音調、太低的音調、單調無變化的音調、音調中斷、固定的音調變化、複聲。

⑴有高音調的男性很明顯的是有溝通上之障礙。

⑵當女性的聲音音調非常低，且帶有某種形式的男性音調變化，一定會引起注意且導致適應不良。

⑶很多大學教授擁有教育的敵人──單調無變化的聲音，真正單調無變化的聲音非常罕有，它幾乎在任何場合都會顯出差異。用真正單調無變化的聲音問問題非常令人好奇。很幸運地，大部分個案的單調聲音並未如此極端，許多人被描述為「撲克聲音」，甚至臉部沒有任何表情，被稱為「撲克臉」。因為音調的變化如果這樣，可以讓不安全感或不適應所引起的害怕減至最低。

⑷固定形式的音調變化會引起注意是它本身的音調組型，有各種不同形式的異常：唱歌似的聲音、每個片語、句子結束時用下降的音調變化、引人注意的教條式音調變化。

⑸音調中斷（pitch breaks）：音調中斷可能是上升的或下降的，通常是形式化的。青少年學著用成人聲音時，常有這種經驗。通常他們情緒會受到創傷，使聲音搖擺上升變成假聲或兒童聲，失去控制。當您想要講話，您不希望用真假嗓音陡而互換，音調中斷使溝通破壞吧！

⑹有一種奇怪的音調異常稱為「複聲」，這種人同時使用兩種音調，產生一種使人心亂的聲音，非常引人注意。個案之一是一個很有吸引力的女孩，她發現自己可以用某種方式調整她的喉嚨發出很低沈的聲音，她用這種低沈的聲音在浴室或臥室講話，使她的室友感到震驚，便常常用它開玩笑。之後她發現她可以同時使用自己的聲音和這低沈的聲音。當在她決定用這種方式做為表演事業時，卻發現自己不再能由意志控制這兩種聲音，取而代之的是在所有時間中有兩種聲音出現。由於感到恐懼，她到治療中心尋求幫助。

另一種異常是顫動的聲音，這種聲音常見於老年人，它常出現在腦性麻痺者，尤其是指痙病者。一個人的聲帶麻痺也會如此，我們發現帕金斯病患者和多重硬化症的人也會有顫抖、肌肉困難的現象。有一些個案既不是老年人也沒有生病，但在講話時聲調有異常的顫動。這種顫動的聲音其音調波動比正常振動音慢或大，且不規則。好的振動音加強聲音，但顫動音的顫慄卻損傷溝通的有效性。

2.音量異常（disorders of intensity）

大部分的人都曾由於過度的叫喊，虐待我們的聲音，或者感冒時經歷到的發聲困難。有些時候我們講的不夠大聲，甚至只有一些氣息聲，後者我們可稱之為失聲。

當語言治療師面對發聲困難時，他必須經由與案主會晤以鑑定引起失聲的原因，及哪些因素可能使異常持續下去。例如，案主是否有長期的慢性喉炎？他每天吸多少包煙？語言治療師要做許多偵測工作，這些問題只是少數有助於了解問題本質的問題。

構音困難的人如何產生聲音？我們可以觀察他的甲狀軟骨，看他開始發音時，瞬間吞嚥的位置。我們發現在喉嚨地方過度緊張，且發現發聲困難可能是器質性異常的一種，像聲帶上長良性瘤或腫瘤，語言治療師為了拯救生命，可能堅持案主必須去看喉科醫師。

大部分的發聲困難並沒有像這樣的器質性病理。我們的聲音就像情緒狀況的氣壓計，反應我們對焦慮、罪惡感或熱誠等感覺。

語言治療師和醫師在失聲之前可能加上某形容詞來指出異常的假定原因，例如歇斯底里症的失聲；有些人失去聲音似乎是由於濫用聲帶，可能是功能性失聲；當失去聲音是由於聲帶麻痺或長東西，將被稱為器質性失聲或發聲困難（視聲音是否完全或不完全喪失）。

另一種音量的異常稱為痙攣性聲音異常，這種異常的人剛開始講話時，聲音好好的，然後喉頭和喉嚨的肌肉會緊張得幾乎哽到，休息一下，最後擠壓聲音或氣流才突然說出話來。

另一種問題是聲腔的失音，聲音的產生常由於音量大小以致於喪失理解性。患聲腔失音的人，用不正確的聲帶位置來發聲。

3.音質異常（disorders of voice quality）

音質很難描述，在小說中被稱為清脆的、尖銳的、似金屬的……，這些形容詞很少被病理學家所採用。

第一種音質異常指鼻音過多。這種人說話用太多鼻音，多到令人不舒服。某些地區的方言有許多鼻音，我們並不把它歸為異常，事實上，大部分方言的鼻音過重，是由於同化鼻音（指在 m, n 或 ŋ 之前或之後的音）。

第二種音質異常很容易辨認，是刺耳聲或粗嘎聲。這種聲音是令人不愉快的，被認為很「刺耳」。

第三種音質異常是氣息聲。它相當引人注意，在吵雜的環境下會損失清晰度。

假聲也是一種音質異常。假聲由不同的聲帶振動所產生，不管男性或女性均可嘗試發出假聲。除了不同的聲帶振動外，使用不同的共鳴腔也可能產生假聲。

最後一種是很難描述的缺鼻音。有時也叫做腺狀腫的聲音，當你聽到它，你會想吞嚥或清喉嚨。缺鼻音有時也被歸類為構音異常，因為 m, n, ŋ 喪失一些鼻音變成 b, d, g，值得注意的是其他子音也會被扭曲。

二、語言異常（language disorders）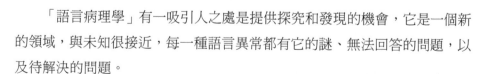

「語言病理學」有一吸引人之處是提供探究和發現的機會，它是一個新的領域，與未知很接近，每一種語言異常都有它的謎、無法回答的問題，以及待解決的問題。

雖然人類已經說了數千年，但語言仍有許多謎，語言異常則更多。語言異常可能是所有溝通障礙中最具破壞性的，因為訊息（密碼或符號系統）被扭曲。有兩種主要的語言異常：言語困難和語言發展遲緩或偏差。

(一)言語困難（dysphasia）

失語症（aphasia）正確的用法是指完全無法理解或使用語言，而言語困難（dysphasia）指缺陷的程度較少。要給言語困難一個典型的描述是很困難的，因為此類異常以多種形式出現，案主可能在理解或形成訊息，或發現表達方式等方面有困難。

(二)語言發展遲緩或偏差（delayed or deviant language development）

無疑地，語言是兒童的學習中最重要的，如果語言發展遲緩或偏差，對兒童來說是相當無助的。

1. 語言發展遲緩（delayed language development）

語言遲緩的兒童表現在符號的功能方面，年紀較小時可能被認為正常；換句話說，他們的語言技巧發展低於生理年齡所預期的。另一方面，某些兒童當他們發現自己以獨特的規則來處理訊息時，會使用偏差的語言。任何想幫助此類兒童的人，不能只決定他的語言能力和表現，必須分析兒童理解和表達的特別困難在哪裡。

2. 語言偏差（deviant language）

此類兒童不是用簡化的符號代碼，而是使用非典型的或奇怪的形式。

我們必須避免迅速就「標記語言障礙」，溝通異常並不會改變一個人的狀態，我們治療的是一個完整的人。

過去十年中，語言治療師所關心且感興趣的主題，已自說話異常轉為語言異常（Butler, 1986）。現今語言治療師所熟知的估計約50%～80%的兒童為語言異常（Wiig, 1986）。美國聽語學會對語言異常的分類包括：語音（聲音）、語形（字形）、語法（字的排列順序及句子結構）、語意（字句的意義），及語用（語言之社會性的使用）。每一個向度發生困難，幾乎一定會伴隨語言中其他一個或更多個向度的困難。語言異常兒童可能循著與大多數兒童相似的發展順序，但達到每一技巧或里程碑（milestone）的年齡可能落

後。

Naremore（*1980*）提出，語言異常可能有以下四種類型：

　1. 兒童沒有發展出任何口語。

　2. 兒童的語言與正常語言有性質上的差異。

　3. 兒童循正常類型發展，但較遲緩。

　4. 兒童的語言發展中斷。

表 5-1　Naremore 歸納語言異常類型及其主要特徵

類型	常見之可疑的成因及相關的條件
· 無口語 · 到三歲時兒童仍未顯出對於語言的理解及自然地使用	· 先天或早期全聾 · 嚴重腦傷或重度智能不足 · 兒童精神病
· 質的差異 · 兒童的語言與非障礙兒童在任何發展的階段皆不同 · 溝通的意義及使用上大量失漏	· 不能理解聽覺刺激 · 兒童精神病、學習障礙 · 智能不足 · 聽力缺損
· 語言發展遲緩 · 語言依正常方向發展，但嚴重地落後於多數相同生理年齡的兒童	· 智能不足 · 經驗剝奪 · 缺少語言刺激 · 聽力缺損
· 語言發展中斷 · 正常語言發展開始，但因疾病、意外或其他創傷而中斷；後天的語言異常	· 後天的聽力損失 · 缺氧、身體創傷或感染引起的腦傷害

肆　語言發展上的問題

　　當兒童學習到語言，表示他獲得一個重要關鍵：能超越他的身體限制。語言，特別是講出來的話語，但是約 7%或更多的兒童，有著使用符號的失常或貧乏。當說話和語言發展的材料仍鮮少時，我們會直接地認為是語言能力缺陷。有語言能力缺陷的兒童通常被認為只是在語言的學習上遲緩，但研究顯示（*Leonard, 1972*），他們有些使用異常的文法結構。例如有一個五歲的個案，對每一個動詞都加上 ing，這種錯誤很少發生在年幼正常的兒童語言上，因此，我們不能假定一個兒童有語言能力缺陷是停留在早期階段。所以我們應該使用語言障礙（language disability）這個名詞，因為它較能包括語言遲緩和語言異常。

　　語言障礙是一種普遍而且困難的問題。我們仍無法確定有多少兒童有語言障礙，但是 Marge（*1972*）估計數量大於大部分人的猜測。有些兒童一點也無法成功地獲得可用的語言；他們可能是啞的，或只有模仿性的語言，或使用不適當的表情語言。大部分的智能不足者屬於這一類，一些情緒異常或天生耳聾的兒童也會顯現出很少語言或沒有語言的現象。第二類也是最多的一類，包括語言學習遲緩和異常者，他們有一些語言，但是異常或嬰兒式以及不恰當的結構嚴重到影響溝通，這些兒童有些也是智能不足或重聽或情緒困擾，雖然他們可能擁有其他學習缺陷、動作協調問題、過動或環境不利。第三類包括那些曾經有正常聽力但後來喪失的兒童們，以及失語症或由於疾病、外傷造成神經損傷的兒童。下面讓我們進一步討論與特殊兒童有關的語言發展問題：

一、無語言的兒童（nonverbal children）

　　雖然或有遲緩，大多數語障的兒童仍有一些口語。但是仍有一些兒童完全無法說話，並且障礙極大。他們失去了靈魂，生於人世，卻不屬於它。單就統計數字來看是無法廓清問題的，因此以下我們將呈現一些第一類患者的片斷。第一個例子是一個十五歲的自閉少年：

　　　　小喬是個帥哥，體格苗條，大約五尺四吋高（他的身高很難估計，因為他總是彎腰駝背），他打著赤腳，柏太太說，小喬很少穿鞋。他處於一個不斷持續著很快伸手及轉手的狀態之中。小喬老是在沙發上下跳躍，懸垂一足於地板上，他還把手指頭在暖氣爐前後來回移動。有一條毛毯是他的固定伴侶，他對之非常依戀。他會帶著它繞行室內並數度對著毛毯輕喚 "baby"。

　　　　自從小喬輕拍我並迅速收回手之後，他開始了與我的接觸。他拿起我的茶杯並假裝喝了它。當他媽媽輕斥他時，他退了回去，並咯咯作笑。

　　　　除了 "baby" 一字外，表達語言幾乎全無。經柏太太提示多次後，他會以一種舌後音（gutteral voice）發出 "cookie"（餅乾）的音。"Thank you！"（謝謝）在不少激勵後也會發出。柏太太說小喬有時會說："yes"（是）、"no"（不是），也會模仿 "Jingle Bells"（聖誕歌）的曲調。當我問他叫什麼名字時，他似乎未曾聽見。稍後，小喬轉到電視機前並以一種古怪的腔調模仿一句廣告語，口中呢喃著 "Name You can call me Ray"（*Emerick, 1981*）。

　　以下則是另一個只能咕嚕作聲及只有手勢（gesture）的孩子：

阿雄的父母帶他到語言診所來，因為他已經三歲半了，卻仍未說出第一句話，他的溝通，全賴一種表達性的嚕嚕聲（ㄚㄚㄚ）和簡單的手勢。他常用頭指揮父母，指出他所要的食物及玩具，但多數時間，他很靜默，並且「非常」好動（"very" activity）。

我們並不確知阿雄理解語言的程度如何。因為他似乎並未出席足夠的時間，以使我們得以辨識。他從進入我們診療室的那一刻起便表現出一種特定動作。儘管他有明顯的動作協調不良以及特異的蹣跚步伐（他從一邊搖晃到另一邊，即使偶爾站著亦然），阿雄簡直拆了我們的辦公室。他從架上取下每一本書，打開其中一本，似乎不滿意地咕噥了幾聲又丟開它。當這個孩子搜尋至裝滿檔案的鐵櫃底部時，他把一大堆硬紙夾扯落，他母親最後才忍不住把他約束在她的雙膝上。

她告訴我們：「我累死了，厭煩到極點了！這個小苦行僧每天一大早起床，便開始在房子裡徘徊至深夜，又碰又戳每件物品，他似乎勢如破竹，銳不可當，好像在找尋……什麼東西似的。最糟的是，我無法和他交談，他也不能告訴我什麼東西煩擾了他，他要什麼。有時，緊張累積到某種程度，他便勃然大怒起來了」。

Blake（1969）描述了二個七歲的男孩：京和台。他們都沒有可用的語言。台已被診斷出有腦傷，京則有先天性心臟病。他們的人格有顯著差異，台非常過動且具攻擊性，京卻害羞而控制良好。我們乃藉這二個案例顯示語言遲緩的變異性是很大的。

治療之初，他們二人似乎都能理解某些口語，他們可以聽從簡單教學，了解簡單的手勢，操弄相關的物品，並且可以對一些非正式測驗有所反應。在嘗試發音時，二人都沒有足夠的聲音。台的音質粗啞，而且帶著非常重的氣息聲（breathy），而京則似悄悄耳

語。二人皆不被認為有口語。治療開始時，台所發出的語音主要是一種有韻律的口鼻聲（oro-nasal）"k-k-k-, k-k-k-, k-k-k-"。他試著發出 "ma-ma" 時，會發出 / a-a /，缺乏唇部開閉時可發出的 / m / 音。"Daddy" 這個音，也發得近似 / æ-i /。"yes" 和 "no" 則發出 / hʌ / 的音，再加上頭部動作來表示。這是台的發音可觀察到的全部。

　　京的媽媽敘述道：他就像一個能理解人家對他說什麼，但自己卻很少或根本沒企圖要發音的孩子。他全部可觀察到的發音，只有近似於 / mama / 的一個小小微弱的耳語（這已經其母證明）。

對因果的觀察者來說，這二個男孩可能顯得令人無望地迷惘。我們知道，學習語言的最佳準備度（預備狀態〔readiness〕的年齡）一旦過了（一般認為 2 至 5 歲之間），其預後便很差。然而，Blake 的經驗及我們當中若干曾密集地治療這些兒童的工作者，卻可能提供希望。以下為 Blake 所說：

　　京和台都已經發展出遠超過其父母和臨床醫師所期望的功能性語言，他們的字彙不斷增加，他們的句子現在可有七至八字的長度。他們適當地在上下文中運用功能性的說話，也顯示確能發展更複雜的說話及語言技能。治療後一年，（這期間每週進行二次 30 分鐘的語言刺激）台和京所說的句子平均長度已有四字。

並非所有第一類兒童在口語發音上皆如此受限制。有些人發音幾乎沒問題，但是他們所講出來的亂語卻無人能懂。這有些類似一些青少年擅講的黑話。發音上充滿聲調的變化，姿勢表情的唱作俱佳，足以令人相信他們是真的嘗試著溝通。但是經由我們的分析，他們有許多找不出可資證明其為自我語言（self-language）的發音。

二、語言發展遲緩或偏差的兒童（李乙明，民 79）

　　較之上述已描述過的問題更為常見的是那些有部分有用的語言並可溝通至某種程度，但卻有著顯著情緒問題或語言障礙（linguistic deficits）的兒童。在文法、概念性地使用語彙，適當地於社會互動時運用語言上，所有這類的兒童都會表現出某種遲緩或障礙。常見的語障患者之中，有的尚有其他並非普遍的特徵。包括較晚開始說話，說話清晰度有障礙，以及 MLU（發音至有意義的長度）受限。最後，我們也常見到一群行為異常者，如注意力短暫、分心、固著及缺乏自我控制等。

　　以下讓我們一塊兒來看看一些臨床上語言發展遲緩及偏差的例子。Wood（1964）描述了一位過動及可能精神分裂的男生小其：

　　　　小其已發展說話的能力，但缺乏透過說話達成溝通的概念。他常以不適當的時間和主題談話。他最初可能會講出那些他所要與人討論的特定的觀念，但是他會繞著主題漫談至一些過去的事，或四周看到的事物，甚或突然湧現的一些人名，他所說的話聽起來是這樣子的：「我看到一隻狗──呃──媽媽把粉筆放給桌子──呃──在圖畫上──你，看到那輛車嗎？我的名字是小其，今年八歲，再見！」

　　另一個例子是一個英國女孩的故事，我們發現了早期語言發展中短如電報式的說話，其中缺乏許多功能性字眼。這個八歲的女孩，屬於語言障礙，而非說話異常。

　　許多語言遲緩的兒童情況並不如此糟糕，但省略字詞的電報式特性卻總是導致語法受限。有些兒童未精熟疑問句的用法，及適當的發音、複數或動詞時態。有的可以使用名詞或動詞時態，但無法將之組合於主詞─述詞的句

子當中。

(一)遲緩與偏差的語言

上述的例子，我們並未將遲緩與偏差予以區別。事實上，實際要將不成熟和不規則的語言形式加以區辨時，我們常發現有困難之處。但是我們仍可發現有些兒童的表現比較朝向語言遲緩；他們似乎是循著正常的發展順序進展著，但明顯落後。他們使用語言的方法，在較早的年齡階段會被視為正常。我們比較少遇見以某種古怪的方式使用語彙及字序、語順的當事人，他們使用語言的方法不似較小兒童所用者。或許我們可以列出下表來做個區分：

表 5-2　遲緩與偏差的語言

	遲　緩 <小李五歲、IQ58、智能不足>	偏　差 <歐和羅、孿生子、四歲、IQ 正常>
清晰度	清楚	很清楚
模仿課題	語句簡化，保留核心意義	片段重複；不能保留核心意義
語法	適齡*進度較慢，（順序正常）	語順不平常；持續使用某形式（似暫停）
語形	適齡	發明不平常形式（clothes 的單數形用 clo）
語意	適齡（組合寬度及字彙有限）	自創語彙（wib 表示把某物拾起搖一搖）
語用	適齡	傾向使用記憶化片語；部分句子聽過
語音	適齡	非常型態：用 / h / 代替全部應發 / s / 的音
韻律	適齡	非常之重音；音調改變與內容無關

＊：適齡係指合於心理年齡（MA）

(二)語言喪失的兒童

您也將會遇見某些語障的兒童係由於意外或疾病導致腦傷所致，有的則是在發展過程中發生的，而非先天性聾或重度聽障。他們當中有些人只停留在初期的語言形式；有的則只在使用某些不尋常的語句時，才顯出他們的問題。這類語障的範圍很大，而且多數的個案語言中斷前乃是依照語言發展的階段逐漸進展著。

伍　語言習得受阻的原因

　　以前語言習得的假定原因是遵循醫學的模式，但是對前述的語言異常者可能一點兒也不適當。語言遲緩或異常並不是疾病，我們的明顯證據是：無法精通語言常在嚴重的智能不足者、天生耳聾、大腦損傷或嚴重情緒問題的兒童身上發現，我們不能確信哪些情況引起語言問題。嚴重的聽覺損失造成溝通困難，且阻礙兒童接收學習語言所必須的模式；智能不足造成兒童較難認知或回憶意義和關係；情緒問題的兒童可能拒絕參與互動；腦傷兒童可能較難集中注意力在語言刺激或看出他們的組型。

　　任何此類被標記或治療的兒童，可能被剝奪學習語言的重要經驗。Menyuk（1969）提出：「聾、失語症、智能不足等診斷標記的應用並不能保證已將兒童連結行為缺乏的因素分離。」無論什麼原因造成，治療師的工作是要幫助兒童精通語言符號，包括理解和表達。

　　特殊教育教師、醫師、心理學家和其他治療小組成員，要決定為什麼兒童不會用適當的語言，語言治療師要試著幫助兒童克服語言缺陷，一個聾生所需要的治療方式不同於自閉症或智能不足兒童。

一、智能不足 （mental retardation）

　　學習說話是一種困難的工作，要達到正確的混合訊息內容、形式和適當地應用是不容易的。既然發現智能不足兒童連學習簡單的技巧都很困難，就不必太驚訝於發現他們語言發展緩慢，「智能不足」定義他們為智力潛能較低，智能不足的兒童在知動技巧、社會行為、自我照顧、語言等所有適應行為發展上是遲緩的。許多因素，像傳染病、外傷、新陳代謝異常、基因異常，都可能引起智能不足，原因可能發生在生產前、出生時或嬰兒早期發展

的某時期。智能不足的範圍很廣，從輕度或臨界到重度損傷，所有語言方面——語音、語法、語意、語用都異常，而異常程度和障礙的程度有關。

在此提供四個從臨床經驗中所觀察到的：

1.典型的智能不足兒童所顯現的語言遲緩比異常還多。

2.使用語言的形式和正常兒童早年所表現的相似；語言上的表現適合他們的心理年齡而不是生理年齡。

3.他們在語言學習上的進步比正常兒童慢很多，可能一年才完成正常兒童一個月所做的。

4.語言是治療智能不足兒童的關鍵因素，應該強調基本功能或語言學習前技巧——記憶、感覺動作控制、參與和理解。

二、感覺剝奪（sensory deprivation）

在語言發展上輸出（表達）必須先於輸入（理解）。如果兒童無法聽到父母親或玩伴說話的語句，或聽到的是破碎的、模糊的，他將需要一段非常艱苦的時間去學習字彙工具，並將語言符號譯成普通文字的規則。甚至那些已學會說話且在生活上能適當應用的成人，當他們變聾時，開始發現說話理解和精確度的退化，子音變得模糊，母音變得支離破碎。您可以想像無法聽得很好的兒童要說話是多麼困難，說話的聲音可能模糊或缺失或無法理解。兒童如果一出生就聾，沒有獲得正常聲音或自然說話聲，就很難學習說話。縱貫的觀察研究顯示：聽力損失的兒童顯現不同的語言組型。

不是所有聽力損失的兒童都是聾者，有些可能只失去部分的聽力。意思是一些有用的聽力仍存在，某些音量層次、特定聲音時可聽到一些別人所說的話。他可能只聽到低音，卻聽不到高頻率的聲音；藉由指導他可能聽得非常好，然而當聲音藉由空氣傳導時，就變得低沈和支離破碎。

聽力損失有兩種主要類型：傳音性（conductive）和感音性（perceptive）（或感覺神經性）。傳音性的意思是：聽力損失是由於外耳或中耳的缺陷，

可能耳道被封閉起來；可能在耳膜後面中耳的小骨傳達器被固定。有許多可能的原因造成傳音性損失，但是最重要的是低和中頻率的聲音通常聽起來較低沈或模糊。傳音性損失的兒童講話顯示許多嚴重的替代和省略的構音錯誤。更嚴重的會影響兒童將來的學業，甚至減低語言技巧、產生聽力接受的問題。

另一種聽力損失型態是感音性的，可能是由於內耳的耳蝸受傷或障礙，或聽覺神經受損，或大腦本身受傷害。在兩種聽力損失中，感音性的語言學習或保留障礙通常更嚴重，因為它是聲音破碎和低沈之始。大部分此類兒童聽到高音比低音更困難。

如果您有感音性損失而無法聽電視的廣告，把聲音轉大並不能幫助您，因為小的高音調的泛音仍然損失掉。工程師已經發明濾波器消除所有說話中高頻率的聲音。

更重要的是，聽力異常的兒童，經驗語言本身結構的組成有困難，甚至連我們在高度愉悅的環境下仔細地教學，重聽兒童很少能完全地克服他的感覺障礙。

如果兒童在他應該藉由正常互動學習的時期過後才被教，他的思考過程運作便不同。他通常低於同儕四或五年，甚至安靜的閱讀活動也如此；他的書寫語言不只是少而且有許多錯誤特徵，顯示他沒有熟練語言的法則。

因為這些兒童曾經在語言成長上嚴重受限，且依賴視覺和觸覺的概念，傾向於有極大的抽象困難，他們的概念傾向於較具體，對於不能被看到和感覺到的關係有困擾。

聾和重聽的兒童也有和正常兒童一樣的基本符號化資源，如果適當的刺激能連結上他們的系統，也有學習語言的能力。我們相信為聾生建立早期的視覺語言系統是絕對重要的，不僅能加強認知的成長，同時也能做為和環境中他人溝通的方式。

三、神經功能異常和缺陷

當大腦由於疾病而受損，就有語言遲緩的可能。如果中樞神經系統受損，我們可能發現一般心理能力不足引起大部分功能遲緩，另外的例子我們可能發現腦性麻痺有不靈敏的協調，或和失語症一樣無法使用有意義的符號。某些損傷，可能造成中樞聽覺損失，也可能有較不明顯的腦傷——過動、暴躁、無法忍受壓力、聽覺接受困難，每一項都可能使兒童學講話有困難。要學講話，必須能聽；能協調肌肉；能處理符號；必須有好的聽覺接受器。大腦受損能影響所有這些功能。

㈠構音困難和官能障礙（dysarthria and dyspraxia）

構音困難是指破碎的語言是因為中樞神經系統受損，使得語言所需的協調有困難。其涵蓋的範圍非常廣，甚至除了專家的眼睛之外看不出來，有的只有在說舌尖音時構音困難，有些腦性麻痺者甚至因此無法學會說話。

官能障礙的兒童通常稱為「失用症」（apraxia），說話聲音的產生和順序的安排能力受到干擾。雖然這種障礙沒有肌肉麻痺的現象，但他的構音會扭曲，而且似乎不知道如何使用他的舌頭和唇去產生說話的聲音。失用症是一種意志動作型態的失常。

構音困難和失用症是指說話動作而不是語言，他們可能共同存有遲緩和異常語言的問題。

㈡失語症（aphasia）

失語症指說話能力的喪失，因此它用在從未發展語言的兒童身上可能不適當。一些語言病理學家較喜歡使用「發展性的失語症」來代替「失語症」，它包括閱讀、寫作、表情、計算、繪畫及說話等方面的能力缺陷，最主要是符號的使用有問題。這些兒童在有系統的陳述他們的思想、用語言表達或理

解他人說什麼上有困難。有些失語症的兒童對視覺符號較困擾；有些則對聲音符號感到困擾；有些不能閱讀（失讀症，alexia），但能寫或複製他們看到的符號；有些能讀但不能寫（失寫症，agraphia）。失語症有很多種，但我們希望建立的觀念是──失語症是指在有意義地使用符號上有困難，它是由於腦傷引起的異常。

對於天生的或發展性的失語症的概念，某些病理學家仍有爭議，臨床的經驗是：天生的或發展性的失語症的確存在。這些失語症兒童表現不同的問題。

發展性失語症的兒童有兩種特徵：首先，他們會顯示處理聽覺訊息的困難，尤其是在快速追蹤語言刺激時。但是當訊號是慢的且完整時一般都有進展。他們會使用相關的話語去代替應該使用的話語。

第二個特徵較難定義，許多這類兒童無法將訊息、材料分類或將刺激用不同組型分類。有些失語症兒童可能只有模仿性語言，雖然他們無法處理別人對他們說的話，但是他們會覺得應該要加以反應。

四、輕微腦傷的兒童（the minimally brain-damaged child）

有些兒童沒有大腦損傷的病史或任何可看出的神經學徵狀，卻顯示出許多和失語症兒童相同的語言學習之行為和困難。至今尚無滿足此類兒童的名詞被接受，但一般他們被分類為「腦傷」、「接收性障礙」、「輕微腦傷」兒童。診斷是透過腦電圖的測定檢查，或其他神經學家用來查出真正損傷的方法，來分析兒童的行為。這些兒童沒有聽力損失，不是智能不足，沒有情緒困擾，他們的標記和診斷是基於參考和假設。

他們顯現：⑴明顯地不能適當地調整或控制自己；⑵不能適當地統整感覺的訊息；⑶有自我概念的困擾和左右手慣用習慣及自我認定的異常。他們對挫折的容忍度較小，對過去和未來很少覺知。

能教會他們說話嗎？能教會他們閱讀、書寫或了解語言嗎？答案為

「是」，雖然我們常失敗，但無論如何艱辛，做為一個治療師應記得他的成功甚於失敗。如果在適當時間給予適當的幫助，這些兒童能被教會說話並做所有的事。

五、學習障礙（learning disabilities）

目前仍很難鑑定出學習障礙的兒童哪一方面有缺陷，因為定義仍不明確。學習障礙的重要因素包括：

1.基本心理處理過程的異常，例如接受、參與、分類、順序和記憶。

2.語言獨立行為的缺損，如聽、算，尤其是閱讀和寫作。

學習缺陷的兒童可能顯現一個或數個以下的特徵：容易衝動和過動、消極、情緒不穩，混合的領域、空間和時間關係的困難，貧乏的動作控制和協調。

通常，教學著重在基本的心理處理過程，包括語言的理解和應用。我們見過最好的方案是集中注意力於使兒童知道自己的思考過程。告訴他如何計畫、解決問題，和利用所有感覺評量他的表現。每位在學習缺陷方面的教師都應該接受特殊專業訓練。

六、情緒問題（emotional problems）

有些不幸的兒童幾乎持續地有情緒風暴，所以很容易了解他們為什麼會有學習說話的困擾。當我們說話時，會和聽者進入一種關係，假如我們把大部分不愉快的情緒都給了對方，我們發現很難對他說話。情緒困擾的兒童不能以話語來表達他們行為不愉快的巨浪，當沒有話語來溝通，以及害怕或憎恨他的聽者時，哪裡能試著去說那無法形容的字詞？

這類兒童所遭遇的問題極廣，從嚴重的精神疾病或自閉症，到情緒不成熟或消極的症狀。

(一)兒童期的精神分裂症（childhood schizophrenia）

此類心理疾病的兒童可能會有正常的語言發展，直到二歲或三歲。所有病因學的分類描述此觀點：情緒困擾者大部分顯現語言異常，他們確實在使用語言能力上有所遲緩。

(二)自閉症（autism）

精神分裂症兒童通常對自己所說的話比對其他人多，有時他會和別人溝通，但是他的話通常反應縈繞在他心裡的感情。自閉症兒童則抗拒與他人互動的語言，他無法回答問題，也很少問問題，如果他真的回答也只是敷衍的回答，通常正確但單調，是別人告訴他的，且常出現在三或四分鐘後。

根據 Rimland（1964）的研究，大約一半的自閉症兒童是啞的，且持續他的一生。自閉兒的語言是奇怪的語言，充滿奇怪的話語或隱喻，有時點綴一些短暫的歌聲。有時他們的說話聲是死寂的、無生命的，一點也沒有情感在裡頭。

嬰幼兒會有自閉症的原因不明。自閉症兒童很奇怪，有時候非常聰明。他們過於敏感以至於不能忍受一般兒童生活必須的刺激量，不能忍受太多的吵鬧聲（甚至一點點吵鬧聲也太多）、太多的顏色、太多的移動、太多人——有時連一個父母親都太多——的威脅。他們在自己四周築牆，阻礙刺激，有些確實聽不到，因為他們拒絕去聽；有些會一再反覆唱歌；有些則一點兒也不說話或用奇怪的音調自言自語。他們似乎不屬於這個世界。自閉症兒童需要的語言技巧，早期介入非常重要，治療方案著重在熟練語言前技巧——視覺接觸、非語言的模仿、記憶廣度——似乎較能成功。

(三)反抗主義（negativism）

我們的文化對兒童要求太多，在孩子學習說話的非常時期，數百個要求放在他身上，他必須學習如何在桌上吃，如何控制他的碗，如何安靜，如何

收拾他的玩具，如何控制自己的行為。當兒童學會對他的父母說「不」，表示兒童強烈反抗持續加諸他身上的壓力，但很少兒童能真正贏，他發現只有一個方法可以拒絕和遠離它——拒絕說話。

您不能使一個兒童說話，它是個很棘手的問題，首先，我們必須說服父母親，停止要求這個要求那個，以及禁止抱怨焦慮的表達；協調兒童，轉移反抗主義帶來的報酬。許多此類兒童由於環境的改變而受益——安置在養護學校，在那兒他們可以從其他兒童學到更多愉快的說話，甚至不需治療就可開始正常地溝通。

陷於反抗情緒中的兒童，很少會愛好學習語言，如果年紀漸長變得無法忍受，他將無法了解語言的全部功能。

七、經驗剝奪（experience deprivation）

某些兒童出生在對語言發展不利的家庭環境。兒童學說話必須對父母有一些認定，楷模非常重要。

不利的環境會阻礙語言發展，大部分研究指出在低社經階層的兒童有語言技巧的遲緩。Bereiter 和 Engelmann（1966）指出，從此環境出來的學齡前兒童在字彙、句子的長度、文法結構的複雜度上都不足。在這種生活情境下，通常擁擠、吵雜，且父母親沒有足夠的時間給予有利於學習的語言刺激。

不過這類兒童能被幫助，環境刺激與充實能明顯地改變這些經驗被剝奪兒童的一生。

第六章

構音異常

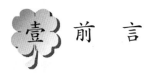

壹　前　言

　　二個人要成功的溝通，送訊者必須將意念轉譯成收訊者所能解譯的方式。例如：甲生和乙生說話，甲生必須要使用乙生所能理解的語彙及結構來傳達訊息。構音是產生語音的過程，而其清晰度則表示說話者讓聽話者有效理解的程度。不論一個人使用多麼正確的語彙及結構，如果沒有清晰的語音，對方還是無法了解說話者所要傳達的訊息。構音問題是所有語言障礙兒童出現率最高的一項，所以，構音問題是一項不容忽視的問題。本章讓我們來討論構音異常的定義、類型、原因、矯治等問題。

貳 構音的發展

一、構音的定義

構音（articulation）：McReynolds（1990）簡單的說明構音為產生語音的過程，構音較詳盡的解釋為自胸腔呼出之氣流，經過聲帶的振動，再經唇、舌、顎、咽等構音器官的摩擦或阻斷等之動作，以發出語音的過程（徐道昌等，民73；Thomas & Carmack, 1990）。更進一步的說，除了發出每一個字的語音之外，還必須要與語言的抽象表現有關，亦即，語言可區分為二個層次來表現；一為語音層次（phonetic level）；一為音韻層次（phonological level）。

(一)語音層次

因為每一位說話者產生語音的不同，因此，一個音素有許多的發音，例如：對同一個音來說，幼童與成人因其發音器官大小的不同，而在發音方式上有些許的差異存在。另外，字或音節的不同，相同的音素也會有不同的語音產生。

(二)音韻層次

音素在語言學上是非常重要的，因為，它們扮演著區別不同意義的角色。構音能區別每一個字的不同，而且能精確的發出每一個音。

二、構音發展常模的建立

為了解幼兒在哪一個年齡能精熟的發出某些音，幼兒構音常模的建立非常重要。建立構音的常模，主要的方法有橫斷法（cross-sectional method）及縱貫法（longitudinal method）。

(一)橫斷法

是在每一個年齡層抽樣特定人數的幼兒，以多樣的刺激及自發的會話中抽取說話的樣本。在每一個年齡層中，決定大部分幼兒精熟的音，不同年齡層的幼兒精熟不同的語音，依此建立常模。

(二)縱貫法

主要是在一連續的時間中觀察一位或固定的一些受試者，說話的樣本是跟隨說話學習的發展而記錄的。這種方法的目標偏向於觀察學習的過程，雖然，觀察的受試者數目太少不足以建立常模，然而，其研究結果仍是有助於了解說話習得的不同階段及過程（*Hegde, 1991*）。

三、研究者對構音發展的觀點有差異性的原因

研究者對幼童的構音發展，各有不同的見解（見表 6-1），主要原因可歸納為以下幾項（*McReynolds, 1990*）：

(一)研究法上的差異

包括抽樣對象、受試者的先前經驗、計分的信度等等。

表 6-1　構音的發展（引自 *Hegde, 1991, p.107*）

Phonemes	Wellman, et al. (1931)	Poole (1934)	Templin (1957)	Sander (1972)	Prather, et al. (1975)
m	3	3-6	3	before 2	2
n	3	4-6	3	before 2	2
h	3	3-6	3	before 2	2
p	4	3-6	3	before 2	2
f	3	5-6	3	3	2-4
w	3	3-6	3	before 2	2-8
b	3	3-6	4	before 2	2-8
		4-6	3	2	2
j	4	4-6	3-6	3	2-4
k	4	4-6	4	2	2-4
g	4	4-6	4	2	2-4
l	4	6-6	6	2	2-4
d	5	4-6	4	2	2-4
t	5	4-6	6	2	2-8
s	5	7-6	4-6	3	3
r	5	7-6	4	3	3-4
	5		4-6	4	3-8
v	5	6-6	6	4	4
z	5	7-6	7	4	4
	6	6-6	7	6	4
		7-6	6	5	4
			7	4	4
		6-6	4-6	4	3-8
		6-6	7	5	4

㈡標準的不同

　　構音對、錯標準的取決不同；例如：有些研究認為受試者中 90% 幼兒都精熟的標準，有些研究則以 75% 為標準。

　　由於常模的建立有其差異存在，因此，利用常模時，應注意以下幾點：

1.不同研究所發展的常模有差異存在，是因前述各種因素所造成，因此選擇常模時要多方的考慮。

2.縱貫研究的資料顯示，每一個小孩學習說話時有其不同的策略，沒有人以完全相同的方式學習說話，因此不可忽視幼兒的個別差異。

四、國語語音的分類

中國文字裡每一個方塊字（logograph）都是單音節的，單音節往往不能代表所指稱的事物，例如蝴蝶、枇杷、企鵝這一類的東西，平常用的時候都需要二個以上單音節的方塊字相串連，才能表達它的意義，甚至有些詞是三音節，例如三輪車、腳踏車等。因此如果有人說中國字是單音節，這樣子的說法並不正確，事實上許多中國字是雙音節、三音節的字（劉麗容，民80）。

但是，每一個寫下來的中國字，都確實是用單音節來發音的。既然中國的文字大體上是單音節，所以我們就以單音節的立場來分析注意符號發音的特色。

國語的語音有三十七個，其中聲母有二十一個，韻母有十六個，再加上四聲的變化，使我們的語言豐富而多變化。雖然我們無法將每一個字音找出來做治療，因為那樣花費的時間與精力太過龐大，但我們可事先將性質相近的音歸為同一類，那麼，在處理有問題的音時，就容易找出問題出在何處，治療時可收到事半功倍的效果，縮短治療的時間。

(一)聲母的分類

聲母是指呼氣氣流在口腔中，受到某些構音器官的阻擋，所造成的聲音，又稱為前音，相當於英文中的子音，依照發音時的位置和方法，可有以下的兩種分類：

1.發音時位置的分類

(1)雙唇音：指氣流流出時，受到上下唇的阻擋所造成的音，有ㄅ、ㄆ、

ㄇ三個音。

(2)唇齒音：氣流受到上牙與下唇的阻擋而形成的音，有：ㄈ一個音。

(3)舌尖前音：氣流受到舌尖和下齒背的阻擋所形成的音，有ㄗ、ㄘ、ㄙ三個音。

(4)舌尖音：氣流受到舌尖與上牙的阻擋而造成的音，有ㄉ、ㄊ、ㄋ、ㄌ四個音。

(5)舌尖後音：氣流受到舌尖背後與上面硬顎的前部所阻擋而形成的音，有ㄓ、ㄔ、ㄕ、ㄖ四個音。

(6)舌尖前音：氣流受到舌面前部與上面硬顎前部的阻擋而形成的音，有ㄐ、ㄑ、ㄒ三個音。

(7)舌根音：氣流受到舌面後部與上面軟顎的阻礙而形成的音，有ㄍ、ㄎ、ㄏ三個音。

2.發音方法的分類

(1)爆音：氣流流出時受到口腔某兩部分的阻擋，同時軟顎抬高擋住通往鼻腔的孔，有ㄅ、ㄆ、ㄉ、ㄊ、ㄍ、ㄎ六個音。

(2)塞擦音：氣流流到口腔時，軟顎抬高，氣流先受到某二部位的阻擋，等到氣流要出來時阻擋的部分又緩慢離開，使氣由狹縫裡摩擦出來，有ㄐ、ㄑ、ㄓ、ㄔ、ㄗ、ㄘ六個音。

(3)擦音：氣流流出時軟顎抬高，口腔裡某兩部分相接近，使氣流不易迅速流出，而從狹縫裡摩擦出來，有：ㄈ、ㄏ、ㄒ、ㄕ、ㄖ、ㄙ六個音。

(4)邊音：氣流流出時，軟顎抬高，氣流受到口腔裡某二部分的阻擋，然後由舌的兩邊流出來，只有一個ㄌ音。

(5)送氣與不送氣。

(二)韻母的分類

韻母是指聲帶振動發出來的聲音，並不受其他構音器官的阻擋，又稱為後音，相當於英語系統中的母音。不同韻母是由不同的空腔形成不同的共鳴

腔而造成的。口腔的開合、舌頭的高低、伸前縮後、嘴形的開展或變圓等變化，均會造成不同形狀的共鳴腔。其分類如下：

1.單韻母：指一個韻母從開始到結束，不論舌頭的位置、嘴形都沒有變化者，有ㄧ、ㄨ、ㄩ、ㄚ、ㄛ、ㄜ、ㄝ七個音。

2.複韻母：二個單韻母組合而成的韻母，有ㄞ（ㄚㄧ）、ㄟ（ㄝㄧ）、ㄠ（ㄚㄨ）、ㄡ（ㄛㄨ）四個音。

3.聲隨韻母：一個單韻母，後面跟著一聲母所組成，有ㄢ、ㄣ、ㄤ、ㄥ四個音。

4.捲舌韻母：只有一個ㄦ音。

 # 構音異常的類型
（Types of Articulation Disorders）

一、構音異常的定義

構音器官在構音過程中，構音部位錯誤，或是氣流的方向、壓力或速度不準確，甚至整個構音動作不協調，以致語音發生省略或不準確的現象，使聽者只注意說話者的語音，而不注意他所說的內容（徐道昌等，民73）。

正常的構音，是氣流由胸腔出來，通過聲帶的振動後，經由唇、舌、牙齒、上顎、咽喉等的修正、阻斷或摩擦，發出語音。若在構音的過程中，構音的方法、位置、速度、強度或動作的協調出了問題，則會造成語音的改變，形成所謂的構音異常（articulation disorders）（賴湘君，民76）。

在所有語言障礙中，構音障礙最常被發現。在美國語言治療師處理的公立學校個案中，至少有80%的兒童無法精通語音和錯誤地替代一個音素或省

略、歪曲另外一個語音，他們算是障礙，因為他們的說話已脫離我們社會正常的語言標準（*Van Riper & Emerick, 1984*）。

二、構音錯誤的類型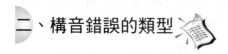

Van Riper與Emerick（*1984*）指出構音錯誤有三種基本類型，即省略音、替代音、歪曲音。這三種形式也許是遲緩的表面特徵，或在語音規則下偏差的慣用法。它們也反映出一個小孩使用語音各種特徵的特殊化方式。從這個觀點，患有構音缺陷的個體並沒有「出了毛病」的發音器官，相反地，小心的語音分析顯示許多構音缺陷有其組織語音產生的一貫性原則，以下以替代音為例加以說明。

雖然開始檢查時，替代音也許是隨機發生的，但進一步觀察，將發現一個固定的規則。哪一種音素被替代要看這些音素有多少相類似，亦即要看這些音有多少相類似，和構音之變化有多少相類似而定。例如 / z / 音很少被 / w / 音替代；/ l / 音也很少被 / p / 音替代。

構音錯誤在另一方面也有規則性，不是全部所有音素都有相等頻率的構音錯誤。像 / s /、/ θ /、/ r / 和 / l / 等音，在大多數的錯誤音素中是較難構音的。齒擦音如 / s /、/ z /、/ ʃ / 和 / ʒ / 等音，似乎是特別困難，這些音素的障礙被界定為沙沙音（lisping）。

語言治療師把沙沙音分成五種類型：

1. 前音或齒間音：/ θ / 音被 / s / 音替代。
2. 邊音：/ l / 音被 / s /、/ z /、/ ʃ /、/ ʒ / 等齒擦音替代。
3. 閉塞音：/ t / 音被 / ʃ / 音替代。
4. 鼻音：/ s / 音帶有鼻息聲。
5. 刺耳音：刺耳尖叫聲附在齒擦音上。

除了沙沙音之外，有一種有用的診斷項目被語言治療師用來了解其他構音錯誤的類型，那就是明顯的嬰兒樣語（lalling）和嬰兒期持續現象（infantile perseveration）。但是此類型已不採用這些術語，治療師較喜歡看看在這個標記下，個案如何運用他的語音系統。在新的參考架構中，有兩種構音錯誤的主要類型：

1.語音的錯誤：由於構造、動作或感覺器官損傷以致於不能產生可被接受的聲音。

2.音素的錯誤：語音的錯誤是由於規則習慣用法的不完全學習。

對於音素或功能性構音錯誤的學齡兒童，歷史上已被視為語言病理學家專業能力之一部分，因此下一節有關於原因、評量、處理部分，我們主要的論題集中在難以理解和難以治療的發展性構音障礙。

林寶貴（民81a）將構音異常分為六種類型：

1.替代音（substitutions）：以另一語音代替標準語音，或以其他類似聲帶振動的聲音，取代標準語音的情形，通常以較易發的語音取代較難發的語音，例如：「公公」說成「咚咚」，以ㄉ代替ㄍ。此種情形常發生於兒童學習語言的早期階段，但是如果一直延續下去就是異常的現象。

2.歪曲音（distortions）：語音歪曲變化，聽起來不同於標準語音者，其扭曲的程度嚴重或輕微差異很大。歪曲音的情形比較是恆常性的，也就是說，語音扭曲者極可能都是以同一種方式發某音。其發出的聲音是語音系統中不存在的音。

3.省略音（omissions）：聲符或韻符被省略，例如：鞋子說成ㄧㄝˊ子，造成不正確的發音。

4.添加音（additions）：正確的語音內加入不該加的音，例如：ㄔ飯說成ㄔㄨ飯。

5.聲調錯誤：國語的四聲運用錯誤。

6.整體性的語音不清：例如唇顎裂、聽覺障礙、腦性麻痺等類兒童的咬字不清晰，但無確定的構音錯誤組型。

肆 構音錯誤的原因

一、功能性構音異常 （functional articulation disorders）

所謂功能性的構音障礙，以醫學的角度來看，是指從外表上看不出這個人有任何器官上的障礙，從骨骼的構造、肌肉的構造及運用，以及其他器官的構造上，都找不出任何缺陷，可是他講起話來卻不清楚。仔細檢查他的舌尖上下左右轉動的情形，齒與口腔之間的關係，舌與顎之間的活動等，也一切正常。他的吃、喝、咀嚼都正常，但是當他講話的時候，就口齒不清晰了。也就是說兒童的器官是完整的，可是發起音來卻有缺陷，像這種查不出病因的障礙，一般語言治療學家都認為是功能性的障礙（劉麗容，民 80）。

功能性的構音障礙可說是非常的普遍，也往往需要語言的治療，有些父母認為小孩講話不清楚，是一種自然發展的情形，不用去理會，可是到了某個階段，尤其小孩要上小學一年級的時候，話還說不清楚可就嚴重了。

構音特性的模式：雖然功能性構音障礙的原因尚未被發現，但有研究者假設一些可能的原因及發展的模式，以解釋構音的特性。以下陳述幾種主要的模式：

㈠辨別模式 （discrimination models）

Van Riper 及 Irwin（1958）認為構音障礙產生的原因，主要是因為聲音區辨能力的不良。亦即個人無法由聽覺的回饋，了解自己的錯誤音及與他人正確音的差距。造成這種情況的原因可能是生理成熟遲緩、聽習慣他人錯誤的構音等。治療法：聽辨訓練。

辨別模式衍生出的二個主要問題：

1.許多研究主要在測驗一般語音的辨別能力，而不包括著重特殊錯誤音的區辨力。

2.幼兒被要求區辨他人發出的語音，而不是區辨自己所發出的語音。

(二)構音產生模式（production model）

McDonald（*1964*）認為幼兒構音錯誤是由於感覺動作發展的某一階段缺陷所致。此模式並不是否定其他變項對構音的影響，而是強調構音障礙最原始的問題在於感覺運動發展的缺陷。

他們認為構音是一連續性重疊的活動，當一個人要發出語音時，構音器官（舌頭、嘴唇……）幾乎是同時在活動，即同時構音的意思（coarticulation）（*Halpern, 1986*）。

構音產生模式提出兩種訓練的方法：

1.促進內容（facilitating context）的運用：矯正幼童某些錯誤的構音，可利用他能正確構音的文字或情境相配合，誘導他發出正確的音。此種治療法的困難在於沒有普遍的促進內容可遵循。

2.動作訓練。

(三)語言學理論（linguistic theory）

語言學理論有兩種不同的說法，分述如下：

1.顯著特質法（distinctive feature）

此理論指出兒童所了解的語音，並不是一個一個單獨存在的音，而是形容各個音的音聲特質。不同的音裡面，可能存有相同的特質和不同的特質，若是幼童無法做到相同的特質，則所有具有該特質的音都會產生錯誤。所以訓練單獨音素的特質有類化音素的傾向。例如；不會送氣這項特質的幼童，一定發不出ㄆ、ㄊ、ㄎ的音，當矯正送氣成功後，即可將此特質類化到這些音上面。

2. 音韻分析法（phonological analysis）

幼兒構音的錯誤大部分都有一固定的形式出現，音韻分析主要在強調幼兒音韻歷程中的錯誤。幼兒可能在歷程中，簡化某些難發的音，例如：幼童固定省略的是後一個子音。以音韻歷程分析的構音錯誤類型大致可分以下各點（賴湘君，民 79）：

⑴前置（fronting）：或稱舌尖化，發音位置都在前面的發音方法，常見的有：ㄉ代替ㄍ；ㄊ代替ㄎ；例如：「孔雀」念成ㄊㄨㄥˇ　ㄊㄩㄝˋ。

⑵後置（backing）：或稱舌根化，發音的位置在舌頭後的方法，ㄍ代替ㄉ、ㄐ、ㄗ、ㄓ；ㄎ代替ㄊ、ㄑ、ㄘ、ㄔ等，例如：「汽水」念成ㄎㄧˋ　ㄎㄨㄟˇ。

⑶省略：將字首省略不發，例如：「弟弟」念成ㄧˋ　˙ㄧ。

⑷鼻音缺乏：指字尾有鼻音的聲隨韻母ㄢ、ㄣ、ㄤ、ㄥ的鼻音部位被省略掉，例如：「亮晶晶」念成ㄌㄧㄚˋ　ㄐㄧ　ㄐㄧ，「安全帽」念成ㄚ　ㄑㄩㄝˊ　ㄇㄠˋ。

二、器官結構上的因素（structure factors）

大部分的研究指出：舌頭器官異常或其他口腔構造異常，似乎不能使大多數患有這種缺陷音素的小孩在這個問題上扮演好重要的角色。但其中有一例外，一位患者雖然口腔填滿肥皂水，導致說話不清晰，但他能舉起舌根和舌面到某種程度而發出很好的前置聲母。

舌繫帶太短的小孩，可能在學習／ l ／、／ r ／和／ s ／音上會有困難，因為他不能舉起舌尖。當語言治療師在診斷報告上注意到它時，會建議患者去看相關醫師做外科手術，或提出產生不正確音素的補救教學計畫。

患者嚴重咬合不正的小孩，在／ s ／、／ z ／、／ r ／和／l／等音上會有顯著的歪曲音，即使設法補救上下齒咬合也是枉然。構音錯誤者，特別是發音不清者，似乎比正常人有更多的牙齒異常。

三、動作不協調的困難（motor incoordination difficulties）

語言治療師知道某一音素的產生，需要許多肌肉同時和成功地收縮。患有大腦中風的兒童不但走路和寫字有困難，而且也出現構音錯誤是不值得驚訝的！因此動作協調能力也必須加以評量。

構音障礙呈現非器質性的問題，大部分僅是失敗於語言音韻學。「出語困難」（dyslalia）這個專門術語現在比較少用，大多數語言病理學家較喜歡用「音韻學上或發展性構音障礙」等術語，但像腦中風、腦傷產生的動作障礙，就稱為「構音困難」（dysarthria）。

dysarthria 與 dyslalics 的區別如下：

1. dysarthria 是患有局部舌頭麻痺者發出之語音。

2. dyslalics 患者在舌頭協調上有點笨拙，是精細動作障礙而非粗大動作協調問題，也沒有其他大腦神經學上的徵兆或神經損傷。有趣的是患有嚴重神經學上障礙的兒童，比僅有一個或二個音錯誤的兒童有更多笨拙的動作。

Winitz（1969）的總結研究指出：動作能力不是這些患者的一般性特徵。雖然如此，大多數語言治療師在他們的診斷測驗上，也合併這個因素加以評量。

四、感覺異常（sensory abnormalities）

感覺或知覺損傷會破壞語音之規則與學習。構音運動必須以正確的方向和速度執行，舌頭、牙齒和嘴唇必須在適當的位置接觸並形成適當的形狀。所有動作必須正確地教導與監視，以使這個系統流暢地工作。語言治療師必須詳細檢查聽覺訊號和本體感覺的異常。

㈠聽力損失

在討論語言障礙中，聽力損失會產生許多困難，它在標準構音上扮演重要的角色。如果一個小孩不能確實地聽到聲音或知覺上有扭曲，那麼將很難正確地發出某些語音。

有些小孩因聽覺敏銳度損失而影響所有音素的知覺，雖然聽到某些語音，但也許不能夠辨認其他語音的特徵。例如，高頻率的聽力損失，韻母和帶聲之聲音可以很清楚地聽到，然而像 / s / 高頻率的齒擦音也許聽起來很模糊，甚至完全聽不到。更有甚者，由於聽力損失，雖然聽到某些聲音，但是聽到的卻是歪曲的音，以致於不能模仿正確的模式。

㈡聽覺記憶廣度

有一些小孩在記憶聲音方面有困難。為了測驗聽的記憶廣度，施測者可使用數字、語音、無意義的音節或較長的句子。如每秒鐘呈現數字一次，讓兒童重複這個數字或是把它們寫下。

大多數患有構音錯誤者沒有聽覺記憶廣度的缺陷，但有部分患者卻有很大的困難，他們也許記憶其意義而不是聲音的特徵。事實上，他們時常不能回憶他們是如何發出語音的，所幸，可以透過訓練而改善此種缺陷。

㈢語音的辨別

許多患有音韻障礙的兒童在辨認語音上有困難，而帶給他們困擾。因此語言治療師時常實施辨音測驗。您甚至可以看到他們放一塊小小的物體到兒童的舌頭上，然後要他們去描繪或揀起一張圖片代表它，這叫做「口語實體感測驗」（oral stereognosis）。它被用來決定患者在辨別觸覺和肌肉運動知覺的感覺上，是否確有困難，這在產生語音上是很重要的。

大多數患有構音錯誤者的辨別困難是聽覺性的，而不是觸覺或肌肉運動知覺的。大多數研究指出，不適當的聽覺辨別能力是一個重要因素，尤其是

有關那些他們不能正確地發出的音素。Powers（*1971*）指出患有動作障礙者，及患有更嚴重的音韻障礙兒童，在聽覺辨別工作上有更大的困難。

　　兒童主要的辨別問題，在於是否能夠辨別二個語音的差別（如 / t / 和 / k / ）。然而較大的困難，似乎是在辨別自己的語音和標準語音的比較上。大多數語言治療師了解這一點，因此他們在訓練時，不但會強調自己錯誤音的覺察，而且也強調標準語音區別能力的覺察。

五、發展上的因素（developmental factors）

　　因為語音障礙在早期的孩提時代有它的起源，我們如果要理智處理的話，必須了解它的過去。當我們和個案的父母親晤談時，我們可以敏銳地去覺察，是否因為環境因素的阻礙，或其他因素阻礙了孩子語音的學習。為了獲得個案的歷史資料，我們建議利用下列簡短之調查資料內容：

　　1.父母親和家庭的影響：姓名、年齡、父母親的發音模式、家庭經濟情況。

　　2.發展性的歷史：身體的發展狀況、疾病、智力、遊戲活動、情緒問題。

六、影響幼兒構音的變項（*Hegde, 1991; McReynolds, 1990*）

(一)幼童本身的特質

如智力、性別、社經地位、出生序、語言發展、動作能力、聽辨能力等。

(二)器質性的因素

所謂器質性因素，從醫學的觀點來看，即身體上的某種器官有缺陷。例如以下的情形（*Van Riper & Emerick, 1990*）：

　　1.感官異常：感官或知覺的異常對學習或矯正說話具有很大的影響作

用，構音時嘴巴的張合、舌頭的位置等需要各器官的互相配合。例如：舌繫帶（frenum）太短，以致小孩無法發出 / s /、/ l /、/ r / 等音。

2.聽覺障礙：聽覺對兒童語言的學習扮演重要的角色。兒童若聽覺受到損傷，則無法正確地聽到他人說的話，也無法自我回饋，所以發音會不準確。

3.神經病理：例如失語症的病人，他們說話時會有不清晰的現象產生。

4.伸舌（tongue thrust）：近幾年吞嚥及構音之間的關係漸漸受到注意，所謂伸舌表示不正常的吞嚥情形，不正常的吞嚥及齒列不整都有可能影響構音。

伍 構音障礙的診斷

評量的目的在於輔助教學及治療。適度的評量可幫助治療師、教師及每一個和個案接觸的人，對個案的情形有所了解，可以提供更正確的協助。

一、診斷的重要性（*McReynolds, 1990*）

1.決定兒童的構音問題是否真的需要加以重視。

2.若問題需要重視，則治療師可藉以深度地了解兒童的背景及其構音的情形。

3.有助於了解問題、設計治療計畫，及決定可能達到的目標。

二、構音診斷的過程

Hegde（*1991*）認為在整個構音障礙的診斷過程中，所有參與的人員應包括：父母、教師、牙科醫師、小兒科醫師、語言治療師等人。

茲分述各階段的診斷內容如下（林寶貴，民 *81b*）：

表 6-2　構音異常的診斷（*Hegde, 1991, p.123*）

> 1.個案史、家庭史的蒐集
>
> 2.與個案、家庭晤談記錄
>
> 3.口腔器官的檢查
>
> 4.聽力檢查
>
> 5.說話與語言的取樣
>
> 6.構音的診斷
>
> 　(1)日常會話的取樣
>
> 　(2)構音測驗的實施
>
> 　(3)分析個人錯誤的特性
>
> 　(4)歸納出錯誤的類型
>
> 7.撰寫診斷報告

(一)篩選

以下的簡單篩選方法可供一般教師利用：

1.要學生說出姓名和住址，並記錄下來。

2.數數：由 1 數到 20。

3.跟著教師說一些簡單的詞句。

4.簡單的對話。

5.利用篩選工具：國內可利用的篩選工具，學前階段（3 歲至 5 歲 11 個月）有林寶貴、林美秀（民 82）「學前兒童語言障礙評量表」；學齡階段有林寶貴等（民 81）「學齡兒童語言障礙評量表」及林寶貴（民 72）「語言障礙兒童診斷測驗」等。

(二)鑑定

1.蒐集個案基本資料（個案史）：包括個案及家長對此問題的看法、發展史、出生史、病歷等等，通常這些都會有一固定的表格可填寫，輔以與家

長及個案的晤談可得到更詳盡的資料。

2.構音器官檢查：檢查口、唇、舌、齒、口蓋的構造與運動性。運動性的檢查可利用構音輪替運動的檢查。此外可檢查構音以外的口腔功能，尤其是否有吸吮、咀嚼、吞嚥的障礙等。

3.聽力檢查：聽力程度、聽辨能力。

4.說話及語言抽樣。

5.構音異常的鑑定：

⑴自然話語的檢查：了解個案的日常構音習慣，選擇適當的話題、利用身邊事物引導自然的會話話題，注意其構音，或觀察親子之間的會話情形等。

⑵指導語的檢查：為判別、分析、整理構音障礙的類型，可利用預先準備的測驗指導語：

　　①利用圖卡的指導語；令兒童說出圖卡上所畫物品的名稱，內容應為日常生活熟悉的物品，並且包括所有韻母與聲母的語句。

　　②短句檢查：令兒童朗讀或複誦短句、短文。

　　③單音檢查：令兒童朗讀或複誦單音。

⑶正確音的模仿：家長或教師慢慢的發出正確的語音，令兒童仔細的聽，並加以模仿，檢查兒童是否能正確的構音

⑷利用鑑定工具：國內可利用的鑑定工具，學前階段有張正芬、鍾玉梅（民 75）「學前兒童語言發展量表」；學齡階段有毛連塭、黃宜化（民 68）「國語構音測驗」等。

6.分析與記錄：以上述方法所取得的語言樣本，加以分析錯誤音的種類、類型、一致性等。

三、撰寫評量報告

評量報告必須要顯現出以下的目的：

1.指示此個案是否為構音異常。

2.清晰的描述個案構音的情況。

3.如果可能的話，對問題的原因、預測加以描述。

4.描述對個案最有利的訓練方案。

陸　構音障礙的矯治

語言治療師如何執行他的診斷過程已在前文描述過，下一個工作就是要設計一種試驗性的計畫來評價診斷所發現的問題。

一、治療的目標

無論如何治療或使用什麼策略成功達成目的，在所有構音治療中，必須找出明確的目標和次目標。

大部分的治療師較傾向於採取折衷式的治療方式，無論使用什麼學習策略，似乎以患者之人格、動機、知覺和反應觀點來期望不同種類的實驗性治療計畫。進一步說，就是在不同的治療階段，使用不同的學習策略是較為可行的。

目標音：如果患者只有一個構音音素，當然那就是治療的首要目標，然而大部分的患者可能有更多的錯誤音，因此必須要決定先後的順序。在決定處理一個或有相同特徵的幾個音時通常採取下列方式：

1.選擇那些偶爾在某些音素的上下關係中，已經正確地發出的音素當作目標音。

2.選擇比較簡單的同位音素。

3.選擇在強烈刺激下最平穩反應的音素。

4.選擇發展遲緩兒童較容易習得的一些音素。

二、一般治療的原則

訓練語音一般可分為：學習語音的階段、類化階段、保留階段三個階段。茲分述如下：

(一)學習語音的階段

1. 模仿發音：單音、四聲練習。
2. 自發性發出語音：句子、片語。

(二)類化階段

1. 在有興趣的話題上與語言治療師會話。
2. 與語言治療師在學校或平時治療情境以外的場合交談。
3. 在學校或治療情境中與他人交談。
4. 在非治療情境中與他人交談。

(三)保留階段

1. 漸漸去除臨床上引發正確語音的刺激。
2. 漸漸引入日常生活情境的刺激，使情境更生活化。

三、構音異常的矯治原則

賴湘君（民79）治療師建議構音異常的矯治原則如下：

1. 分析兒童的構音模式後，以這種分析的結果為基礎，再計畫有彈性的治療方法，並且與個案溝通，使個案了解計畫的內容。

2. 針對個案的個別需要，針對他有問題的音給予矯正，而不是所有個案的模式都相同。

3.治療的程序對患者而言，是從較簡單、較易理解、較易區別及較易控制的語音開始，不要一開始就從較難的音開始。

4.可以利用視覺、觸覺及聽覺來輔助，使個案了解如何構音，以及是否有誤。其中應強調聽能訓練，避免個案只利用視覺而忽略了聽覺。

5.利用個案有興趣和他生活中較常遇到的事物為題材，增進治療的效果。

6.治療的內容應符合個案的年齡、認知水準、先前經驗等。

7.鼓勵個案重建正確的發音，強調重複的練習。

8.鼓勵個案自我了解，主動參與治療，並自行評估治療的效果。

9.請個案的家長、同學、朋友共同參與合作，幫助個案治療計畫的進行。

余玻莉（民 81）**治療師建議構音異常治療原則如下：**

在治療過程中必須注意內容的篩選，以及每個孩子不同的步調及發展順序。在過程中要不斷地給予鼓勵及增強，而且要設計不同的情境練習，使孩子可以有機會做不同的學習。其原則如下；

1.符合需要（依孩子特有的言語或語音型態設計課程）。

2.讓孩子主動參與語言活動。

3.父母和同伴是治療中最重要的協助者。

4.語言的聽說讀寫是相輔相成的。

5.不斷給予關心、鼓勵及回饋。

6.計畫中必須有彈性。

7.過程必須簡單而且容易了解。

8.利用各種適當的感官刺激來輔助孩子了解改正構音。

9.著重於孩子有問題的語音。

10.順著語音自然學習的先後來安排治療計畫。

11.利用孩子有興趣以及其生活中較常遇到的事物為題材。

12.情境要活潑而生動。

13.給予適當適時的增強。

四、構音異常治療技巧

在治療上有一些技巧可以幫助我們更活潑、更多樣化、更豐富整個過程，使孩子有更多嘗試，其技巧如下列：（余玻莉，民 81）

1. 校正（correction）：當孩子表達不正確時立即予以校正。
2. 擴充（expansion）：當孩子表達不完整或不充分時，加以擴充。
3. 簡單的解說（simple expatiation）。
4. 複雜的詳述（complex expatiation）。
5. 變化方式（alternatives）。
6. 完成（completion）：提示孩子來完成句子。
7. 交換的替代（alternative replacement）。
8. 複合（combination）。
9. 修改（revision）。
10. 觀察其行為。
11. 拿熟悉的東西做媒介。

五、構音異常治療步驟

進行治療需要家長的充分配合，其步驟包含以下階段（余玻莉，民 81）：

㈠增加自我問題的意識

讓孩子知道自己是哪些構音不清楚，能夠進而自我提醒。

㈡分析異常音及正確音

讓孩子能分辨哪個音是正確的發音，哪個是錯誤的，提高自我辨別的能力。

(三)建立正確的語音

1. 發音刺繳。

2. 矯正構音部位。

3. 移音矯正。

4. 分析語音。

5. 詞句練習。

6. 交談式練習。

(四)語言遊戲

所有的語言遊戲都是要激發孩子說更多的語音及更多的話出來。以下介紹的一些語言遊戲值得參考：

1. 讓孩子玩一個他以前從來沒見過的玩具。

2. 故意把玩具中的某一個零件拆掉，如少一個輪子的車。

3. 給孩子一個稀奇古怪的玩具，激發他發些語音。

4. 給他看新奇的圖片。

5. 把兩件類似但不相同的東西讓孩子做比較。

6. 跟孩子一起做一些東西，如一起畫圖、剪紙。

7. 跟孩子講故事或唱童謠。

8. 把東西藏入袋中或容器內，要求孩子找出來。

9. 把東西藏起來，且要求他找出來。

10. 呈現給孩子一些不完全的物品（如筷子缺一支）。

11. 角色扮演。

12. 給孩子出問題（上街買糖）。

13. 提供給孩子一些不合理的圖片，要求他們批評。

14. 在遊戲中製造一些干擾。

15. 問問題。

16.大富翁、大風吹。

17.說過去的經驗（去過兒童樂園？玩了些什麼？）

18.玩不同的遊戲（釣魚）。

19.分類、配對活動（相似物品、相同物品、依功能分類，依形狀、顏色、大小質地歸類）。

20.順述概念。

21.口語重述。

22.繞口令、唱兒歌。

23.自編故事。

24.玩家家酒。

25.情境練習（上市場）。

26.打電話。

27.故事接龍。

28.猜謎語。

29.模仿各種動作、玩具、人物的聲音或語音。

30.利用周遭可拿取的物品做為訓練教材，如剪刀、紙、桌子……馬路……。

六、構音治療的程序（the sequence of therapy）

（Van Riper& Emerick, 1984）

(一)感官知覺訓練（sensory-perceptual training）

無論如何，我們必須要使語音的特質明顯化以致熟練的程度。

我們可以幫助兒童注意它感受起來像什麼，我們可以用觸覺、運動覺線索去分辨。

1.使目標音顯著（making the target sound prominent）

其步驟如下：

(1)辨認期：給目標音明顯的特徵，如 / g / 像蛙叫，s 型車道。

(2)分離期：能辨認後，就要訓練對記號反應，他必須對記號的出現敏感。

(3)刺激期：砲轟兒童感官，以提高目標音的刺激屬性。

(4)區辨期：

　　①錯誤偵查：讓他掃描自己的構音，找出任何錯誤，去聽正音與誤音
　　　之別。

　　②錯誤糾正：有足夠能力去掃描後，幫助他，「固定」錯誤。

2.加強自我傾聽（enhancing self-listening）

注意這是耳朵訓練，不是嘴巴，兒童必須掃描自己及標準音間的差異。

無論如何，我們要啟開兒童看不見的管道，幫助兒童固定自己隨時的錯
誤。

3.回憶、覺知及預測錯誤（recalling, perceiving and predicting errors）

首先，兒童要知道自己的錯誤。下一步，知道何時它們會發生，最後可
以預測它們。

有一種設計使臨床人員和個案的閱讀或說話一致，用治療師的嘴巴對著
兒童的耳朵，當兒童發錯時，就大聲發出正確音，或停止說話，或其他刺激。

(二)發音、誘發新語音（production; evoking the new sound）

一旦能建立標準音並使兒童知道辨認自己的錯誤後，就要準備發新音。
有五種方法可以幫助教學：

1.變化及矯正（varying and correcting）

一一去試，由改變舌、唇的運動方式，讓兒童循序漸進地嘗試新姿態。
讓兒童以不同的方式不斷嘗試。

2.逐步漸近法（progressive approximation）

發接近標準音時，就是增強，偏離就忽視。此法先展示一系列轉型音給

個案,每個都和標準音有一點接近,最後是正確的音。此過程要減少偏離的量,與正常構音養成的方式相似,此法是很好的教學法。但有些無法用聽力分辨者,我們較喜歡用語音安置技術或語音改變。

3.聽覺刺激(auditory stimulation)

鼓勵兒童掌握自己的時間去仔細聽刺激和反應。區辨、刺激、認識的技術可一而再的反覆應用。有時臨床人員可以提示兒童去重複它及「感覺」它。此法應被限制在獨立語音或無意義的音節上。

4.語音位置法(phonetic placement)

是一種古老的傳統方法。此法需要相當專注,實施方式不一,最不費錢,當上述方法失敗時可考慮應用此法,且此法對聽障個案最有用。

為使兒童清楚預期的位置,如果患者為成人就用圖表,或利用音節器官位置,用鏡子觀察顎動模型、筆記,用壓舌板來控制舌,用大小不同的衛生筷,用細管來指示氣流方向。

5.其他音的修正法(modification of other sounds)

修正的方式很多,可利用已知的語音或比較它們發音時的運動情形,以做為發正確語音的「嘗試錯誤學習」經驗之基礎。如用 sh 來換成 ch,將 it 和 she 先分開後再慢慢愈來愈快結合,亦即利用其他音的修正而產生新音。

6.關鍵字法(key word method)

如果從測驗項目上得知兒童的一些錯誤音或正確音,臨床人員就要小心地蒐集這些資料,即使個案很堅持自己的錯誤,在治療過程中,仍會說少數正確字,這些字可用重複、重音、延長,如 lips 可延長 s,lipssss...sss.........sss,以預防流失。

(三)穩定化(stabilization)

新語音是弱的、不穩定的,技巧容易忘掉或流失,聽力及動作間亦容易混淆。

1.單獨強化語音（strengthening the sound in isolation）

個案先要小心移動嘴形、重複、延長，直到可以穩定在語音上時，臨床人員才可以要求他增加強度及誇大嘴形。他應集中注意舌唇顎的「感覺」，甚至閉上眼睛，或固定位置（不說話）去「感受」一段短時期，再試。

2.加強及穩定在音節中（strengthening and stabilizing the new sound in syllables）

用無意義的音節來教導個案音的變化，如無意義音節的／s／，seeb 其聽覺度要高於 soob 之／s／。

3.無意義音節的形式（types of nonsense syllables）

有三種CV（子音—母音，如La）、VC（母音—子音如al）及CVC（子音—母音—子音，如 lod），這些可以十四種最常用的母音、雙母音連結而穩定的建構成無意義的音節。

4.無意義字（nonsense words）

有些兒童會把 soup 說成 thoup，但卻發現他很容易說 soub，而不是 soup 的無意義音節，故我們可以此來促進溝通。手指、腳趾、門等都可以用來命名一些無意義的實體，卡片遊戲也可以給個案新音的刺激，在不同的連結練習中，力求顯著進步。

5.音節開始（beginning with the syllable）

他們喜歡從音節開始教而不是 rrr 的重複。為避免延長一個獨立語音而歪曲，並製造轉音時的困難（由語音到音節或字），一開始可用音節。自我傾聽、逐步漸進、聽覺刺激、語音位置法等，都可用音節來教。

㈣穩定在字的水準上（stabilizing at the word level）

1.選擇字彙（selecting a vocabulary）

選擇簡單的相關字，而非把／s／新音用在如 "antiestablishmentarianism"，"statistics" 上：⑴選擇的目標音在單音節字的前面位置，如 soup, sand；⑵選擇的目標音在單音節字的後面位置，如 toss, bus；⑶把／s／介入兩音韻法

合之，如 slam, spin，⑷選擇二個或三個音節的字。

2.從語音與音節中創造關鍵字

有兩項主要技術——不斷畫輪廓訓練、畫信號。

⑴不斷畫輪廓技術（reconfiguration techniques）：目的在教導字中音序的連貫，且不遺失字。如①「Sammy caught a fish with his hook and line；②「Sammy sss ought a fish with his hook and line；③ Sammy caught a fish with his hook and line；④ -ammy caught a fish with his hook and line......。

⑵說與寫同步（simultaneous talking and writing）如 ssss ssss、s si sick, s、si, sick 等等。

⑶做信號（signaling techniques）：兒童延長或重複新語音，再給一個信號，立即要說出先前指定的母音，或其餘部分，如在其 sssss 的延長中，臨床人員突然敲桌子，oup 的音節要自動產生，並要求其說兩次，就是 sssss，（敲）oup soup。

3.從單音或單音節中形成關鍵字（difficulties in forming key words from isolated sound or syllables）

有時兒童會說 rwabbit 是轉型的困難，故信號練習會有助益。用成對字的練習，前一字結束的音是第二字的起音。又如用問號法，寫 oup 時，就用"？"故讀成的符號是"t？""kr？"及"s？"最後符號的發音是 soup，而不是 thoup。

4.在字的水準上開始治療（beginning therapy at the word level）

前面已提過用關鍵字來提供正確音的樣本。觀察指出，開始即用正確方式教學而不是單音或無義的音節也可以。

5.以關鍵字為核心（the key word as a nucleus）

臨床人員從字的層次上開始時，可集中教少許重要的字。試著創造核心的標準字，並插入語音的主要功能，我們用訊息、命令、情感表達甚至思考，來灌溉這些關鍵字的移植，一旦播種了就會成長。讓兒童知道他和別人說得一樣好，這很重要。

6.直接創造關鍵字（creating key word directly）

當我們決定放棄用單音或單音節法，且立即開始用關鍵字教學時，可使用相同的基本方法。如前所述，所有用在教導單音或單音節的方法都可以運用在關鍵字上。

7.配對刺激法（the paired-stimuli approach）

這是用一個關鍵字和一個比較性的模式。先念關鍵字，再從十或二十個新字中，說一個訓練字，由個案和工作人員一起比較其發音的異同。

8.穩定在句子的水準上（stabilizing at the sentence level）

一旦教個案一群關鍵字，包括新音在字前、中、後的位置，而且他可以糾正自己的構音錯誤時，就可以移至下一運作水準的句子上。

9.創造關鍵句（creating key sentences）

將創造核心的句子併入語音、音節、字、句子。有幾個技巧：以慢動作說話（slow-motion speech）；模仿回音語或影子說話（echo speech or shadowing）；一齊說話（unison speaking）；矯正（corrective set）；角色扮演（role playing）。

10.從句子開始（beginning at the sentence level）

此句子層次只在兒童已熟練新單音、無意義音節及關鍵字之後才實行，亦有關鍵句，如一個案主不能說 / th / 的單音、音節、字，但可以立即說命令句 "Shut the door ！"。則語言治療師，一開始治療時，即可立即用句子，有二個理由：⑴相信兒童可以立即正確發目標音；⑵幫他分析正確句、目標音、音節、字，他可用於自己語言的其餘部分。

㈤遷移、延伸、類化（transfer and carryover）

養成使用新音、音節、字或句子的能力是一回事，而能習慣化及自動化地使用它又是另一回事。有三個主要方法：⑴擴大治療情境；⑵使用新音在所有場合；⑶強調感受本體刺激的回饋。

1.擴大治療情境（enlarging the therapy situation）

擴大治療空間包括：整個休閒生活，在學校運動場、工作上、家庭裡等，方法如下：

(1)語言作業（speech assignments）：如①念 rag；②對別人念 rabbit；③問爸爸是否說了任何錯字，您在學校說了什麼。此作業，臨床人員要訂得很明確且符合兒童能力。

(2)設計檢核表及懲罰（checking devices and penalties）：①某一兒童有錯誤時，就畫在卡上；②叫別的兒童用相似形式檢視錯誤；③再有錯誤時，就移轉一個小石彈。但有痛苦性及情緒性的處罰不應使用。

(3)核心情境（nucleus situation）：訂標準時不應太高（太高不智），標準太高時，語言工作就變得令人厭惡。可以用一張特定椅子叫做良好語言椅，讓兒童坐上去，他必須注視自己，並小心地說話。

(4)負向練習（negative practice）：在兒童熟練新語音、字之後，偶爾可要求他說說錯誤的方式，稱為負向練習。有以下幾點理由：①舊習慣是如此強大而時常不自覺地發生，用此方式可以消除不自覺反應；②自發練習使它顯明，以增加警戒與了解；③錯誤的自發練習當作懲罰。

2.使用新音在所有場合（using the new sound in all the various types of speaking）

穩定及自動化時，我們用系統訓練以使新音併入真實生活資訊、社會控制、情緒及自我表現。

3.強調感受本體刺激的回饋（emphasizing proprioceptive feedback）

當我們放一隻手指在唇上時，能感覺其接觸就是感受本體刺激。我們相信一旦人一離開童年，監視構音最重要的自動控制，就是感受本體刺激。

柒 結 語

要幫助一個孩子獲得正確而清晰的語言，必須多方面的互相合作才能提供孩子一個豐富的學習經驗。構音治療實際上並不困難，一旦兒童了解標準音及自己錯誤音的特徵，並能在單音或音節上發音，就可以遷移得很快。父母及教師應按照上述一些矯治策略，有計畫地指導兒童練習。

第七章

聲音異常

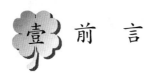

壹　前　言

　　「語言」是人類表達情意的最重要工具，而語言的表達，有賴於「聲音」的運作。聲音的品質（音質、音調、音量）對語言表達的效果，更有莫大的影響力。在現今科學化、多元化的社會中，人們更需要有正常、健康、悅耳的聲音，來表達自己的意見與觀念，對於人際關係的培養，美好的聲音更是不可或缺。本章讓我們來討論發聲的機轉、聲音異常的現象、原因與保健方法。

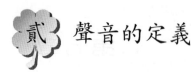

貳 聲音的定義

李憲彥（民 77）認為：空氣的振動，導出一種疏密波，是屬於調頻（FM），所產生的就是聲音（sound）。

陳小娟（民 81）認為：當音源發出音響，引起介質的振動，造成壓力改變，使空氣的分子產生壓縮（compression）及稀薄（rarefaction）的現象，這種一鬆一緊的狀況從音源傳到受音者，就引起聲音的感受。

聲音是指物體的振動經由媒介傳到耳朵而使接受者感受到的能量。聲音的傳送不是靠分子的移動，而是靠空氣分子壓縮、稀薄現象的傳送。

陳威璋（民 80）認為：人體有如樂器，發聲時，由橫膈膜將肺部空氣推出，此為動力製造者（generator），這個動力傳到聲帶後，聲帶發生振動，由於聲帶的開閉振動，肺部送出的空氣被轉化成疏密波，疏密波再傳到聲帶以上，在咽部、口腔頭部產生共鳴，就是我們所聽到的聲音。

張學逸（民 75）認為：人類由喉頭發出的聲音，醫學上稱之為音聲或嗓音（voice）。

參 發聲的機轉

張昭明（民 74）認為發聲機構是由聲音的動力源（activator）之呼吸系統、聲音的音源（sound source）之喉頭或聲帶（vibrator）及聲音的共鳴器（resonator）的聲門上氣腔（supraglottic air space）三部分所組成。這三部分並非各自獨立行動，而是三位一體共同協調行動。

李憲彥（民 77）則認為與發聲最有關係的喉部具有下列四種生理機能：(1)喉部是人類氣道的一段，所以具有呼吸功能（respiration）；(2)喉部有反射

運動，因此具有強烈效應的咳嗽運動（effective cough reflex）來保護下氣道；
⑶喉部的向後上推舉動作，有助於使食物下降的吞嚥動作（swallowing）；
⑷喉部是人體的發聲器官（phonation）。

　　陳威璋（民 80）指出聲帶位於喉部甲狀軟骨內，聲帶之運動主要靠喉部
之內在肌肉，牽動喉部軟骨，引起聲韌帶的開閉並且控制其張力。自然的發
聲是要靠橫膈膜的力量製造足夠的聲門下壓力，用以振動聲帶，而且要避免
喉外肌緊張，及聲帶、假聲帶的過度閉合，以減少聲帶的傷害。

　　發聲的動力來源在肺部送出來的空氣。發聲也是呼吸的一部分，與呼吸
不同的地方在於發聲需要比呼吸吐氣較強的壓力，這個壓力還要隨著發聲之
音高及音量而調整。人類呼吸是一種自發性的功能，其控制中樞在腦幹；但
是呼吸的深度、快慢，也可以靠大腦皮質的意志控制。

　　肌彈性與氣動力是發聲不可分割的二個部分，而且必須兩者協調運作才
可產生良好的聲音。聲帶代表肌彈性，聲門下氣流壓力代表氣動力，發聲之
始，先是聲帶閉合，然後回肺部推送出來的空氣帶動聲帶的振動，產生疏密
波，這個過程稱為起音（attack），或成聲（coup de goltte）。起音之始，聲
帶閉合以及張力要恰到好處，若閉合過緊則為硬成聲（hard attack），聽起
來就是很重的喉音；若閉合不全，則有氣息聲（breathiness）。閉合的緊度
以及張力控制是屬於非自主性反射控制，自嬰兒牙牙學語起，經由腦幹中樞
反射，就不斷調整各種音高所需的張力及緊度；聲門下壓力的調節也是一
樣，在自然狀況下也是一種不自覺的調整，這就是一種自然的發聲。一般而
言，音階愈高，音量愈大則需要愈強的聲門下壓力與聲帶張力。聲樂的訓練
中，為了達到歌曲特殊的要求，一方面需要加強橫膈膜及腹部的支撐，以產
生及維持各種聲門下壓力；另一方面則要訓練聲帶張力的控制以適合各種不
同音高的產生。

　　在日常語言中所需的音高大約在 100 至 250Hz，音量大約在 40 至 60dB
的範圍內，在這個音高音量下，只要維持自然的肌彈性及氣動力的運作，就
沒有損及聲帶之虞。但是在生活中，或由於職業的需要，或由於環境噪音的

影響，或由於情緒的緊張與激動，常常會使用超出平常語言的音高及音量，此時若無適當的訓練及發音的調整，就會造成聲帶的傷害。造成聲帶傷害的機轉，陳威璋（民80）歸納出下列的原因：

　　1.聲門下氣流壓力不足以應付發聲所需的音高與音量。

　　2.聲門強迫性閉合（effort closure）。

　　3.由於聲帶及假聲帶之強力收縮，同樣聲門下壓力之氣流通過聲帶所產生的摩擦力增大，聲帶振動之撞擊力也增強，而且由於聲門強迫性緊閉的結果，喉部血流阻礙，易有充血（congestion）之現象。充血再加上強力振動，則造成聲帶黏膜下出血或滲出液增加，引起水腫，甚至聲帶表皮可能發生潰瘍。如果反覆的發生，則黏膜下結締組織會不斷的增生來修補聲帶受傷害處，這就形成了聲帶結節或瘜肉。

肆　聲音異常的症狀與原因

一、聲音異常的原因

　　林寶貴（民81a）在「語言障礙輔導叢書」中將聲音異常的原因分為器質性與非器質性兩類：

㈠器質性聲音異常

　　常見的咽喉部疾病導致聲音異常之原因，可分下列八種類型：

　　1.急性、慢性喉頭炎：喉頭的急性或慢性發炎，大多為上呼吸道感染所致。物理性或化學性持續刺激，即職業上濫用聲音、抽煙、喝酒厲害者，在工作場所吸入有毒的刺激性氣體者均可能引起。

　　2.聲帶結節：濫用聲音或經常講話、唱歌者容易產生，女性多於男性。

學齡兒童不斷大聲講話時易產生，稱為小兒聲帶結節。

3.聲帶瘜肉：血管神經性障礙引起的末梢血管出血或浮腫，或喉頭黏膜發炎時對聲帶過度的刺激，引起組織的增殖等。

4.喉頭乳頭瘤：病毒或內分泌障礙等原因。

5.喉癌：病因不詳，其誘因為遺傳、抽煙過度、空氣污染等。

6.聲帶麻痺：中樞性麻痺（核麻痺）、末梢性麻痺（迷走神經麻痺、喉返神經麻痺），如縱隔瘤、甲狀腺癌壓迫神經或甲狀腺手術時受傷等。

7.其他咽喉部疾患：外傷或先天性咽喉部異常等。

8.其他因素：內分泌的改變、過敏、呼吸道感染、變聲期的轉型、經期的焦慮等。

(二)非器質性聲音異常

心理因素、性格、精神受刺激、不正確的發聲習慣，尤其是學童不當的濫用聲帶。

二、常見的用聲職業病

「郵差的腿，教師的嘴」說明了教師是靠嘴（聲音）的職業。其實常使用聲音的職業不僅是教師而已，尚包括傳教士、聲樂家、演說家等，這些人若聲音出毛病，則對其職業的服務就不能順暢。因此職業病的消除，非常重要。下面介紹幾類最常見的用聲職業病成因、症狀與改善方法。

(一)聲帶結節

又稱為聲帶結繭，是聲帶邊緣的纖維化突起。典型的位置，常在聲帶前三分之一的交界處，此處為聲帶振動最頻繁、最大的一點。早期的病變看起來是紅色的，稍後，纖維組織取代了出血，因而使結節呈白色。常見二個結節恰好彼此對立，而在發聲時互相接觸，造成兩邊聲音無法完全閉合，產生

聲音沙啞，有氣息聲。形成原因為長期濫用聲音或歌唱發聲不良的結果，例如呼吸與發聲配合不當及使用過高或過低音調說話，容易造成頸部肌肉緊張，導致聲帶振動時阻力增加，尤其在感冒、喉炎期間，濫用聲音均極易造成持續性聲音沙啞，並可能引起聲帶結節。當患者在聲音沙啞症狀出現半年以內，接受語言治療或禁聲休息，大多可以痊癒，若症狀持續一年以上，可以治療但不易完全恢復到正常狀態。對結節較大的病患，施以手術切除，再接受語言治療，才會有較好效果，同時務必改正不良的呼吸方法，否則會再復發。

(二)聲帶瘜肉

發生於聲帶的任何部位，且多為單側性，也是呼吸不良，平時濫用聲音，或吸煙的結果造成。其成因是聲帶受到過多的刺激，造成一次或重複聲帶黏膜下出血或紅腫所形成的。其症狀是聲音嘶啞或帶氣息聲，若瘜肉位於聲帶前端，則聲音障礙愈顯著，甚而影響呼吸。治療方面，對初期微小瘜肉，可以聲音休息方法改善，至於體積太大以致影響發聲呼吸器者，需先行手術摘除，才能獲得改善。

(三)接觸性潰瘍

通常為雙側性，位在聲帶的後三分之一的部位，患者幾乎偏重於男性。濫用聲音（使用硬起聲），過敏症及情緒緊張可能是致病的因素，而過度的抽煙喝酒也是加強的因素。接觸性潰瘍症狀，患者音調偏低、沙啞及粗糙，而且容易疲勞，有喉頭異常感（異物感），常有疼痛的現象。在治療上，禁聲是最有效的方法，嚴重者則需經手術，再行音聲治療。

(四)喉炎

依原因可分急性喉炎與機能性喉炎。前者為一般所認為的感冒、喉痛，起因於上呼吸道的感染，聲帶紅腫、微痛，聲音易疲勞，如再加上濫用聲音，將產生聲帶的病變。機能性喉炎，係患者長期大聲喊叫或誤用聲音，以

致聲帶紅腫、變厚而致聲音異常。以上兩者皆必須讓聲音休息，並根除濫用聲音的不良習慣。

此外，張學逸（民 75）認為音聲異常通常可依原因分為機能性音聲異常（function voice disorder）及器質性音聲異常（organic voice disorder）兩種。機能性音聲異常發生的原因是發聲時呼吸及咽喉等處的肌肉運動，其配合協調發生機能上的問題；器質性音聲異常則是發聲的聲帶或其附屬發聲器官本身，發生組織構造上的病變。當然，有些機能性音聲異常也會漸漸產生器質性的病變。茲分述如下：

(一)機能性音聲異常

1.機能過度性音聲異常（hyperfunctional dysphonia）

發生的機轉是聲帶本身或與發聲相關的肌肉過度緊張或協調不良所致。臨床上聲音不一定會有明顯的變化，但是在長時間談話後，則會出現喉嚨乾、痛、緊，談話無力諸症狀，有些人甚至會像痙攣性的刺耳聲音，但聲帶在外觀上仍屬正常。

2.慢性聲帶性音聲異常（chronic corditis）

發生的機轉類似機能過度性音聲異常；另一種原因則是因為職業上的關係，使說話過量，如老師、播音員等。臨床上顯而易見的是聲音沙啞，時間久了聲帶的彈性會變差。理學檢查發現只是聲帶上有不同程度的充血、水腫或硬化。

3.聲帶結節（vocal nodule）

發生的機轉也類似機能過度性音聲異常，但產生結節需要有二個要素，缺一不可：(1)長期使用聲音；(2)發聲習慣不良。它最初可能是慢性聲帶炎的狀態，漸漸產生不可逆的變化而成為聲帶結節。常見於老師、經常叱喝小孩的家庭主婦及喜歡大喊大叫的孩子。臨床上出現談話後喉嚨乾、痛、緊，聲音沙啞及發音吃力等症狀（圖 7-1）。

4. 接觸性潰瘍（contact ulcer）

　　發生的機轉多因為病患有起音過重的習慣，但也有人認為與胃酸逆流（gastric acid reflex）的刺激有關，中國人少見。臨床上的症狀可能只是喉嚨微痛，不一定伴隨音聲異常，但如果情況嚴重，也會有聲音沙啞的情況產生。理學檢查可見杓狀軟骨的聲帶突（vocal process）上有單側或雙側的潰瘍，聲帶突是聲帶的後端附著處，聲帶關閉時，聲帶突會撞在一起，所以這個部位是喉部黏膜最容易發生傷害的地方，因為撞擊傷害而引起潰瘍，甚至變成肉芽腫（圖 7-2）。

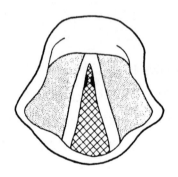

圖 7-1　聲帶結節
位於聲帶高音部位長出繭狀物
聲帶結節通常是因高聲叫喊所引起的

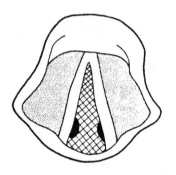

圖 7-2　接觸性潰瘍
（位於聲帶低音部位）

5. 聲帶瘜肉（vocal polyp）

　　發生的機轉在於發聲創傷（phonotrauma），也就是先有聲帶脆弱的隱因，如上呼吸道感染、喝酒等使聲帶上的微血管變得脆弱，此時如果又大聲喧嘩喊叫，就容易使脆弱的微血管破裂，所滲出的血液在聲帶黏膜下形成血腫，久而久之形成瘜肉，進而影響聲帶的閉合及振動。

　　通常聲帶瘜肉的發生率男多於女，聲帶結節則是女多於男；聲帶瘜肉發生的原因和說話習慣較沒關係，而是一時說話刺激引起，聲帶結節則多與說

話習慣有關。

6.喉室音聲異常（ventricular dysphonia）

發生的機轉是聲音由假聲帶或喉部聲帶上方組織突出部來發出。可能的原因是真聲帶萎縮或出現病變，使真聲帶無法靠攏振動發聲，進而由於代償作用，把假聲帶突出使之互相靠近發出聲音。當然這種假聲帶突出的情形，也可以是單純機能上的障礙。臨床上最重要的特徵是複音（diplophonia）的出現，聲音比較粗糙、低沈。

7.轉化性音聲異常（conversion dysphonia）

發生的機轉是心理情緒因素，致使發聲時喉部肌肉產生暫時性協調不良，因而出現音聲異常，如相當悲傷時。臨床上音聲的變化呈多樣性。理學檢查發現聲帶的外觀正常。這種病患常努力想說出正常的聲音，可是辦不到。

8.變聲性假聲（mutational falsetto）

男性較常見，發生的機轉在於孩童時期的音調較高，在青春期時因聲帶發育會使音調變低，可是有些人不能適應這種變化，下意識不變成大人的聲音，而用假聲的方法想保有他原來的童音，其實他是有發出成人聲音的能力，臨床上容易被誤診為性賀爾蒙不足。此外由於病患怪異的音調，容易造成社交上的困擾。

(二)器質性音聲異常

1.老年性音聲異常（senile voice disorder）

發生的機轉是因年紀大，聲帶萎縮，無法緊密關閉，而有說話漏氣的現象。

2.荷爾蒙性音聲異常（hormonal voice disorder）

發生的機轉在於聲帶若接受男性荷爾蒙的刺激，會加大、加長，而女性則因為聲帶小些，所以有男女音調低高的差異。若女性服用含男性荷爾蒙的藥物，加上喉頭對荷爾蒙的感受性強時，聲帶就會再發育，形成男性的聲音。

3. 發炎（inflammation）

按原因可區分成四種：

⑴最常見的是上呼吸道感染後引起的聲音沙啞。因此除了治療發炎的原因之外，更要禁聲使聲帶得到充分的休息；⑵其次常見的是外物刺激引起的聲帶炎症反應，如酒精、香煙等。若是長期不改善，會引起慢性聲帶炎、聲帶紅腫、變硬，當然會有音聲異常的問題；⑶瘜肉樣聲帶（polypoid vocal cord）發生的原因是長期吸煙的結果，以中年女性居多；⑷氣管插管置留太久或操作不當，摩擦聲帶突上的黏膜及軟骨，引發黏膜損傷及軟骨膜發炎，造成肉芽腫。

4. 先天性喉部異常

最常見的是聲帶畸型（vocal cord malformation），又叫聲帶溝（vocal sulcus）。臨床上可見聲調較高且呈沙啞，較嚴重的病患也有說話漏氣的現象，無法大聲喊。理學檢查發現聲帶上有疤痕狀的深溝，影響聲帶的振動，若情況嚴重，聲帶萎縮造成聲門的閉鎖不全，因而有說話漏氣的情形。

5. 創傷或狹窄（trauma or stenosis）

其中較特別的是聲門蹼（laryngeal web）。形成的原因是聲帶前端兩側黏膜損傷後，在癒合的過程中沾黏起來，形成蹼狀膜，嚴重時會影響聲帶的振動，使聲音沙啞，甚至影響呼吸。

6. 神經肌肉性音聲異常（neuromuscular voice disorder）

最常見的是聲帶麻痺（vocal cord paralysis），又可分成兩種：⑴單側性麻痺，發生的原因 50% 是做甲狀腺切除時不慎傷及喉返神經，有三分之一是不明原因的麻痺，有人推測是病毒感染的緣故；⑵兩側性麻痺，臨床上較少見，發生的原因也大多以甲狀腺切除時不慎傷及兩側喉返神經引起。

除聲帶麻痺外，神經肌肉性音聲異常有些是屬於協調的問題。聲音的發出除了靠聲帶外，還需要許多喉部肌肉的協調動作，這種聲帶及喉部肌肉的協調不良引起的音聲異常有下列兩種：⑴痙攣性音聲異常（spastic dysphonia），這類病患的聲帶在發聲時會有不協調的痙攣性靠攏，因而造成很特殊

的痙攣性失聲；⑵顫音（vocal tremor），往往找不到原因，除非找到特殊的原因，否則並無理想的治療方法。

　　7.腫瘤（tumor）

　　腫瘤引起的音聲異常可概略分成兩種：一種是腫瘤本身引起的，通常是在聲帶上有腫瘤所致；另一種是腫瘤切除後引起，通常是傷及聲帶所致。

 ## 聲音障礙的檢查及診斷

　　根據張昭明（民 74，p.25）在「音聲醫學」中指出：所謂聲音障礙，乃是聲音有病變的情形，或是發聲時，伴有不舒服的自覺症狀之情況。聲音的病變，可根據聲音的音調、音量、呼氣支持以及音質等四要素，加以判斷。也就是說，當這四要素當中之任何一項，根據該個案之年齡、性別以及發聲環境等各方面加以考慮，而發現與正常的情況或是條件，相差懸殊，即被認為有聲音的病變。臨床上決定一種疾病的診斷，必須經過問診、症狀的分析以及原因的追查等三個步驟（如圖 7-3）。

　　林寶貴（民 72）在「身心障礙兒童語言治療教育」中建議聲音障礙的診斷，可從聲音的音調（高低）、音量（強弱）、音質（音色）三方面加以檢查：

㈠音調（pitch）的檢查法

　　要檢查時時刻刻都在變動的說話聲之音調有多高、多低的問題，在理論上似乎是極為困難而不可能的事，但在臨床上，只要經過相當的練習，即可簡單而確實地檢查出聲音的高低。例如：讓兒童以自然的音調朗讀一小篇文章（緊張時，其音調常會變高），當兒童朗讀時，檢查者用鼻音跟著哼同樣高的音調，然後在鋼琴上找出相當其音調的音階，便知兒童說話的音調有無過高或過低的現象。

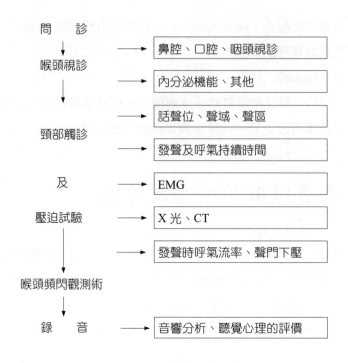

圖 7-3　聲音障礙檢查程序

【例文】

自尊和自大

　　在您做人做事的基本態度上，一定要保持您的自尊，但是卻萬萬不可以自大。自尊和自大的區別，非常巨大。自尊是出於人的高貴品行，自大卻是一種不良的劣根性。自尊的人，從來不會小看別人，只問自己是不是在努力上進；自大的人，卻只曉得陶醉在自己的有限天地中。

　　凡是自大的人，都不能虛心檢討自己的短處和缺點，所以很難長進。您要是想塑造完美的人生，必須先把自大的心理除去。不然的話，您就會愈來愈不知道天高地厚，言語和行為，也愈來愈誇張了，那就不啻是自暴自棄了。

(二)音量（loudness, intensity）的檢查

讓受測者朗讀類似檢查用的例文，或與受測者對話，令其打電話，叫喚離開相當距離的人或動物等，看受測者能否發出各種情境所需要的音量，以及會不會配合情境的需要，適當地變化聲音的大小、高低、抑揚、頓挫等，以了解受測者說話聲音的強度。

(三)音質（quality）的檢查

音質的檢查要靠檢查者的耳朵來判斷，注意觀察受測者在各種情境中的說話聲，尤其注意其是否會使用適當的形容詞以表達情意。音質的好壞要看複雜的共鳴腔之型態及運動模式的微細變化而決定，一般的音質檢查有下列幾種：

1. 氣息聲（breathy voice）

聲帶閉合不全所引起的如颯颯似的聲音。檢查時除判斷音質外，尚可從甲狀軟骨的觸診，了解發聲時咽喉部位各種肌肉的緊張程度，注意觀察呼吸的情形（呼吸的型態、深淺、節律），及受情緒（鎮靜或興奮）的影響情形。

2. 粗糙聲（harsh voice）

又稱嘶啞聲，由於聲帶過分密閉發出的聲音，職業性大聲演講或歌唱者常發生這種現象，含有吃力性的雜音。

3. 嘶嗄聲（hoarse, husky voice）

氣息聲與粗糙聲混合的聲音，與發怒而發不出聲音，重感冒，喉頭發炎，聲帶發炎腫脹，或分泌物附著於其上，說話時聲帶不能緊密湊合或振動，而使聲音嘶啞或失聲。

陸 聲音異常的出現率

張昭明（民 75）指出，許多成人的音聲問題是肇因於小兒的音聲問題，也就是說小兒期的音聲誤用或是音聲濫用之習慣，原封不動地帶到成人期。人類的聲音是隨著年齡的成長而變化，並以變聲（voice mutation）為分界；所以，變聲期前後的音聲問題及其治療，在本質上就不一樣。

學童嘎聲病患幾乎都集中在五至十歲，而且男童多於女孩，比例約為7：1。其發生率是隨著年齡的增加而減少。發生嘎聲最主要的原因是音聲濫用（vocal abuse）和音聲誤用（vocal misuse）。最常見的病理變化是，聲帶結節和過動性音聲障礙（hyperkinetic dysphonis），十五歲以前的聲帶結節，稱為尖叫者結節（screamer's nodules）。

民國七十三年至七十四年在張昭明主持的調查中，發現○歲至十五歲的七萬零三百三十七案例中，小兒罹患喉頭疾病者有六百九十六例，占全部病患數的 1%。其中占最多的是學童嘎聲，有四百八十例，為全喉頭病患數的69%，這些學童嘎聲的患者中有一半左右必須接受治療，可見學童聲音異常的嚴重性。

民國六十八年及六十九年，張昭明（民 74）為臺北省（市）立師專音樂科一百一十二名女生，及國內四所國劇劇校一百六十二名男女生，做了音聲生理學的調查，結果發現劇校學生有一百零四名（64.2%）罹患機能性聲音障礙，其中二十五名（15.45%）有器質性病變。師專學生有 34%機能性聲音障礙，器質性病變只有一例。

盛華等（民 76）於民國七十三年至七十四年間，對臺北市六十九所國中七千三百一十位教師進行聲音障礙調查研究，結果發現如下；

    1.臺北市國中教師罹患聲帶結節的比率相當高，達 78‰至 110‰。

    2.女性教師比男性教師更容易罹患聲帶結節，其比例是 1：6.3～6.0。

3.聲帶結節的發生與環境噪音有關，噪音愈大，愈容易罹患聲帶結節。

4.聲帶結節的發生與教學年資有關，罹患聲帶結節的人數隨著教學年資的加長有增加的趨勢。

5.聲帶結節的發生與教學時數有關，教學時數愈多，愈容易罹患聲帶結節。

6.該研究結果顯示聲帶結節與空氣污染的相關不大。

可見教師罹患聲音障礙的嚴重性，因此教師們如何保養自己的聲音就顯得格外重要了。

柒 聲音異常治療原則

大多數的聲音異常來自於聲音的過度使用（over use）、誤用（misuse）及濫用（abuse）。其結果是造成聲帶暫時或永久的受傷，例如出血、瘜肉、結節或瘜肉樣炎症等等。藥物、手術都只是治療上的一個手段，基本上音聲治療（voice therapy）才是治療音聲問題最重要的一環。音聲治療的基本原理是運用人類呼吸以及發音的解剖生理，以得到最有效的發音方法，並減少聲帶因發音可能帶來的傷害。所以，解剖生理學的了解是建立有效音聲治療的不二法門。

一、治療音聲原則

陳威璋（民 80）提出治療音聲問題的五個應用原則如下：

(一)吸氣

吸氣時應有效運用腰部及背部的力量。儘快讓受訓練者坐著或站著，兩手叉腰，扶在腰部及胸腔側面最下五、六個肋骨處，吸氣時讓受訓者的手肘

及肩膀下移,並感覺腰部及腹部的擴張。不要吸到完全飽滿,以免胸部肌肉呈緊張狀態。吸完氣一口氣後吐掉。

(二)吐氣

吐氣訓練的目的在讓受訓者感覺橫膈膜的張力及推動,手扶腰來感覺肚皮的運動,而且吐氣的訓練開始時,吐氣時間要愈短愈好,先從一秒左右的吐氣開始,吐完一秒立刻讓肚皮彈回,並順勢再吸入微量空氣,如此反覆進行再逐漸延長吐氣時間,吐氣時間愈長,腰部及背部的支撐愈重要。吐氣不必把氣吐到盡頭,以免造成肌肉緊張。

(三)成聲

成聲需要氣動力與肌彈性充分配合,治療的目標是要讓受訓者發出柔和的聲音,訓練的方法可以讓受訓者在吸氣之後,吐氣之前先短暫的閉住氣,然後令其輕輕的打開嘴巴,做上述吐氣的動作,背部支撐,下腹內縮,在吐氣的同時發「ㄚ」聲。防止受訓者硬起聲的最好方法是讓其注意力集中在腹部,示範軟起聲與硬起聲讓個案分辨不同處,配合錄音讓其聽聽錯誤的地方,再不斷的修正。

(四)發音

發音的訓練也是由「ㄚ」開始,先短音,再連續短音,再逐漸加長音。然後再練習其他母音,練習其他母音可分成二組「ㄚ、ㄛ、ㄨ」一組,「ㄚ、ㄝ、ㄧ」另一組,要領是聲帶與橫膈膜的運用在每個母音都完全一樣,不同的只是口型與舌頭位置的差異。再訓練不同的音高。

(五)放鬆

在說話或歌唱時的放鬆並非全身肌肉都放鬆,而是肩部以上放鬆,但腰部及腹部仍然要有力量支撐,矯正的方法首重橫膈膜的訓練,控制橫膈膜的

力量，令其注意力完全放在腹部，不要有控制喉部的感覺。臉部保持微笑，肩膀定位，頸部肌肉放鬆。

二、聲音的保健

前述音聲是許多用聲者的職業工具，然而這些人也最容易變成聲音障礙者。其中又以機能性音聲障礙，如聲帶結節、慢性聲帶炎，及發音引起的慢性喉嚨痛為最多。這種疾患會造成聲音嘶啞、發聲吃力與喉部的不適感。如果沒有接受很好的治療，它便會一直存在，對其從事的職業造成長期性的困擾。其實預防重於治療，有些聲音異常只要在日常生活中多加注意聲音的保健，很多異常可以避免。下面提出一些保健原則，值得重視（楊國仁，民82）：

㈠要有高度的警覺心

對自己喉部在說話時，若有不適的感覺，如喉痛、乾燥、不舒服、阻塞感、刺辣感、異物感、痰多、咳嗽，經常清嗓子或音調突然降低等現象，應速請耳鼻喉科醫師檢查。

㈡平日在說話方面，應注意下列事項

1.使用適當的音量，避免大聲說話、吼叫，尤其對學生叫罵，或急促的尖叫。

2.使用適當的音調，避免過高或過低，尤其不該經常使用耳語，將可減少發聲時的阻力和聲帶緊張。

3.注意說話時情緒的穩定性，在情緒極度高昂時，如盛怒、悲傷等應避免無限的發洩聲音。

4.平時少吃刺激性的食物，尤其是煙、酒、辣椒等，抽煙使聲帶不再「純白」；輕者浮腫，重者纖維化而使聲音變得粗糙。

5.平時保持足夠的睡眠，多喝水（溫的），可使聲帶恢復疲勞，更可在

教學繁重壓力下使喉嚨舒適些。

6.多注意聲帶的休息，工作時避免滔滔不絕，尤其工作之餘，不要再長時間聊天，打電話。

7.感冒或喉嚨痛、發炎時，儘量少說話，若症狀嘶啞，持續超過二週以上，就須請醫師檢查。

8.勿擅自服藥，通常這些藥物只會暫時性減輕症狀，反而使不良發聲習慣的原因難以自覺，應速請醫師檢查。

9.避免過分清嗓子與咳嗽。

10.生活要有規律，避免熬夜，方能保持聲音的完美。

三、學童嘎聲的矯治重點

張昭明（民 75）認為學童的嘎聲治療可分音聲治療（voice therapy）及喉頭顯微手術（laryngeal microsurgery）兩種。前者是提醒學童勿大聲吼叫，並避免硬起聲，上呼吸道感染時應儘早找醫師診療等。後者則屬醫療範圍，應由耳鼻喉科醫師執行。

特殊教育上，對這類學童可利用行為改變技術、增強與消弱原則輔導學童減少濫用聲帶。

實施聲音矯治的重點，是幫助學生認清大聲叫喊，或用喉音說話，可能招致聲帶的損傷。無論哪一種濫用聲帶的症狀被確定後，教師應擬訂一個計畫，以減少它的復發。例如，記錄兒童一星期內每天「大叫的次數」及「您能用好的聲音說話嗎？」以防止兒童濫用聲帶及發展良好的聲音（林寶貴，民 72）。

表 7-1　預防兒童濫用聲音評量表「您能用好的聲音說話嗎？」

分數	評量內容	得分
1	我知道道什麼是好的聲音。	
2	別人有沙啞的聲音時，我能聽出來。	
3	我有沙啞聲音時，我的耳朵能聽出來。	
4	當我有好聲音時，我的耳朵能聽出來。	
5	當我用沙啞的聲音說話時，我的喉嚨能夠感覺出來。	
6	當我用好的聲音說話時，我自己能夠感覺出來。	
7	我有時候用好的聲音說話？	
8	大部分時間我用好的聲音說話？	
9	我每次都用好的聲音說話？	

四、一般聲音異常的矯治原則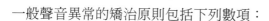

一般聲音異常的矯治原則包括下列數項：

1. 器質性的聲音異常要先接受醫學治療，配合發聲器官的狀態，訓練呼吸與發聲。

2. 心因性的發聲異常，應除去心理的原因，並實施發聲訓練。訓練放鬆、平衡肌肉張力。

3. 說話聲音過大或過小：兒童對自己的聲音大小無法控制，母親應以身作則，說話柔和。利用錄音機、手指娃娃遊戲的方法訓練。

4. 說話的要領：說話要輕，尤其是第一個字；音量、速度要適中；訓練呼吸，增強腹壓力。一口氣以說六、七個字為原則，太快則呼吸急促，說話困難，下氣不接上氣，容易造成口吃的現象。

5. 如果兒童說話有重鼻音、高音調、慢性沙啞聲，或抽緊的單調聲等現象，就是有發聲的問題，應給予適當的診斷和矯治。

6. 痙攣性的發聲障礙，說話時咽頭非常緊張，聲音顫抖，也是一種心因

性的聲音障礙，要先克服心理的壓力，放鬆發聲，才是根本的解決方法。

7.青春期的男生普遍有暫時性的聲音異常，應予延遲治療，俟青春期喉頭與發聲道的生理改變完成，聲音穩定後，若仍有異常現象，再進行治療。

8.機能性的失聲往往是突發的，由於極度驚嚇、失望，或造成短期失聲的疾病而促發。患者常以耳語方式說話，有時能從咳嗽或哭泣中重得聲音，故治療時可先請患者嘗試咳嗽、清喉嚨、朗笑或哭泣，一旦出聲，可由非口語發聲引向口語，練習一些語音與單字，但不必急於練習會話。如果患者有情緒不穩定的現象，可轉介給心理或精神科醫生，以進行心理諮商。

五、聲音治療促進技巧

下面簡介臺北榮民總醫院復健醫學部所介紹之二十種促進聲音治療的技巧（徐道昌等，民 79）：

(一)解釋問題

治療師應讓患者了解問題之所在、原因、應改進之點、問題之前因後果、治療方向、預後的情形等。

(二)回饋法

觸覺及聽覺回饋是學習語言最重要的途徑，可將患者的聲音錄下來，令其經由回饋學習傾聽自己的聲音，進而改進發聲。

(三)階層分析法

令患者列出一系列焦慮情境，由最輕鬆、最不感焦慮的情境至最易產生焦慮的情境，或找出何種聲音最正常、稍好或最差；分層突破每個難關，克服內心障礙；由最正常、最輕鬆的情況開始治療，漸入難境；若進階後無法勝任，再退回前階層練習。

㈣聽覺訓練

除發聲習慣錯誤外，有些聲音異常是由於聽覺系統的問題，而對聲音無正確認識，故治療師或教師可先評量患者的聽力，檢查其對音調的區別能力，音量的大小概念，以及音質標準是否與常人相同，再針對病因治療，或對聽能差者進行聽覺訓練（對聽能正常者可免）。

㈤避免濫用

避免大聲哭叫、尖叫、呼喊、清喉嚨、咳嗽，及不適當的音調、音量、與音質。

㈥建立新音調

直接令患者改變音調水準，可使音量或音質變佳。

㈦指壓法

手指按壓甲狀軟骨時，能使軟骨稍後傾，聲帶變短而粗，音調降低，患者可經由手指感覺喉頭的上下運動，了解其與音調高低的關係，有助於建立較低而正常的音調。

㈧音調變化法

有些人說話音調缺乏變化，聲音顯得單調呆板，選擇適當短文或語調多變化的感嘆句或問句，錄下朗讀練習或交談時的聲音，分析其音調變化，研求改進。

㈨改變音量

先檢查聽力，若聽力正常，可與患者討論音量過大、過小問題；若患者未察覺自己的音量過大或過小，可錄下交談時的情形，幫助患者了解問題所

在，並分析音量過大、過小的心理。

㈩消除硬起聲

長久使用硬起聲，聲帶極易疲勞，容易造成聲音異常及聲帶病變。聲帶濫用及演員、佈道者、未經訓練的歌手等，常出現硬起聲，應設法消除這種錯誤的發聲習慣。

(十一)咀嚼法

能促進聲帶質量或大小的調整及妥善的閉合，亦能影響因機能使用過度而聲帶發生病變時的發聲，對聲帶增厚、小結、瘜肉、接觸性潰瘍與慢性喉炎的消失皆具良效，其方法是令患者面對鏡子將嘴張大，模仿咀嚼滿口餅乾或軟糖的動作數分鐘。

(十二)張口法

張口說話能使發聲道放鬆，促進自然的聲帶活動，增加口腔空間使共鳴更佳，對音調、音量與音質問題均有幫助，對發聲困難而無任何器質性病變者特具良效。

(十三)呵欠—嘆息法

對消除硬起聲，放鬆發聲道，與消除緊張方面，確係良好的促進技巧。亦即對聲帶閉合機能使用過度，或因機能使用過度而發生病變者的發聲有所助益。

(十四)鬆弛法

教導患者全身放鬆、轉動頭部、張喉、默想某些今人舒適放鬆的場合，或配合咀嚼法及呵欠—嘆息法等，均能間接促進發聲道的放鬆。

㈤呼吸練習

某些音量與音質異常者，能因增加、擴大呼氣流量而獲得改善，其方法是：⑴令其說話時迅速吸氣、拖長呼氣；⑵練習同時呼氣發ㄚ、ㄛ、ㄨ等母音；⑶選擇單字、短詞、短文幫助發展呼吸的控制，字句間換氣要快而自然，避免吸一大口氣後朗讀文章；⑷對幼童可採非口語呼氣練習，將薄紙靠在牆上，令兒童於教師的手指移開時吹氣，計算紙張能維持幾秒鐘不掉。

㈥推提訓練

能促進聲帶的閉合與音量、音質的改進，對聲帶疲勞、肌無力、單側聲帶麻痺、喉傷，或長期機能使用過度而聲音微弱者有所助益。其方法是令患者將地上重物用雙手提舉，或緊握拳頭至肩膀處，然後迅速將重物或拳頭放下，手臂伸直數次，同時練習發聲、字詞或短句。

㈦變更舌頭位置

舌頭是共鳴音與構音的重要器官，若位置過分後傾或前傾，均會導致口咽腔共鳴失調，兩者的情況可藉變更舌頭位置而改進。如練習ㄉ、ㄊ、ㄙ、ㄅ、ㄆ、ㄈ等音，再與ㄧ、ㄝ、ㄨ等母音配合練習，可使後傾舌頭前移；教患者大聲發ㄚ、ㄛ、ㄜ、ㄨ等長音，再連發ㄚ——ㄛ——ㄜ——ㄨ各約五秒鐘，並練習含ㄍ、ㄎ等舌後子音與上述舌後母音的讀物，可使前傾舌頭後移。

㈧負性練習

患者一旦能自由發出預期的聲音後，教師可要求其以舊方式發聲並予錄音，再共同傾聽、討論兩者的異同與感受，亦即利用負性練習，令患者練習原來不正確的方式，可加強穩固新的發聲方式。

㈤目標發音法

先向患者描述發聲法及聲音的優劣標準，再令其找出最佳的聲音，嘗試過程加以錄音，一旦出現目標聲音，立即重複傾聽與練習，不斷修正改進，直到不需聽覺回饋而能發出理想的聲音為止，再由易而難練習朗讀文章。

㈢默聲療法

急性喉炎與喉頭手術後的患者，多用默聲療法使傷口不受干擾而快速癒合，但對各種機能使用過度而生病變者效果較小。默聲療法是讓患者完全沈默（連耳語、咳嗽、清喉嚨、朗笑等均應避免），只能用手勢或筆談。

 捌　附　圖

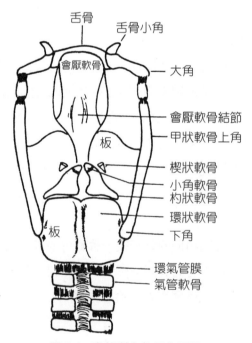

圖 7-4　喉部所有軟骨位置圖

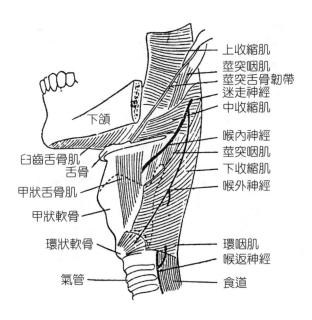

圖 7-5　喉外肌及神經分布

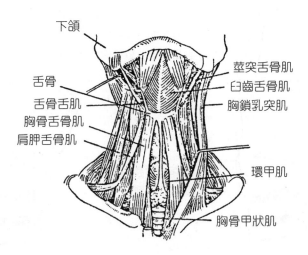

圖 7-6　舌骨上肌與舌骨下肌

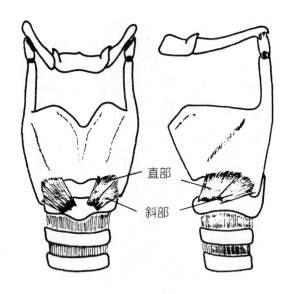

直部

斜部

圖 7-7　環甲肌

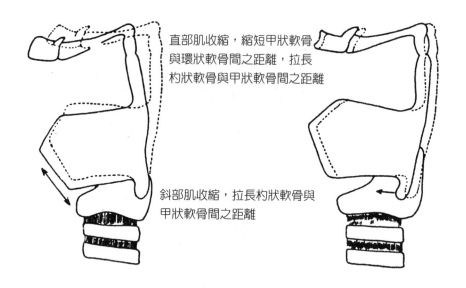

直部肌收縮，縮短甲狀軟骨
與環狀軟骨間之距離，拉長
杓狀軟骨與甲狀軟骨間之距離

斜部肌收縮，拉長杓狀軟骨與
甲狀軟骨間之距離

圖 7-8　環甲肌收縮帶動軟骨之圖解

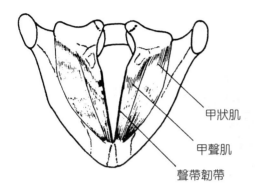

甲狀肌

甲聲肌

聲帶韌帶

圖 7-9　甲杓肌

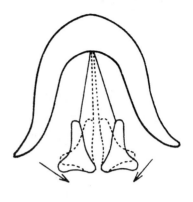

圖 7-10　後環杓肌之動作運轉

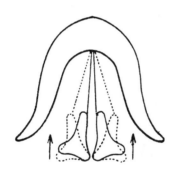

發聲時閉合

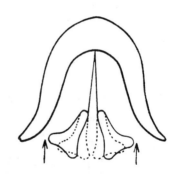

耳語時張開

圖 7-11　側環杓肌及其動作運轉

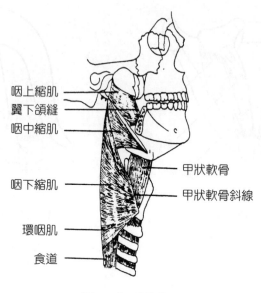

咽上縮肌

翼下頜縫

咽中縮肌

甲狀軟骨

甲狀軟骨斜線

咽下縮肌

環咽肌

食道

圖 7-12　咽收縮肌

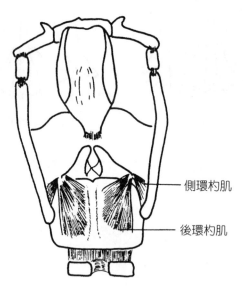

側環杓肌

後環杓肌

圖 7-13　後環杓肌

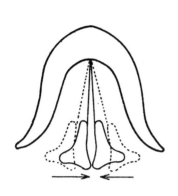

圖 7-14　內杓肌運轉圖

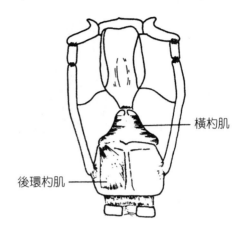

橫杓肌

後環杓肌

圖 7-15　橫杓肌

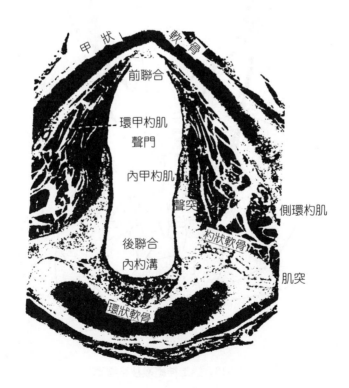

甲狀　　軟骨

前聯合

環甲杓肌

聲門

內甲杓肌

聲突

側環杓肌

後聯合

杓狀軟骨

內杓溝

肌突

環狀軟骨

圖 7-16　聲門裂橫切面

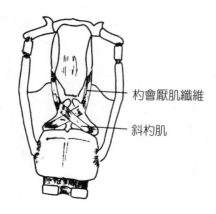

圖 7-17 斜杓肌

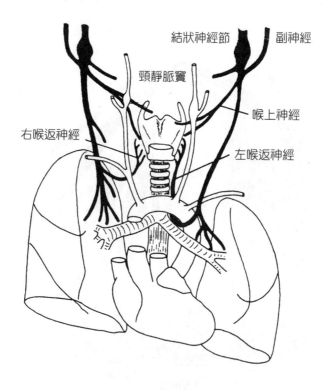

結狀神經節　　副神經

頸靜脈竇

喉上神經

右喉返神經　　　　　左喉返神經

圖 7-18 迷走神經喉枝路線圖

第八章

語暢異常

壹　前　言

　　正常兒童的說話及語言的發展過程中，幾乎在開始把單字組合成句子或在早期的重複語句時期，說話常常會有支吾或重複的現象。不過，一般兒童除在娃娃語時期的構音之外，說話或構音的表達通常是熟練、清晰、可理解的。相反地，說話含糊、扭曲、難以理解，或言語重複、中斷、片斷等現象，可能就是說話的流暢性有問題。本章讓我們進一步來討論說話的節律問題（俗稱口吃），它的定義、特徵、成因、預防、矯治等原則。

貳 口吃的定義與特徵

根據李淑娥（民76）的定義，口吃是一種說話不流暢的語言缺陷，它所出現的說話特徵為：

1.每句話的開頭很難發出聲音（initial difficulty），一旦出聲速度又太快。

2.連續重複語言或字（repetition），如「我覺得他他他他……不誠實」。

3.拖長語音或字（prolongation），如「我們是好——朋友」。

4.常有不適當的中斷現象（block），如「我（停頓2秒鐘以上）要去高雄」。

5.在上述行為過程中，常會伴隨一些怪異動作（secondary mannerisms），如皺眉、閉眼、張口、伸舌、甩頭、聳肩、拍腿、搖手臂、拔頭髮等情形。

根據 Eisenson 和 Ogilvie（1983）的定義，口吃（stammering）是指語言表達上的異常，它缺乏正常的言語流暢性，其特質是在語音、音節甚至整字、整句重複、阻塞；尤其是在語音或音節的開頭。有時語音會延長，經常整個句子表達起來瑣碎而片斷。口吃者在面臨說話時常心懷懼怕與焦慮，而呈現「掙扎行為」（struggle behavior）。

根據 Shames 和 Wiig（1990）的定義，口吃（stuttering）大約有如下的特徵：

1.口吃是一種導源於早期性心理發展階段固著的精神神經症。

2.口吃是一種社會心理病態的心理問題特徵。

3.口吃是一種隱藏的情緒困擾徵兆，也是一種變相的神經衰弱症。

4.口吃是一種大腦優勢的不足。

5.口吃是一種進行性的說話流暢性異常。

6.口吃是一種節律異常。

7.口吃時言語不流暢，有停頓、支吾其詞、延長、重複、中斷、不當的口頭語或插入語等，依嚴重程度而有別。

8.口吃時常伴隨某些不隨意動作，如痙攣、面部扭曲、嘴唇顫動、眨眼、提肩、皺眉等。

9.口吃往往是心理因素造成的，個案的智力、言語機轉與身體發展，通常與常人無異。

根據 Van Riper 和 Emerick（1984）的定義，口吃的性質在於其說話流暢性的中斷。其特徵如下；

1.當說話的氣流因一語音、音節的重複或延長，說話姿態受逃避、掙扎等行為異常的干擾時，口吃便發生。

2.在此強調「異常」是因某些時候我們說話也會不流暢，我們偶爾會重複和吞吞吐吐的說話，也會因表達或強調一些較難的思緒或模稜兩可的觀點而妨礙說話。

3.研究顯示，在音節的重複和語音（sound）的延長上，口吃者比正常者更易出現。

4.重複與延長的方式，口吃者也與正常者不同。例如：Suh—Suh—Sih—Suh　Suh—She—Sa—Saturday。

5.至於姿態，口吃者在說出話之前，常會做出一些無聲的嘴唇姿態，或當他想要說出一些話時，他會表現出固定不動的姿態，且沈默地與它對抗；這些固定的姿態可能在說話的任一結構中出現。例如：伸出舌頭、停止呼吸、嘴巴歪曲。

6.最後「逃避」（avoidance）和「掙扎」（struggle）等方面，大部分初期的口吃者較少有逃避和掙扎的現象，而續發性口吃者（secondary stuttering）則有此方面的問題。例如：突出嘴唇、發出吸吮和卡嗒聲、顫抖、喘氣及目瞪口呆等現象。

7.一些口吃者不會有上述的行為，但會以各種動作來掩藏其口吃的現

象,這些常被稱為「內在化的口吃者」(interiorized stutterers),即指這些會隱藏自己的口吃現象,但卻肩負著極大的負擔者。例如:以不怕的字取代怕的字,停止說話而假裝在想事,突然加入「ah」、「um」或「e」以拖延可能之悲慘事件。

綜合上述各家的意見,筆者歸納語暢異常的定義如下:

所謂語暢異常係指說話急促不清,說話時或想說話時,把語句的開始某些語音或音節重複、延長或結巴;造成首語難發、連發、延長或中斷的現象,俗稱為口吃,其特徵為:

1.重複語音達三次以上,且連續如此,如:我我我們要出去玩。

2.延長語音達二秒鐘以上如:我————們要出去玩。

3.中斷所說的詞句或添加特定的語音或字詞,如;我們(中斷 2 秒鐘以上)要去看電影。

4.首語難發:第一句話最難開口,如鯁在喉。

5.急促不清,如迅吃。

6.除前述特徵外,為避免談話不流暢而產生搖首頓足、皺眉、掙扎等身體動作或逃避的行為。

 # 口吃的發生率

Andrews 和 Harris(1964)估計在幼兒學話階段,約有 5%的孩子會經歷口吃的現象。在二至五歲間發生率最高,而後逐漸降低,至十二歲時就很少發生了;Van Riper(1982)認為成人除非受到驚嚇或腦傷才有可能發生。幼兒口吃是因為此時期正在發展內在語言及說話技巧,但其發音或表達意思的詞彙仍不夠成熟,所以無法流暢地說話。

口吃的發生通常是漸進性的,成人屬突發的情形較多。五分之二的口吃幼童僅會出現一、二個月,在進入小學之前口吃就自然消失,稱之為「發展

性口吃」（development stuttering），是正常現象；另有五分之二的口吃幼童會持續一、二年，稍長後（延至 11 歲）口吃才消失，稱為「良性口吃」（benign stuttering）；所以如果輔導正確，約有 80%的兒童，其口吃行為能自然消失，真正變成「慢性口吃」（chronic stuttering），需要治療的個案，約占全人口的 1%（*Cooper & Cooper, 1985*）。

Heaby（*1981*）及 Fein（*1983*）報告全美國人口約 0.8%為口吃個案，Culton（*1984*）估計全美大學生口吃發生率約為 0.3%。而榮民總醫院一九七六年調查臺北市七歲學童之口吃發生率為 1%；一九七七年調查復興高中，僅有 0.13%（李淑娥，民 76）。口吃發生率男性高於女性（*Bloodstein, 1981;Van Riper, 1982*），最保守的比例為 3：1。腦傷患童發生率也比較高。

根據 Van Riper 和 Emerick（*1984*）的報告，美國人口中約少於 1%的人有口吃問題。雖然出現的相對次數與形式可能因國家與文化而不同，但此一障礙似乎是普遍性的。有許多因素與出現率有關：

1. 性別：男性比女性多口吃問題，其比率可因調查對象而不同，但平均男：女是 4：1。為何如此？一些語言治療師認為是遺傳因素，其他則認為是環境因素造成。最可能的解釋方式是：男性比女性更易於罹患各種障礙。

2. 年齡：口吃主要發生於兒童期，一般從學齡前開始。少部分在較年長時才發生，且其障礙型態可能會不同。

3. 家族史：家庭的發生率型態很有趣。案例顯示個案之親戚也會有此障礙。一些專家主張口吃是天生、遺傳的，另一些則認為是由態度與價值觀傳承下來的。

根據一九八四年美國教育部向國會的報告書中指出，美國學齡兒童患有口吃的出現率推估為 0.7%，接受語言矯治服務的兒童數有十三萬一千八百四十人（*U.S. Department of Education, 1984*）。以此比率推估國內的口吃學童當不在二萬人以下。

肆　口吃的成因

　　根據李淑娥（民 76）的報告，口吃的真正原因，預測到二十一世紀仍是一個謎。在十九世紀之前，大部分人認為是舌頭遲鈍所造成的，少部分人歸罪於鬼神。至十九世紀末期，由於精神分析的盛行，認為口吃是心理因素造成。二十世紀初期，Travis（1930）提出口吃是因缺乏大腦優勢（cerebral dominance）的看法；一九五○年代，受學習理論影響，Johnson（1961）主張口吃乃因父母在幼童的正常不流暢學話階段，施予太多壓力，使幼童對說話產生緊張、焦慮與逃避之反應；一九六○年代末期，學習理論聲望漸微，又開始重視生理因素，Van Riper（1971）認為口吃是因壓力或神經系統引起的節律異常（disorder of timing）；Eisenson（1975）也贊同口吃是中樞神經系統引起的語言行為問題；Schwartz（1976）卻認為口吃是因「壓力」造成聲帶緊張、痙攣而說不出話，主要壓力有七種：⑴情境：接電話、講道；⑵速度：開始說話時速度太快；⑶字或音：ㄅ、ㄆ、ㄉ、ㄊ等塞爆音及ㄧ、ㄨ、ㄩ高母音較難；⑷權威人物：老闆、老師；⑸外界：被解僱；⑹生理：疲倦、疾病；⑺不確定；新工作、陌生人、新環境等。一九八○年代早期，大多數人仍相信生理因素的可能性，Andrews（1983）和 Kent（1983）皆認為口吃是中樞神經問題使處理時序（temporal）的能力減低之故。

　　綜括以上之理論，目前共同的看法是：可能因遺傳體質、中樞神經病變、模仿或環境壓力等因素而使幼童在學話階段，說話屢受挫折，引起緊張、焦慮，最後對自己說話失去信心，產生逃避的心理，演變成愈緊張、愈逃避、口吃愈嚴重的惡性循環；在臨床上出現發聲（phonation）、構音（articulation）與呼吸的不協調。所以大多數慢性口吃是生理與心理因素多重交互存在的結果（Cooper & Cooper, 1985）。

　　根據 Van Riper 和 Emerick（*1984*）的報告，雖然此一障礙已被廣泛的研究多年，但仍無法恰當的回答口吃因何而起。大多數的解釋只涵蓋少部分的事實，且無一是完全令人滿意的。

　　許多初學者因發現口吃是如此的令人困惑而逐漸對此一主題失去興趣。

　　下面讓我們大致的看一下一些不同的觀點。雖然有一些重疊，但可分三類主要理論：

(一)體質論（constitutional theories）

　　口吃是身體缺陷的外在可見之徵候，此一觀點曾盛極一時，廣被認同。Aristotle 相信某件事干擾了口吃者的舌頭，Hippocrates 認為口吃者身上充滿黑膽液。有些人則認為口吃是因腦部缺血而造成，若他們匍匐著，可順暢說話。

　　許多體質論很複雜，其中一種持久的理論是腦部優勢論（cerebral dominance theory）。此一理論植基於口吶觀（dysphemia），此字指末梢神經系統之接受衝動時間不一致而造成。此乃因遺傳或因手部勢利之改變而成。現在少有人支持腦部優勢論；反之，口吶觀之觀點則推廣而包括說話規劃系統的衰弱或不協調上（陳尚霖，民 79）。

　　口吶觀之觀點的重要性，乃是它以神經系統整合能力的故障來解釋口吃的說話現象。例如：要活動腦部，須衝動同時到達兩邊肌肉上；一些口吃者，在衝動到達的時刻上受到破壞，亦即未同時到達而有口吃現象。口吶者，若無情緒反應與內臟感覺，其協調中心能準確的傳達其衝動，但其忍受閾很低。只要有少許壓力，其協調能力即會故障。

　　雖然體質論者有許多研究出來，其理論仍未廣泛的被接受。

　　目前的研究主張，一些口吃者有些微的神經心理異常，致使正確「定時」（timing）而產生說話的情況被破壞。更明確的說，一些案例證明口吃者在協調氣流、發聲上有困難。例如：不一致（asymmetry）的口膛運動。我們對於此一新研究很樂觀，因其選對路線，但我們仍須謹慎注意，因為口吃的因果不易區分。所以不協調可能是案主異常的不流暢造成的結果。不協

調可能是出力過度和情緒困擾造成的。

(二)神經（官能）症（stuttering as a neurosis）

許多精神科醫生與心理學家主張此一觀點，也許是其臨床經驗中多是這些情緒問題而非口吃者，若您口吃且有嚴重的情緒衝突，您會找誰解決？找語音治療師或精神科醫生？此一觀點主張，口吃是內在基本衝突的外在表徵，亦即口吃是內在需求欲望滿足受到壓制而顯現於外的現象，此等內在需求如：肛門、口腔的性愛，為表現仇恨而攻擊、傷害聽者，或仍為嬰兒狀態。

我們確定一些口吃者有此因果型態，但他們只是少數。

雖然神經論缺乏科學證據，而且多數口吃者無此情況，但情緒困擾論仍是最受歡迎的解釋。

(三)學習理論（learning theories）

依此理論，口吃的產生似乎是自然且出現在一般語言學習歷程中，兒童非有（has）此情況，而是做（does），亦即口吃是學得的不當行為。一些口吃成因的論點分述如下（*Van Riper & Emerick, 1984*）：

1.語意學理論（semantic theory）

此論主張口吃非由兒童的口中產生，而是產生於家長的耳朵中。依 Johnson（*1961*）的觀點，所有重複、延長的說話形式屬於「非流暢類」（non-fluencies），且認為對所有兒童來說，這些是正常且普通的反應。

當家長聽到此類的說話，而有焦慮、處罰的反應時，困難便發生了；亦即當家長不當的診斷、誤解此等表現，真正的問題便發生了。他指出，當家長對這些正常的延遲表現出不安、處罰的反應，兒童便會害怕、逃避或掙扎以抑制這些反應。

2.挫折理論（frustration theory）

口吃不一定開始於家長的耳中，它也可以從兒童的耳中開始。溝通的需求、說出自己的觀點、控制別人、表達情感等是強而有力的驅力；此外兒童

希求說話的原因多很古怪,當這些兒童發現其驅力被困住了,他們就會經歷到挫折感。

許多年少口吃者,無 Johnson 所提之誤標記現象。通常口吃在被標記前,已有語暢的問題。

3.衝突增強理論(conflict reinforcement theory)

此論主張說話不流暢乃因希求說話與不願說話間的競爭衝突的結果。當此二欲求傾向平衡時,搖擺與固著的行為便發生了。例如:想說,但不知說什麼。想說髒話,但怕受懲罰。

Sheehan(1970)以衝突的角色來解釋口吃現象。他指出成年口吃者,似乎在正常說話與口吃者間徘徊,當與長者說話時,他必須勉強地表現諂媚的角色,當與較低地位者說話,則較少有問題,故當面臨到錯的或衝突的角色時,此種模稜兩可的情形便導致猶豫而口吃了。

4.操作制約或一因論(operant conditioning view or one-factor theory)

此論主張,重複是為引起家長的注意、關心或使聽者不得不注意聽。而希求聽者反應便因此增強重複的行為,故使其頻於發生。當口吃定型了,這些口吃者想逃避或消除習慣性的重複(此時已成不悅之事),可能因離開恐懼、挫折而有之獎勵大大地被增強。

5.二因論(two-factor theory)

Brutten 和 Shoemaker(1967)主張,重複、延長的行為乃突然發生的,非如操作制約論所言係學來的,亦即是情緒問題造成(生理)協調上的破壞,不流暢便以古典制約的形式與負面情緒連結。此論之支持者,同意操作制約式的掙扎與逃避,而主張以二因論的學習反應做為口吃之成因。

此外,根據 Shames 和 Wiig(1990)的報告,口吃的成因有八個論點:

㈠大腦優勢理論(cerebral dominance)

口吃是一種內在的、隱藏的、複雜的神經心理或生理上的缺陷。口吃群

體在分化的大腦語言優勢上,與非口吃群體不同。口吃者支配說話功能的半球,與正常者正好相反（林寶貴,民 80）。

㈡生物化學和生理學的理論（biochemical and physiological theories）

此派學者認為口吃與遺傳、癲癇、痙攣、情緒壓力、新陳代謝、血液、腦波和神經生理學等有關。探討在說話過程中,發音器官和語言音素、呼吸和發音方法的關係,發現音素轉換問題會造成首語難發,故發音時要保持呼吸的流暢,注意喉頭緊張度的調節。

㈢遺傳說（genetic theory）

要把口吃全然歸因於行為異常、遺傳或環境因素,實在很困難。Farber（1981）曾以雙胞胎做研究,結果並不支持遺傳說。

㈣遺傳診斷語意發生學理論（diagnosogenic-semantogenic theory）

此派學者認為孩子之所以口吃,乃是因為父母所提供的是一種障礙環境。通常孩子異常的說話現象,是對父母的焦慮、壓力、協助、批評和修正的一種反應。因此「口吃不是開始於孩子的嘴巴,而是開始於父母的耳朵」。

㈤神經理論（neurotic theories）

神經理論透過觀察、面談、投射測驗和紙筆測驗,企圖了解口吃者的人格特質、精神動力學、社會適應和內在的潛意識需求。口吃者被認為有口腔和肛門滿足的需求,有隱藏的敵意、壓抑感情、閹割恐懼等,以獲得注意和憐憫。

㈥制約理論（coditioning theories）

古典制約理論認為之所以會形成口吃是因為某些人有恐懼說話的焦慮感,久而久之就形成制約反應,每次要說話就會口吃。

(七)正常的不流暢（normal disfluency）

說話是非常複雜的神經動作，一個人每秒鐘要產生十四個音素，需一百個肌肉單位和一百個動作單位才能完成。可見要學習說話和語言是非常困難的事。正常的不流暢通常開始於嬰兒早期的喃語階段，此時兒童開始模仿說話的速度、節奏、順序和高低，大部分的孩子都有正常的語言發展，但有些孩子會有更多無意義音節或字的重複，而造成說話的不流暢，以 2.5～3.5 歲最多。

(八)環境壓力引起的不流暢

治療口吃之前要先了解是何種原因引起的，如果是環境因素造成的不流暢，與其修正他的說話方式，不如先改變環境。絕大多數的不流暢是因為想獲取注意、過度指導、達到目的、強迫、企圖狀態、給予和獲取訊息、批評、求取特權或社會接納。另有一些是因為受到驚嚇而造成說話結結巴巴，若媽媽加以安慰可能增強孩子這種說話方式。

 # 伍 口吃的發展

Bloodstein（*1987*）將口吃的發展分成四個階段，階段間有重疊的部分，也有個別的變化。

第一階段：口吃是一種插曲，通常發生在小孩慌慌張張又要說話的時候，或是覺得有壓力的時候，主要的特徵是重複現象。通常發生在句子的開始，或其他同一構句的單位。此階段兒童並不逃避說話，對自己的說話不流暢甚少察覺，故不用擔心。

第二階段：變成一種習慣性口吃，兒童認為自己是一口吃者，且有些擔心。通常發生在興奮狀態或快速說話的時候，這種不流暢占說話內容的大部

分，以小學階段的兒童居多。

　　第三階段：口吃者在特定狀況下可能有所改變，口吃者會注意某些比較困難的字或音，而以較簡單的字或音來代替，且有一些逃避說話場合的傾向。他開始擔心、預期口吃，且為自己的缺陷感到苦惱。

　　第四階段：口吃者非常擔心自己的口吃，害怕某些語音、字和情境；常有字的代用現象，逃避需要說話的場合，且感到害怕、困窘、無助；通常發生在青年期晚期和成年期。

　　Van Riper（*1978*）根據口吃發生的年齡和開始的狀態、不流暢的形式、經常性和持久性、說話者的察覺力和反應、肌肉的緊張度、不流暢的情境變化和一致性、害怕的字和情境等，認為口吃的發展過程如下：

　　1.原發性的口吃，也就是正常的不流暢。

　　2.轉換階段，其特色是重複更快，延長的時間更長，且少有規則。

　　3.續發性口吃，其特色是有掙扎、害怕和逃避的現象。

陸　口吃的評量

　　口吃的評量沒有絕對正確的方法，語言治療師在做診斷時，必須敏感地考慮許多因素，非只測量出重複和延長的部分即可，尚應測量說話反應的一致性、歷史、環境等。Curlee（*1980*）根據 Van Riper（*1971*）提出以下的評量標準：

　　1.二個字或更多字為一單位，每次重複 2%或更多的字；重複速度增加且以中性母音來代替其他母音。

　　2.延長的時間有 2%超過一秒或更長；突然中斷延長，增加音節和音量。

　　3.流暢的說話過程中，無意義的停頓或結巴長於二秒鐘。

　　4.不流暢時伴隨有身體的動作、眨眼、唇和顎發抖、掙扎等。

　　5.對說話有情緒反應和逃避行為。

6.以口吃做為其他表現不好的藉口。

7.說話中斷的出現率和嚴重性與說話情境的改變有關。

通常在評量口吃的過程中，語言治療師會問家長或口吃者下列的問題：

1.在什麼場合或情形下會出現說話不流暢？

2.以前是否有口吃的情形發生？

3.在何種環境下經常發生？

4.您觀察到什麼？

5.他的表現總是一樣或有變化？

6.口吃發生時您做何處理？

7.通常在何種情形之下，您的小孩會有這種說話行為？

評量是一種長期、持續的工作，在整個治療過程，必須不斷的評量、修正策略、再評量，如此才能發揮效用。

根據李淑娥（民 76）的報告，口吃的評量可分下列二步驟：

（一）嚴重度

1.口吃出現頻率（%）：分自動性言語（如數數目、背童謠、唐詩）、仿說言語（仿說長短、難易不同之句子）、朗讀（包括所有國音之標準短文）、回答問題（回答 10 個左右能簡答之題目）和自發性言語（spontaneous speech）五種情況評量個案重複音、拖長音之字數，並換算成百分率；記錄不適當中斷次數及字音。自發性言語需蒐集二至三分鐘的言語樣本並錄音，可讓個案描述他的工作、生活情形、喜好的電視節目內容或看圖說話等。

2.口吃出現時距（秒）：利用上述自發性言語錄音樣本，找出最典型的不適當中斷時間或求三次最長中斷時間之平均，以秒表示之。

3.伴隨動作：詳細描述並記錄次數。

4.逃避何種情境、對本身口吃之看法、社交障礙、職業障礙等問題均應討論。

㈡早期口吃的危險信號

口吃自然恢復的比率雖高，但是否能自然恢復，相關因素很多，若兒童出現下列徵兆，則是危險信號，必須接受語言治療。

1.大部分的說話情境，不流暢的口吃現象占總字數的10%以上，且持續六個月以上，愈來愈嚴重。

2.不適當中斷的時間，平均在二秒以上。

3.大部分的口吃現象為拖長音和中斷，重複音常重複三次以上。

4.伴隨很多怪異動作。

5.兒童已出現負面感覺，如曾經因說話不流暢而生氣、受挫折，或害怕說話而有逃避說話的情形。

6.在不流暢出現時，眼睛不敢看對方。

7.父母態度不正確，如過分焦慮、緊張、懲責兒童說話不流暢或親子關係不佳。

此外，Van Riper 和 Emerick（1984）認為，初期的口吃個案在治療或諮商前，需先找出兒童是否真有口吃。有二個問題可做為指導原則：⑴他表現出「多少」（how much）的不順暢；⑵是什麼類型的說話中斷。一般說來，如果在自由遊戲的情境中，兒童每一千字中超過五十次的中斷說話，就須加以注意，但仍需辨認出他是何類型的不順暢，依此可知此障礙已發展至何程度。口吃的發展有階層狀的危險跡象；從有規律的重複、音調上升至逃避行為出現為止，各有明確徵兆。當懷疑此障礙已發展至某程度時，最好不要馬上處理，而是先做預防性治療。初期口吃者的評量，尚包括動作、聽覺、語言能力的評量，在評量診斷中最重要的是與家長晤談，以知曉他們如何協助兒童，兒童對此等努力的反應等等。至於定型口吃個案的評量程序著重三方面：⑴說話不流暢的描述；⑵評估負面情緒的性質及強度；⑶評論個案的態度與心智調適狀況。雖可實施一些測驗，但多由晤談與觀察而取得資料。

柒 口吃的治療

　　正如前述，多數兒童只重複一些音節，延長一些音，且少有人知道自己正在做何事。事實上，他們多能流暢地說話。既然他們少需協助而自己克服口吃，多數治療師較能集中於預防的工作。若能幫助口吃者避免發展出為字詞、情境恐懼，能抵抗溝通的挫折，不產生羞愧或受口吃所困擾，他便有機會與其他兒童一樣流暢地說話。因此多數治療師多努力於降低環境的處罰，增長個案的忍受力，增長兒童既有的正常說話情況。所以 Van Riper 和 Emerick（*1984*）提出口吃治療可分初期的口吃治療（即如何預防口吃）與定型的口吃治療二種策略，茲分述如下：

一、初期口吃治療（treatment of early stuttering）
（陳尚霖，民 79）

㈠預防與降低負面情緒（preventing and reducing negative emotions）

　　對初期口吃者的首要目標是消除或降低懲罰、挫折、焦慮、罪惡感、敵意（PFAGH）等負面情緒。

　　1.減少處罰（penalty reduction）

　　兒童因拒絕接受處罰而產生負面情緒，故許多治療師多與家長諮商，以協助易受傷的兒童有允許他們成長的環境，且不應讓兒童覺得口吃乃是做錯了事。當兒童離開了懲罰，他便離開了口吃。

　　2.減少挫折（reducing frustration）

　　當兒童經驗到自己說話的困難時，便有挫折感，但主要的挫折來源來自

別處，例如：符合別人與自己需求等的日常活動。在幼稚園時，兒童須學會許多他不能做的事，三歲當然是否定年（negativistic age），此時要求兒童順應的事特別多，這些皆是挫折的來源。兒童須學會文化要求的行為，但他無法不感到極度挫折。但若降低兒童的挫折感，會造成家中持續的困擾，且兒童可能在外受到處罰，為解決此情況，可協助家長做二件事：(1)降低兒童挫折經驗的次數；(2)建立挫折容忍力。在此，並不是要消除所有挫折感，只是減少而已。

3.增加挫折容忍力（increasing frustration tolerance）

增加挫折容忍力主要有二方式：(1)讓兒童心領神會別人的需求；(2)讓他對挫折減敏或適應，第二種方法，指系統減敏法，經與家長諮商且觀察孩子，界定出主要挫折因素。然後逐步的帶入兒童的生活中，使其適應且逐步忍受更多的挫折。有的家長要其孩子直接忍受所有挫折，筆者建議採用漸進方式。

4.減少焦慮、罪惡感、敵意（reducing anxiety, guilt, and hostility）

減少導致此等反應的處罰、挫折後，接著可製造一些宣洩口，讓兒童有所抒發，當然額外地保證他是被愛且被接納，也很重要。我們已考量過第一種資源，接下來討論第二種。在許多家庭裡，當兒童要表達其焦慮、罪惡、敵意的感受時，往往不為了解與接受。兒童需要有所宣洩，若無，則可能以口吃行為表現出來。若經諮商，可改變此等情緒的抒發。

5.遊戲治療（play therapy）

我們可提供機會讓兒童藉遊戲以鬆弛被禁絕的感受，可提供一情境，在其中，他可以感受到愛且會接受他感受的情境。但非所有年少個案需此法，一些兒童有較多的感覺且受到其他重要因素的影響，例如：神經質兒童（neurotic stutterer）只能隨機實施。

6.創造性的戲劇（creative dramatics）

由有豐富想像力的成人指導，採即興表演且自己說話的方式，讓兒童扮演不同的角色。一般情況，兒童常選擇扮演能表達他們強烈感受的角色。對

於因兄弟對抗、怕流氓、遭友伴嘲弄而有情緒衝突的兒童，此法特別有效。此等案例中，兒童不僅需要家長的認同，也需要群體的認同。當兒童無法信任臨床治療師或其他成人且遊戲治療法失效時，此法也有效。但少接觸真實世界的兒童，此法則不適用，因幻想與角色扮演會加重其危險。

　　7.家長諮商（parental counseling）

　　諮商不僅要教育家長與提供知識，也要降低他們的焦慮、罪惡感、敵意，他們也需認同、了解聽眾，以抒發感覺，也需學會以客觀的角度看自己的子女。諮商關係的深度依治療師的知識、能力，及個案人際互動間問題的嚴重程度而定。若能以小組方式讓各家長討論問題，可以獲得實質的益處。但首先，應與個案的父母會談，因他們在口吃行為中多扮演重要的角色。其次，經由小組自由討論，使家長能客觀的觀察其子女。

　　8.減低溝通壓力（reducing the communicative stress）

　　在任何階段中，口吃者多有溝通壓力，尤其剛開始口吃的更有此現象。若能及早減少流暢中斷，而不是注重其他方法，多能治療剛開始的口吃者。

　　9.如何預防說話吞吞吐吐（how to prevent hesitant speech）

　　因二相對的力量而有吞吐說話，其力量如後：(1)有強烈的溝通希求；(2)此一需求因一些壓力而受阻。這些壓力如下：①無法發現或記得適當的字詞；②無法說話或懷疑說話的能力；③害怕溝通後的不愉快結果；④溝通本身即令人不悅，因它引起不悅的回憶；⑤存在受威脅或恐懼的干擾；⑥失去聽眾的注意力。須記住，剛開始口吃者仍在學說話，說話仍不穩定，若有些微的流暢，穩定才會產生。故與母親晤談，且在遊戲治療中示範較好的表達方式，多數兒童能迅速地消除口吃，但體質或神經性成因的兒童則例外。

　　10.降低流暢性的標準（lowering the standards fluency）

　　若家長或其他兒童設立的流暢標準遠超過此兒童所能模仿的能力，他自然會吞吞吐吐，家長不僅須是較好的聽眾，也須示範一些兒童較易學的說話流暢類型。一些家長不願簡化其說教的方式，但若了解為何需如此做，多數會調整之。

11.減少溝通要求（reducing the communicative demands）

家長時常說孩子首次自校返家或與其他孩子遊玩後，口吃更嚴重的情形，他們認為是因老師的刺激或其他不好的影響而造成。最正確的解釋是家長的考核方式（cross-examination），例如：你今天在學校做了什麼？沒有孩子能記得，接著一個接一個的問題出現，家長似乎從不了解他們的質問或問題內容總是讓孩子處於壓力中。家長需要溝通的對象，但溝通也應視情況而定。

12.去除口吃的刺激值（規範、標準）（removing the stimulus value of the stuttering）

溝通壓力中最後且最重要的一個因素是，家長常不當的注意兒童，例如注意重複的說話或要求兒童停止它，停止口吃，此方式會使兒童的口吃變得更嚴重。諮商時，不僅要忠告家長，也要讓他們了解口吃如何發展，挫折、恐懼如何產生，一些家長不會對其子女嘮叨，但會自己困擾或恐慌，這些也可能使情況更糟。例如；停止交談、呼吸、神經衰弱等。我們必須減少這些徵候，以減低壓力。

㈡培養專長（building ego strength）

自我力量不易界定，但基本要素是愛、信心與機會。應如何建立兒童的自我力量？治療師應負起責任，可讓個案做許多事，例如：堆積木、游泳、騎車、打球、繪畫、書法、下棋等，乃依兒童的興趣、需求而定，當然我們確定給予愛、信心、機會，其自信心、士氣、自我力量自然會增大。

1.增加流暢性（increasing fluency）

⑴剛開始口吃的，應安排情境，使其口吃嚴重時，減少說話。當說話流暢時，家長應提供機會讓他多練習；⑵遊戲治療中，或在家中，應鼓勵他多自我談話（自言自語），家長應常示範使自言自語有如日常的活動，治療期中，治療師也應如此。我們也安排「說話遊戲」（speech play），其間不要注意口吃，讓兒童只知他與治療師或家長說話愉快，例如：平穩說話，說話

時伴隨有節奏的活動，慢慢說，或說喃語（babbling）。此活動有許多形式，但目的都在於讓兒童感受流暢的說話。

2.減敏治療（desensitization therapy）

一些兒童雖移走環境壓力，其情況仍未改變，或家長不願改變不好的策略時，可以以減敏法（增強忍受法）治療之。首先治療師應建立與兒童的社會關係，讓他不知道他在接受治療，例如；玩具遊戲，然後建立其「基本流暢水準」（basal fluency level），其中包括一些事實、詢問、觀察的描述。接著治療師呈現自言自語，使兒童跟隨說出，並藉由適當的情境改變，使兒童逐漸流暢說話。等兒童到達基線期流暢的水準時，治療師就逐漸催促兒童說快些，若兒童有不順暢的徵兆時，須馬上停止，且回到基線期，如此反覆不斷的循環，兒童多能忍受壓力。一般情況，多數兒童不需超過四次的循環，即能受惠。此法的效應，能讓兒童類化至家中情境。

3.預後（prognosis）

若能及早發現問題兒童且及早治療，其情形大多能有所改善。初期階段的兒童，若能給予系統的治療，似乎不難治癒。他們只需減少一、二個影響因素，其自己的恆定作用（homeostasis），即自我治癒作用，就能發生效應。許多兒童似乎不需治療就能自我治癒，所以預後是良好的。

二、定型口吃的治療（treatment for confirmed stuttering）
（陳尚霖，民79）

到目前為止，沒有任何一種定型口吃的治療法獲得普遍支持，有些人用心理諮商法，以求緩和負面情緒的影響，有些則用制約法，使口吃者不口吃；另一些則以所謂的傳統治療法，訓練口吃者不掙扎，避免其恐懼而流暢的說話。這些方法皆有某些程度的成功與失敗，故讀者應留意這些方法中浮濫的宣傳，因使重度口吃者短暫地流暢說話很容易，但要其維持長久則不易。

(一)心理治療法（psychotherapy）

此法主要是讓個案抒發感情，主要是建立治療師與個案間的關係與允許、認同的環境，以發覺克服壓力的新方法。多數治療師主要在於提供此支持的關係，但若發現個案的情緒障礙非因口吃而起，則轉介至他處，例如：精神科醫師、心理醫師、諮商師等。目前此法包括數以百計不同的治療方式，故治療師需有足夠的知識背景才能提供適當的轉介。

可以自我認知法，讓個案逐漸說出內心深處的感受，藉此產生頓悟（insight）'並進而接受改變自己，但在此須強調的是，不管情緒壓力如何，多數個案是正常之個體，其焦慮、罪惡感、挫折似乎是因口吃而起，並非其成因，故一旦能流暢說話，其情緒困擾自然消失。另外深入（deep）的治療法，主要針對少數因情緒衝突而起的口吃。

(二)制約法（流暢說話法）（the fluent speech approach）

第二種方法，主張增加個案的說話流暢，以使其能抵抗口吃，依此而有不同的治療法，例如：比率控制、延遲回饋、鬆弛法……等。其重點是獎勵流暢說話，懲罰口吃；雖然許多治療法失敗，但仍被沿用。其原因是：(1)多數口吃者能因此而暫時流暢說話；(2)容易實施。我們再重述一次，所有口吃者皆能在某些情況下說話流暢，但不幸的是，這些方法只能使口吃短暫消失，一旦口吃者習慣後便無效了，但許多人（尤其是操作制約的擁護者），認為不管第一次流暢說話如何獲得，只要有足夠的增強與懲罰，個案終必能正常說話。其中多數的個案，乃以行為改變技術行之，茲分述如下；

1.古典制約法（a classical conditioning session）

個案為拒絕朗誦課本者，方法：(1)初步晤談：以發覺個案恐懼的本質、歷史、強度。(2)訓練個案鬆弛自己，並讓他類化至治療室外的情境。(3)想像：①個案想像自己安靜地坐在治療室的椅上；②想像治療師說：「是該說話的時候了，我們開始說吧！」；③想像自己走過走廊，並進入教室中；④

想像自己打開門並走至講臺上；⑤想像治療師說：「這是×××，今天他要談關於自己的口吃」；⑥想像自己在看教室中最漂亮的女孩，然後說：「大多數的人不了解口吃，所以讓我告訴你們我口吃歷史中的一些事實」。⑷當個案想像時，若覺知自己有緊張現象，可舉手，而後重頭開始想像，並想像自己要求自己要完全放鬆。⑸要個案實際表演而非想像各步驟，但加入二步驟：①個案想像自己說出第一句話時，教室中只有治療師一人；②想像有二個朋友是聽眾。⑹教室中都是同學，個案要實際表演上述各步驟。

2.操作制約法（an operant conditioning session）

分為二階段：⑴前半小時，治療師對個案所有的話，都給予口頭增強；⑵後半小時，以延宕回饋機（錄音機──麥克風）讓個案大聲說一些話語，治療師則記下所有口吃的句子，若無口吃句則給予口頭的增強，等口吃頻率很低時，則關掉機器，並讓個案繼續大聲說，此時口吃頻率會升高，但經增強與懲罰，使其達到有機器時的流暢水準；⑶接著要個案述說生活中最愉快的經驗，若口吃嚴重時則藉助回饋機的協助；⑷接著治療師與個案聊天，若個案退回了，便再藉機器的幫助，直至能流暢聊天為止。

(三)改變口吃方式法（the modification of stuttering approach）

第三種治療法是訓練個案不掙扎、不逃避口吃而能流暢說話。此理論認為口吃的異常乃因威脅或中斷的經驗而學到的反應，故許多治療師試圖改變不正常的發展，並教導個案不用力的口吃。換言之，治療師不懲罰口吃或要求個案逃避它；反之，鼓勵個案口吃，但須以不同且不會干擾溝通的方式表現出來。一旦個案發現自己不再是無助的，即使口吃，也能流暢說話了。擁護此法的人相信，只有少數深入或定型的口吃者能藉由增強、懲罰或心理治療法，而維持正常的說話流暢，他們認為當個案害怕或發現自己口吃時，需知道應做些什麼。

上述三種治療法皆包括學習與不學習改變口吃方式，心理治療法要個案知道自己的問題，並以適當方式取代原有的反應方式。制約法則是要治療師

消弱口吃行為，並增強流暢的能力。第三種方法則要個案學會對威脅或口吃經驗有新的反應型態。我們知道有不同的策略以提供學習與不學習的歷程。其中頓悟或認知學習強調經由新的知覺而修改行為計畫。古典制約則強調須消弱與口吃連結的刺激或線索的情緒反應，操作制約則強調有系統的懲罰或消弱不適行為並增強流暢的說話。

改變口吃方式（modifying the form of stuttering）：在此深入討論上述的第三種方法。它乃綜合心理治療法、制約法、頓悟法而成，著重個案的恐懼、挫折、逃避、掙扎的行為。此法中鼓勵個案繼續口吃而非逃避或不准口吃，此外，訓練個案修改其口吃行為，只讓些許異常表現出來。換言之，塑造口吃行為成較流暢的形式，亦即教他較好的克服方法，以克服恐懼與口吃。

㈣治療順序（the sequence of therapy）

為了解治療師如何工作，應先了解計畫的序列，即MIDVAS，各字母各代表一特定治療階段的目標，即M代表動機，I代表辨認，D代表減敏法，V代表改變，A代表漸進法，S代表穩定化，此為治療的順序。我們組織計畫以求每階段有特別強調之處，但所有已進行過的目標在後來階段仍需繼續實施，亦即此為累積（cumulative）式的治療法，為求方便，以下主要以重度成人個案為描述對象，若個案為兒童或輕度或其他類型，則需做適度的修正。

1.動機（motivation）

重度口吃者，常會表現抵制治療的行為，其原因有二：⑴讓自己面對自己的異常很不容易，當個案深入面對且要修改自己的異常時，往往可在所有情緒障礙個案中發現抵制的行為。事實上，除非抵抗出現，否則我們可以肯定明顯的頓悟或調適是短暫的正常現象；⑵個案常可自己一人或在無壓力情境中流暢地說話，此情況，使他們認為不需接受仔細的檢查，但他們內心深處則知道此事不易解決，這些現象是人類希求簡單奇蹟的天性。

⑴治療師在動機中的角色（The role of the clinician in motivation）：當定

型口吃者初次尋求治療時，總是會說話困難。故適切的表達我們自己的角色與能力是明智的做法，我們不告訴他我們有多好，而是讓他自己發現，但須界定我們的角色，亦即不是教師、牧師、治療師，而是引導者與友伴。例如：解釋問題的理由；分享他回答的內容；個案口吃時，提供此方面的客觀評價，個案使用各種策略時，我們辨認出他做了哪些事。突然間他會發現到有一位不僅能認同且能了解他的聽眾。在所有成功的治療中，此為重要的經驗，此時他會開始嚴重口吃，彷彿要測試治療師的接納是否真誠。再次，他意外地發現自己的行為是受歡迎、受獎勵的。另一重要經驗是觀察治療師是否真正分享他的異常，例如：治療師有否模仿其口吃，讓個案教治療師如何中斷說話。我們不只重複他的行為，也分享這些行為，彷彿自己也是口吃者。另一重要經驗是治療師表示不僅對外在行為有興趣且會分享外，也想了解其內在感受，最好的辦法是說出個案的感受，以此試驗個案，並要求他矯正或增減內容。經此經驗，個案知道自己可宣洩焦慮、罪惡、敵意，而不受處罰，恐懼便因此而減弱。當發現自己非孤單的人且可自己解決此問題時，其士氣便會增長。負擔有人分享，負荷便會減輕。這些改變便顯示他們的動機增加了。

　　⑵目標取向（goal orientation）：治療師不僅是了解且會分享負擔的友伴，口吃者不久也會感覺此人是能幹的嚮導，至少治療師有脫離沼地的方法，以下描述如何幫助以使他有此結論：①提供一些已克服口吃的案主給個案看，例如：提供有故事的錄音帶、影片給他看；②我們協助個案知曉自己目前已有定量的流暢說話與不會過度打斷溝通的口吃行為。例如：提供錄音帶讓個案聽自己口吃的情形。然後以簡易而流暢的口吃行為做為目標；③讓個案了解口吃行為可以不同形式呈現出來，且某些方式可能較其他方式好。讓他觀察與複製別人的口吃方式，也要求他稍微修改自己的表現方式。

　　⑶規劃達到目標的路線（mapping the route to the goal）：提供口吃者明確的治療路線也很重要。在他願意旅行前，即使知道有嚮導，也需有某類的地圖。治療的另一階段，應讓他知曉一些知識，他需知道口吃的成因與發展

方式，也要讓他知道過去口吃如何治療及其他治療師的治療法等，如此個案才有較好的動機。

2. 辨認：治療的第二階段（the second phase of therapy: identification）

此階段的基本目標是辨認與評量個案的各種口吃因素，在此不重視須說得更流暢，而是要個案找出口吃經驗並分析之，且找出其成因。這階段主要是自我研究、發覺的階段（注意：目標乃是增加「接近」〔approach〕，減少「逃避」〔avoidance〕的取向）。而客觀的觀察口吃行為意指語意學所謂的「首要次序之事實」（first-order facts）：「口吃者愈口吃，他愈需觀察自己」。治療師要分享、獎勵這些發現，當然也提供有結構的經驗，以使它可能完成。

(1)辨認的目標（the targets for identification）：辨認的目標指口吃之核心因素：重複與延長，其次則是逃避、掙扎的行為。當口吃者突然了解自己是如何與自己打架，或發現說話吞吞吐吐時，要他們完全的大叫出來。

(2)說話作業（speech assignments）：口吃者除了自我治療外，也要由治療師設計活動，提供範例讓個案知道應做什麼。治療師設計的作業常在治療的早期階段裡提供給個案。讓個案報告這些經驗的感受是治療程序中重要的一部分。可採個別討論，或團體討論，通常以口頭或書面方式報告出來。這些設計常會引起個案的抵抗，但可測試個案與治療師間的關係。若個案表達出來，則創造了新的頓悟與治癒的動力。報告的內容，例如：個案的生活、感受等。

(3)辨認的典型設計（typical assignments in identification）：既然此階段的目標是辨認不同的因素，此設計將依各因素而組織：

①處罰（penalties）：許多續發性口吃者多少會幻想聽眾對其口吃的反應，即使沒有明顯的排斥反應，個案也會認為聽眾只是掩蓋懲罰或困惑，故讓他們做些現實（真實）的測驗是必要的。例如：要個案記錄聽眾皺眉或不耐煩的次數，舉出十位陌生者的反應，這些作業當然考量了障礙，但我們希望不僅發覺因口吃而有的懲罰，也發

覺所有其他的懲罰。此階段要讓個案找出且評量所有的懲罰。在此不是要消除引起處罰的行為，只是要發覺與界定之。口吃者多因此而稍微改變行為。

②挫折（frustration）：在發掘過程中，個案要編輯其過去與現在挫折情境的懲罰，藉此可知道流暢說話的驅力與需求，並不是只注意口吃上的問題而忽略其易於改變的層面。

③溝通壓力（communicative stress）：在此階段，要讓口吃者面對口吃，讓個案發覺與辨認他不易忍受的溝通壓力。其次他需尋求說話經驗而非逃避。

④情境恐懼（situation fears）：口吃者不僅要辨認情境恐懼，也要評量其強度，也須發現自己最害怕的是什麼。許多重要的頓悟即藉由此種調查而產生。個案也須研究情境恐懼與實際口吃量間的關係，他可能因此發現兩者的相關不如自己想像的高。這樣的經驗可減低個案害怕恐懼，通常這些人害怕的是恐懼，而不是口吃本身。

⑤字音的恐懼（word fears）：此一因素包括特定的字、音的恐懼，若讓個案只注意這些恐懼，可能會使情況更糟，他們已有數以百計的記憶，所以表面性的探索較好。

⑥士氣因素（the morale factor）：讓個案探究自己不同的價值也很重要，口吃者多只注意自己的口吃問題而忽略其他方面的因素，也無法客觀地評量自己所有的優點。故訓練他們學會客觀評量且應用至自己所喜歡與不喜歡的因素上，如此可使其成就感增加，自我力量自然增加。

⑦發掘流暢（exploring fluency）：個案只注意自己的口吃而忽視自己已擁有的流暢性，故必須協助他評量自己的真實狀態。

此階段中，我們讓個案經由不同的因素而辨認出自己的問題，我們再次強調，此階段之治療，常立即減少個案的口吃量與逃避的次數。在所有治療階段中，動機與辨認經驗會繼續實施，然而若在早期即強調會有較多的成功。

3. 減敏期（desensitization phase of treatment）

定型口吃者的治療，在第三階段主要是減敏法。此階段的主要目標是強固個案對各因素的忍受力。要提供崩潰的閾度給個案，但須迅即地獎勵個案能減敏。一旦他變得較堅強，他會發現懲罰、挫折、焦慮、罪惡、敵意不再如往常讓人受不了。他如果學會忍受，士氣便會增加。此階段的治療，治療師應有能力且能體察別人，若獲得個案的敏感度與動力，則動力會引導治療師與個案去修正它們。治療師須使個案免於過度負擔，也須使個案了解有人給他尊重與分享。再一次，應提供作業，使減敏法能發生作用，並使個案能戰勝自己。採團體治療法可提供極佳的分享情境。在實施減敏法時，要逐步的介紹壓力給個案，並示範如何做以及自己如何不在意，且說出自己的感受。如此，個案會印象深刻，而願自我嘗試。作業的設計必須能產生客觀的報告，且需提供適量的壓力以使減敏作用能產生。任一案例中，應妥善設計以使成功的經驗多於失敗，但不是完全避免失敗。事實上在分享期間，表達失敗而有人接受比成功的經驗好，但須有認同與獎勵。在此須強調的是，此階段的基本目的是讓個案能駕馭其敏感的靈魂。

4. 改變期（the variation phase of treatment）

僅僅提供動機、辨認、減敏是不夠的，雖然此等方法減低了口吃的頻率與嚴重性，但仍須改變，修正個案對成員的反應，目的是要打破個案刻板的反應，且加入新的反應於舊有的線索上。許多個案習慣於強迫性的反應，此乃因刻板行為與其口吃形式的一致而成。故須改變與消弱它們，直至新反應能適當出現為止。我們須讓他知道他有此機會，但我們無法改變明智的說詞說服他們，只有示範不同的行為才能使他們知道自己能表現不同的行為。此階段的治療時間較短暫，因馬上要進入漸進治療期，在漸進期中，我們協助個案能對舊有的壓力有所反應，但須是好的反應。在學到新的行為方式之前，須先消弱舊有的行為，改變治療須在漸進期前實施。在個案能表現較好的行為之前，須先了解自己的確有此等反應的機會。再一次，要提供機會讓個案能學習其經驗，且須誘發他自己尋求。

　　我們知道，僅僅呈現這些範例是不夠的，這些作業本身沒有價值，只有當治療師分享獎勵且讓個案表達感受時，這些經驗才能改變個案的態度與外在的行為。

　　5.漸進（塑造）期（the approximation phase of therapy）

　　一旦個案知道自己的習慣反應能改變，我們就幫他學會一些新反應，而此類反應能消弱口吃。在此不僅找尋不同的反應，且是最好的反應。消弱口吃時不要增強它。新反應的獲得非因突然的改變而成，乃逐步改變而成。正如打靶一樣，有正有誤，但經過修正，可逐漸擊中靶心，如此個案的行為才能持久的擊中靶心。此階段的基本目標是讓個案知道如何面對壓力而表現某類型的口吃，此口吃形式不會增強障礙。當個案逐步趨近目標時，治療師要提供適當獎勵，不僅獎勵行為的表現，進步方面也應有「報酬」（contin-gent）。治療師主要呈現給個案的是自己如何面對恐懼與口吃的經歷，而讓口吃者知道自己能有比原先更好的反應。當然他能逐步學會，但此處的治療焦點主要集中於口吃行為上。

　　⑴一起面對口吃（stuttering in unison）：要協助個案面對簡單且不會增強嚴重性的口吃行為，主要是與他一起面對口吃。他看到、聽到我們加入了他的口吃行列，複製其行為，且示範我們能自己解除顫抖、制止掙扎和說完話。他起先會繼續掙扎且受我們說完話的震撼，但逐漸地，他開始跟隨我們的引導而口吃得與我們一樣。他發覺我們分享他最初的行為，但後來則不同了。治療師最先示範些微的改變，以便他能跟隨，且當他們能如此表現時，即獎勵之。一旦他已有些微的改變（例如：睜開眼說話而非閉眼），除非有更進一步的改變否則不給予獎勵。此種訓練在某種壓力情況下，實施是必須的，如此個案方能感受到原來不能主宰的壓力。總而言之，我們與個案一致分享且顯示如何改變的方法給他，並要他說出感受且獎勵他，個案才能逐漸改變自己既有的口吃行為。

　　⑵消除（cancellation）：一旦個案學會改變的方法，即鼓勵個案使用「消除法」，此語意味說出口吃字後，個案即停止繼續說，而後重頭說一

次,並使用學會的改變法。第二次他仍口吃,但假裝複製自己剛經驗到的口吃行為,且以學到的改變法來改變之。而後完成自己的句子。若他口吃時,溝通即停止,直到他能使用較好的反應後才再溝通,這也是強有力的增強法。

(3)延長(pull-outs):此語源於口吃者自己的語言習慣,乃指個案在口吃時如何逃避其猶豫或固著。「延長」是突然的吐出所有的空氣,但定會增加懲罰及其他影響因素的嚴重性,而使口吃更嚴重。有較好的方式以中止固著與猶豫。個案應與治療師一起學會在任何說話情境中使用這些方法,且常練習消除法。

(4)先備型(preparatory sets):下一步是把個案移到口吃的更前段,即會預期的階段,與所謂前痙攣(prespasm)階段中。通常恐懼字或音的錯誤,個案少會隱藏其異常的表現,而這些口吃的先備型常決定異常的類型與長度。因此一旦個案顯示他不僅能消除也能改變實際的口吃行為,他即會面對他的預期反應,此時示範給他看正確的練習方式,且要他說出他可能的口吃字,而後要他複製克服的範例。一旦每個改變學會了,且經歷了消除、離開、先備型等階段後,新的改變便產生了。其間藉由治療師的分享口吃與個案自我發覺,每一改變即會降低口吃的嚴重度與頻率,且字詞、情緒恐懼也會降低。個案的自覺開始成長,流暢說話變得更多,他變成能忍受更多的溝通壓力。他開始改變舊有不當的懲罰、挫折反應,且治療焦慮、罪惡、敵意的方法進步了,各方面就會有些許的進步。

6.穩定化(stabilization)

最後的階段是穩定化,若缺少此等明確的計畫,許多個案多會退回且又經歷失敗。故不僅要讓個案面對自己能流暢說話而不會有掙扎、恐懼的一面,也須穩定他們的行為及抵抗力、新整合力。在正式治療後,要常與個案親密接觸二年,許多個案偶爾會利用諮商與治療師接觸,其中談話內容多與口吃無關。個案常會退回至原先進入的門,常表現不自覺的重複、延長,最後又恢復至恐懼、逃避的行為中。故讓個案了解接受此等問題以做為自己的一部分問題是很重要的。治療師再次說出這些傷害及提供信任與治療法。但

藉由有計畫的治療可預防大部分的壓力。

⑴流暢（fluency）：即使口吃消失了，個案的話中仍有先前即有的間斷說話，此等人少有流暢說話的經驗，故應提供一些訓練如鸚鵡語、自言自語，以使個案能模仿流暢的說話。另外呈現各種不同的說話方式，使他能感受流暢的意義，同時也呈現資料讓他了解即使極好的演說家也有不流暢的時刻。

⑵裝扮（faking）：我們也訓練個案裝扮出簡單的重複或延長行為，且在每天特定情境的流暢說話中放入，我們也要求個案裝扮過去即有的說話中斷，而後消除它，或偶爾裝扮「延長」的姿態及顫抖，且要個案改變之，使這些技能能在未來使用。多數個案不喜歡做這些事，且他們不會做，除非這些活動是穩定化階段的一部分，個案才有可能這樣做。

⑶評量（assessment）：應鼓勵個案每天寫出誠實的量表。在此活動中，我們協助他學會調查自己的口吃情形，並評量各變項間的因素與誠實交待其評量結果。在此，治療師能善體人意是必需的，他需聽個案的表白且轉化為量表形式，這不是罪惡，而是重度溝通障礙所需的。

⑷抵抗治療法（resistance therapy）：最後的治療階段，應協助個案能在各種壓力下繼續維持流暢說話。當個案初來時，只有二種選擇，不是以恐懼的口吃語說出來就是逃避它。現在我們給他第三種選擇，即讓他以流暢但不異常的口吃來說話，此選擇不僅能穩定第三種選擇的行為，且能提供個案第四種選擇，即抵抗口吃。可以以減敏法行之，另一種有效的抵抗法是讓個案與治療師一起閱讀，及藉由鸚鵡語使個案流暢閱讀，其他抵抗法則是提供回饋機會給個案。

⑸知曉自己口吃的兒童治療法（treatment of the child who has become aware of stuttering）：不幸，許多兒童剛開始口吃時便知曉自己的障礙。即使沒有明顯的證據顯示他們已有恐懼、羞愧或逃避行為，不健全的重複口吃行為已開始了。故提供適當技術可改變此不健全的發展，這些兒童所接受的治療法多與剛開始口吃的治療方法相同，我們必須增強其安全感，移走環境

壓力,且增加其流暢說話的經驗。

(6)沈默法(the conspiracy of silence):我們都教導家長要忽視子女的異常,但若兒童對此也有反應,則應面對它且分享孩子的問題,否則兒童會覺得父母不能忍受口吃,這是導致恐懼、逃避行為產生的可能情況。

(7)減敏法(desensitization):在此的減敏法,其基線水準不是流暢性,而是重複的緊張度與姿態的固著情形。在此階段中,我們仍提供壓力,但若緊張、顫抖出現,即回到基線期。

(8)直接治療法(direct therapy):兒童進入挫折、掙扎時,可依其程度不同而要兒童直接面對它。有時則需成人示範不需口吃而能流暢說話的方式。此方法須由專業治療師來做,但有時讓家長參與可讓他們客觀地感受與觀察治療師所做的。

(9)年少定型口吃者的治療(treatment of the young confirmed stutterer):治療國小兒童的定型口吃,一般形式也是MIDVAS,讓兒童信任我們,其後再逐步實施各種治療法,這些兒童多能接受,但不提供作業給他們,而是經由諮商與家庭訪問,而讓他逐步學會各種方法。

Shames 與 Wiig(*1990*)根據口吃的成因,提出一些治療方法,分述如下:

㈠年幼口吃者的治療

學前階段和發育中的口吃者有較高的治療成功比率;早期的口吃治療包括:環境治療、直接治療、心理治療、系統減敏法、親子互動治療、行為塑造治療、家庭諮商等。依據個案評量結果,選擇適當的策略,互相配合。

1.環境治療

透過直接觀察與父母和家人的討論,找出控制和影響口吃的環境,以及其他變項,全家人一起努力設法處理個案的口吃。可能影響口吃的環境變項約有下列幾項:

(1)在家的興奮程度。

⑵快步驟活動。

⑶溝通的壓力。

⑷說話時間的競爭。

⑸社會情緒的剝奪。

⑹兄弟姊妹間的競爭。

⑺家人過度的插話和說話意圖常被打消。

⑻標準和期望不切實際的高或低。

⑼訓練不一致。

⑽對孩子可被接受行為的教學太多或太少。

⑾父母缺乏有效性。

⑿說話和表現有過度壓力。

⒀家人間的爭議和敵意。

⒁和家人的消極語言互動作用。

⒂以孩子做為家庭問題的替罪羔羊。

2.直接治療

直接治療乃是針對個案的說話問題，採取一些策略直接加以處理，而非透過環境或父母的處理來治療。

3.心理治療

對因情緒或心理問題引起的口吃以戲劇治療或心理治療。孩子的說話不流暢通常是更深層潛意識心理問題的徵兆，根據兒童心理防衛機轉、人格發展、焦慮、其他感情和人際關係等理論，配合治療策略的應用可以消除口吃的症狀。

4.系統減敏法

若口吃是對環境壓力的一種反應，可採用系統減敏法，建立壓力層次，漸漸增加對壓力的容忍力，來消除口吃。

5.親子互動作用

兒童期的說話不流暢通常是父母無意的增強，使孩子的說話不流暢持續

下去而轉變成口吃，父母在家應以更多積極正向的語言和孩子交談。

　　6.父母和家人的諮商

　　協助家人了解他們的行為和感情與口吃者的交互作用，此種方式是從整個家庭著手，語言治療師告訴父母和家人有關口吃的知識與應有的態度和做法。父母和家人的團結、對環境治療的一致性，可使口吃治療有最高的成功率。

㈡積習性口吃的治療

　　積習性口吃者的說話特色，是過度的緊張和用力，說話斷斷續續，有多餘的動作，他痛苦地感受自己說話的缺陷。一般在臨床上的處理包括：

　　1.治療的一般目標

⑴改變口吃者的說話方法。

⑵改變口吃者的感覺方法。

⑶改變口吃者和環境互動的方法。

　　2.治療的策略

⑴目標行為：

　　①消除或減少逃避行為。

　　②減輕說話的焦慮感。

　　③學得控制口吃的能力，不再感到無助和焦慮。

⑵治療的模式：

　　①系統減敏法。

　　②心理治療法。

　　③基本語意治療。

　　④角色扮演。

⑶自我管理：透過延宕聲音回饋、電腦回饋、節拍器回饋、語音遮蔽等方法，慢慢增加說話的長度和複雜性，最後能自己流利的說話。

3.轉換和維持

治療的最終目的是希望能將在實驗室學到的技巧，轉換到真實的生活情境，且能夠持續下去。

4.維持和復發

每個人都有不同的行為、感情，對環境的互動反應也不同，在正式的治療中習得的技巧，可能因感情或社會模式的影響而回復到治療前的狀況，因此應設計新的替代行為，使治療的效果能夠穩固的持續下去。

㈢口吃的預防

從口吃的成因可以發現，醫藥並不能使口吃消除，大多要從環境處理（境教）做起。因此口吃的預防也要從環境治療開始。

1.建立適當的語言環境。

2.父母提供孩子正面的語言模式與互動機會。

李淑娥（民 76）**歸納口吃治療的方法如下：**

猶如口吃病因的理論，口吃治療法也是眾說紛紜；而且都有治療成功的例子。Van Riper（1973）重提 Johnson（1939）的結論道：「與口吃者工作愈久，愈能容忍每種治療方法，它們對個案皆有或多或少的助益」。

回顧二十世紀以前的治療法，曾出現嚼大蒜、吞生蛋、吃蛙舌、口裡含著石頭上山或喝熱酒（Bacon, 1627）、切舌根（Dieffenbach, 1841）等怪異方法；到十九世紀末期則側重精神分析。

二十世紀初期，口吃治療主要是利用音樂旋律來促進說話的流暢，治療人員有醫師、音樂教師、教育家，戲劇導演或語言學家。一九三〇年後，語言病理學開始發展，一九四〇年代末期至一九五〇年代，語言治療師對口吃之治療導向分為二派：一為症狀治療，教導個案克服口吃現象，使個案在口吃發生時能流暢地說話；一為心理治療，讓個案評估自己本身與其不流暢的說話行為，減弱其害怕、焦慮心理，使說話能流暢。一九六〇年代，以學習

原則為基礎的行為改變技術對口吃治療計畫有重大影響，Goldiamond（*1965*）以學習理論來進行延宕聽覺回饋法（delayed auditory feedback，簡稱 DAF），其過程如下：⑴利用 DAF 減慢朗讀速率；⑵在 DAF 輔助下朗讀能流暢；⑶DAF 消失後，仍維持流暢；⑷朗讀速率逐漸加快至正常。Shames 和 Florance（*1980*）主張延宕聽覺回饋法可由每分鐘三十個字（WPM），延宕時間 250 msec 開始，漸進至 200 msec / 45 WPM→150 msec / 60 WPM→100 msec / 75 WPM→50 msec / 90 WPM→不需 DAF。

Cooper 和 Cooper 於一九七六年首次提出口吃治療要同時兼顧不流暢的說話行為，與阻礙流暢說話的態度和感覺，此論點逐漸受重視而發展成今日之「認知行為治療法」（cognitive behavior therapy）。

(一)認知行為治療模式（*Leith, 1984*）

1. 建立新的說話方式

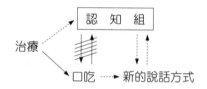

目標：

⑴在治療室內能輕鬆流暢的說話，可能還有重複或拖長音、掙扎行為，但沒有不適當中斷現象。

⑵個案開始明白也能像別人一樣流暢說話，是認知改變的開始。

步驟：

⑴讓個案非常舒適地坐著，利用伸懶腰、嘆氣等簡單方式使個案完全放輕鬆。

⑵示範輕鬆說話的模式，並指出個案不正確的說話特徵，如每個字速度太快、嘴巴張得太小、聲音很緊張、胸部容易氣悶等。

⑶鼓勵個案學習新的說話方式：

①慢慢深吸一口氣，兩肩稍向外張開，不可中斷氣流，嘴巴張大慢慢哈氣，使氣流自動呼出。動作要輕鬆自然，一氣呵成。熟練且確認動作無誤後再進行下一動作。

②慢慢深吸一口氣，不可中斷氣流，慢慢發延長的「啊——」，直到氣流呼完。

③將「啊——」改為「啊—伊—嗚」，每個音要延長，不同音之間絕不可中斷，才能保持氣流的順暢。

④以童謠或五言絕句為教材，一個動作一句，慢慢練習，每個字皆要延長。

⑤漸漸縮短吸氣時間，以簡單的短文為練習教材，並注意第一個字定要稍微延長，每句話不要太長，慢慢念。

⑥開始以新的說話方式述說事情，如電影、電視情節、所經歷的事情。此時可用預先約定的手勢來提醒個案注意錯誤，不要任意打斷其說話，練習至輕鬆流暢說話達 90%為止。

　⑷上述方法乃李淑娥修改氣流治療法（airflow therapy）而成，臨床施用諸多個案，效果頗佳。對無法放鬆之個案，可利用節拍器或延宕聽覺回饋法訓練，使其能減慢速度說話。

　⑸表現佳時，立刻給予獎勵，獎賞在此階段很重要，可重建個案說話的信心。

　2.穩定新的說話方式

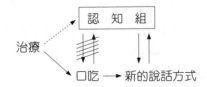

目標：

⑴個案在治療室內，不需獎賞暗示也能保持流暢說話。

⑵訓練個案辨認正確與不正確的說話方式。

⑶個案肯定自己在治療室內，不管任何情況都能流暢說話。

步驟：

⑴加入團體治療。

⑵提供各種社交情境會話練習，如購物、坐車。

⑶讓個案確信自己能在不同情境下主宰自己的說話方式，自信心戲劇性提高，個性也逐漸開朗、外向。對口吃負面影響的認知如焦慮、害怕逐漸除去，而正面影響的信心逐漸提高，新的說話方式漸漸穩定。

3.類化新的說話方式

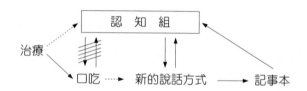

目標：

⑴在治療室外的情境中也能保持流暢。

⑵個案確認在任何情境都能控制說話，已經不再害怕口吃。

步驟：

⑴鼓勵個案在治療室外，熟練新的說話方式，好像騎腳踏車上大馬路練習一樣。

⑵教導個案使用記事本，自己記錄或父母代寫每天練習的情形。

⑶仔細分析記事本，看個案在何種場合最不順暢，壓力最大。

⑷與個案共同分失敗的原因，分享成功的喜悅並及時獎勵。更多的成功，帶來更大的信心，利用信心可以解決各種說話情境的困難。

4.維持流暢說話

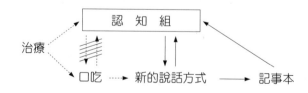

目標：

⑴訓練個案成為自己的治療師。

⑵個案不但對說話有信心，而且視流暢說話為自己的責任。

步驟：

⑴治療次數逐漸遞減，改為追蹤治療方式，追蹤時距由短漸長。

⑵強調繼續練習之重要性，每天定時一次，詳細記錄於記事本中。

⑶訓練個案自己分析記錄，自己解決壓力情境，不斷的自我增強，才能防止口吃復發。

⑷個案對自己的說話流暢深具信心，成為一個比較積極、多話和多社會生活的人。

㈡兒童口吃之治療

年紀較小、口吃意識尚淺、沒有害怕、逃避的心理或怪異動作、親子關係良好者，指導父母輔導方法即可，不必正式接受語言治療。

1.改善家庭情境

家庭氣氛要溫暖、安祥；家人對患童之口吃不要反應過度；不要打斷或糾正患童說話，耐心地聽他講完；家人對患童說話時速度儘量放慢，使用的詞彙和句子儘量簡單等，使環境壓力減至最低。

2.提供正確的說話模式

每天固定時間利用讀書方式提供患童正確的說話模式，但教材的選擇必須適合患童的程度，念的速度要不慌不忙，並耐心地激發患童以相同方式表達意思。或在家裡固定一個「慢慢說話椅」，每天定時一家人輪流坐上去慢慢說五分鐘話，患童若有不流暢情況發生時，可要求他坐在此椅上「慢慢說」，讓他能體會慢速、輕鬆的說話模式。

3.加強患童的語文能力。

(三)團體治療（*Cooper & Cooper, 1985*）

1. 優點

(1)介紹遲疑的個案加入個別治療。

(2)個案較不會像個別治療時退縮。

(3)幫助個別治療結束的個案能繼續維持流暢說話。

(4)練習流暢說話最理想的場合。

(5)提供自我幫助（self-help）的機會，吸取別人的經驗，做為自我訓練之借鏡。

(6)費用此較便宜，個別與團體治療並行，對口吃者與治療師均是最經濟也是最有效的方法。

2. 組團

(1)成員特質：有三種變項在成立團體時要特別考慮，即年齡、智力和經濟狀況；性別、嚴重度與教育程度關係較小。相異特質的團體比相同特質的團體潛能更佳。

(2)成員人數：七～十二人的團體最恰當，少於五人較難領導，因為任何人缺席皆會影響團體運作。如果人數少，最好都是相同特質成員，每週見面二次以上，效果亦佳。

(3)座位安排：促進團體互動最好的座位安排是圓形或橢圓形；椅子間不要有距離，確定每個人都能見到其他成員；人員增加或減少均不要留置空位，也不要破壞圓形的完整，可使大家有團體歸屬感。

(4)聚會次數：如果只為分享訊息，每月一次即可；若要完成團體治療目標，每週最好聚會二次；剛開始時，每週有二次個別治療、二次團體治療是相當好的安排。

(5)聚會時間：在五～十二人的團體，六十分鐘是最恰當的時間。最有效的方式是分四階段進行，前五～十分鐘為暖身期，大家互相打招呼，治療師介紹今天的主題；接著五～十分鐘討論有關的語言行為與態度；接下來三

十～四十分鐘討論如何改變不正確的態度或語言行為；最後五分鐘由治療師總結，使此次主題能圓滿結束。

(6)成員一致性：成員的缺席或非成員的訪客常會干擾團體治療，在首次聚會就要明示成員們每次皆要出席，訪客儘量避免。

3.治療師的角色

治療師在團體治療中主要扮演促進者和刺激者的角色、當討論未發生時，治療師要做刺激者，當團體討論進行時，治療師的刺激者角色漸弱，只在旁協助即可。同時治療師要具備溫馨和幽默感，才能導引團體朝著較敏感、不舒服的題目討論。

㈣預防復發

1.定期追蹤輔導。

2.強調個案對自己的說話方式負責。

3.由個案協助或充任語言治療師，隨時溫習治療計畫。

4.利用團體聚會，彼此鼓勵，互相增強。

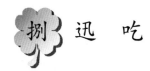 迅　吃

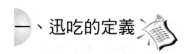 一、迅吃的定義

語暢異常尚有另一種型態稱為迅吃（clutterers），它的語言混亂現象呈現語言的組織有問題，構音困難，以及至少在表面上類似口吃般的語言不流暢。迅吃者的言語表達給聽者的感覺是內容組織貧乏，言語滔滔不絕而無法自制，而且話說到一半會突然中斷，這是迅吃者常有的語言特質。而且迅吃的兒童不若口吃者，並不察覺自己說話的方式。

二、迅吃與口吃的異同

口吃（stuttering 或 stammering），指的是語言表達異常，言語缺乏流暢、重複、說話逐音逐字的說出，甚至整個語句都是如此。口吃者言語結巴阻塞，語音延長而瑣碎片斷，除在口吃的初期之外，多數的兒童都意識到自己在表達流暢的語言上產生問題或困難。

顯然在描述及鑑別迅吃與口吃時，兩者有一些共同的特質，因此一些說話─語言病理學者及歐洲的語音學家以為，兩者基本上是相同的語言流暢異常的症候。Perkins（1977）認為迅吃與口吃是「相重疊的行為，迅吃是在頻率及節奏上出了毛病，它的範圍包含流暢性的問題，它是和口吃重複的」。迅吃包含了言語不流暢，「迅吃說話時含混不規則，使得話語模糊不清」，所以又可稱為「說話潦草」（scribble speech）。

迅吃與口吃兩者差異的主要關鍵，在於他們說話時呈現的反應與態度，迅吃者不會發展出焦慮、害怕、恐懼等情緒；口吃者則常有這些情緒反應。口吃者話未能說完時，會有想把話說完的念頭，迅吃者則無。茲摘述兩者的基本差異情形如表 8-1。

三、迅吃的矯治

迅吃者若將說話的速度放慢，通常都會說得比較好些。當他把話放慢，或注意到自己的語言時，若給予讚許或鼓勵，他說話的模式就會有所改善。當迅吃者把話說得急促焦躁時，家長或教師明確地指出來，也會有所俾益。因此建議家長當兒童說話傾向迅吃時，告訴他：「你說話說得太快了，我聽不清楚你在說什麼，我要把耳朵摀住了！」。

高聲朗讀對兒童也有幫助，朗讀用的書每一頁最好不要超過二至三幅圖畫。對兒童說故事時應與圖畫內容有關，而且要恰當，然後請兒童述說圖畫

表 8-1　迅吃與口吃者的基本差異

	迅吃	口吃
家庭史	也許也有親屬會呈現此症，尤其是男性	也許也有親屬會呈現此症，男性出現率較大
開始說話時期	較晚開始，有所延遲	通常也較晚，但頻率不若迅吃多
意識到自己說話問題的可能性	通常沒有察覺	會察覺而且感到焦慮
對自己說話的感受	曖昧無知	懼怕、焦慮
在仔細的指導後說話	有改善	口吃的症狀增加
阻止他說話，提醒他說話放慢	有改善	口吃更厲害、焦慮、緊張、言語結巴阻塞
意識到重要的說話場合	通常會有改善	經常更糟
說話時放鬆心情	症狀更厲害	有改善
朗讀新的情境事物	在開始時有改善	更糟
朗讀家常的情境事物	更糟	有改善

資料來源：Weiss（1964）

的內容。如果兒童的語言清晰應給予讚許，如果不是，也不要排拒他所說的話，應鼓勵他說清楚一點，並給予鼓勵。

　　當迅吃者的思緒不夠嚴謹時，應協助他們有清晰的思考。因為迅吃者隨便、短暫的思考，會反映在其語言的表達上，這是迅吃者的基本特質，也是進行矯治的首要目標。

第九章

語言發展異常

壹　前　言

　　第四類語言障礙稱為語言發展異常，一個兒童如果沒有語言發展，就是剝奪一項基本的工具。本章讓我們更進一步來討論語言發展異常的定義、類型、特徵、原因、診斷、矯治等方面的問題。

貳 語言發展異常的定義、特徵、類型

Kirk 和 **Gallagher**（*1983*）把語言障礙分為兩種類型——語言發展遲緩和發展性（或先天性）失語症，茲分述如下：

㈠語言發展遲緩（delayed language development）

Bangs（*1968*）把語言發展遲緩界定為：比正常兒童在順序的發展上進步緩慢；在適當的語言運作上較同年齡的兒童，顯著的低落，不能理解或說出同儕水準語言的兒童，可能有一種或更多機能上的困難。

有一些說話和語言遲緩的原因是聽力損失、智能不足、行為異常和環境的剝奪。決定說話和語言遲緩的原因，除了語言治療師外，可能尚需要一些專業性的會診服務。例如：神經科醫師尋找大腦的功能失調，學校心理學者試圖排除智能不足，聽力學家負責決定聽力異常程度和敏銳度；社會工作者、精神科醫師或心理學家探索家庭或環境的因素，找出帶來語言問題的情緒因素。

在某些兒童中，語言發展遲緩可能隱藏其他的問題，例如：智能不足對精熟符號較慢，他們基本上沒有能力思考和記憶。另一方面，聽障兒童因為沒有聽的能力也常常不能發展語言，但是他或她可能有非口語的語言。情緒障礙兒童可能對語言沒有反應或不會使用，但事實上可能已經學會了。

兒童可能在語言的五個向度（領域）中，有任何一種的困難經驗。雖然我們按照個別的類型來界定這些向度，但事實上，它們常常重疊。Bloom 和 Lahey（*1978*）主張這些語言的層面是持續地相互作用的，兒童體會到若干或所有的困難是很尋常的一件事。兒童的障礙程度會影響矯治的過程；假如問題僅限於語言問題的某一方面，普通班的級任教師即能實施矯治；如果問題擴展到若干領域，可能要語言治療師的直接介入。

1.語音方面的問題

有些兒童因為音調、強度或共鳴有問題，所發出的聲音使聽者感到不舒服或刺耳。假如音調比期待的更高或更低；或假使兒童的說話，是沒有變化而單調的話，可能使聽者產生負面的影響。假使強度很低以致於兒童說話幾乎是一種耳語聲，則可能在發聲系統上拉得很緊，尤其是兒童要花很大的力氣在嘗試溝通上時。鼻音過多是一種普通的共鳴問題，當太多的氣流穿過鼻子因此歪曲了母音和ㄤ、ㄥ、ㄣ的語音時，便會發生。缺鼻音是發生於太少的氣流通過鼻腔，使兒童的鼻音，永遠像感冒所發出的聲音。

2.語形方面的問題

有些兒童能夠用正確的語句結構以表達適合其年齡的思想，但是不能使用被接納的語形規則。他們對於複數形（尤其是不規則的形式，如 foot—feet），動詞時態（如run—ran，walk—walked），第三人稱單數的形態（如go—goes），或使用句首（如 un-, per-等）有困難。在許多情況下，這些困難係源自於聽知覺障礙，或短期的記憶所致（*Wiig & Semel, 1980*）。

要決定兒童是否在語形方面有語言的缺陷，就必須了解正常語言學習的順序與階段。一個五、六歲兒童在正常發展模式下，可能仍會產生如mouses和 foots 的名詞複數型態，一個八歲的兒童則應該沒有。因此，一年級的教師若在班上看到學生使用這些形式時，不必著急；但是一個三年級的教師則可能必須開始去做語言評量，並實施特殊的介入策略。教師或治療師在計畫這些策略時，應該根據在正常語言發展中語形學習的順序來擬定。

雖然語形問題可能發生在口語與書寫的語言上，但是有許多兒童在說話時能正確地使用字詞的組織原則，在應用這些原則於閱讀與書寫時，則有許多問題（*Wiig & Semel, 1980*）。這些青少年的介入策略的焦點，是在從口語的符號轉變成書寫符號的規則。

3.語法方面的問題

有些兒童在處理複雜句型的結構上（the car was hit by truck）或在構句上濃縮的句型（the boy who hit the girl ran away）有困難（*Rosenthal, 1970*）。S emel 和 Wiig（*1975*）發現有些語言障礙兒童在理解方面和說明 "wh-" 的問句，或 this, that, those 等指示代名詞的句子、被動語態、表達直接或間接受詞關係之句型，和超過一個子句的句型上，有顯著的困難。

　　這裡也強調介入計畫應該根據正常的語言學習順序。字彙的選擇是非常重要的：我們不希望兒童必須分心於學習生字或新句型。因此語言障礙兒童對於回想說話的句型有困難，片語和子句應該保持簡短。Wiig 和 Semel（*1980*）發現語言障礙兒童想像力的利用常常受限制，因此介入應該利用圖片，以儘量說明字詞、片語和子句的概念。他們也建議介入策略應該首先強調認知，然後是辨別和解釋，最後才是句子的形式。

　　4.語意方面的問題

　　語意的困難可能包括字義、生詞、片語和子句的關係，以及比喻性的語言。特殊的問題可能包括：

　　⑴有些生詞或詞類的概念形成遲緩（兒童常常使用不定的指示詞如「這件事」或「那個在那裡」）等。

　　⑵從多種字義中選定其中適當的意義有困難（兒童易被 run 和 eye 這種字混淆）。

　　⑶當使用連接詞（before, after）說明生詞、片語和子句的關係時，有困難。

　　⑷解釋比喻性的語言有困難（忙得像蜜蜂，跑得像鹿那麼快）。

　　語言障礙兒童傾向於從一個狹窄的語意內容去選定話語與話語的關係。然而，在計畫介入的程序時，我們應該提供增廣概念性內容的策略。例如在介入的最初階段，我們使用最適宜的樣本和典型的情境：例如花──玫瑰。其後我們擴及應用範圍到包括較少典型的樣本（如「風信子」），最後是非典型的概念（捕蠅草）（*Wiig & Semel, 1980*）。通常我們在介紹特殊概念之前，先介紹一般的概念：先有大的概念，才有高和寬的概念（*Clark, 1973*）。其他影響我們的介入策略計畫的考慮，包括在兒童的環境中常常利用的概念，提供概念的遷移、類化，在學生現在與未來的環境中，概念的功能與影

響。

　　5.語用方面的問題

　　在語用方面有語言問題的兒童，他們在採用語言及溝通型態以適應聽者或人際關係的需求上有困難（*Bryan, 1978*）。在相互溝通中，他們比同儕傾向於製造更多競爭性和拒絕性的言辭，也說些較無幫助或體諒的言辭（*Wiig, 1982*）。這些青少年可能發現在會話時，要覺察隱含的意義有困難，因此會以不當的言辭回答會話的陳述。例如：假如某人對他說：「有清潔的手不是很好嗎？」時，這時兒童可能只回答：「是」或「不是」，他們不會把這種陳述解釋為：「要求他們去洗手」。

　　為語用缺陷的兒童設計介入計畫時，我們要提供能增加兒童的語用能力和溝通能力的活動。角色扮演常被用來使兒童了解口頭訊息的隱含意義。另一種能發展兒童使用適當的語彙和結構，以溝通訊息的活動是描述性溝通（*Glucksberg, Krauss, & Weisburg, 1966*）。這種活動的形式之一是兒童必須傳達有關系列的實物或圖片之一的特定訊息，聽者必須能夠從兒童的口語溝通中，辨認這個實物或圖片。其他的目標是要加強「角色取替」（role-taking），以發展非口語的社會認知，增加有益於兒童的口語與非口語的溝通方式（*Wiig, 1982*）。

(二)發展性或先天性失語症

　　「失語症」（aphasia）這個名詞乃用以描述成人或較大的兒童，因為腦傷或外傷而引起說話和語言的喪失。也可用來形容可能是因先天性因素，以致無法學習語言的兒童，因此稱為「發展性或先天性失語症」（developmental or congenital aphasia），或「兒童期失語症」（childhood aphasia）。

　　Eisenson（*1971, 1972*）曾強調說明先天性失語症和說話語言發展遲緩的不同。他認為說話遲緩兒童的定義是指：「個體的能力（理解或操作）顯著低於我們根據年齡、性別、智力所期待的標準」（*Eisenson, 1972, p.194*）依照Eisenson的觀點來看，先天性或發展性的失語症乃是「有可辨認的症狀，而

這些症狀在語言遲滯的器質性原因中,必須分開來考慮」(*Eisenson, 1972, p. 197*)。他主張對失語症實施診斷之前,必須證實「腦部發展異常」是基於先天的因素。

發展性(或先天性)失語症與說話遲緩,常被誤用於說話和語言行為異常的兒童。說話遲緩和失語症實際上很難區分,但也無須區別其間之差異。倒是兒童的評量可以聽語障礙有關的學習障礙來處理。此種對知覺、說話和語言問題的解決方法,可導引出特殊的補救教學方案。

研究者和臨床治療師關心說話遲緩和發展性失語症之間的鑑別方法,因此在這兩種領域的治療和預測方法,有人認為是有些不同的。如果兒童的說話遲緩是肇因於智能不足的話,就應致力於改進兒童的字彙和語意的能力。但若是因重度聽力損失而引起的說話遲緩,則所強調之教育重點便不盡相同。兒童早期發展在概念的形成或認知上非常重要,我們應該給予更多時間在適當的語法和說話的發展上。如果兒童的語言障礙乃肇因於環境的因素時,則可能不同於因腦傷或發展性失語症的兒童。

此外,Bangs(*1968*)指出:在正常的年齡,兒童不能了解或說同伴的語言符號,就可能有一種或一種以上的困難。他把語言發展遲緩定義為:比同年齡的普通正常兒童在發展的順序上進步緩慢,在適當的語言運作方面,也顯著的較為低落。一個兒童有語言障礙的現象,就會顯得在學習語言符號上,違反平常有秩序的型態。

日本語言障礙教育學家大熊喜代松(*1978*)把語言發展遲緩界定為:與兒童的生理年齡(實足年齡)相較,其說話或語言的發展有顯著的遲緩現象者言之。他把常見的語言發展遲緩現象分為下列幾種症狀:

1.不會說話,或說話令人費解。
2.只說語首或語尾音。
3.說話有顛倒、混淆或省略的現象。
4.語彙少、說話幼稚、沒有組織、沒有頭緒。

5.使用娃娃語或擬聲語。

6.說話斷斷續續，語不連貫，只有單字、片語、不成句。

7.從某一時候起不再學習說話。

8.發音含糊不清，令人難以理解。

9.說話不合語法，沒有語助詞、接續詞、形容詞等。

10.沒有時態觀念，不會區別昨天、今天、明天的意義。

林寶貴（民 81a）歸納語言發展異常的定義如下：語言發展有下列一種或多種情形：⑴語言發展起步的年齡較晚；⑵發展的進度較慢；⑶發展的程度較正常兒童低下，其特徵為：

1.語意異常：詞不達意，或無法理解說話者的涵義。

2.語法異常：說話句型、結構簡單，有顛倒、混淆或省略等不合語法的現象。

3.語用異常：說話不合溝通的情境或構詞不當。

4.語形異常：有字形辨認不清或混淆等現象。

5.語彙異常：語彙少甚至完全沒有。

Van Riper 和 Emerick（1984）指出：有些有情緒問題或相關缺陷的兒童，在文法用字概念及使用適當語言做社會互動上有遲緩或異常現象。其他的特徵包括語言開始較晚、語言理解異常、說話字數的平均長度有限。許多有語言遲緩的兒童會出現省略字的電報式語言，某些對於疑問字的使用、適當的發音、複數或動詞時態的使用不熟悉。語言發展遲緩的兒童似乎遵循正常的發展原則，但是明顯地落後，他們所用的語言方式在年幼時期被認為是正常的。

有些是曾有語言但後來失掉它的兒童；有些是遭遇到一些疾病或外傷造成腦部損傷而有語言缺陷的兒童，以及其他天生的聾或嚴重聽覺損失者，他們之中有些只停留在初期的語言形式階段；有些使用奇怪的慣用語。這些個案的語言異常範圍非常大，需視這個兒童受到干擾前語言發展層次所達到的情形而定，很難提出其代表性或典型的案例。

語言發展遲緩的原因

　　普通嬰兒在迎接周歲生日時就開始會說話，但是有的孩子到了二、三歲，甚至四、五、六歲還不會說話，其中一定有原因。前臺北市中山國小啟智班退休教師林美女老師（民70）在「如何輔導智能不足孩子說話」乙書中指出，孩子不會說話的原因有下列數端：

　　1.耳朵聽不到或重聽。

　　2.情緒不安定。

　　3.腦部有器質性的損傷。

　　4.智能不足。

　　Kirk（1972）認為有些說話和語言的發展遲緩原因是聽力損失、智能不足、情緒困擾、環境剝奪、腦功能異常、腺狀不規則、不明的先天性失語症等。決定說話和語言發展遲緩的原因，除了語言治療師外，有時還需要許多專業的會診服務。例如，神經科醫師尋找大腦的功能失調；學校心理學家嘗試去除智能不足的因素；聽力學家負起決定聽力不正常和敏銳程度的責任；社會工作者、精神病學家或心理學家，探索家庭和環境的因素，找出說話或語言問題的情緒方面的可能因素。

　　Wood（1959）認為語言發展遲緩並非常常是語言問題本身，例如，智能不足的小孩會出現符號層次的遲緩，但這不是他的唯一缺陷；聽障兒童語言不發展，通常是因為聽不到，但是他們可能有不需使用口語回答的符號語言；情緒困擾兒童可能會抗拒聲音，但這問題並不是語言困擾最原始、最重要的一個問題。

許澤銘（民 71）把兒童語言發展遲緩的原因，歸納為下列數端：

㈠個體原因

1. 腦傷

大腦皮質的語言理解中樞、語言運動中樞或其他中樞，因先天性或後天性原因而損傷時，會引起顯著的語言發展遲緩。

2. 智能不足

大部分智能發展遲緩的智能不足兒童，或多或少會呈現語言發展遲緩的現象。高度語言發展遲緩的兒童，大多是智能不足，因為學習高度複雜化的語言體系，需要具備某種程度的智力。

3. 聽覺障礙

學習語言大部分要靠聽覺，聽覺發生障礙時，在無法充分接受語言刺激的情況下，要達成高度的語言發展是相當困難的。聽覺障礙可以分為末梢聽覺器官的機能障礙所引起的聽力損失，及末梢聽覺接收器正常，聽力本身沒有損失，但大腦皮質的聽覺中樞對聲音的意識、知覺、辨別、理解有困難的中樞性聽覺障礙。

4. 發音器官的運動機能障礙

呼吸器官、發聲器官本來是用以呼吸及維持生命的器官，但這些發音器官的運動機能障礙達到某些程度以上時，會阻礙語言的表達而引起語言發展遲緩。

5. 情緒障礙

家庭氣氛和諧，母子關係良好時，兒童才能獲得穩定的情緒及理想的語言環境。婆媳、夫婦、兄弟姊妹關係不好，母親處於焦慮或挫折的狀態時，孩子不容易獲得充分的關愛，容易陷入情緒的不穩定狀態。不穩定的情緒持久時，兒童沒有心情接受外來的刺激，而產生語言發展遲緩。

(二)環境原因

兒童本身沒有問題，但在兒童語言學習的初期，家長因為上班使兒童缺乏文化刺激或生活經驗，沒有感覺到說話的必要，沒有體驗說話的樂趣等情況，也會使兒童語言發展遲緩。

林寶貴（民81a）歸納兒童語言發展異常的原因如下：

(一)器質性語言發展異常

智能不足、聽覺障礙、中樞神經系統損傷（包括腦性麻痺、自閉症、輕微腦功能異常等）。

(二)非器質性語言發展異常

父母過度保護或忽略、語言學習環境不利、長期病弱、嬰兒期母子語言關係不足、聽取能力不充分、身心成熟速度緩慢、情緒障礙、聽覺記憶、聽覺分辨、聽覺聯想障礙、雙語或多語環境、缺乏學習機會與動機等因素。

肆 語言發展異常的診斷與評量

Van Riper 和 Emerick（1984）指出：

語言治療師首先可能要做的工作是蒐集該兒童全部的說話資料或抽樣一些具代表性的發音樣本。如果兒童是啞的（mute）而且完全無語言，那麼語言治療師可能要試著學習患者的肢體語言（gesture language），或仔細觀察任何有意義的聲音，並且蒐集其理解他人說話程度的證據。如果兒童有少數的語彙，那他必須分辨出這些是屬於單字（one-word）式的陳述句、祈使句或疑問句，或只是刻板無意義地模仿成人的發音，或只是用以展示聲音而

已。如果孩子有進步並能組合真正的片語及句子時，治療師必須加以記錄及分類，以決定何者已精熟，何者尚未精熟。並將這些資料用於次一目標階層的訓練中。治療者也須藉一些測驗來評量兒童語言的理解及表達。

愈來愈多的語言治療師倡議使用非標準化的方法──用補充題或選擇題加以測驗──來評量語障兒童。當兒童害怕或不信任奇怪的臨床環境、測驗工具及測驗者時，兒童無法發揮最大的能力是可以想見的。就評量兒童「真正的」溝通而言，測驗是人為的、設計的、非自然情況的。雖說獲得自發性說話樣本困難更多──例如，從家裡而非診所或教室，但我們可獲得更豐富、更敘述性和更正確的語言表現的概要。

除蒐集語言樣本和測驗外，語言治療師也要試著判斷語障是歸因於聽障（聽力測驗）、接收、組織及訊息處理障礙（ITPA）、智能不足（班達完形測驗）（BGC），以及一些動作協調的測驗。並經由親職晤談及細察醫療及學校成就紀錄等，漸增個案發展資料。

鍾玉梅（民76）認為語言評估的目的在於鑑定：

1. 兒童的語言能力是否與年齡相當。
2. 兒童特殊的困難。
3. 可能的原因。
4. 應予什麼幫助。

評估的程序包括：

1. 與父母面談，了解兒童的背景資料及父母的想法。
2. 觀察兒童的行為。
3. 語言樣本之取得。
4. 正式或非正式的語言測驗。
5. 構音測驗。
6. 口腔動作檢查。
7. 智能測驗。
8. 聽力檢查。

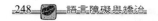

9.資料分析及建議等。

余玻莉（民 81）認為：

進行語言評估之前，需注意到全面性的資料蒐集和處理。評量的內容必須涵蓋：⑴描述性及數量性的評量；⑵知識性及運用性的評量；⑶形式及功能的評量；⑷正式及非正式的評量。同時也要考慮到兒童在語言上的發展。依 Arrow-Wolfolk（1988）觀察小孩語用發展情形，發現每個孩子在不同年齡的發展有所不同：

（2～4 歲）　1.用動作表達意思，指稱物品。

2.有意表達意圖。

3.好像懂大人說的話。

4.愛問「為什麼」。

5.會用簡單問句如「你好嗎？」。

6.可以用簡單會話如「謝謝」、「再見」。

7.會要求、拒絕。

（4～6 歲）　1.談話重心在玩具上。

2.會點頭表示聽懂。

3.如果講一次對方聽不懂，會改變方式再說一遍。

4.可以說故事。

5.可以與人交談。

（6～10 歲）　1.可以表達感情。

2.會問也會答問題。

3.可以演講。

4.可以把故事的前因後果都交代出來。

5.會吹牛、虛構事件。

（10～11 歲）　1.可以因對象不同而說不同的話。

2.講話會用禮貌的詞句。

3.可以把別人在電話中的留言完整記下。

4.回答問題可以振振有辭。

5.可以說十分複雜的故事。

（11 歲以上）　1.可以在說話中給對方回饋。

2.可以根據說話內容加以思考。

3.可以清晰明確的用詞，去除聽者的疑惑。

4.可以用不同的方式來表達心意。

5.可以考慮對方的年齡、性別、文化來談話。

而 Templin 與 McCarthy（1957）發現兒童語句的長度，在每個年齡有不同的長短。

余治療師建議評估的內容如下：

(一)基本資料的蒐集

在評估兒童語音之前，必須跟父母親進行溝通，以及事先觀察孩子。先詢問父母一些有關孩子的狀況，譬如：孩子害羞或大方？怕生？話多嗎？他愛玩什麼玩具……等問題。每一個訊息對往後進行治療都有相當重要的影響，所以資料蒐集得愈完備愈好，內容愈豐富愈佳。

1.發展史。

2.有無特殊疾病史？

3.就學情況、學習狀況？

4.語言發展及智能發展？

5.家庭生活？

6.兄弟姐妹相處情形？

7.語言最大的問題是什麼？

8.個性如何？

9.是否接受特殊教育或語言訓練？

10.愛看書？或是喜歡接觸哪些書籍？

11.他的話有誰懂？

12.他平時會主動說話嗎？

13.他平時喜歡哪些玩具？

14.他平時會寫哪些東西？

15.平時會跟陌生的孩子交談或玩耍嗎？

㈡生理或醫學的檢查

1.聽力。

2.構音測驗。

3.呼吸器官的檢查。

㈢語言的評估

1.孩子如何跟父母溝通。

2.描述性的語言。

3.習慣性的語言。

4.句子的長短（MLU）。

5.句子複雜性。

6.模仿能力。

7.回答問題及問問題的能力。

8.整體說話的方式及清晰度。

9.表達性。

10.互動行為。

11.個人的表現及表情。

12.四聲變化的運用。

13.整體語言可以被了解的程度。

14.如何用其他方式來加強溝通。

15.遊戲中的語言。

㈣心理方面資料的蒐集

1.情緒表現。

2.注意力。

3.組織力。

4.解答問題之能力。

5.動機。

6.認知程度。

㈤家庭互動及環境資料的蒐集

1.跟家人說話的方式。

2.父母的管教態度。

3.習慣的用語（母語）。

4.和兄弟姐妹之間的互動。

5.父母是否有時間與孩子相處。

㈥語言的分析

在進行治療之前，必須將所蒐集的資料做一個分析，才較能夠掌握孩子的狀況，也才能順利擬定一個適合孩子的治療計畫。分析的層面有九：

1.表達力（expression）。

2.清晰度（intelligibility）。

3.反應的型態。

4.表達的方式（語言、非語言、聲音、臉部表情）。

5.溝通時使用哪一種語言（口語、手語、身體語言）。

6.雙方意見交換的情形。

7.在談論一個話題時所產生的語用型態（話題轉移、結束話題、開啟話題）。

8.與不同人說話用不同方式（因人而異的溝通表現）。

9.溝通策略（打招呼、要求、批評、重複）。

　　國內可供評量兒童語言發展能力（包括語言理解及口語表達能力）的工具並不多，只有林寶貴、邱上真（民 72）的「智能不足兒童語言能力評量表」，林寶貴（民 71）的「語言障礙兒童診斷測驗」，張正芬、鍾玉梅（民 75）的「學前兒童語言發展量表」，林寶貴等（民 81a）的「語言障礙評量表」（學齡階段用），林寶貴、林美秀（民 82）的「學前兒童語言障礙評量表」等，除第二項診斷測驗未建立標準化常模，第三項只建立臺北地區常模外，餘皆建有臺灣區學前及學齡兒童的常模。

 伍 語言發展異常的矯治

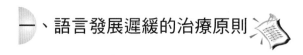 一、語言發展遲緩的治療原則

(一)醫學方面的治療

　　若需要接受小兒科、耳鼻喉科、牙科等的醫學治療時，應讓醫學治療優先。但不要因此而耽誤其他的治療；如果醫學治療需要花很長的時間，可以與語言治療或其他的輔導同時並行，因為學習語言最適當的時期是出生後七年內，尤其是最初的二至四年間最為重要，錯過這個關鍵期的話，再花多少代價也很難補償。

(二)臨床心裡治療

　　需要人格、行為、親子關係等臨床心理治療（如親職教育、遊戲治療

等）時，令其接受這些治療。

(三)語言的心理衛生

以了解兒童目前的智力，社會適應、興趣、語言能力，給予適當的刺激與鼓勵等方法，促進語言的發展，實施親職教育或有關人員的訓練。對兒童感興趣的事物多說給他聽，對兒童所說的話，應高興的聽。不該忽略兒童所說的話，或太注意其發音，強迫兒童說話，勉強其複誦語句，或練習注音符號的發音等，大多有害無益。經常注意兒童的能力與特性，製造輕鬆、愉快的學習氣氛，按照能力分組訓練較為有效。對發展遲緩而又不均衡的兒童或失語症的兒童，則應儘量減少刺激，每天按照固定的時間，在布置簡單的小房間內實施個別指導較佳，教室布置不宜太複雜、太熱鬧，利用背景音樂或韻律有時非常有效。

(四)發音器官的機能訓練

呼吸、發聲、構音器官有機能性的障礙，能藉訓練而恢復其機能時，應配合其目的積極利用遊戲治療矯治之。

1.呼吸、發聲器官的訓練可利用吹氣遊戲、發聲遊戲、歌唱等活動。

2.構音器官的訓練主要為攝取食物的動作，如用吸管吸吮，咬硬的食物、口香糖等。

3.不要讓兒童察覺您在替他實施說話訓練，以寓教於樂的方式進行之。

(五)有重聽的可疑時應立即採取下列的措施

1.配合各種情境，多令其聽簡單的話語（以普通說話的口氣、普通的速度）。

2.大聲對其說話。

3.儘量在兒童的面前一公尺以內的距離說話。

4.教師的臉部面對光線說話，使兒童能看清楚教師的臉部表情和口形。

5.說話時頭部和手儘量不要亂動。

6.儘早配戴助聽器。

7.定期接受聽力檢查及耳鼻喉科檢查。

二、家長如何幫助語言發展遲緩的兒童

㈠消除妨礙語言發展的因素

如智能不足、聾或重聽、發音器官異常、體弱多病、情緒不穩定等因素，均會影響兒童語言的發展。

㈡不要摧殘兒童說話的幼苗

母親是兒童學習說話的最佳良師和園丁，父母應適時供給土壤、陽光、水分和適當的溫度，但不能操之過急，揠苗助長。

㈢培養說話幼苗的方法

1.隨時隨地有耐性地對兒童說話。

2.話題要與兒童的程度與經驗相結合。

3.每天念十至三十分鐘的童話或故事給兒童聽。

4.玩發聲遊戲。

5.玩猜聲音或聽覺記憶遊戲。

6.玩視覺記憶遊戲。

7.每天固定練習幾分鐘的說話。

8.擴大生活範圍與經驗：

⑴參觀、訪問公共場所。

⑵教兒童如何和同伴一起玩。

⑶擴展社會經驗。

⑷訓練「自己的事自己做」的習慣。

⑸令其觀賞電視節目。

⑹利用電話玩具。

9.注意傾聽兒童說話。

10.儘量少用手勢或表情。

三、學校教師如何幫助語言發展遲緩的兒童

　　大部分的語言發展遲緩兒童，動作遲鈍、沒有耐性、沒有玩伴、課業落後，對幼稚園或學校生活不適應等。對這類的兒童，教師應尊重每一個兒童的人格、特質、潛能，考慮適合每一個兒童的指導方法，不要跟其他的兒童互相比較，只要考慮該兒童各方面是否進步，發現有語言發展遲緩的兒童時，應從其在學校的表現行為及語言活動加以觀察，與家長商談，或轉介到語言治療教室（情形嚴重者）。下面介紹教師實施語言矯治時的一般原則：

　　1.使語言發展遲緩兒童被班上同學所接納：製造和諧融洽的教室氣氛，不讓障礙兒童在團體生活中感到壓力，而有侃侃而談的意願，也就是訓練班上同學不嘲笑其幼稚的語言或發音的異常。

　　2.製造語言遲緩兒童想要說話的環境：利用電話遊戲、錄音機遊戲、捉迷藏遊戲等活動，引導兒童說話。透過小團體、好朋友團體、課後的團體組織，增進障礙兒童與玩伴之間的交流與說話的機會。

　　3.以類似在家庭中的說話口氣和指導內容、原則，去輔導兒童說話。

　　4.對家長實施親職教育，說明學業第二、語言治療第一的理由，不要擔心因為接受語言治療而耽誤功課的事，或因為到語言治療教室而感到沒有面子或心裡不安等。

四、語言治療師如何幫助語言發展遲緩的兒童

1.首先為兒童實施各種檢查與診斷（如智力測驗、聽力檢查、發音器官的機能檢查、知動能力檢查、語言環境的調查、生育歷調查、兒童精神醫學方面的各種檢查、心理測驗、語言發展的檢查、構音測驗等），決定語言矯治的方針。

2.製造談話的氣氛，使兒童樂於親近；與家長、幼稚園、學校教師連繫，共同負起語言矯治的責任。

3.語言治療教室應設置沙箱、水槽、語言觀察室、遊戲室、各種玩具、電話玩具、手指娃娃、紙偶、布偶、積木、黏土、收錄音機、錄放影機、發音教室等設備，以刺激兒童說話的動機。

4.語言治療的方式，有時可採用一對一的個別訓練，有時可以在幾個人的團體遊戲中進行；針對兒童的情況，選擇適當的訓練方法、方式、教材等。

5.實施親職教育：以個別或團體的方式，指導家長如何在家裡幫助語言治療師施行語言矯治。

6.必要時與其他的專業人員同時進行語言治療，如機能訓練、心理治療、教育治療等。

7.治療時間或次數，視障礙的嚴重程度或病歷而決定，即開始一星期一至三次，漸漸地一個月一至二次，最後一至三個月一至二次不等。很多兒童需要花很長的時間在語言治療教室，接受諮詢、檢查、指導、預後管理等活動。

鍾玉梅（民76）**提出的語言發展遲緩兒童治療建議，值得參考：**

她所採用的治療策略，主要綜合Piaget（1952）的兒童發展理論，Strong（1983）的認知治療計畫，Ruder等（1984）的學前語言訓練計畫，Bloom與Lahey（1978）對語言層面的分析法（內容、形式及使用），以及 Eisenson（1984）的認知功能訓練與語意語法訓練等的原則與方法，強調認知與語言

的關聯性，促使幼兒從實際操作或經驗（遊戲）中獲取語言並應用之。當口語增多後，便採取語言樣本分析兒童的語言結構，做為進步指標及治療參考，依次逐漸擴展兒童的語言內容及句法結構，應用方面則主張治療情境與日常生活情境並重，所以需取得兒童常接觸人物的了解與合作，共同促進兒童語言能力的進步，故兒童的語言治療需語言治療師、家屬與學校老師的密切合作。

(一)訓練內容

語言治療訓練的內容包括：⑴認知；⑵語彙；⑶句法；⑷語言的應用等方面，每個項目包括聽覺的理解與口語的表達等方面，而理解與表達和認知概念息息相關。

1.認知

有關兒童語言發展的研究，認知與語言孰先仍是爭論的重點，一般同意，認知與語言的獲得有甚強的平行性，有些人則強調某些認知能力是語言習得的先決條件，但非充分條件，語言需有定量的認知能力，但光有認知概念卻不足以發展整個的語言，兩者實是相輔相成的（*Williams, 1984*）。

幼兒從出生開始，碰觸、玩弄，注視周遭事物，從中漸獲理解，發展出認知形式，把物與事連結起來，將舊經驗應用在新遭遇的事物上，發現不同時再設法改變，發展出新的認知模式，漸次發展了各項能力。而語言的發展，必須先經驗感覺動作的操作，當那些經驗內在化時，語言這種象徵性行為才能發展出來，即認知係由於感覺動作行為的內在化，語言是認知的一種象徵系統，所以必須有足夠的活動或遊戲經驗，促成象徵性思考的產生與應用。

認知訓練主要鼓勵兒童玩弄各類物品或玩具，多接觸環境刺激，以不同角度看事或物。在遊戲中，教兒童玩玩具，如丟球、推汽車走，餵洋娃娃或替它換衣服、玩積木、玩具電話等，或給予一些常見日常用品的玩弄，表演用途等等，當兒童會玩玩具，知道玩法或使用法時，便可由簡入難，一一訓

練各項認知概念，包括：

　　(1)相同物品配對。

　　(2)相同圖物配對。

　　(3)相似圖物配對。

　　(4)揀選同類物品。

　　(5)依物品功能分類。

　　(6)依形狀、顏色、大小、質地重新歸類。

　　(7)將不同類者挑出。

　　(8)相關物品或圖片之配對。

　　(9)順序概念等。

　　語言本身就是順序性、時間性的，不管是語音、字、詞都有一定的順序，關係著語言的理解或表達，順序不對即會發生溝通困難，生活環境也是時間性、階層性的，讓兒童知覺到環境的秩序及順序，並發展語言的順序概念是相當重要的。訓練項目包括：

　　(1)物品、顏色、積木、形狀等的順序排列。

　　(2)動作遊戲，如唱遊並摸頭、肩膀、膝、腳、腳趾。

　　(3)聽覺順序，如打鼓，一重一輕之順序打鼓。

　　(4)建立簡單的聽覺記憶，如遵從簡單或複雜的指示。

　　(5)視覺順序，如排列故事圖片，表演或依序說出圖片內容編故事等。

　2.語彙

　　語彙主要是讓兒童將所了解及欲表達的象徵性符號用嘴巴說出來，訓練時應考慮到兒童的語言需求、興趣及概念，選擇適當語彙多予刺激，讓兒童由發出口語而達到需求的目的，可激發其了解語言的功用及說話的興趣。如「要」、「不要」、「有」、「沒有」、「好」、「不好」的應用，便能使他人初步了解其意思，人物稱呼如爸爸、媽媽及其他家人，常用物品或玩具如「玩具」、「車車」、「筆」等，或日常活動的動詞如「來」、「吃」、「喝」、「睡覺」、「尿尿」等，均可做為引導說話的語彙，從單字、疊

字，進而到雙字詞等，語彙漸多時，再要求兒童能將語彙連結起來，如人—物，人—事，事—物的連接，進而連接三個語彙以上，慢慢形成句法的概念。

3. 句法

當語彙不斷增加，兒童便會選擇語彙連結成句，便要擴展其語句的長度，能將人、事、物同時連結並表達出來，進而增加修飾的語詞如形容詞（大飛機）、副詞（慢慢走）等，可依兒童的語言需要，隨機訓練其各類型的語言結構。

4. 語言應用

語用（use, pragmatics）是近年來才漸受注意的語言要素，亦即如何用語言與他人溝通，將語言意圖適當的表達出來，達到溝通的目的。Halliday（1975）提出兒童早期語言便含有七類功能，即：

⑴工具性（instrumental）用語言來達到物質需求。

⑵操縱性（regulatory）用語言來操縱他人行為，如「媽媽來」。

⑶互動性（interactional）用語言來建立或維持與他人的關係，如稱呼人或打招呼。

⑷啟發性（heuristic）用語言去學習或發現新知識，如「這是什麼？」。

⑸個人性（personal）用語言表達自己個人的想法。

⑹想像性（imaginative）用語言來玩假扮的遊戲。

⑺知識性（informative）用語言提供訊息給他人等。

Greaghead 等（1980）曾討論兒童的口語或非口語溝通行為，在交談對話中包括：⑴抗議；⑵要求；⑶註解或批評；⑷喚人注意；⑸打招呼；⑹結束；⑺預告結束等。說明欲維持好的溝通需做到：⑴注意對方；⑵應要求做反應；⑶主動發言；⑷打開話題；⑸維持話題；⑹改變話題；⑺回答非必然問題；⑻利用非必然問題；⑼表示了解對方意思；⑽予對方適當話題；⑾依序提供訊息；⑿組合話題，順序表達出來等，其並利用果醬測驗（Peanut-butter Test）簡要觀察兒童的行為，判斷其語用技巧。

(二)訓練方法

兒童的語言訓練有四個基本原則：(1)適當控制兒童行為，維持其注意力；(2)將物品或圖片放在兒童看得到並容易取得的地方；(3)在兒童疲倦或厭煩前即停止該項練習；(4)選擇兒童感興趣的教材。每一次的治療都包含了了解力、表達力及認知概念的訓練。

1. 了解力

使用的方法包括：

(1)用手指一指（圖或物），不了解者予以示範。

(2)做動作，兒童不懂或不會做時，亦予以示範。

(3)要求兒童於行動前重述治療師的話，可助其了解，但不要求完全正確的重述。

(4)提示：似懂非懂或不完全的反應，可予以手勢或口語提示助其了解。

2. 口語表達

訓練的方法包括：

(1)口語重述，即從訓練了解力的口語重述開始，無需完全正確的重述。

(2)模仿：可拿著物品或圖片問兒童，要求他看治療師口形模仿說出答案。

(3)提示：利用手勢或口語提示，配合及補充口語的問答。

(4)利用試探問題（probe question），如想得「是－否」的回答，即可問「（圖或物）是不是？」，欲訓練方位詞時，則可問「（圖或物）在哪裡？」等。

(5)要求兒童自發性反應。

(6)描述圖片或事情。

(7)描述系列圖片，編述故事或重述故事等。又兒童的構音若不清晰，需等其語言能力相當好時，再予以正式的構音治療。

3. 認知能力

訓練內容如前所述，訓練時要觀察兒童的反應，不會的先予示範，並依

其程度予以口語或手勢的提示，反覆練習直至不須提示而能正確反應為止，並配合其能力同時訓練聽與說的能力。

對於兒童的反應，治療師需有適當的處理技巧，才能有效促進兒童的能力及學習的動機，處理方式包括：

⑴示範與提示：兒童反應不當時應予以示範，猶疑不決或不正確時，可予提示，若仍然錯誤，則需更詳細的解釋及示範練習。

⑵擴展兒童能力至更高階層，如要兒童放卡片時，問之「放在哪裡？」兒童答「？裡」，治療師便可說「對，這裡」，進而「對，放在這裡。」亦即治療師或父母重述兒童的意思，並將兒童所省略的話語補起來，兒童能注意到二句話的相關，便可有效的增進其能力。

⑶註解：時時要對兒童的反應予以相關的說明，如問「你在做什麼？」答「畫畫」，可予以擴展說「對，你在畫畫」，進而可說明「你畫的是直線」；研究顯示（*Strong, 1983*），兒童的行為若常得到他人的註解將有助於其語言的表現，因為治療師或父母提供兒童的都是成熟的語言範例好讓兒童遵循。

⑷增強及鼓勵，使兒童樂於學習增強兒童的反應有兩種方式：①使兒童的反應能造成自然的結果，如：能得到所要求的東西；②口頭的鼓勵，如兒童妥善的回答了試探問題，治療師說「很好」、「好棒」等。

⑸治療師的自我檢討，當兒童一直都沒有辦法達到目標時，治療師應自我檢討可能的缺失，修正治療的方法，使兒童得到實質的助益。

總之，兒童的語言治療需認知與語言能並重，兩者相輔相成，讓兒童在遊戲中學習，除治療師外，更需取得家人或學校老師的合作，使其了解如何促進兒童的語言能力，隨時幫助兒童達到有效的溝通，亦即所有有關人員與兒童溝通時，必須儘量做到下述有效溝通原則：

⑴取得兒童的注意再說話。

⑵與兒童談此時此地之事，兒童較能意會。

⑶時常重述物品名稱，再以不同方式說明之。

⑷時常調整句型。

⑸容許停頓時間，給予兒童模仿或思索的機會。

⑹兒童發言時予以適當的鼓勵或反應。

⑺擴展兒童的發言至更複雜的階層。

⑻問兒童有意義的問題。

⑼要求兒童的語言達到適當的標準。

第 二 篇

應 用 篇

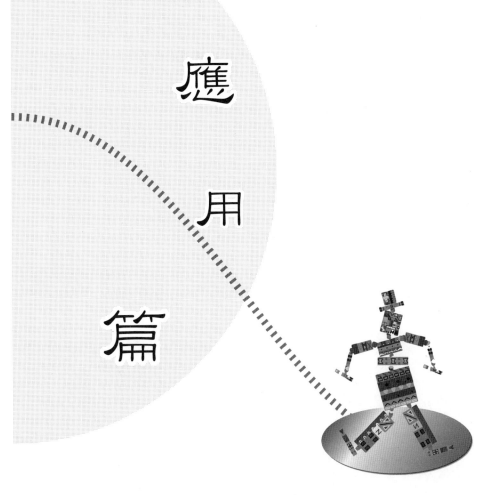

第一篇介紹了語言、說話、溝通的定義，影響兒童語言發展的因素，語言障礙的四種基本類型（即構音異常、聲音異常、語暢異常、語言發展異常）之特徵、原因、診斷、矯治或訓練的原則等。接下來的第二篇，我們將討論各類身心障礙兒童語言障礙之特徵、成因、評量、輔導或訓練的方法。過去十數年，筆者在一系列對普通兒童及身心障礙兒童的有關語言障礙之研究中，發現不僅普通兒童有語言障礙的現象，各類身心障礙兒童的語言障礙更為嚴重，因此本書的第二個重點擬就視覺障礙、聽覺障礙、唇腭裂、智能不足、腦性麻痺、自閉症、學習障礙、腦功能異常等所引起或伴隨的語言障礙，進一步加以分析，以期提供特教教師、準教師、保育人員、家長等相關服務人員的參考。

第十章

視覺障礙兒童的語言障礙

壹　前　言

　　語言溝通乃為視障學生接受教育的重要管道。其認知學習、心智發展、人際關係、人格成長等，端賴語言溝通而竟全功，因此如何提高視障學生的語言理解能力與表達能力，可以說是視障教育的重點。

　　本來語言溝通是一個複雜的過程，其中包括許多層次的心理作用，在說話與聽話兩者間形成一連串的連鎖反應。在語言溝通時，說者思索選擇適當的詞句，經由神經、肌肉的活動，發出適當的言語，傳送至聽者，而經聽者的感覺神經傳送到大腦加以分析、解釋後，再以同樣的過程與原說話者溝通。另外，發言者本身也是聽者，因其在發言的同時，聽覺神經將聲波傳回大腦，亦即有「聽覺回饋」，幫助自己產生更適當的語言；所以這一語言連鎖依次反應，由說者之語言階層連鎖反應而成。任何階層如有偏差，都會發

生語言或說話異常，吾人學習管道幾乎有75%是靠視覺功能而來（*Boshu,* *1968*）。而視覺障礙者卻因喪失此一功能而需用聽覺與觸覺來彌補，或替代視覺的學習管道，因此視障者如有說話異常、構音不清、說話結結巴巴、語無倫次、語彙太少等現象，將妨礙其個人意見的溝通與學習的效果。

我國文字雖由單音節所構成，但由聲母、韻母相拼，可變化成四百二十個單音節，如果再加上陰、陽、上、去四聲調後，可變化成一千六百八十個不同的語音（林寶貴，民70），可見我國語音之複雜性。如果發音不正確，把「精英」說成「今因」，「南京」說成「藍青」，「上學去」說成「喪邪氣」等，則容易惹人厭煩，或產生誤會，因此視障者需要有正確的構音，更甚於一般明眼人。

貳 視覺障礙對語言學習的影響

視覺是一種持續的訊息來源。人類端賴視覺取向，辨認人、事、物，調整行動與社會行為。吾人若無視覺便需依賴其他感官以獲得訊息，以及所有其他視覺為我們所執行的工作（tasks）。眼明兒童透過聽、說、讀、寫、看動作與臉部的表情而學習語言，同時也藉由模仿父母與兄姊的聲音而學習表達自己的情意；視障兒童雖以同樣的方法學習語言，但他們的語言概念並非由於閱讀或視覺輸入而來的。一個眼明兒童由於觀看各種不同的球而發展「球」的概念；但視障兒童則須觸摸各種不同的「球」，才能發展「球」的概念。一個兒童若缺乏視覺，會妨礙他的語言發展與認知發展嗎？這一個問題引起很多教育者與研究者的關心與興趣（*Kirk & Gallagher, 1986*）。

視覺障礙的結果，嬰兒無法以眼睛觀察母親或家人的嘴唇之發音過程，因此始終不能模仿發聲時口形的模樣。不僅仿唇之直接學習，就連間接性語言，如母親的表情、手勢或身體的動作等對小孩想去發語或想發聲原有的助益，都因視障而阻礙了其需藉多次練習與發聲次數的語言發展。因此，盲童

語言開始的時期乃較一般眼明者為慢。但是這種發聲初期的遲滯現象卻也是非持續的，當開始有語言且對它有所理解之後，聽覺即扮演著主要的角色。由於透過聽覺就可獲得語言上的經驗，因此，周圍人即可藉語言與盲童們彼此溝通心意。如此，那些以聽覺生活為主的盲童聽的機會由於增加之結果，必然也增加其說話的機會，最後也促進了其語言上的發展。

　　Tillman（1967）與 Tillman 和 Osborne（1969）比較了教育上的盲童與眼明兒童的認知發展，發現：盲童在算術、常識、字彙、數數能力分測驗上的得分，與眼明兒童差不多，但在綜合與類似分測驗上的得分，則較差；盲生的字彙傾向於從字面上下定義，眼明兒童則使用更豐富的意義。

　　Kephart, Kephart 與 Schwartz（1974）的研究指出：重度視障兒童傾向於以口語與他人溝通以獲得能力，並能像眼明兒童一樣，在某些標準化的測驗上表現得很好；另一方面，他們處理訊息的能力常導致片面或曲解簡單概念的結果。

　　Cutsworth（1951）本人是一位盲人，測驗了先天性盲生的「自由聯想測驗」（free-association test）。他提出一個名詞並要求盲生說出該名詞的屬性。他發現他們所回答的話語不切實際。例如：在回答「晚上」的屬性時，他們說是「黑暗」、「黑色」、「藍色」、「黃色」，二十六個人中只有一個兒童回答：「涼」。Cutsworth 認為這些回答都是從相關的視覺反應學習的。他說視障者過度使用字彙而沒有經過具體經驗的求證，造成「語意不合」（verbalism）的問題，雖目的在獲得社會的認同，但引起盲教育工作者的關心，因為行為與語言、概念的發展是有關的。

　　Matsuda（1984）研究了三十三個盲生與三十三個眼明兒童，發現在語言的使用上沒有主要的差異。他結論說：「單獨的盲不會妨礙兒童溝通的能力」。Civelli（1983）也證明智力正常的盲生，在溝通能力上與眼明的同儕沒有什麼差異。

　　Anderson, Dunlea 與 Kelcalis（1984）研究了六個盲生三年期間的語言發展，他們結論說：表面上盲生的語言看起來好像與他們的眼明同儕一樣，但

若進一步研究其品質，則盲生比眼明兒重，較缺乏理解字詞的符號工具，較慢形成定義的臆測。

Warren（1985）檢閱了有關視障者的語言文獻後，下結論說：沒有伴隨其他障礙的盲生，與眼明兒童間，在某些領域的語言發展上，少有證據顯示發展上的差異。有問題的話，是「意義」方面的問題（包括語言的表現），以及解釋不夠充分的問題。盲生雖然像眼明兒童可能使用同樣多次的話語，但盲生所使用的字義，無法像眼明兒童那樣充分與精巧。這種差別是充分思考的結果，或善於利用語言的結果，至今尚未被了解。

視覺障礙兒童獲得訊息最重要的管道是靠聽覺。「聽」是學習所有語文的基礎。Sykes（1984）界定「傾聽」（listening）為：去聽、理解、解釋、評估一個人所聽到的事物的能力。傾聽對視障者而言，甚至是一種重要的技能，因為許多他們所處理的訊息是從傾聽（有聲讀物、錄音帶、口語交談）而接收的。因為「傾聽」對接收訊息、溝通、學習各種知識與技能如此的重要，如果視障者本身的構音與說話，或聽覺有異常或障礙的現象，將會引起對方難以理解或誤會，或無法了解對方所說的話，而產生溝通上的困難。

有人估計在吾人溝通中有45%的時間是花在聽的方面，而學生在學校中有三分之二的時間花在與聽覺有關的活動，因此聽覺對視障學生而言，可謂是最重要的學習管道之一（何華國，民71）。

由累積的認知發展研究的結果，指出視覺障礙兒童的聽力，及能與他人語言溝通的能力，可以發展智力，並足以在標準測驗中，表現出正常的水準。然而，盲生溝通概念的關係，常較正常兒童缺乏豐富之概念連結（林寶貴，民73b）。

Reynell（1978）研究了一百零九個沒有腦性麻痺或智能不足等嚴重障礙的盲童，比較他們在一些不同向度的社會適應、知覺動作的認識、環境定向、語言理解、語言表達等方面的表現。他發現在所有這些向度的測驗中，弱視及盲童均顯示顯著的落後。

Demott（1972）對眼明與視障兒童實施過測驗，以了解他們對字義的聯

想，及對話語的理解力。他發現概念與觀念的理解方面，兩組之間無差異存在。他因此推論盲童與眼明兒童一樣，不必經由直接的經驗，可透過語言的應用，而學習很多的字彙及字義。此結論支持了 Dokecki（1966）的論點，認為盲童該被鼓勵儘量發展廣泛的字彙，而且教師不該限制盲童使用以感覺做基礎的字彙。

　　盲生因為視覺障礙不只在學習上發生困難，在生活、旅遊上也受到限制。Cotzin 與 Dallenbach（1950）在一項研究中發現，當盲人的耳朵被塞住時，其判斷力即會受到干擾。盲人顯然以與蝙蝠類似的方法使用聽覺，蝙蝠聽聲音以閃避洞裡的牆壁，利用音調與音量的改變，當作線索來辨別距離。Lord 與 Blaha（1968）的研究發現，盲生比同年齡的眼明學生有更多旅行的限制，他們的父母是過度保護的，他們的社會生活是受限制的，可利用的旅行技巧不夠成熟。因為生活經驗有限，因此說話、作文、溝通的內容、語彙較為貧弱。

　　郭為藩（民82）在「特殊兒童心理與教育」中亦提到盲童往往有「語意不合」（verbalism）的現象。因為盲童的父母通常覺得沒有視力的學童接受刺激的唯一途徑是耳朵，因而對其視覺障礙的子女不停的講話，使其免於寂寞。此種刺激常形成一種習性，使盲童應用聲音來做一種自我刺激，最後，盲童將以無意義的語句不斷自言自語。一般的交談中，也常超出應行回答的範圍，有一些所講的話不具有任何意義。此外先天性盲生的語文表現，往往運用許多視覺觀念或色彩的字眼。而這些觀念（如月光、浮雲、奔騰、雪亮、綠油油的青草、血紅的太陽、灰色的日子、雪白的衣服等）由於超過他們的經驗範圍，常有誤解或用錯的現象。同一字眼或概念在盲童所指，並非一般約定俗成的意義，而僅是盲童所了解的意義，造成「語」非其意的現象。這種喜歡使用生疏的視覺概念，而不選擇其經驗熟悉的感覺屬性之傾向，對於盲生的語意溝通，也會造成困擾。盲童又由於視覺經驗的缺損，無法從模仿中學習感情表達的方式，所以在談話中面部較缺乏表情，手勢也少，而且語調缺乏變化，在發音時嘴唇動作又少，講話速度較為緩慢，音調

普遍較為低沈。這些語言表現的特質，也會妨礙跟明眼人的情意溝通。

一般說來，說話異常的視障學生同時會顯示語言發展遲緩的缺陷，以致對字音的形成與語句的安排感到混亂，不能適當地使用語言符號的聲韻或詞彙，在表達各種感官經驗與意識時發生困難。在其語言發展歷程中，機體因素如感官受損、構造異常或肌肉協調異常等原因，均足以形成視障者語言發展的阻力。此外由於家庭文化水準的高低，語言學習環境的良窳因素，個人生理或心理的發育健全與否，也和語言異常的發生與程度有關。

參 視覺障礙學生的語言特徵

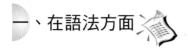一、在語法方面

1.不易懂名詞、動詞、代名詞、副詞、形容詞、助詞。
2.詞性的排列沒有規律。
3.字、詞、單句不易分辨。

二、在語用方面

1.亂套成語，讓人聽了啼笑皆非。例如：⑴今天天氣很好，真是「天高氣爽」；⑵春暖花開，有如「鏡花水月」。

2.自創語詞，尤其臺語國語化，例如：蒼蠅（ㄏㄨˇ　ㄕㄣˊ），「無禮無數」，「頭蓋壞去」。

3.比喻性的語言理解表達比較困難。

三、在語意方面

特徵是不求甚解，用字經常張冠李戴，例如：有東風、西風、南風、北風，他創出上風、下風（與上峰、下峰相混用）。東瓜、西瓜、南瓜、北瓜，北瓜則無此東西，但盲生會問這是什麼東西？在飯桌上有蔡先生、范先生、湯先生，盲生會問少了一位「肉」先生。還有牛乳、羊乳。變成牛漿、羊漿使人摸不著邊際，因為豆乳、豆漿本是一家人。這些讓人不知所云的現象，盲生自己有一天也會啼笑皆非，智力不差者，自然會自己糾正，而後嘲弄他們的後學，或後知後覺的人。不過有一天總會改正過來。

四、在語音方面

民國七十四年三月至七十六年二月筆者與張宏治調查臺灣區（包括臺北市與臺灣省）公私立啟明（惠明）學校國小一年級至國中三年級，及在臺北市國民中、小學混合教育走讀的視障學生，六至二十歲全部在籍男女生共三百四十一名。結果發現，視覺障礙學生國語注音符號單音測驗的結果，構音正確度與難易度男女有共同一致的趨向。即男生難發的語音，女生也有同樣難發的傾向，反之亦然；但男女生的構音能力，就人數及錯誤次數的比較中顯示，男生比女生錯誤率高；然就三十七個注音符號而言，男女生的難易度互有高低。茲將其國語的發音錯誤情形歸納整理如下：（林寶貴、張宏治，民76）

㈠雙唇音的錯誤

ㄅ音：少數學生未先把上下兩唇緊閉，用氣流突然衝開兩唇，發出不送氣的兩唇塞爆聲。

ㄆ音：發音方法雖與ㄅ音相同，但氣流較強，需發送氣的兩唇塞爆聲方

為正確。

ㄇ音：少數學生雖已先把上下唇緊閉，但未讓氣息先從鼻腔出來而發出帶音濁聲。

(二)唇齒音的錯誤

ㄈ音：70%的學生未使上齒與下唇內邊緣相接，讓氣息從相接的地方摩擦出來，而是唇齒不接觸以淺喉音發出，結果幾乎與ㄏ音讀法不分。經詳細調查結果，發錯ㄈ音者大部分係閩南語系學生，受母語無輕唇音之習慣影響所致。

(三)舌尖音的錯誤

ㄉ音：未把舌尖抵住門齒牙齦，使氣息衝破阻塞部位，而發出不送氣的舌尖塞爆聲。

ㄊ音：發音雖與ㄉ音相同，但要送氣的舌尖塞爆聲。

ㄋ發音方法雖與ㄉ、ㄊ相同，但要使氣息從鼻孔出來，舌尖抵住門齒牙齦不動，發帶音的舌尖音鼻聲。男女視障學生此音錯誤率非常高（第5名）。

ㄌ音：發音部位雖與前三者相同，但要使氣息先從舌的兩邊流出，再發帶音的舌尖邊聲。ㄋ、ㄌ音混淆的視障學生很多，係舌尖亂動之故。

(四)舌根音的錯誤

ㄍ音：應把舌根上升與軟口蓋相接，使氣息能衝破阻塞部位，發不送氣的舌根塞爆聲。

ㄎ音：發音方法與ㄍ音同，但氣流較強，發送氣的舌根塞爆聲。

ㄏ音：舌根應接近軟顎，中間留狹縫，讓氣息從狹縫中摩擦出來，是不帶音的舌根擦聲，其中50%均發ㄈ音，經調查係大部分客家語系學生，受母語輕唇音影響，以輕唇ㄈ音代替ㄏ音。

(五)舌面的錯誤

ㄐ音：未用舌尖抵住下門齒牙齦，舌尖後凸起接觸硬口蓋，使氣息破阻再經舌中間摩擦而出，且為不送氣的舌面塞擦聲。

ㄑ音：與ㄐ的發音部位相同，但氣流較強，而且要發送氣的舌面塞擦聲。

ㄒ音：用舌面前部接近硬口蓋，中留狹縫，使氣息從狹縫中摩擦出來，發不帶音的舌面擦聲。

(六)舌尖後音的錯誤

ㄓ音：應把舌面前部翹上、舌尖向前，與上牙床後硬口蓋相接，讓氣息破阻，且經舌的中間小溝，而發不送氣的翹舌塞擦聲。本音有70%的視障學生念成「ㄗ」音，並收入韻如「祖ㄗㄨˇ」字音。構音困難度排列第二。

ㄔ音：雖和ㄓ音一樣發音，但氣流較強，且為送氣的翹舌塞擦聲，本音在視障學生中有80%把「ㄔ」音念成半合口音如「粗ㄘㄨ」字音。構音困難度排列第八。

ㄕ音：宜把舌尖翹上去，且與上牙床後保持一點小距離，使氣息從舌的中間直經舌尖，而發不帶音的翹舌擦聲。本音視障學生有90%念成半合口音如「蘇ㄙㄨ」字音。構音困難度排列第三。

ㄖ音：本音易念成「ㄌ」音，構音困難度排列第十。

(七)舌尖前音的錯誤

ㄗ音：要用舌尖接近上門齒背，讓氣息經舌的中間，衝破舌尖的阻塞部位，發不送氣的平舌塞擦聲。

ㄘ音：雖和「ㄗ」音一樣，但氣流較強，而要發送氣的平舌塞擦聲。

ㄙ音：使舌尖和上齒背，保持一小距離，讓氣息從舌齒間摩擦出來。發不帶音的平舌擦聲。

此三音，視障學生有50%尾後帶合口「ㄨ」音，而念成半合的「ㄗㄨ」、

「ㄘㄨ」、「ㄙㄨ」音。

㈧單韻的錯誤

ㄧ音：本韻為元音且不受阻塞，故為視障學生較易發之韻。發錯該音者由於舌向內團，變成稍帶ㄜ韻。

ㄨ音：本韻視障學生誤認為半合口音，而發成日語之「ゥ」音。

ㄩ音：本韻視障學生大部分誤發成「ㄧ」和「ㄨ」韻的組合音，變成像英語之"ju"音。

ㄚ音：本韻為視障學生最容易發之音。

ㄛ音：本韻視障學生大部分誤讀為「ㄨㄛ」的結合韻。

ㄜ音：本韻視障學生大部分誤讀「ㄜˋ」音。

ㄝ音：本韻較難發，視障學生構音困難排列第一，有60%的學生誤發成英語的"æ"音，30%誤發成「ㄟ」音。

㈨複韻的錯誤

ㄞ音：是「ㄚ」和「ㄧ」的結合韻，此韻較容易發，但視障學生大部分發成「ㄞ」音。

ㄟ音：是「ㄜ」和「ㄧ」的結合韻，本韻視障學生大部分把音尾拖長。

ㄠ音：是「ㄚ」和「ㄨ」的結合韻，較容易發。

ㄡ音：是「ㄛ」和「ㄨ」的結合韻，較容易發。

㈩附聲韻（隨聲韻）的錯誤

以聲母「ㄋ」或「ㄦ」附於「ㄚ」韻、「ㄛ」韻之後。

ㄢ音：先發舌面靠前一點的「ㄚ」音，緊跟著把舌尖抵上牙床阻止音流不從口出，改由鼻腔中出來。本音所以發錯在於未收「ㄋ」的鼻音。

ㄣ音：先發「ㄜ」音，緊跟著把舌尖抵上牙床阻住音流，使聲音改從鼻腔出來。發錯本韻之視障學生，亦因未收「ㄋ」的鼻音。

　　尢音：先發舌面靠後一點的「ㄚ」音，緊跟著舌根上升成阻塞，使聲音改從鼻腔直接出來，口仍開而舌不動。本韻的錯誤大部分是發成「ㄢ」或未收「ㄦ」的鼻音。

　　ㄥ音：先發舌面稍降的「ㄜ」音，然後使舌面向後移，緊跟舌根上升成阻塞，使聲音直接從鼻腔出來，口仍開而舌不動。本韻的錯誤是大部分發成「ㄣ」或未收「ㄦ」的鼻音。

(士)捲舌韻的錯誤

　　ㄦ音：把舌尖上捲，先發舌面下降的「ㄜ」音，再發上升接近「ㄖ」的部位音。本韻的錯誤是發成「ㄛˋ」或「ㄚˋ」，沒有把舌尖上捲，為較難發的語音，構音困難度排列第九。

　　民國七十九年十月至八十年一月，黃惠慈、許振益（民80）對中部二所啟明學校一至六年級學生共八十四名實施構音問題之調查研究，結果發現伴有多重障礙的視障生之構音分析如下：

　　1.八十四位學童中構音異常有四十三位，占 51.2%，錯誤子音最多為ㄔ，四十三位構音異常學童中，三十六位此音發音錯誤（36/43），其次ㄓ、ㄖ（35/43），ㄕ（33/43），此四音為舌尖後音。ㄘ（15/43）、ㄙ、ㄗ（13/43）為舌尖前音，ㄈ（12/43）唇齒音，ㄑ、ㄒ（10/43）、ㄐ（6/43）為舌面前音，ㄊ、ㄎ（5/43）、ㄆ（3/43）為送氣爆音，其餘為ㄅ、ㄉ、ㄍ、ㄌ、ㄏ（1/43）。錯誤母音為ㄩ說成ㄧ（4/43）、尢說成ㄚ（3/43）、ㄥ說成ㄛ（2/43）、ㄞ說成ㄚ（2/43）、ㄟ說成ㄝ（1/43）、ㄠ說成ㄚ（1/43）、ㄡ說成ㄛ（1/43）、ㄢ說成ㄚ（1/43）、ㄣ說成ㄛ（1/43）。

　　2.性別與構音異常之關係：四十八位男童中有二十六位構音不清楚，占54.2%。三十六位女童中有十七位構音不清楚，占 47.2%。

　　3.先天／後天視障與構音異常之關係：先天視障八十二位學童中四十三位（52.4%）為構音異常，後天視障中二位無構音異常現象。

純視障學生的構音分析如下：

1.七十二位學生中構音異常有三十三位，占 45.8%，錯誤語音中替代音占 54.5%，歪曲音占 40.6%，省略音占 4.8%。

2.錯誤語音分布如下：最多為舌尖後音彳（29/33），其替代音十六位中ㄘ替代彳有十二位，歪曲音十三位。ㄓ（28/33）其替代音十七位中ㄗ／ㄓ有十四位，歪曲音十三位。ㄕ（26/33）其替代音十五位中ㄙ／ㄕ有十二位，歪曲音十位，省略音一位。ㄖ（26/53）其替代音十九位全是ㄌ／ㄖ。

其次舌尖前音ㄘ（12/33）其替代音四位中ㄋ／ㄘ一位、ㄎ／ㄘ一位、ㄗ／ㄘ一位、◎／ㄘ一位，歪曲音八位。ㄗ（10/33）其替代音三位中ㄋ／ㄗ一位、ㄍ／ㄗ一位、◎／ㄗ一位，歪曲音八位。ㄙ（10/33）其替代音三位中ㄈ／ㄙ一位、ㄗ／ㄙ 一位、◎／ㄙ一位，歪曲音六位，省略音一位。

唇齒音ㄈ（11/33）其替代音九位中ㄅ／ㄈ二位、ㄉ／ㄈ一位、ㄏ／ㄈ六位，歪曲音二位。

舌面前音ㄒ（8/33）其替代音三位中ㄋ／ㄒ一位、ㄐ／ㄒ一位、◎／ㄒ一位，歪曲音四位。ㄑ（7/33）其替代音三位中ㄋ／ㄑ一位、ㄎ／ㄑ一位、◎／ㄑ一位，歪曲音四位。ㄐ（4/33）其替代音三位中ㄋ／ㄐ一位、ㄍ／ㄐ一位、◎／ㄐ一位，歪曲音一位。

舌尖音ㄊ（3/33）其替代音二位中ㄅ／ㄊ一位、ㄎ／ㄊ一位，歪曲音一位。ㄌ（1/33）為歪曲音。

舌根音ㄎ（2/33）其替代音一位ㄍ／ㄎ，歪曲音一位。ㄏ（1/33）為省略音。

雙唇音ㄆ（2/33）其替代音二位中ㄅ／ㄆ一位、ㄏ／ㄆ一位。

錯誤母音為ㄩ說成ㄧ（3/33），ㄤ說成ㄚ（2/33），ㄞ說成ㄚ（1/33），ㄥ說成ㄛ（1/43）。

3.年級與構音關係：一年級十四位，構音異常十位，占 71.4%。二年級八位，構音異常二位，占 25%。三年級十七位，構音異常八位，占 47.1%。四年級十四位，構音異常六位，占 42.9%。五年級七位，構音異常四位，占

57.1%。六年級十二位，構音異常四位，占 25%。

　　4.性別與構音異常之關係：四十二位男童中有二十一位構音不清楚占50%。三十位女童中有十二位構音不清楚占 40%。

　　5.母語與構音異常之關係：母語為國語之學童十三位，構音異常有七位（53.9%）。母語為臺語之學童五十七位，構音異常有二十五位（43.9%）。母語為客語之學童一位，構音為正常（0%）。母語為原住民語之學童一位，其構音為異常（100%）。

五、視障學生的語言理解

　　Hayes, S. P.曾對盲童語彙理解能力廣泛地研究，結果發現，若是眼明兒童十一歲可達到的語彙標準，盲童則要十五歲才能達到；十三歲眼明兒童的標準，盲童需到十六歲才能達到，且隨年齡之增加，盲童之遲滯現象愈見顯著（引自佐藤泰正，1983）。

　　日本學者後藤岩男（1943）（引自佐籐泰正，1983）曾對九至十七歲的二十三名先天性全盲兒童做了語言理解之調查，即從如下四種選出代表性的東西，並以「……是指著什麼東西」之質問方式：

　　第一類（具體性之知覺絕對不可能者）：月亮、星星、島。

　　第二類（具體性知覺雖困難，但可能類推者）：警報、虎……。

　　第三類（藉視覺以外之感官可直接知覺者）：卵、時鐘、傷、夢……。

　　第四類（抽象語）：家庭、忠實。

　　結果發現：

　　1.盲人之經驗範圍顯較明眼人有顯著受限：如由於經驗的欠缺，在描述狗是什麼時，只能以自家之狗回答，無法「看」更多的狗去加以抽象類化。

　　2.在盲人之言語表象中，發現顯著之意象同一化。如：將「綺麗」與「繁華熱鬧」歸為同一意象的東西。

　　3.盲人的言語表象極為含糊且莫名其妙，細部亦不明晰：如對象型態大

小含糊不清，即使說出「像運動場一般大」，實際上運動場到底多大也不甚明瞭。

　　4.盲人言語表象中附有感情的因素。如：問其車與船之相異處，答以「從汽車下來即能放心，但船則感到很舒服」。

　　5.盲人言語表象中有顯著的觸覺、聽覺意象：如警報聲的長，被想像成警報器的形狀是長的。

肆 視覺障礙學生之語障原因

　　蔡榮郎（民 81）在輔導盲生時歸納視障學生之語障成因如下：

　　1.器質性語言發展異常者比較少見；若有則可能是多重障礙。

　　2.非器質性語言發展異常者卻常常聽得到，其原因：

　　⑴父母過度的保護或忽略，由於代勞過多，或冷漠相處，在語言溝通上，缺乏刺激，也缺乏語言模範，聽覺刺激不足，常被父母忽略，缺少語言指導或糾正。

　　⑵眼盲斷絕了視覺的訊息：①外在環境的情況不能由視覺傳訊；②眼盲限制活動空間，與人際互動不能進行，玩伴自然少，語言溝通機會更少。

　　⑶缺乏學習語言的機會與動機。

　　⑷聽覺記憶、分辨、聯想的障礙，聽力不充分。

　　⑸情緒障礙、孤僻、自卑、暴躁。

　　⑹感官互補有限。

　　尤其前述第⑶項對盲生的語用、語意、語法的發展影響最為顯著。

　　鄭國權（民 81）輔導盲生多年後，亦歸納視障兒童之語障原因如下：

　　1.生理因素：⑴某些與視障並存之生理缺陷，如佝僂病、脊髓性腦膜炎、小兒麻痺等導致鼻、咽喉、口部形成不全、反應遲鈍或運動困難等；⑵因視力缺陷引起之肌肉運動刺激短缺，或身體運動上練習機會受限，導致視

障兒童聲音或說話方法難以正確發展或無法發展；(3)伴隨視障兼有重聽、智能不足而導致之語障。

2.心理因素：幼稚性（infantilism）、自我中心、自卑感、過度補償心理等人格因素之影響所造成。

3.環境因素：社會地位特殊，周圍的人（尤其父母）過度保護等等。

鄭國權（民81）是臺北市立啟明學校國文教師，以視障者本身的學習經驗歸納影響視障學生學習國語的困難因素如下：

1.對於同音異字的困難：如「施市長、上午十時，正式開始視事」，又如「施市長，已經逝世二年了」，因為沒有字形呈現，很難了解其中的涵義。

2.對於國語入聲調的認識困難：國語第一聲「陰平」、第二聲「陽平」、第三聲「上聲」、第四聲「去聲」及輕聲等五個聲調，區別了音調的高低；然而我國古音中所含有的入聲調在國語中，似乎消失不見。事實上，卻分別藏在四聲中，只是不為人知而已，有人將輕聲字，認為就是入聲，這是錯誤的說法，所謂入聲是「音短氣急」，倘若能閩南話和國語對照學習，就容易得多了。如陰入字有「一、漆」是也，陽入字「國、賊」、「學、習」是也，去入字「速、力、日、月」是也。事實上，閩南語與國語對應使用，妙用尚不只此。例如「ㄣ、ㄥ」常會混淆不清，閩南語可以矯正，如「新興、進行、民明、林玲」是也。另外對於詞意的了解可利用學生對閩南語的體會幫助國語的理解。

3.現代外來用語的摻入，對於新有詞彙的理解困難：如：「我請你到pub 喝 beer，再去巴 BQ 吃 PIZZA，然後到 KTV 唱卡拉 OK」。

4.俗話成語的誤用，導致語意不清：如「他五體投地的趴在桌上睡覺」，「他涕泗縱橫地祝王小明生日快樂」，「他一個人拿著扇子在那獨善其身」。

5.對詼諧語和俏皮話的了解困難：如「你別門縫裡瞧人，我只不過紙老虎不發威罷了」，「別看他光著屁股坐板凳的模樣，其實只是仗著那點狗咬門簾子的本事罷了」。

6.方言土語的摻雜使用，造成聽話的困難：如甲：「我要找部長」，

乙：「我就是部長（不講）」，甲：「我找部長，你怎麼不講」，乙：「我告訴你我就是不講（部長）」。又如湖北人說：「八月十五吃月餅，喝熱茶，愈吃愈熱」，其中把ㄖ和ㄩ混淆不清。

伍　視覺障礙學生語障之出現率

　　國內外有關視障學生之語障出現率研究文獻並不多，且差距頗大，茲列舉二、三如下（引自鄭國權，民 81）：

　　1. Stinchfield, S. M.（1933）調查二百二十名盲校學生有 49%具有某種語障，輕者如輕微發音歪曲、文字倒置，重者如舌頭不靈活、口吃、重度發音不正確等。

　　2. Rowe, E. D.（1958）調查美國加州北方視障兒童，結果只發現 6.9%之語障者。

　　1.與 2.兩者差距甚大，其原因：

　⑴調查對象不同，前者係寄宿盲校學生，後者為一般盲童。

　⑵被選為調查對象之盲校入學標準不同。

　⑶兩者運用之語障測驗法不同。

　　3. Miner, L. E.（1963），對美國密西根盲校與伊利諾盲與弱視學校之純視障兒童二百二十四人實施調查，語障之出現率有 30.4%。此項研究可視為可信度較高者。

　　4.佐藤則之（1966），單以口吃及口吃嫌疑者與不說話兒童進行統計，發現盲校兒童口吃出現率為 1.8%，加上有口吃嫌疑者 1.89%合計為 3.69%。

　　5.林寶貴、張宏治（民 76）調查臺灣區三百四十一名六至二十一歲視障學生的語言障礙情形，發現比想像中嚴重，茲歸納其主要發現如下：

　⑴視障學生在構音障礙（占 78.01%）、聲音異常（17.01%）、多重障礙（14.66%）、語言理解能力差（12.02%）、耳語聽解能力差（12.02%）等

五項所占的比率較高。與聽覺障礙、智能不足、腦性麻痺學生的語言障礙類型與語言障礙發生率的趨勢看來，有類似之處。亦即此四類障礙學生，除各具有感官、心智、肢體的缺陷外，尚有共同的語言與說話的缺陷；其中以構音障礙與聲音異常較為嚴重。（見表 10-1）。

表 10-1　各類障礙學生語言障礙類型比較表

障礙類別 研究期間 語言障礙類型	聽覺障礙學生 71～73 年所調查	智能不足學生 72～74 年所調查	腦性麻痺學生 73～75 年所調查	視覺障礙學生 74～75 年所調查
構音障礙	86.86%	54.51%	83.24%	78.01%
聲音異常	40.77%	20.74%	46.24%	17.01%
智能不足	2.81%	99.17%	61.85%	14.66%
節律異常	1.97%	14.80%	26.59%	2.05%
聽力異常	99.02%	2.08%	9.83%	1.17%
口蓋裂	0.30%	0.39%	0.58%	0.59%
無反應	0	5.32%	3.47%	0.59%
腦性麻痺	0.38%	5.01%	100%	0.88%
語言發展遲緩	76.31%	51.73%	57.23%	2.93%
異常人數	1,317 人	1,309 人	173 人	341 人
受測人數	1,317 人	1,309 人	173 人	341 人

⑵臺灣區視障男生因障礙程度（盲與弱視）的不同，在聲音異常、語言理解能力、耳語聽解能力方面，達到顯著差異水準（P＜.05）。而女生因障礙程度的不同，只有語言理解能力方面達到顯著差異水準（P＜.05）。

⑶臺灣區全盲與弱視學生因男、女性別的不同，在構音障礙方面，達顯著差異水準（P＜.05）。亦即全盲與弱視學生在構音障礙出現的情形，男生顯著高於女生。其餘聲音異常、語言發展遲緩、語言理解能力差與耳語理解能力差的學生，則不因男女性別之不同而有顯著差異。亦即在此四種語言障礙類別中，全盲與弱視的學生，男女生間未達顯著差異水準。

⑷五十名多重障礙學生，除有視覺障礙外，並兼有智能不足與語言障礙，影響學習與溝通的發展很大。多重障礙兒童教育問題急待有關單位的重視與速謀改進。惠明學校有必要增設語言治療師或養護訓練教師的編制。

⑸臺灣區視障學生國語構音錯誤的次數上，盲生與弱視生達 .01 的顯著差異；男生與女生間的錯誤次數亦達 .001 的極顯著差異程度；但盲生與弱視學生未因男、女性別之不同而有所差異（未達 .05）。

⑹二百六十六名視障學生的一千零二十六次構音錯誤中，雖非持續性的錯誤，但隨著年級的增長，若能提供良好的示範模式與反覆的練習，可望有逐漸消失的趨勢。但仍須重視早期發現、早期矯治與訓練的重要性。

⑺視障學生的構音難易度雖與普通兒童、聽覺障礙、智能不足、腦性麻痺兒童不盡相同。但視障男、女生構音困難度有共同的傾向，即男生構音錯誤多的語音，也是女生構音錯誤較多的語音。

陸　視覺障礙學生語言障礙之輔導原則

1.聽覺既然對視障學生是最重要的學習管道，視障學生比眼明學生當然更依賴其聽覺的管道。因此，吾人須培養他們聽覺的技能。這些教學需包括各種不同的教學情境，如語文課中的拼音、發音、說話、文法、聽寫、聽辨、朗誦、複述、角色扮演等訓棟，非正式的會話、辯論、相聲、雙簧、廣播劇、音樂等活動，以及有聲課本或補充教材的系統化、結構化提供等，均能促進視障學生的聽覺技能與語文能力。

2.既然視覺幾乎支配所有早期的學習階段，奠定更高層次的智力發展過程，因此為年幼盲生提供有系統的序列經驗是很重要的。也就是盲生對於普通事物需要認識愈多愈好，也要去觸摸並利用這些事物，才能充分了解該事物以及所涵蓋的觀念。二、三年級以後，當課程愈來愈變成語言導向時，盲生需要連結事物與語言名稱的概念理解。

3.盲生的語言指導應該兼及「表情教育」，鼓勵盲生利用面部表情來傳達內心的喜怒哀樂，同時指導他們適度地應用手勢，方不致流於呆板冷漠的感覺。而最重要的還是引導盲生求取直接的生活體驗，避免濫用視覺語句。多利用特殊教材、教具、聽覺輔助器、旅行、自強活動、夏令營等機會，幫助他們理解、接觸更多的事物與經驗。

4.小學高年級以上的盲生探求知識時，有聲課本、唱機、錄音機、放大字體影印機、電視機等，在他們的學校生活中占很重要的地位。因此，學校應多充實教學設備，利用社會資源，鼓勵特殊教育教師、家長、同學、義工、社團、盲生輔導員等多為他們製作點字，錄製有聲讀物或補充教材，以增廣知識與見聞。

5.視障學生的傾聽能力比一般普通兒童強，特殊教育教師應發展、培養盲生傾聽的技能，並研究語言的使用方法，以減少聽覺理解的時間。高年級盲生幾乎要靠誦讀人員學習知識，因此必須學習「仔細聽」。

6.如果盲童只接受正常兒童一樣的教育經驗與教材（這些有85%是靠視覺得來的），盲生便達不到他們的教育目標。因此需要利用特殊方法、教材、設備、聽覺、觸覺、殘餘視力，甚至嗅覺、味覺，也就是「多重感官途徑」來學習。而且應該利用指導視障兒童的三個學習原則：⑴具體化原則（concreteness）；⑵統整化原則（unifying experiences）；⑶做中學原則（learning by doing），以增進學習效果，語文學習亦不例外。

7.配合研究發現視障學生構音難易的順序，有系統、有組織地編訂適當程度的視覺障礙學生專用的標準國語注音符號摸讀教材與有聲讀物，以及九年一貫的語文教材、語言說話訓練教材，循序漸進，容易發的語音先教，難發的語音後教，以免產生挫折惑，以提高視障學生語文程度與溝通能力。

8.語言是漸進學習發展而來的，所以入學前父母如何扮演語言刺激的角色，入學後教師如何提供構音的正確模式，實為決定視障學生語言發展與正確構音的主要條件，因此特別強調啟明學校教師、資源教師或巡迴輔導教師，甚至同班同學與家長應經常使用標準國語與視障學生交談，以提供良好

語言學習模式，減少溝通上的不必要誤會。

總之，視覺障礙學生雖伴有語言障礙，但可透過早期的發現、早期的文化刺激、改善學習語言的環境、加強傾聽技能、擴大生活經驗等策略，增進語言的發展與溝通的能力。

第十一章

聽覺障礙兒童的語言障礙

壹　前　言

　　沒有一個渴望說出他不曾聽過話語的聽障兒童，跳出緘默的禁錮（在那兒沒有悅耳的音調，沒有鳥語，也沒有劃破靜寂、侵徹入骨的樂章）後，能忘記當他說出第一個字時的激動及充滿心懷的愉悅。只有聾人能了解我的渴望——渴望對玩具、石頭、樹木、小鳥們及那些不會說話的動物們說話。只有他能了解當我呼叫 "Mildred" 而牠竟能奔向我並聽從我的命令時的喜悅。那是一個難以言喻的恩賜，使我可不需經翻譯而自在地溝通。

〜摘自海倫・凱勒「我的故事」〜

從上文中，我們可看到海倫・凱勒對文字高度穎悟的成就是非凡的。但

在此她所傳達的情感則是一般性的。聾童必須享有與海倫・凱勒類似的經驗——"Joy of discovery" 方能習得說話能力。聽覺障礙是正常語言發展的絆腳石，如眾所周知，即使一個兒童聽力障礙程度只是重聽（hard of hearing），而未致全聾（deaf），這個兒童事實上在語言發展各方面都會顯出處於不利的地位。語言在我們的社會性活動（特別在學校活動）中極為重要。相當多的啟聰教育教師相信，聽障者的學習及智能發展等問題，主要歸因於語言上的缺陷（*Hallahan & Kauffman, 1988*）。我們將在本章中深究與聽障兒童有關的語言障礙問題。

貳　聲音的本質與語音的傳導

一、聲音的本質

　　1.強度：用分貝（dB SPL）表示，140dB 以上的強度對人類的耳朵有不舒適的感覺。

　　2.頻率：用赫（Hz）表示，人類的耳朵可聽到的頻率為 20 至 20,000Hz，一般人說話的語音介於 250 至 4,000Hz，只有一種頻率的稱為純音，在自然界中不存在。

　　3.響度：語言是一種綜合波，可以透過聲譜儀來測得基本頻率；其頻率是由「喉頭」的振動而決定。

　　語言之接收受到音韻學成分的影響，包括：音調、語調、聲音大小、音壓、節律、速度、音質，聽障者便是對這些音韻成分的知覺有某種程度的障礙。

二、語音的傳導

語音的傳導稱為「語言鏈」（speech chain），包括幾個階段（*Shames & Wiig, 1990*）：

1.經由腦部特殊化的作用，溝通者在腦中形成一種概念。

2.溝通者透過某種機能的運作：如咀嚼、吞嚥、呼吸等動作，將概念轉換為口語與聲音，這些聲波便向接收者傳送出去。

3.當這些聲波傳入並打擊人類的耳朵，繼而傳入大腦，經過大腦的解碼作用，才能理解。因此接收者要能「跟得上」發訊者的訊息，才能完成溝通的工作。

參　聽覺機轉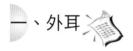

聽覺機轉至少可分三部分：外耳、中耳、內耳。茲分別簡述如下（*Van Riper & Emerick, 1984*；林玉霞，民 79）（圖 11-1 及圖 11-2）：

一、外耳

我們提到耳朵就會聯想到它的外形，我們稱它耳殼或耳廓。有些人能擺動自己的耳殼。極少數的人生來就缺少耳殼，但耳殼對聽力的影響甚微，所以並不妨礙他們的聽覺能力。某些動物會豎起牠們的耳朵來辨察聲音的方向。人類耳朵的大小、形狀的個別差異很大，有些歐洲警方甚至同時採用耳印及指印做為蒐證的依據。萬一您的耳朵被割掉了，也只會造成五至六分貝的聽力損失，這根本就沒什麼差異，如果您試圖用手蓋著耳朵，想增加自己聽覺的敏銳度，結果必效果不彰。轉一下您的頭朝向音源也許對聲音的定位

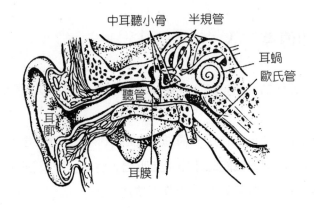

圖 11-1　耳膜、耳朵解剖圖

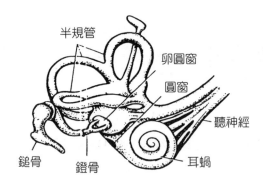

圖 11-2　中耳與內耳放大圖（聽骨、耳蝸與半規管）

有些幫助。

　　除了耳殼，外耳尚包括外耳道，這條通道的底端毗鄰著耳膜，當音波傳送進入外耳道，也觸動了耳膜以等速繼續聲音的振動。外耳道的內壁表面長著小毛（稱做纖毛）及產生耳垢的腺體，它分泌出黃蠟。

　　纖毛及蠟質能保護鼓膜免於塵埃、昆蟲等外物的直接侵入。外耳道的後半部是較硬的骨質，它到了鼓膜的正前方部分突然變窄，這裡也正是外客想

掛褡的地方。

二、中耳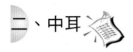

聽覺器官的第二部分稱為中耳或稱鼓室腔，想像它是一個豌豆般大，有天花板、有地板、有牆壁的不規則形狀的小房間。鼓膜就位於這個房間的一面牆上，並隔開了外耳及中耳。它是一個圓椎狀，外面凹下，內面凸出（像個漏斗），當耳科大夫檢查耳朵時，他只能看到耳膜向外的這面，正常的耳膜，呈現似珍珠的灰色，緊繃著，沒有穿孔及其他異樣。鼓膜的背面連接著三塊聽小骨，分別是鎚骨（malleus）、砧骨（incus）、鐙骨（stapes），三者互相以可以移動的關節連接，他們傳承來自鼓膜的聲音能量，並轉換成機械能量，然後再送到內耳的卵圓窗，內耳將能量轉換成液樣波，並誘發神經衝動傳導到腦部聽覺中樞。

中耳還有一個重要的構造，那就是歐氏管。歐氏管形成了中耳通往鼻咽部的後門。它的主要功能在平衡耳膜兩邊空氣的壓力。當我們登山或乘坐飛機降落時，都曾有過耳腔充塞的經驗，此乃由於內、外耳空氣壓力不平衡所造成，我們可利用打哈欠或吞嚥的動作，讓空氣從鼻咽經由歐氏管進入中耳，以恢復平衡。也正因為歐氏管的這項功能，它也成了禍害的根源，它使得許多傳染病由喉部鼻咽經歐氏管進入中耳腔，造成耳朵的疼痛。最後，中耳有二塊肌腱，一是鼓膜張肌，一是鐙骨肌，鼓膜的緊張性乃受這二塊肌肉的調節，當外界音響刺激過大時，它們能保護我們的聽覺免於受害。

三、內耳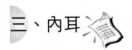

內耳也常稱為迷宮，因為它有許多錯綜複雜的房間和通道。內耳可以包含三個半規管、耳蝸及前庭。半規管主司身體的平衡感。耳蝸外形似蝸牛，它並接續第八對腦神經的末梢神經，將聽覺訊息傳達至腦聽覺中樞。前庭連

接著半規管及耳蝸。因為中耳的鐙骨緊接著前庭的卵圓窗，音波的振動帶動內耳液體的振盪，這些液樣波刺激了耳蝸中的神經末梢（我們稱它為毛細胞），神經衝動於焉產生，然後神經衝動通過第八對腦神經（即耳神經或聽神經）產生了我們所謂的聽覺。

肆 聽覺功能的正常發展

與人類聽力發展方面有關的研究，實在很少。一般而言，耳蝸（cochlea）在母體子宮裡第二十週，就有其功能存在，例如：聲符、聲音強度和頻率，約在二十八至三十週開始運作。新生兒通常對大的聲音會有驚嚇的反應——莫洛反射（Moro's reflex）、眨眼（acousticopalpebra reflex），或其他身體的運動（*Northern & Downs, 1978*；洪清一，民 79）。

出生後不久，嬰兒對聲音的頻率、強度、類別就有不同的反應。例如，低頻率的聲音則能有效的停止嬰兒的焦躁之情，而且，會產生粗大動作的活動；而高頻率的聲音，嬰兒有焦躁不安的情形，而且會表現肅然、目無表情之現象（*Eisenberg, 1976*）。

在幾星期之內，嬰兒對自己時發時停的哭叫聲會表示傾聽的態度，而且，也開始認出母親的聲音，孩子會因聽到奇異有趣的聲音，而全神貫注，目瞪口呆，除對新奇、美妙的聲音感到興趣外，對其他的聲音不加以理會。此時，孩子也會以靜音表示傾聽與反應，進一步發展聽覺回饋機制，聽到自己或別人的聲音，不久，開始會笑。

孩子進入六個月時，嬰兒開始會轉眼睛，六個月以後，會朝向聲源並注意聲音空間之認知。此時期的孩子，喜歡聽人造聲，因此，我們應多提供會發出聲響的玩具，不過，五個月大的孩子，較喜歡視覺上的刺激，對熟悉人的聲音反而置之不理。

六個月後大的孩子，就能坐起來，而且對周圍的聲音可以透過雙耳而正

確的予以定點定位。而且亦能發覺飛機高飛與低飛的聲音。

從六個月到九個月，嬰兒對聲音的音調（pitch）、韻律（rhythm）、速度（rate）、抑揚（inflection）會特別注意（Crystal, 1973）。此時期的孩子，喜歡說說唱唱，做牙牙學語聲，如：嗒、嗒、嗒——，不停地重複。孩子十月大時，對明顯的抑、揚、頓、挫聲音，特別感到興趣，因為嬰孩的口語聲跟母親的聲調相似。最近，由 Eilers（1975, 1977）等人研究指出：此時期的孩子，語言的辨別力亦有良好的發展，甚至，早在三、四個月即開始發展。

一歲時，孩子邁入符號表徵階段，並涉及以動作的姿態、事物、模仿等一序列的聲音象徵。或者，透過有關特殊的物體、活動、情緒來了解聲音。

此時期的孩子，通常邁入回響語期（echolalic stage），並開始模仿單字。一個聽力正常的孩子在獲悉很多的字彙和能說出完整的句子之前，約需二、三年才可。至於，孩子具有聲音的辨別能力，神經肌肉之協調（neuromuscular coordination）和能模仿成熟的構音能力之前，則需要到四、五歲才可（Pollack, 1964）。

總之，孩子到五歲期間，一般正常的聽覺功能之發展，應有下列之技能（洪清一，民 78）：

1.大聲和小聲的認知。

2.聲音的辨別。

3.聲音的位置。

4.聽覺的距離。

5.對各種聲音的認知和適當的反應。

6.聽覺回饋。

7.聽覺記憶：包括短期和長期。

8.聽覺序列和融合。

說話與語言有密切的關係，兩者幾乎是同時發展，但兩者各有其特性。例如：

說話所包含的動作技能有：

1.呼吸的控制。

2.發聲（音量、音調、速度、抑揚、頓挫）。

3.喃語。

4.回響語（鸚鵡式語言）。

5.動作模式的回憶。

至於語言技能則包括口語和概念：

1.了解聲音是溝通的工具。

2.語音與意義的連結。

3.音符與歷程的發展。

4.句子結構的認知。

5.抽象概念之發展。

6.語用。

至於，一般正常兒童的聽知覺發展關鍵期如下（*Dickson, 1984*）：大體而言，聽知覺的發展有關鍵期。一般而言，生命的頭三年是學習傾聽最敏感的時期（*Whetnall & Fry, 1964*）。如果嬰兒由於生來即聾而失去早期傾聽的機會，則易造成對聲音無反應與視覺導向，音質變成不愉快的音調與抑、揚、頓、挫。任何年齡階段所發生的聽力損失，不僅由於聽覺資訊喪失的結果，造成聽覺技能拙劣，而且會導致教育上、社會適應上及職業適應上之溝通困難。

伍 聽覺障礙的原因

根據 Shames 與 Wiig（*1990*）的調查，聽覺障礙的原因可歸納如下：

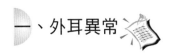

一、外耳異常

在耳膜以外的部分稱為外耳，可以蒐集聲音，大部分的外耳異常不會影

響聽力。通常是耳垢硬化的堆積、異物產生、耳道不完整或狹窄，可能造成「傳音性」的聽覺障礙。

造成外耳異常的原因包括：

1.產前因素：例如遺傳、藥物使用不慎、母親疾病等。

2.生產時因素：例如生產外傷、產道狹窄等。

3.產後因素：例如凍瘡、燙傷、皮膚癌、耳血腫等。

這些因素都會傷及外耳。通常耳垢會自動向外移，然而聽力學者無法測知由外耳損傷所造成的聽力損失程度。

二、中耳異常

耳膜以內的部分，稱為中耳，是一個充滿氣體的腔室，當雙耳壓力平衡時，表示兩中耳同時充滿氣體。其中歐氏管通常是關閉的，當吞嚥時、大叫或打哈欠時才打開，並再度充滿氣體。

當耳膜受到聲波振動便引起三塊聽小骨：鎚骨、砧骨、鐙骨的振動，將振動由中耳傳到內耳。中耳異常通常沒有外表症狀，其原因包括：

1.產前因素：例如：顱與顏面的疾病、先天性顱顏異常。

2.生產時因素：生產時很少傷及中耳，一旦傷及中耳必定對胎兒造成很大的傷害。

3.產後因素：產後因素主要是中耳炎、耳硬化（即成人在中耳產生一新骨，影響空氣振動情形）。

對於中耳炎，只能在手術時以鋒利的刀子切開耳膜，去除壓力與疼痛。它可能造成兒童暫時性聽力損失與疼痛，並造成腦部感染。中耳的任何疾病都可能導致聽力損失。

三、內耳異常

內耳充滿液體稱為迷宮，包括半規管、耳蝸（為末梢聽覺神經的感應處）、前庭（介於前兩者之間）。負責平衡與傳遞訊息，其大小像一顆小豆子。造成內耳異常的原因包括：

1. 產前因素：由於產前因素所造成的異常通常是內耳異常，包括遺傳、胎兒缺氧、RH 血型不合、德國麻疹、巨細胞病毒尿症等，這些疾病也會同時造成智能不足或腦性麻痺。

2. 生產時因素：例如體重不足、氧氣不足、感染、腦膜炎、顱顏異常。

3. 產後因素：例如內耳神經動脈痙攣、耳性眩暈症等，開始時通常只是單耳失聰。

至於老年失聰（presbycusis）則是因為年紀漸長，聽力隨之喪失。

四、聽神經異常

聽神經異常時，有語音、語言區辨困難，但接收過程正常。造成聽神經異常的因素包括：

1. 產前因素：例如病毒感染、遺傳基因異常等。

2. 生產時因素：例如頭部外傷、保溫箱中氧氣太多、聽神經受損等，造成耳蝸聽覺障礙。

3. 產後因素：例如外傷、腫脹等。聽神經腫脹可以用開刀除去，但是仍然會喪失聽力，僅偶爾有恢復聽力的機會。

聽覺障礙兒童的語言障礙特徵

Hardy與Hardy（*1977*）認為聽力損失的兒童不能聽取正確的語言刺激，或受刺激量太少，以致不能充分習得正確的語言，而出現各種語言障礙。聽覺障礙兒童中，有許多人有語言理解力的障礙，子音中ㄑ、ㄒ、ㄕ、ㄙ等高音階的子音，對一千赫的聽力損失在四十分貝至五十分貝的重聽兒童不容易辨聽，例如「汽車」聽成「ㄧˋㄜ」，有時也會聽錯或聽漏某些語音，而不容易了解說話的內容，以致語言理解力及表達能力都可能有遲緩的現象。

Hudgins（*1942*）利用「波動曲線記錄器」（Kymographic）的技術，在克拉克聾學校發現聽障兒童的說話，有下列的異常現象：拖長而歪曲的母音、異常的節律、母音與子音均有過多的鼻音，不完全的子音連接等現象（*Davis & Silverman, 1966*）。

Hudgins與Numbers（*1942*）比較了聽障兒童與普通兒童的說話情形，並研究啟聰學校兒童的構音錯誤、說話節律與清晰度後，發現聽障兒童有兩種一般型態的錯誤：

在母音的錯誤方面：有母音的替代、雙元音的構音錯誤、母音的雙元音化、母音的中和（消滅）、母音的鼻音化等現象。

Calvert與Silverman（*1975*）在《聾與說話》（*Speech and Deafness*）乙書中，認為聽覺障礙兒童也許在單獨發音時，可以發得很正確，但在流動的說話中，可能會有省略音或歪曲音，有聲與無聲子音分辨不清等現象，尤其在大班級的教學中更為嚴重。他們分析了聽障兒童的構音障礙、聲音異常、節律異常有下列各種現象：

(一)構音異常（articulation disorders）

1.音的省略（errors of omission）

省略 / s / 音，省略最後的子音，省略開始的子音等。

2.音的代換（errors of substitution）

(1)有聲與有氣子音的代換（voice-breath consonant substitutions）：如 / p / ← → / b / ，/ t / ← → / d / ，/ k / ← → / g / ，/ f / ← → / v / ，/ θ / ← → / ð / 等。

(2)鼻音與有聲或無聲子音的代換（nasal-oral consonant substitution）：如 / m / ← → / b / ，/ n / ← → / d / ，/ ng / ← → / g / ，/ m / → / p / ，/ n / → / t / ，/ ng / → / k / 等。

(3)低反饋音的代換（low feedback substitution）：如 / w / 或 / l / → / r / ，/ t / 或 / θ / → / s / 。

(4)母音的代換：如 / a / ← → / e / ，/ e / → / o / 等。

3.音的歪曲（errors of distortion）

(1)用力太大或太小（degree of force）：閉鎖子音與摩擦音常常太用力發，或用力不夠，/ p / 、/ t / 、/ k / 、/ b / 、/ d / 、/ g / 等用力太多。

(2)鼻音過多（hypernasality）：子音 / b / 、/ d / 、/ g / 可能發成 / m / 、/ n / 、/ ng / ，子音 / l / 、/ r / 、/ w / 、/ v / 、/ ð / 、/ z / 也可能發成 / m / 、/ n / 、/ ng / ，或發成歪曲而不清晰的音。

(3)不正確或不明確：如 / i / 與 / e / ，/ e / 與 / a / 等母音的混淆，/ l / 、/ r / 、/ y / 、/ w / 等子音，發成像母音一樣。

(4)母音的持續時間（durations of vowels）：聽障者的說話中，常常發生母音的持續時間太久或無區別的現象。

(5)雙元音的歪曲（distortions in diphthongs）：平常英語的雙元音是前面的母音比後面的一個長，除非 / u-e / 的關係剛好相反。但聽障者的發音，可能把第二個母音發成比第一個母音更長；或為了使二個母音都發得很正確；而把雙元音分開，變成好像二個音節如 buy→ba-i；或減短滑音的長度或甚

至完全消失，night→na(r)t 等。

4. 音的添加（errors of addition）

⑴子音與子音間插入多餘的母音：如 blue→bulu:, snow→suno-e, try→trui-e, looks→lukus, fooball→footubawl, good night→goodu-nite 等。

⑵母音的雙元音化（diphthongization of vowels）：如 meet→meeut, feel→feeul, bed→beud, moon→mooun 等。

⑶母音前多餘的呼吸聲；母音當然都是有聲的，但是聽障者可能在母音前加上一個不必要的呼吸，尤其當一個字是由母音開始的時候，而使聽話者覺得好像在發 / h / 音一樣。

(二)聲音異常（abnormalities of voice）

由於「整體聽覺法」（auditory globe method）的早期應用，我們發現聲音異常與說話節律不規則現象，僅次於前述所介紹之構音障礙的問題。一些從事啟聰教育的教師常常指出聽障者的聲音有鼻音化、嘶啞聲、尖嘎聲、音量不足、高音調、無法控制音調等。茲分別簡述如下：

1. 鼻音化（nasality）

聽障者的說話中常有不必要的鼻音化現象。英語中只有三個鼻音：m、n、ng，發這些音時，鼻咽口是打開的，但是聽障者在發其他音時，也常常會把鼻咽口做不必要的張開，而造成多餘的鼻音化現象。

2. 嘶啞聲（breathiness）

發母音需要利用聲帶的振動，變化聲門的閉鎖，而沒有不必要的漏氣。如果不能有效的控制這個運作過程，便會導致令人不愉快的音質，並影響發音的清晰度。太用力發母音前面的破裂音時，便可能產生嘶啞聲。

3. 尖嘎聲（stridency）

耳聰者在構音與發聲時，利用肌肉的協調與合作，不必承受任何的張力。但是聽障者說話時，也許因為聲門與聲門上部肌肉的壓縮與緊張，以致產生尖嘎聲或粗嘎聲。

4.音量（loudness）

耳聰者會配合對話者的距離、社會情境的需要，以及周圍噪音的程度等情況，而調整說話的音量。但聽障者無法覺察這些情況，因此無法在任何場合下，很適當地控制聲門的氣流，說出適量大聲的話語。

5.基音（fundamental pitch）

聽障者不論男生或女生，常說出比耳聰者更高的音調。在另一項聽覺的分析中，Calvert（1964）不僅確定聽障者發的聲調更高，而且也發現聽障者的第一個 / a / 的「母音的構成素音」（formant of vowel），比耳聰者更低。

6.音調的控制（pitch control）

耳聰者說話有重音、高低、抑揚、頓挫等變化。但聽障者由於無法控制音調的高低，以致在語調的變化上，常發生混亂或隨便的變動，尤其在高而扭曲的母音時尤甚。因為舌頭向上運動時，把喉頭提高，使聲帶過度緊張，像拉長橡皮筋一樣。

(三)不規則的節律（irregularities of rhythm）

聽障者在節律異常的現象中，顯示難以控制各種音量、音調、長短的機能，或不知道如何應用這些機能傳達欲溝通的訊息，或滿足語言學上的要求。Hood（1967）發現聽障者與耳聰者相較之下，在基音頻率的變化方面，只有三分之二，強度變化方面只有二分之一，音節長短持續時間方面為耳聰者的二倍，音節單調無變化。不規則的節律不僅令人聽起來沒有美感，而且也顯著地影響發音的清晰度。

上述聽障兒童的構音障礙、聲音異常或節律異常的原因，主要有兩種類型，一為外耳與中耳的病變所引起的傳音性失聰（conductive hearing loss），大多數為中、低頻率的聽力損失，可經由訓練學習說話，但易發生替代或省略的構音障礙；另一種為感覺神經性失聰（sensorri-neuro hearing loss），可能由於內耳耳蝸的病變、聽神經的損傷或大腦的病變所致，此種兒童及傳音性失聰的兒童，難以學習語言（*Kirk & Gallagher, 1983*）。聽障兒童常見的語

言障礙症狀，除上述的障礙外，尚有下列數端：

　　1.說話時，常有過於大聲的現象。

　　2.說話單調，沒有高低、抑揚、頓挫、長短、快慢的變化。

　　3.常常有「反問」、「你說什麼？」、「請再說一遍」的現象。

　　4.常常呈現發呆，或若有所思的表情

　　5.常常注視說話者的臉部，尤其是口、唇的運動，及臉部的表情。

　　6.常常比手劃腳，以動作、手勢幫助其意思的表達而不說話。

　　7.不容易了解對方所說的話。

　　8.常常答非所問，或被叫到名字而不知道回答。

　　9.對他人的談話漠不關心，對周圍的噪音無動於衷。

　　10.對某些語音的發音不清楚。

　　11.學習正確的語法有困難。

　　12.缺乏學習語言的動機。

　　劉潔心（民75）探討臺北市國小一年級聽障學生國語音素構音能力及其相關因素之研究，發現：(1)聽障學生之國語音素構音能力由易而難順序為ㄨ、ㄚ、ㄠ、ㄅ、ㄡ、ㄉ、ㄢ、ㄏ、(ㄞ、ㄜ、ㄆ)、(ㄛ、ㄌ)、ㄣ、(ㄤ、ㄟ)、ㄝ、一、ㄎ、ㄍ、(ㄈ、ㄇ)、ㄊ、ㄋ、(ㄖ、ㄥ)、ㄔ、(ㄗ、ㄦ)、(ㄑ、ㄐ、ㄙ、ㄓ)、(ㄒ、ㄩ)、(ㄘ、ㄙ)。括弧表難易度相同；(2)就構音方法而言，最難構音的為塞擦音，次為擦音、鼻音、塞音（送氣）、邊音、塞音（不送氣）；(3)就構音部位而言，最難構音的為舌面音與舌尖前音，次為舌尖後音、唇齒音、舌根音；(4)韻母方面，最難構音的為捲舌韻母，次為聲隨韻母、單韻母、複韻母；(5)最易產生的構音錯誤類型為歪曲音，次為替代音、贅加音、省略音。

　　鍾玉梅（民81）指出：聽障可分先天性聽障與後天性聽障。就先天性聽障者而言，極重度聽障時無法自然而恰當的發展口語，若係聽力較佳的輕、中度聽障，其語言發展較易，但會出現構音問題。而中度聽障雖可發展口

語，但構音、聲音及節律方面都會有嚴重異常現象。如果出生時聽力正常的兒童，後來卻喪失聽力，其語言會漸漸退步。若聽力喪失愈嚴重，語言能力會愈差。當聽力喪失漸嚴重時，說話時最先出現異常的是構音，再而音質和節律亦發生變異。

聽障兒童的構音發展與語音的可見性、構音的困難度有密切關係。可見性較高的雙唇音ㄇ、ㄆ、ㄅ及唇齒音ㄈ較容易發展，較複雜且可見性低的擦音和塞擦音則不容易發展。

聽障兒童的語言發展遲緩，接收語言訊息的能力受限，而造成語音知覺不佳，同時在說話時，由於不正常的口腔構音姿勢，構音時無法與呼吸及喉頭活動達成協調，而發出不正確的語音。輕中度的聽障兒童之構音發展雖循著一般兒童的順序，但速度較慢，且發生異常音的機率較高。由於聽障兒童不精於音韻規則，往往表現不一致的錯誤型態，同一音可能時對時錯，且錯誤型態不一致；或省略，或被不同音替代，如「蜘蛛」說成「ㄓ ㄍㄨ」，「鬧鐘」說成「ㄋㄠˋ ㄉㄨㄥ」，「桌子」說成「ㄨㄛ ˙ㄗ」，同一ㄓ音就以三種或更多種型態出現，這種錯誤的不一致性，使矯正及類化更形困難。歪曲音是另一種常見的構音異常，通常是因為在塞音及擦音時構音太用力或用力不足所致；用力不足時，發出之音響訊息顯得短而弱，聽起來便歪曲不準確；太用力則顯示異常長而強的音響訊息，聽起來也是歪曲不自然甚至變成替代音。而在聲調方面，一般兒童最晚習得的三聲，對聽障兒童顯得特別困難，除了二、三聲混淆不清以外，幾個三聲字連在一起的變調更是困難。

 # 影響聽覺障礙兒童語言障礙的原因

Callahan 與 Radziewics（1985）歸納影響聽覺障礙兒童語言障礙的因素如下：

1.聽力損失程度：聽力損失程度愈嚴重，對語言發展愈不利。

2.聽力開始損失之年齡：尤其是語言學習前失聰者，對語言發展非常不利。

3.聽力損失的情形：聽覺障礙性質、類型、部位與語言發展有關。

4.發現聽力損失的年齡：愈早發現聽覺障礙，對早期介入及語言發展愈有利。

5.復健之年齡：愈早進行聽能訓練對語言復健愈有利。

6.復健的量：復健時間與頻率愈高，對復健或訓練效果愈佳。

7.復健的方式：復健方法與補救策略當然會影響訓練效果。

8.自然語言輸入的型態──自然手語或文法手語。

9.自然的溝通模式──手語或口語。

說明：　1.聽力損失的程度未必與語言的破壞性成正比。

　　　　2.聽力損力的程度雖是最明顯之變項，但不是最關鍵的因素。

以上各項變因的結合和互相作用，才是決定說話和語言發展的效果。

捌　聽覺障礙兒童語言障礙的發生率

筆者曾於民國七十四年調查臺灣區啟聰學校（班）國小一年級至國中三年級一千三百三十名聽覺障礙學生的語言障礙與構音能力，結果發現啟聰學校、啟聰班與普通耳聰學生的語言障礙類型不盡相同。普通耳聰學生的語言問題，以構音障礙、語言發展遲緩、聲音異常、智能不足、口吃五項最為嚴重。而啟聰學校與啟聰班學生中，除了有共同的顯著聽力異常外，啟聰班與啟聰學校學生均有明顯的構音障礙、語言發展遲緩、聲音異常。而且其障礙程度是啟聰學校大於啟聰班，啟聰班學生又大於普通耳聰學生（詳如表11-1）（林寶貴，民74）。

表 11-1　普通耳聰學生與啟聰學校、啟聰班學生語言障礙類型比較

障礙類別＼研究別	72 年調查國內普通耳聰學生結果	74 年研究啟聰班結果	74 年研究啟聰學校結果
構音障礙	43.36	70.68	95.47
聲音異常	12.68	36.11	43.26
智能不足	11.80	3.06	2.67
節律異常	8.85	7.22	0.23
聽力異常	3.24	99.13	98.96
口蓋裂	2.65	0.22	0.23
不說	1.18		
腦性麻痺	0.88	0.22	0.58
語言發展遲緩	15.93	50.11	90.23
合計（%）	100		
異常人數	339	457	860
受測人數	2,850	461	869
語言障礙發生率（%）	2.64		

　　1.該研究發現啟聰學校學生在構音障礙、聲音障礙、語言發展遲緩三方面，很明顯地比啟聰班學生嚴重得多，但啟聰班學生的聽力損失程度，並未比啟聰學校輕。一般看來，無論啟聰學校或啟聰班的學生皆顯示聽力損失程度愈嚴重者，其構音障礙、聲音異常以及語言發展遲緩的問題也愈嚴重；各類型的語言障礙中，男生也比女生的問題發生率更高；傳統啟聰學校學生的語言溝通方式為手語，因此學生只能靠手語的方式理解語言與表達語言，而無法以口語的方式與主試者溝通；但啟聰班學生則可靠讀話，理解主試者的話語，靠口語表達自己的語言，雖然發音不是完全正確，但是可以了解其語意，這一點值得啟聰教育工作者的深思。

　　2.該研究發現啟聰學校比啟聰班學生的構音正確度差很多；啟聰班女生比男生構音正確度高；聽覺障礙程度較輕者比障礙程度較重者構音正確度高；啟聰學校學生構音正確度最高的十個發音，依次為ㄨ、ㄚ、ㄅ、ㄆ、ㄛ、ㄇ、ㄡ、ㄠ、ㄈ；啟聰班學生構音正確度最高的十個發音，則依次ㄨ、ㄚ、

ㄡ、一、ㄛ、ㄠ、ㄅ、ㄞ、ㄈ、ㄉ；兩者構音正確度最高的音，均為ㄨ、ㄚ、
一、ㄛ、ㄠ、ㄡ、ㄅ、ㄈ等單母音、雙母音、雙唇音及唇齒音等。啟聰學校
學生構音正確度最低的十個發音，依次為ㄘ、ㄗ、ㄔ、ㄍ、ㄎ、ㄤ、ㄑ、ㄥ、
ㄖ、ㄒ；啟聰班學生構音正確度最低的十個發音，依次為ㄘ、ㄔ、ㄖ、ㄥ、
ㄗ、ㄎ、ㄑ、ㄓ。兩者最難發的音，均為ㄗ、ㄘ、ㄥ、ㄓ、ㄔ、ㄕ、ㄖ、ㄍ、
ㄎ、ㄤ、ㄥ、ㄒ、ㄑ等捲舌音、摩擦音、爆擦音、舌根音等。在訓練發音時，
應由容易的語音先教。

　　3.該研究發現普通一般耳聰者與聽覺障礙學生的語言障礙類型不盡相
同。普通耳聰學生的語言問題，以構音障礙、語言發展遲緩、聲音異常、智
能不足、口吃五項最為嚴重。而聽覺障礙學生的語言問題，則為嚴重的構音
障礙、語言發展遲緩、聲音異常。而且聽障學生的這三種語言問題，是多重
而同時出現的，因此構成嚴重的語言溝通困難，是語言障礙類型中最難矯治
者。

　　4.該研究發現聽覺障礙學生與普通一般耳聰學生共同構音正確度最低
（最難發）的語音，有ㄓ、ㄔ、ㄕ、ㄖ的捲舌音，ㄗ、ㄘ、ㄥ的齒擦音，
ㄍ、ㄎ的舌根音，ㄐ、ㄑ、ㄒ的舌面音，ㄢ、ㄣ、ㄤ、ㄥ等鼻音。

　　5.該研究發現以手語溝通的啟聰學校或少數啟聰班學生，平時沒有發音
或說話的習慣，但在構音測驗時，主試者先發某些音二、三次後，令聽障學
生模仿發同樣的語音時，大部分肯合作的學生均可發出同樣的音。這一點對
啟聰教育具有莫大的啟示，即聽障生可藉模仿能力訓練發音與說話。

 # 聽力語言的評量

　　常見的聽力損失測定法有兩種：純音聽力檢查及語音聽力檢查（*Van Riper
& Emerick, 1984*）。這兩種方式乃是系列地呈現刺激（各種頻率的純音或語
彙、片語）給受試者的單耳或雙耳，並調整聲音的強度，以決定受試者的可

聽閾值。我們同時簡單介紹阻抗測驗和生理電波聽力測驗，這兩種測驗並不需要受試者的主動參與，它只是幫助測定受損的聽覺器官部位（林玉霞，民79）。

一、純音聽力檢查

純音聽力檢查器能發出不同頻率、不同響度的純音，一般所測量的頻率計有 125Hz、250Hz、500Hz、1,000Hz、2,000Hz、3,000Hz、6,000Hz 及 8,000Hz，檢查時先設定一個頻率（如 500Hz），讓受試者戴上耳機，聽力檢查師根據受試者的反應調節純音的強度（單位：分貝），如受試者聽到了聲音，就以按燈或舉手表示。

通常我們藉空氣傳導聽到他人的話語。氣導乃是指話語進入外耳，中耳而至內耳。當我們說話時，我們則藉由氣導、骨導聽到自己的聲音。外界的聲音經由頭顱的共鳴直接傳入內耳，此稱為骨導。這也就是為什麼當我們聽到自己說話的錄音帶時，會覺得那聲音很陌生、很奇怪。

測量聽力時，聽力檢查師常使用氣導法及骨導法。氣導法的測量，受試者需戴上耳機，而骨導法則將骨導器按在受試者的頭顱上，通常是耳後的乳樣突部。也有人按在前額或牙齒上。

檢查結果我們可以記錄在聽力圖上，橫座標所顯示的是頻率，縱座標則標示聲音的強度，雙耳必須分開測量，且分別測量氣導及骨導。從聽力圖上我們可以看出受試者在各頻率下能聽到多大的聲音。

二、語音聽力檢查

雖然純音聽力檢查能相當精確地測量出聽力損失程度，但聽障者另一項主要的缺陷是語音理解程度。語音聽力檢查的目的在知道受試者對語音刺激的了解程度，因此必須設計一組符合目的的標準化文字。在此測驗中所使用

的是雙音節的揚揚格字。常見的檢查有語音聽閾值（speech reception thresh-old）。即測量受試者在多大的響度下能聽到語音，並能正確地複誦受試字詞達一半以上。

　　聽力損失愈嚴重者，若要達到這個標準（即複誦受試字正確率達50%），這些語音所需要增幅的程度也愈大。施測時，聽力檢查師待在隔音良好的測驗室中，讀出這些受試字（也可錄製成錄音帶），受試者則透過耳機或聲音擴大器來聽取這些聲音。

三、其他檢查

　　除以上所談的語音聽閾值測驗之外，語音聽力檢查尚可以包括其他的測驗項目。例如，測驗受試者對增幅語音的容忍度，也就是測量受試者在多強的語音下，會感到不舒服。這對助聽器的配製很有幫助。另外，聽障者因受限於聽力的損失，常有聽到語音卻不解其意的困難。因此語音辨別力測驗也就常被使用。在這種測驗中所使用的語彙是語音平衡單音節字（phonetically balance monosyllabic），計分的方法乃是根據受試者在聽到語音後能正確地複誦或寫下該字的百分比率。這個過程在測量受試者的聽力理解程度。

四、聽障兒童之構音評估

　　聽障兒童之語言障礙以構音異常最為嚴重，因此構音的評估工作最為辛苦也最為重要。評估聽障兒童的說話能力應是整體性的，需仔細分析其構音、聲音特質、節律性及語言能力等，以做為學習計畫及目標之參考。國小階段的聽障兒童之構音能力評估，可參照一般構音評估法，選用標準化構音測驗，如毛連塭（民76）的國語構音測驗，或自行選用包含各種語音的圖卡或文字，以說或讀之方式引出口語，了解兒童在單音、字、短詞、句子、自發性口語等層次中語音準確度之差異，並分析錯誤音之數量、型態、一致性

及刺激性（stimuliability）等。此外，聽障兒童往往在發單字詞時較容易說得正確，而在連串語言時卻出現含糊不清的現象，在設計學習計畫及目標時都應考慮在內（鍾玉梅，民 81）。

拾　聽覺障礙兒童溝通能力補救方法

基於前述的研究發現，筆者認為聽覺雖然是人類學習語言的最主要通道，但並不是唯一管道。聽覺障礙固然會給個人帶來很嚴重的溝通困難，影響一個人的人際關係、學業程度、人格發展、心智發展、社會適應、職業生活等問題，但可以透過其他的感覺途徑、模仿的天性、特殊教育的措施（如適當的教育安置、座位的調整、放大音響的器材與設備、溝通訓練）等補救方案，克服聽覺障礙的缺陷，使聽覺障礙兒童與耳聰者一樣，接受教育，學習語言與溝通的能力。下面列舉若干建議，做為熱心人士或有關單位改進啟聰教育的參考（林寶貴，民 74）：

1.聽覺障礙者的最大問題，也是最難解決的問題，就是語言障礙所導致的語言溝通困難的問題。語言溝通的問題解決了，其他的教育問題、學力問題情緒問題、人格發展問題、行為問題、社會適應問題、就業問題等，自然迎刃而解。因此，聽覺障礙兒童教育的最重要關鍵，就是如何透過各種語言溝通的方法與學習的途徑，使聽覺障礙者獲得知識與語言。古今中外啟聰教育者雖發明許多教導聽障者的溝通方法，但目前最被大家所採用的有四種：⑴口語聽語法（oral-aural method）；⑵羅徹斯特法（Rochester method）；⑶聽能訓練法（auditory method）；⑷綜合溝通法（total communication method）。從事啟聰教育的教師或家長，應了解各種語言溝通法的特性、優點、缺點、溝通策略，才能提高教學效果。

2.前述聽覺障礙者之各種問題，及各科學業成績低落，皆導源於語言溝通與語言發展比一般耳聰者差，如果能提高其語文程度，則其他學科或技能

科的學習能力，自然相對的提高。因此語文教育應該是啟聰教育的基本訓練與主要的教育重點。至少在學前、國小、國中階段，應該加強語文教育的訓練。

　　3.不同教育安置下的聽障兒童，其語言發展（語言理解能力與表達能力）與構音能力相差懸殊，這與不同教育環境下，聽障兒童所受到的升學壓力、文化刺激與語言練習機會不同有關。因此筆者建議聽障兒童學習語文，在普通班級似乎比資源教室啟聰班有利，資源教室啟聰班比自足式啟聰班有利，自足式啟聰班又比通學制啟聰學校有利，通學制啟聰學校又比住宿制啟聰學校有利。總之，回歸主流方式的教育安置值得提倡。

　　4.筆者發現三分之二以上的聽障兒童具有殘餘聽力。利用這些殘餘聽力，及聽覺以外的其他視、觸、動等感覺途徑、模仿的天性、特殊教育措施、科技的應用等，可以發展聽障兒童的語言溝通能力與語文能力。

　　特殊教育措施包括下列各項輔導策略：

(一)利用助聽器

　　愈早訓練兒童配戴音量自動調節裝置、性能好的雙耳個人助聽器愈好。兒童愈小對配戴助聽器愈沒有抗拒的現象，愈有可能訓練成習慣。團體助聽器、放大音幅擴聲器、麥克風、傳聲筒，甚至直接在學生耳邊大聲說話等方法，均可幫助聽障兒童接受訊息。

(二)聽能訓練

　　使兒童辨別各種不同聲音的訓練，叫做「聽能訓練」。聽能訓練並不是經過訓練使兒童恢復聽力，而是藉訓練把殘餘的聽力應用在溝通與學習的一種技術。其目的有四：(1)養成注意傾聽聲音的習慣；(2)發展辨別聲音與語言的能力；(3)養成配戴助聽器，聽增幅音的習慣；(4)藉聽能訓練，發展語言的理解能力。

(三)讀話訓練

讀話訓練的目的，就是要增進聽覺障礙兒童了解說話的內容。指導學生注意說話者的嘴唇和臉部表情、運動，他們就可以從臉部的線索學習聽不到的聲音，及不清楚的話語。一般教讀話的方法有五種：第一種是強調字音的「分析法」，第二種是不重視單音或音節的練習，但強調整句思考的「綜合法」，第三種方法是先呈現最容易看到的音，再呈現視覺上不容易辨別的音，由音節開始慢慢演進到句子的「漸進法」，第四種方法是追述法，第五種方法是大聲思考法。

(四)發音、說話訓練

聽障兒童不能由普通耳聰兒童練習說話的途徑而學習說話。但若接受特殊訓練的教師或家長適當的教育，完全耳聾的兒童也能夠學習說話。音調和表現也許沒有耳聰兒童那樣流利，但能學得使別人了解自己所說的話。通常訓練說話的方法有：(1)利用振動與觸覺感覺說話的振動，區別不同的聲音、單字及句子；(2)利用視覺輔助線索及鏡子，可以學習讀出他人的話語，學習再產生他所看到的或感覺的聲音；(3)利用肌肉感覺及本體感覺自己的嘴、下巴、舌頭、唇、喉頭等器官的肌肉運動，學習控制說話的能力，控制聲音與構音，這不是因為他聽到這些聲音，而是他的身體內部感覺到這些聲音；(4)經由聽覺的刺激、助聽器以及「語調聽覺昧」（verbo-tonal method）（黃德業，民 70）的幫助，可以使殘餘的聽力幫助兒童學習音韻的模式，區別不同的聲音，並用來教導說話；(5)利用「視話法」（visible speech）、示波鏡、發音直視裝置等，學習控制發音的音韻、強度和音調（*Kirk & Gallagher,* *1979*）；(6)利用說話補救教學，幫助無法聽到某些聲音，而造成某些發音的替代或構音的問題，或因沒聽到背景的吵聲，而無法調節自己的聲音去配合背景聲音的兒童。

(五)閱讀與筆談的訓練

聽障兒童的語言發展遲緩非常嚴重，要發展聽障兒童的語文能力，最大的助力是經由閱讀和筆談。普通語言教學所採用的方法是在自然的場合，透過聽、說、讀、寫的練習，隨機教導語言的方法稱為「自然法」。然後再正式地介紹文法規則，藉由模仿、延伸、歸納的過程，學習語言的結構、句型、語順、語法的方法稱半「分析法」。

(六)構音與聲音異常的矯治

矯正構音障礙的第一步驟是辨音訓練，目的在使兒童從語言中找出構音錯誤的音，辨聽自己構音錯誤的音與正確音，對構音錯誤的音，給予正確的聽覺刺激，並令兒童觀察、模仿構音器官的部位。第二步驟就是構音訓練，當兒童學會正確的語音後，就把該音介入說話的語型中，練習若干能正確構音的語句，反覆練習直到確實熟練定型為止。第三個步驟是在兒童學會該音後，便可再學其他的語音。實施辨音訓練或構音訓練時，應該充分利用教材教具，如圖卡、字卡、注音符號卡、實物、生字（生詞）一覽表、玩具、畫冊、電話機、錄音機、發音器官圖、發音部位模型、鏡子、遊戲和比賽用具、呼氣及吸氣練習用教具等。此外，要特別注意的是，聽障兒童的構音障礙治療，尚須藉助其他的觸覺，尤其音質、高低、抑揚、頓挫的訓練，聽覺以外的線索非常困難，需要特別有耐性的練習。

(七)科技的應用

電腦輔助教學、電視、改良式電話、助聽器、傳真機、聽輔儀、人工電子耳等，茲分別介紹如下：

1.電腦輔助教學

許多學者指稱利用電腦來教導聽障生是很好的方法。例如，有人用來教導讀唇（*Hight, 1982*），Prinz 和他的同事也開發軟體來教導閱讀、寫作及手

語（*Prinz & Nelson, 1985; Prinz, Pemberton, & Nelson, 1985*）這個程式只要學生按下一串字或句子，螢幕上即出現這個句子，在句子的旁邊出現適當的圖形或手語，Prinz 等人提出電腦教學的好處。

2. 電視字幕和傳真機（television captioning and teletext）

一般有兩種電視字幕，一者稱為開放字幕（open captios）一九七〇年代即已出現，但留存不久，因其字體占滿整個畫面，廣受嫌惡，而遭淘汰。一九八〇年代封閉字幕（closed captions）才變得有價值，這種字幕只有您要求加裝特殊譯解裝置（special decoder）時，影像中的文字才被顯現出來，所以它成為聾人看電視時良好的輔助工具。

傳真機使聾人可從電視螢幕中獲得資訊，如新聞、文化活動、行事曆、社團、社區、公告等，另外，也可藉此顯示電視節目表（*Blatt, 1982*）。

3. 改良式電話（telephone adaptions）

傳統上，聾人與聽人要想以電話溝通有困難，同時也無法從電話中讀話，一種連接電話的「電話打字機」（teletypewriter, TTY）乃廣受歡迎。聾人可透過打字用 TTY 和擁有 TTY 的聽人溝通。雖然研究顯示聾人與聽人的確可透過 TTY 彼此溝通，但除聾人外，聽人很少有人有 TTY。「超音電話」（superphone）也可做為溝通工具，只要聽人擁有一部按鈕式電話，聾人按鈕，將打字內容透過超音電話（superphone）轉換成聲音（electronic voice）傳達給聽人。聽人按下「觸音」（touch-tone）的按鈕，將訊息「打」給聾人，訊息將顯示在聾人的 TTY 上。

4. 助聽器（hearing aids）

聽障學生課程的基本特色乃是助聽器的使用。一項美國的調查發現 79% 的聽障者在上課的部分時間內配戴助聽器，69% 的人上課期間都戴助聽器。國內陳美珠等（民 76）調查臺北市國中、小啟聰資源班二百三十一名，啟聰學校三十五名聽障兒童配戴助聽器之比率約占 88%，其中一百五十二名學童（59.6%）喜歡配戴助聽器，一百零三人（40.39%）不喜歡配戴，其原因依序為：

⑴噪音太大，耳朵受不了。

⑵外界吵雜，使助聽器放大的聲音受不了。

⑶有損外觀形象，怕別人嘲笑。

⑷助聽器雖放大聲音，仍然聽不懂別人的談話，覺得沒有效果。

⑸戴起來不舒服、不習慣。

⑹戴助聽器很麻煩，怕遺失。

⑺戴久了，會頭暈，耳朵會癢。

⑻無法接受自己的聽障，希望與正常者一樣，可聽清楚談話。

⑼別人講話時常對我的耳朵大吼，受不了。

助聽器因大小、價格及效果之不同，種類甚多，從配戴式助聽器到團體式助聽器，甚至可同時使用。配戴式助聽器是大家最熟知的，它又分耳穴型、眼鏡型、耳掛型，最有效的該是口袋型助聽器。一般言之，助聽器外形愈不明顯的，其效果愈差。隨著科技的進步，小型助聽器的效果已大幅增加，這反映在市場上大眾對耳內型及耳掛型助聽器購買的增加。特別是耳內型助聽器，Sanders（*1982*）指出，耳內型銷售情形在最近十五年內的銷售百分比增加了五倍。大概是這種助聽器的使用並沒有學者所擔心的聽力靈敏度降低的情形發生，乃增加了大家對它的使用率。隨著科技的精進，小型助聽器將愈來愈受歡迎（*Hallahan & Kauffman, 1988*；林玉霞，民79）。

團體聽力訓練器，常用在學校中，可提供一組學生聽能訓練之用。它的音質比個人助聽器清晰，但它的缺點是限制了教師和學生的活動空間，訓練時學生得戴上耳機，教師則手持麥克風，這種團體聽力訓練已少見，無線的FM（調頻）系統較有活動性（*Niemoeller, 1978*），以下列舉數點助聽器使用的錯誤觀念。

⑴許多人認為感音性重聽者配戴助聽器無效。雖然感音性重聽者在學習聲音的聽取比較困難，但助聽器仍有助於他的學習。

⑵一些人認為輕度或中度重聽者不適用助聽器，隨著助聽器效能及品質精密度的增進，無論聽力損失多輕或多重，沒有理由不戴助聽器。

(3)高頻音的損失無法被校正。過去助聽器穿背在身上，因與衣服的摩擦作用，低頻音的增幅，蓋過高頻音的產出，但現今增裝了麥克風（electric microphone），已無此現象產生。

5. 人工電子耳（cochlear implant）

人工電子耳移植是一種電子裝置。它可幫助重度聽障者（包括神經性失聰），獲得可用之聽力，並增進溝通能力。人工電子耳移植適用於聽覺喪失的成人及兒童，可不經過病人已受損的聽覺器官，且能直接刺激聽覺神經徑路。此技術研究發展於一九五〇年代，最初是用單一電極（音頻）做傳導，現今已發展至利用多電極（多音頻）來傳導聲音，更增加了語音的了解。目前最新型的人工電子耳是迷你系統二十二型，它包含下列幾個部分：

⑴人工電子耳移植（cochlear implant）：二十二頻道系統的內部部分（也是手術植入部分），包含一個磁鐵，一個接收器／刺激器，和一條帶狀排列二十二個電極連接人工電子耳和接收器／刺激器。

⑵聲音處理器（speech processor）：看起來像一個口袋形計算機，重約一百公克。

⑶方向性麥克風、導線及傳送器（directional microphone, cable and transmitter）：麥克風（像是耳後型助聽器）藉二條導線連接聲音處理器和傳送器。傳送器線圈包括一個磁鐵，相連於內部接收器／刺激器的磁鐵，並固定傳送器在皮膚上的位置。（詳見圖11-3）

6. 訴話葛聽輔儀（SUVAG）

它是南斯拉夫語言學教授Guberina為實施語調聽覺法而開發的一種語言教學用機器，配合身體律動的效果更佳。語調聽覺法是真正讓非常聾的小孩也能靠聽覺來學習聽自己的發音和別人說話的聲音，透過自己的聽覺學習語言。葛教授深信，「口」只能把「耳」所聽到的聲音再生。問題是，如何使幾乎全聾的小孩能聽到語音而了解其意，並正確地模仿說話呢？使用特殊的訓練器就辦得到。機器的名稱訴話葛（SUVAG）是 Systeme Universel Verbo-tonal d' Audition-Guberina 的簡稱，包括：

⑴振動器（oscillator）：最初使用的訓練器，能產生頻率在 16 以下的振動，可以幫助聾的嬰孩或幼兒學習喃語。

⑵訴話葛一號：是在聽覺的障礙非常嚴重的聾童剛開始學說話時，有很大幫助的個別指導用或團體指導用儀器，特別適合低頻率帶聲音的增強與傳達。

⑶訴話葛二號：具有更多頻率帶過濾裝置的訓練器，對於聽覺有嚴重障礙但已具備基本語言能力，包括經過聽訴話葛一號訓練後有了相當效果的聾童，或重聽者，需要更加促進語言發展的兒童有幫助。

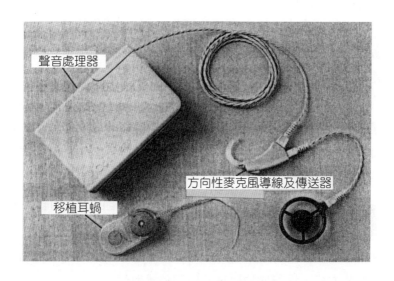

圖 11-3　人工電子耳構造

前述聽障兒童在學習語言缺乏聽覺的學習管道，因此構音矯治特別困難，鍾玉梅（民 81）提出的構音治療方法值得參考：

除整體性的促進聽障兒童的構音能力以外，一般兒童構音異常所採用的治療方法，也被用來改進聽障兒童的構音能力。雖然重度以上的聽障兒童，可由觸覺—肌動覺的幫助學習說話，但說出的話與正常兒童差異甚大，治療

時效果較差；不過輕、中度的聽障兒童可發展相當好的口語，構音治療能明顯的改進其口語的清晰度，但必須注意幾個原則：

　　1.必須先治療進行性的耳疾，並配戴適當的助聽器，消除或減輕肇始之因，使兒童能在最佳的聽力下學習。

　　2.必須評估兒童的構音能力和錯誤型態，針對兒童的需要進行教學。

　　3.選擇兒童較易控制的語音開始學習，一般以可見性、感覺線索多的語音較為容易，如雙唇音，但語音的選擇順序必須顧及個別差異。

　　4.隨時利用視覺、觸覺、聽覺、肌動覺之輔助，讓兒童易於了解構音之位置及方法。

　　5.引出正確語音之後，必須加強類化過程，由單字而短詞→短句→短文→對話的方式，重複練習，使語音穩固而自然的運用出來。

　　6.發音教材及內容必須配合兒童的年齡、興趣、語文程度及生活背景，以引發其學習之動機與實用性。

　　7.靈活應用各種技巧，依兒童的表現隨時調整學習策略，確實達到學習效果，因為某法適合某兒童，另一兒童雖有同樣聽力程度，同樣構音型態，卻並不一定適用同樣的方法。

　　8.注重學習後的類化，應與家屬、同學或其他老師有密切聯繫，並指導他們以正確的方法提醒、幫助兒童以最佳的構音說話，完成良好的溝通。

　　9.善用增強、鼓勵的原則，對兒童的反應給予立即的回饋。無論口語或非口語的增強方式，均能增加兒童的學習動機與信心。

㈠語音位置法

　　最傳統的構音治療法就是語音位置法，利用教導兒童正確的發音部位及方法以發出正確的語音，由單音而字，而短詞、句子，到自然的對話。一般的放鬆運動、呼吸訓練、舌頭動作、唇部運動等都是練習要點。如何能找到正確的構音部位，引導正確氣流方向？一般策略包括：

　　1.用壓舌板或棉籤指出構音部位或操弄構音器官。

2.治療師直接用手指操弄兒童的構音器官。

3.口頭詳細描述構音器官之部位。

4.用手感覺呼氣，或用眼睛看因氣流而引起薄紙條飄動的情形。

5.在鏡中觀察治療師及自己發音之情形。

6.觀察構音器官之圖解，知道每個音之發音位置。

本法強調學生在發目標音之前必須對該音的正確舌、唇、顎的位置有所了解。當發出正確音後，該音應立刻被重複加強。Van Riper（1978）指出此法對聽障兒童相當有用，但需要相當的注意力，且以此法引出之語音無法很快的類化到對話式語言上面。

(二)聽能辨別訓練

聽能辨別訓練往往被用來做為構音治療的第一步。Winitz（1975）認為若兒童無法區分正誤音，便不能期望他能發出正確音，所以構音治療應從聽辨力訓練開始，進而發音練習，再轉移類化，最後達到穩定之保留。

聽辨訓練多以對比配對的方式開始，由差別大的二音開始，漸漸進到差別小的二音之分辨。首先以錯誤音與其他音配對，後來才與目標音配對比較，如以「ㄉ」代替「ㄍ」音者，ㄉ先與ㄅ、ㄋ、ㄐ、ㄒ等差別大者配對出現，讓兒童回答二音同或異，最後再與ㄍ配，由音到短詞、短句、短文，而到對話式口語，兒童分辨治療師所言為正確或錯誤語音。治療師可設計較活潑的方式進行聽辨力訓練，如二音相同就按鈴，二音不同就疊一塊積木；在詞的階段看圖說名稱時，讓學生當小老師，治療師有時故意說錯，讓小老師指正或打分數。本教材則是利用打√或拍手的方式，當聽到有目標音出現時便做出反應，以注意分辨目標音。

(三)構音器官動作訓練

構音器官動作訓練也是構音治療的基本訓練，目的在增加兒童的構音器官靈活度，使構音時能達到良好的協調而易於發出正確的語音。常用的構音

器官運動及呼吸訓練的項目與遊戲，治療時可選用與目標語音有相關者加強之，而在口語靈活度訓練項目中，有些練習相當困難，主要是讓學生在學得某音後，仍可在口腔運動時間練習已學得之語音，習慣各發音的動作，使口語更為靈活。

四多重感覺統合刺激訓練

統合刺激訓練是利用所有相關的刺激，包括聽覺、視覺、觸覺或肌動感覺來幫助說出正確語音，治療一開始就著重在說，而不是聽能的訓練（*Milisen, et al., 1954*）。主張說話的動作技巧若沒有實際說出來是無法學會的，而最能促使患者說出正確語音的方法，就是要讓他能看到、聽到、摸到或本體感受到該音的產生情形。所以可見性高、觸、動感明確的音較容易學習。

利用鏡子看治療師及自己的口形；將手或薄紙條置嘴前，感覺氣流釋出的情況；觸摸鼻翼或臉頰、下頜骨而知語音振動之情形，都可同時用來促進對某目標音的認識及說出。近年來發展出來的儀器如 Language Master, Visi-Pitch; Vocal II……等等，都可用來加強視、聽覺之刺激，使易於學得正確語音。

五辨音特質訓練

辨音特質訓練法是基於辨音特質（distinctive features）是語音的基本單位的前提，即語音是由一組特質所組成的，將每個音視作一組辨音成分的「有」或「無」之組合，音與音之間各有區別的特質。兒童的構音發展是有系統的學得各種特質（而不是音素），學會愈多特質，便有更多音素正確構音出來。構音異常的兒童是因有些辨音特質誤用或省略而造成的。所以兒童要學習辨音特質而不是特定的某音。若該特質學會了，便可轉移到同樣含有該特質的語音，所以只要教一特質，往往多種錯誤音同時被改正過來，治療效果會比傳統的語音位置法為佳。

治療師須先分析比較兒童語音中何種特質被誤用，不僅是位置和方法而

已，而是探查到組成音素的基本要素。國音韻母與聲母的辨音特質是由Chomsky 和 Halle（*1968*）所創，謝國平應用於國音辨音成分分析（謝國平，民 *74*）。因特質並不獨立出現，訓練時是在語音中練習，如ㄍ和ㄅ就可以訓練「舌葉提升」之特質，若學會其對比時，ㄊ、ㄋ、ㄐ、ㄥ……等錯誤音便更容易學得，因為兒童已學得如何正確使用「舌葉提升」之規則，未練習的錯誤音其實已更接近正確音了。正式訓練音時，不致太吃力。McReynolds 和 Huston（*1975*）建議最常出現錯誤之特質最先訓練較佳，不過選擇錯誤較不一致的特質亦算恰當。

辨音特質訓練曾被實驗證實有相當效果（*McReynolds & Benett, 1972; Costello & Onstine, 1976*），雖分析較為費時，但治療的類化效果相當良好。

㈥音韻歷程分析與訓練

音韻歷程分析在語言病理學而言為相當新的概念，將兒童的構音錯誤歸源自正常兒童音韻發展的歷程。正常兒童在學習成人標準的語音時，會產生一些錯誤，這些錯誤主要是因為無法正確構音而簡化成人語音形式所致；這些錯誤有一定型態反映其簡化的歷程，而非偶發的單音之錯誤，例如某兒童以ㄅ音替代大部分的語音時，他便應用了前傾化的歷程，在兒童漸學得成人的構音形式時，這種簡化歷程便漸漸廢棄不用。

構音異常兒童表現了相似的型態，其系統化的錯誤支持了構音異常兒童亦應用某種歷程來簡化成人形式語言的說法，所以正如一般兒童正常之發展，其錯誤是有規律、法則支配的（rule-governed），這種觀念主張構音異常其實是種「音韻異常」（phonological disorders）（*Comton, 1970；Oller 1973 年最早提出此概念*），是學習音韻系統時出現問題，而不單純只是語音動作技巧的問題，構音錯誤非某單獨語音之錯誤，而是反映多種音共同使用某歷程所表現的型態（patterns）。

音韻歷程訓練目標有二：(1)消除發生錯誤音的簡化歷程；(2)建立或增加兒童語言學上的對比（contrasts）。訓練不是針對某個特定語音，而是針對

該音的基本歷程，如後傾化歷程，舌前位置的音被ㄍ或ㄎ替代，而無法發出許多語音（如ㄅ、ㄊ、ㄓ、ㄔ、ㄕ、ㄗ、ㄘ、ㄙ）時，指導其音位前移，練習舌前音ㄅ或ㄊ的詞彙，可帶動其他語音亦往前移，待學得更多對比時，正確音便可一一發展完成。

至於最先該選擇什麼音來治療以獲得正確構音型態並無定則，如不送氣之歷程，ㄆ被ㄅ代，ㄊ被ㄉ代，ㄎ被ㄍ代等可先試ㄆ、ㄊ、ㄎ三音何者對兒童似乎較為容易，便先選用該音。通常當某一音（如ㄆ）學會送氣型態時，此歷程會在ㄊ、ㄎ產生效果，不但易於獲取正確ㄊ、ㄎ音，並且在練習ㄊ、ㄎ音時，又可加強ㄆ音送氣歷程的穩固性，所以訓練是針對歷程型態，而非僅單獨之語音。當型態學得可類化至另一同構音型態之音，在練習另一同構音型態之音時，又可穩固前者，促進治療效果。通常一次治療以消除一歷程而非多種歷程為佳，一歷程中可有多個音順序練習，學會一種支配規則，往往能擴展至尚未訓練的語音上。

音韻歷程分析法是診斷及治療構音異常較為有效的方法，尤其是對多種構音錯誤或缺少許多對比特質者相當有用。應用在聽障兒童時，對其不一致性的構音錯誤能有較佳的類化作用，較能穩固語音之習得。音韻歷程法雖在分析錯誤時較為耗時，但教導兒童歷程卻可節省構音治療的時間，雖然目前有關音韻歷程的相關研究很缺乏，但其在構音異常治療的潛力，尤其是類化效果上，卻是不容忽視的。

構音治療的理論及方法眾多，上述較常使用的方法中，究竟要選用哪一種應用在聽障兒童的發音矯正，除了考慮兒童的個別問題外，亦牽涉教師之理念與經驗，通常以同時綜合應用，促進教學效果為第一選擇。不管應用何種方法，教學時，矯正的歷程大致如下：

1.消除或減輕始因：如配戴適當助聽器，有耳疾者先治療耳疾，以最佳身體狀態學習構音。

2.聽辨力訓練：包括認識正確音及分辨正誤音之不同。

3.獲得正確語音：利用各種方法引發出正確語音。

4.轉移或類化：正確目標音出現後，必須由音而字，而詞而短句、短文，而對話式語言的練習，使音能穩固下來，在各種語音情境均能正確應用出來。

5.維持或習慣化：加強各種情境之練習，指導兒童周圍人物的協助，使兒童已會的語音能在各種場合隨時均能應用出來，維持或養成習慣化的正確構音方式。

後二項又稱類轉（carry-over），正確的語音必須在類轉出現時才算成功。類轉亦需長時間之練習，忽略類轉往往造成功虧一簣，實為可惜，不可不加強。

總之，聽覺障礙兒童雖有嚴重的語言發展遲緩與構音障礙的缺陷，但如能儘早發現問題，儘早接受特殊訓練（這種特殊訓練在啟聰教育稱為溝通訓練），仍是可以像普通兒童一樣，學習說話和語言，接受適當的教育，成為適應社會的公民。

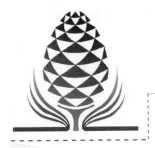

第十二章

智能障礙兒童的語言障礙

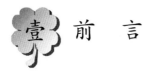 前 言

　　人類之所以稱為萬物之靈者，主要的就是因為人類具有與其他動物不同的特殊能力：「發達的語言」與「優秀的智能」。語言雖是人類特有的能力，但語言學者、心理學者、教育學者們對人類的語言發展，卻提出不同的主張。例如，Lenneberg（1976）和 Chomsky（1965）即認為人類的語言發展像學習走路一樣，是自然而然與生俱來的，這一派學者即所謂「先天論者」（nativist）。他們認為個體若因某種生物學上的異常，即會妨礙學習說話的能力。另一派行為主義者如 Skinner（1957），則主張語言是一種口語的行為，像其他的行為一樣，是受環境的影響而發展的。兒童學習語言是靠模仿與增強而來的。他認為剛出生的嬰兒，並未具有口語的行為，經過喃語、模仿、增強的結果，兒童才理解並會使用語言。當嬰兒發出像話語的聲音時，

能積極給予反應的父母或兄弟姊妹，就是嬰兒學習語言的增強者。其他的學者，如 Bloom 與 Lahey（1978）則相信語言是經由兒童的認知能力與環境經驗的相輔相成而發展的。他們認為：當兒童神經方面成熟時，知覺與認知發展成熟的同時，內在語言與口語也被發展起來。這一派學者並不否認先天說的內在語言與生俱來的觀念；亦不反對增強理論的影響力。從特殊教育的觀點，吾等認為第三派的兼論說，較具有教育意義。

一般兒童學習語言，一定要循著三個步驟：即接收訊息的過程→處理、理解訊息的過程→以某種方式表達或回答的過程。如果因為某種因素阻礙接收、處理或表達的過程，則兒童將無法像正常人一樣學習溝通的能力。例如智能障礙兒童，可能對他所聽到的語言不會加以處理；或因記憶短暫，而不能記住完整的句子；甚至記不得 d、o、g 三個字母併在一起，就是 dog 的生字，所以語彙貧弱（Hart, 1978）。本章讓我們來討論智能發展與語言發展的關係，智能障礙兒童的語言障礙之特徵、原因、診斷、治療原則等問題。

貳 智能發展與語言發展的關係

前述智能發展遲緩的智能障礙兒童，大部分或多或少會呈現語言發展遲緩的現象，反過來也可以說，高度的語言發展遲緩的兒童，大多是智能不足者。這個結論是從許多實驗、調查、研究，以及臨床經驗的報告文獻中，歸納出來的。因為學習高度複雜化的語言體系，需要具備相當程度的智力（包括記憶、思考、組織聯想、概括類化等認知的能力），因此語言發展遲緩的兒童，可以說是智能發展遲緩的兒童。智能沒有障礙的兒童，可以經由語言治療而增進語言能力；當語言能力被增進時，其智商也隨之上升，這事實在臨床上早為大眾所周知（許澤銘，民 68）。

McCarthy（1964）指出，「智能不足」一詞，並不指單獨的一種疾患，它是指與同年齡的一般普通兒童之平均智能相較，其智能的成熟度，有顯著

遲滯現象的一種整體狀態或症候群的總稱。因為，內化性的語言能力（概念與思想的形成）是「智能」本身很重要的一部分；智能發展遲滯，雖不是語言發展遲滯的唯一原因，但至少下列三種現象與事實是不可否認的：

　　1.大部分的高度語言發展遲滯兒童，伴有智能不足的現象。

　　2.大部分的智能不足兒童，比一般普通兒童，或多或少有語言發展遲緩的現象。

　　3.智能障礙的程度愈嚴重，語言發展遲滯或語言障礙之罹患率亦愈高。

　　對於 McCarthy 所發表的主張，日本「御茶之水大學」田口恆夫教授認為，兒童的語言發展本身，是一種學習過程，所以智能不足的現象，自然意味著學習能力的低下。不過在臨床上，語言發展遲緩的原因，不單是智能不足而已，其他尚有許多因素存在。至少把廣為世人所採用的智力測驗（尤其是「比西量表」）的內容加以分析，在鑑定智力方面，該測驗所包括的語言能力方面的內容所占的比例（86.43%），就可以知道語言與智力的關係了（田口恒夫，1978）。

　　榮民總醫院復健醫學部徐道昌等，在其「語言治療學」中，亦談到智力與語言異常的關係。他指出：「語言缺陷在各智力等級均可發現，然智能較低者，發生語言缺陷的概率確比一般人或資賦優異者為高。」Carroll, J. A.調查一千一百七十四個學童，發現語言異常學生的智商較正常生低；Wallin, J. E. W.調查美國約九萬個小學生及中學生，發現特殊學校中 26.3%智能不足學生有語言缺陷，就讀普通學校被認為智能不足者，有語言缺陷的占 20%。Kennedy, L.研究智能不足者的語言，發現二百四十九個智商在五十到六十九之間者 42.5%有語言缺陷，三十二個智商在二十一到四十九間者有三十一人語言異常，四十二個智商二十以下者均有語言缺陷。其他如 Sachs, M. A., Gens, G. W., Lewald, J.之調查，均顯示智能低下者語言異常比率較高。智力的高低，影響較大的是語意的缺乏，兒童並可能因語意缺乏而自卑，擴大變成語言缺陷，這一點在智力較一般人稍低的團體確可發現（徐道昌等，民67）。

　　Spradlin（*1963*）研究有關文獻，發現智能不足兒童因其智力之高低，及其教養場所之不同，而有不同程度的兒童缺陷。他指出：⑴在教養院中的智能不足兒童，具有語言缺陷者，約占57%至72%；⑵在特殊學校中的可訓練性智能不足兒童，有72%至80%具有語言問題；⑶在特殊班中的可教育性智能不足兒童，只有8%至26%具有語言的問題（毛連塭，民*66*）。此種差異顯示智能不足兒童的語言缺陷情況較正常兒童嚴重。毛連塭認為：「從Spradlin的研究來看，智能不足兒童在不同的教育與養護機構中，有不同比例的語言缺陷，這一點說明了環境可能是造成智能不足兒童語言缺陷的重要因素。由於不適當的語言環境，使智能不足兒童缺少正確語言的模仿機會。但若從智商的程度來看，不難發現智力愈低者，語言缺陷的比例愈高，這似乎說明了智力也可能是造成語言缺陷的重要因素。」

　　Sitko 和 Semmel（*1973*）曾對此點提出他們的看法，他們認為：「認知能力與語言關係至為密切，吾人往往以「比西量表」來評量兒童的智力，而「比西量表」的題目所含語文成分很重，需要兒童運用其認知能力來解答之處甚多，故認知能力較差之兒童，在「比西量表」上自然無法得到高分，也就被列為智能不足兒童了。同時，智能障礙兒童往往在思考上有困難，而語言之運用和思考能力頗具關係，故智能障礙兒童的語言發展會較正常兒童為慢」。蔡春美（民*64*）卻認為，在學前階段往往沒有顯著的差異，主要乃是學前兒童尚屬感覺動作期及直覺智慧期。換言之，智能障礙兒童的語言發展，與心理年齡相近的正常兒童相當（*Sitko & Semmel, 1973*）。更早一些的研究文獻中，也可以看到智能障礙者與說話或語言方面的報告。Kennedy 發現在智能障礙者中，說話異常占很大的百分比。他指出，在輕度的障礙群中，42.6%有說話的缺陷，而重度的障礙群，則罹患率占96.9%（*Kennedy, 1930*）。Sirkins 和 Lyons（*1941*），Schlanger 和 Gottsleben（*1957*），以及其他研究教養院裡的智能障礙兒童的研究者，也發現類似的罹患率。

　　Batza（*1956*）在芝加哥公立學校，研究智能障礙兒童說話和語言的發展。他發現智商愈高的孩子，在構音、口語、聽覺辨認、動作協調和記憶廣

度等方面的能力也愈好。

Donovan（*1957*）也在紐約公立學校做過類似的研究。她發現被研究的二千名智商在五十至七十五之間的兒童，大多數有說話和語言發展的問題，8%有語言障礙。

Cromer（*1974*）也檢討了智能障礙兒童說話和語言的研究。他認為智能不足兒童不是同質的一群兒童，因此不可能把所有智能不足全部概括進去，但可概括出幾個共同的特性：⑴有些智能障礙兒童的語言獲得，在基本上與普通正常兒童相同，但是速度上較為緩慢，因此語言發展遲緩；⑵有些智能不足兒童，不像正常兒童那樣，能概括文法規則；⑶智能障礙兒童的語言學習過程與正常兒童不同，他們的學習效果，也低於預期的心理年齡；⑷他們也顯示某些認知能力方面的缺陷，例如短期記憶，可用來解釋語言和說話的遲緩。

Lillywhite 和 Bradley（*1969*）在他們的《智能障礙者的溝通問題》（Communication Problems of the Mentally Retarded）中，討論到智能障礙兒童的原因、特性和溝通問題的處理。他們發現所研究的兒童，在說話和語言的功能上，比同生理年齡的其他兒童差，也不如同心理年齡的普通兒童。

Kirk 和 Gallagher（*1979*）在 *Educating Exceptional Children* 乙書中，亦指出智能障礙兒童的語言行為方面的研究，顯示語言發展與心理年齡和智商有明顯的相關。

彭駕騂（民 *60*）在《智能不足兒童課程編製》乙書中，曾談到智能障礙兒童的語言問題，可分為下列三方面：⑴語言能力發展速度較為遲緩；⑵有某種或多種語言缺陷，或發音問題（智能愈低，缺陷情形愈嚴重）；⑶語彙貧乏（智商愈低，語彙愈貧乏）。

很多學者對於「智能障礙兒童的語言發展，與正常兒童的語言順序相同，只是速度緩慢」的見解，亦持同樣的看法。Graham 與 Graham（*1971*）曾研究過住宿學校中九位可訓練性的智能障礙兒童，在造句上的特徵。這些兒童的生理年齡是十歲至十八歲，但心理年齡只有三歲到六歲的程度。他們

的研究結論顯示：「這些智能障礙兒童以一種異於常人的速度，發展他們的語言規則，但其所用的方法與智力正常的兒童有很多相同之處」。

Lenneberg, Nicholas 與 Rosenberger 等（*1964*）亦曾研究過六十一個三歲至二十三歲住在自己家中，患有「道恩氏症候」正接受治療的孩子。他們發現這些可訓練性的智能障礙兒童，在語言發展上有更顯著的遲緩，並從極早的階段，即停滯不前，但卻與普通兒童的語言發展順序相同。

但並非所有的研究人員都同意智能障礙兒童的語言發展，僅是「速度緩慢」的研究結論。Semel, Barritt 和 Bennett 等（*1970*），研究過住在機構中與不住在機構中的可教育性智能障礙兒童的受試者，與二組普通兒童比較其語言的表現能力。結果他們發現智商平均七十的可教育性智能障礙兒童，即使將心理年齡也列入考慮，其語言能力仍比正常兒童的語言能力還要低。也就是說，一個生理年齡十歲，但心理年齡只有七歲的智能障礙兒童，在語言表現能力方面，仍然不及一般七歲的兒童。這些研究人員於是下結論稱，其中的因素，不但可能是速度上的差異，也可能有性質上的差異。

Cromer（*1974*）檢討了若干關於智能障礙兒童，接收性語言理解的研究時，提出下列三個結論：(1)智能障礙兒童的語言發展速度緩慢；(2)智力低下的兒童，其語言年齡低於心理年齡；(3)認知能力差可能歸因於語言發展遲緩（例如有限的短暫記憶廣度）。

Naremore 和 Dever（*1975*）把六歲到十歲各年齡層的正常兒童，與智能障礙兒童所做的五分鐘說話的樣本蒐集起來，除分析其內容或字數、句子、停頓、重複等基本語言項目外，尚分析了主詞運用的精確性，從屬索引、關係子句索引與語言的特性。結果發現智能障礙兒童在使用複合子句和主詞的精確度等方面，似乎表現最差。那是一種很重要的語言溝通能力的缺乏，因為它限制了智能障礙兒童所可能表達給別人見聞的種類和數量，另外智能障礙兒童的作品，不但在內容方面，比正常兒童的作品貧乏，而且在造句的型態上也較差，缺乏像正常兒童般，對事物能有效且經濟地運用時間，或表現層次結構的能力。

　　從以上的研究文獻中，我們可以獲得一個結論，那就是智商與語言有密切的關係，智能障礙兒童因為智能發展比普通兒童遲緩，因此形成概念、思想的內化性語言，以及了解輸入訊息的接收性語言受到限制，知識、經驗不足，必然影響其語言的表達能力，以致造成語言發展遲緩的現象（林寶貴、邱上真，民 72）。

 # 智能障礙者的語言溝通能力

　　智障者常有嚴重的語言發展遲緩，在早期的研究中，對於智障者語言能力的研究常以生理年齡進行配對比較，發現有顯著差異。最近依心理年齡或語言能力予以配對，則發現二組受試者有明顯的相似度。

　　語言有五大內涵：語法、語形、語音、語意、語用，茲分別敘述如後（Owens, 1989）。

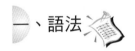 ## 一、語法

　　智障者的語法結構發展與一般人極為相似，但發展的速度稍微緩慢。在句型的轉換上其發展的趨勢也與一般人相近，大多先由簡單敘述句，進而否定句、疑問句、最後是否定疑問句。在句子的長度與複雜度方面，同樣都是隨著年齡的成長而逐次漸增。然而在心理年齡的配對上，智障者所使用的句子較短，句子的複雜度比一般同儕少。縱使是輕度智障者也很少使用一些結構複雜的句子，諸如：主詞的靈活變化，關係子句的運用。同時，這也說明智障者的語法規則之歸納能力較弱。

　　雖然智障者的語法歸納能力較弱，但並不意味智障者無法學會語法規則。通常在智障者的句子結構中，詞序的搭配比詞品的安排較為優先考慮，所以他們常依賴一些詞序予以造句，結果在表達時，便出現句法結構簡單，

變化很少的現象。

二、語形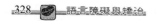

　　許多研究者以兒童學習英語語形測驗，評量智障者的語形發展，其結果
與一般同心理年齡的同儕相類似，但仍有些許的差異。

三、語音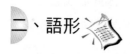

　　眾多的研究探討過智障者的語音缺陷，但通常是針對啟智機構的重度智
障者，其結果發現有嚴重的語音缺陷，此外 Prater（1982）指出，智障者與
一般人一樣都會掌握語音的規則，如類化、重複音節等。

四、語意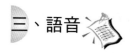

　　智障者的詞彙意義比一般人較具體化，例如：「冷」的意思，用來形容
氣溫是恰當的，但卻無法用來形容心理方面的概念，例如：「冷」的人格特
質，如果採用 Chafe（1970）的格式文法來分析三種特徵：

　　1.動詞是句子的軸心成分，所謂的軸心語法，其中語意是由：⑴情境；
⑵過程；⑶行為；⑷行為與過程之間等四種涵義所組成。

　　2.採位置、時間幫助描述句子的基本成分。

　　3.名詞通常有其特定的語意，如：所有格、代名詞等。Layton 和 Sharifi
（1978）研究過智障者與一般人的語意內涵，發現兩者的句子中，語意的內
涵皆含第一特徵中的四種成分，以及第二特徵中的名詞變化。但是道恩氏症
兒童，卻很少使用名詞變化。由此可見，智障者與一般人的語言能力仍只是
量的不同，而非質的差異。

五、語用

　　語用功能顯得格外明顯是在兒童的表情發展漸次豐富以後，藉此我們可明白兒童所要表達的意圖。例如：注意、吸引、達成目的、做決定。Greenwold 和 Leonard 指出，輕度和中度智障的道恩氏症兒童與普通兒童，在認知發展水準的第五期感覺動作期時，手勢的發展是相同的，二組兒童都會有求救的手勢，企圖以得到援助、獲得物品，或利用手勢贏得注意，其中求助的手勢出現得最早，在第四期即已出現。而在手勢的企圖上，求助的情況略多於引起注意者。

　　智能障礙兒童在所有語言發展的各階段中，均會發生發展遲滯的現象。喃語期較晚；正常兒童在九個月會發ㄍ和ㄣ的音，智能障礙兒童可能要晚好幾年才會發；他們對從聽覺而來的符號或話語的理解比正常者遲緩；可能二歲半才理解「再見」的意思，六歲或更晚才會說「ㄗㄞˋ　ㄐㄧㄢˋ」（*Wood, 1975*）。

　　Carrow-Woolfolk 與 Lynch（*1982*）指出，智能障礙兒童的語言障礙與智能障礙的程度有關。一般而言，愈重度的智能障礙者在語言上，有障礙的可能性愈大。例如，據統計約 100%的重度智能障礙者有語言問題，而僅有 45%的輕度智能障礙者有語言問題。

　　筆者與邱上真（民 73）在「智能障礙兒童語言能力研究」中，發現：(1)我國智能障礙兒童的語言能力，與智力有很密切的關係，亦即智商高者語言能力亦高；(2)智能障礙兒童之語言能力，在性別上雖有差異，但並不顯著，女性智能障礙兒童之語言能力略優於男性智能障礙兒童之語言能力；(3)智能障礙兒童之語言能力，與同年齡之普通一般兒童相較，有明顯的落後。

　　綜合言之，智障者的語言能力與一般人是相似的，而其中的不同，來自量方面的比質方面還多。然而即使智障者可以學習語言規則，但是這些能力在與一般人對話時也極少出現。任何研究的結果，都指出智障者在象徵符號

的學習過程有缺陷，這可做為語言介入教學策略的參考。換言之，也讓我們
對如何教授智障者有所認識和準備。

 ## 智能障礙兒童的語言障礙

　　智能障礙兒童除了智力的功能低下外，常伴有說話異常、溝通障礙、構
音困難（dysarthria）或運用障礙（dyspraxia）。在語言接收與表達的能力方
面，可能在期待的水準之下（林寶貴，民 74b）。

　　日本大熊喜代松（1978）認為，智能障礙兒童的語言障礙特徵，至少可
分為：⑴語彙少；⑵口齒不清，發音不正確；⑶聲音異常；⑷不會使用語助
詞、連接詞等機能語（function words）；⑸說話幼稚，令人費解。

　　毛連塭（民 66）將智能障礙兒童的語言障礙區分為二大類：

　1.說話失常：構音、流暢性、發聲等障礙。

　2.語言缺陷：語言發展遲緩，及接受性、表達性、內化性語言困難等問
題。

　　鄒啟蓉（民 73）指出，智能障礙者常有的語言問題有語言發展遲緩（他
們會說第一個字的年齡從二至七歲不等，比正常兒童約在一歲左右就會說第
一個字要慢很多）、構音問題（包括某些音含糊不清、省略某些音、用某些
音代替其他音等）、聲調過高或過低、口吃、字彙貧乏，及對某些句型（如
否定句、被動句）之理解及表達能力較差，雖然可使用語言表達需要或命
名，但卻拙於使用語言來組織經驗，表達思想及情感，或用語言來做自我引
導及約束等。

　　陳文枝（民 73）在「智能障礙兒童注音符號學習之研究」中，發現智能
障礙兒童注音符號單音部分學習效果最好的為：ㄧ、ㄨ、ㄅ、ㄍ、ㄚ、ㄋ、
ㄆ、ㄐ、ㄠ、ㄅ等十音，學習效果較差的為：ㄥ、ㄙ、ㄘ、ㄖ、ㄎ、ㄤ、ㄡ、
ㄟ、ㄗ、ㄣ等十音。

　　林寶貴（民 74b）調查臺灣區公私立啟智學校（班）及教養機構的國中、小共一千三百二十名智能障礙學生，發現智障兒童的語言障礙情形如下：

　　啟智機構的學生，在語言理解能力、耳語聽解能力、說話表達能力方面，與啟（益）智班學生相較，障礙的發生率較高，亦即前者的語言理解能力與表達能力，比後者較為低落。在構音語言障礙、聲音異常、語言發展遲緩、口吃、不說話等類型語言障礙的發生率中，啟智機構也比啟（益）智班的學生嚴重。兩者在各類型語言障礙的發生率中，均顯示智商愈低者其語言障礙比智商愈高者更為嚴重。啟智機構的男生比女生的語言障礙發生率達顯著差異水準。啟（益）智班男女生的發生率也有顯著的差別。啟智機構學生中，81.74%有構音障礙，76.69%有語言發展遲緩，29.78%有聲音異常，22.19%有口吃，12.36%有耳語聽解力的障礙，11.24%的學生不說話；另一方面啟（益）智班學生中，44.21%有構音障礙，42.30%語言發展遲緩，17.32%聲音異常，12.01%有口吃的現象。

　　啟智機構與啟（益）智班學生的智商愈高者，其構音正確度亦愈高；智商愈低者，構音正確度亦愈低；一般說來，啟（益）智班男女學生平均構音正確度，比啟智機構男女學生平均構音正確度高。在男女性別的比較上，啟智機構的男生構音正確度比女生稍低；但啟（益）智班男女生的構音正確度則相反，男生比女生稍高。啟智機構學生構音正確度最高的十個語音，依次為ー、ㄩ、ㄚ、ㄇ、ㄨ、ㄅ、ㄛ、ㄐ、ㄝ、ㄍ；構音正確度最低的十個語音，依次為ㄔ、ㄕ、ㄎ、ㄓ、ㄈ、ㄘ、ㄙ、ㄥ、ㄖ、ㄤ。而啟（益）智班學生構音正確度最高的十個語音，依次為ー、ㄨ、ㄇ、ㄅ、ㄢ、ㄛ、ㄠ、ㄐ、ㄉ、ㄞ；構音正確度最低的十個語音，依次為ㄈ、ㄔ、ㄕ、ㄖ、ㄓ、ㄘ、ㄥ、ㄜ、ㄆ、ㄗ。兩者構音正確度最高的語音，均為ー、ㄨ、ㄚ、ㄛ、ㄅ、ㄇ、ㄐ等音；兩者構音正確度最低的語音，均為ㄓ、ㄔ、ㄕ、ㄖ、ㄈ、ㄘ、ㄙ、ㄥ等音。

　　Lillywhite 和 Bradley（1969）指出一般兒童於一至二歲即可表達物體名稱及動詞，三至四歲則能表達人稱代名詞、形容詞（較少）、副詞、前置詞及簡句，到四至五歲則表達較多形容詞、副詞、前置詞、連接詞及複雜句。

Das 和 Baine（*1978*）指出智能障礙兒童對被動句子理解困難，他們的句型結構較簡單，只有名詞和定冠詞，一般兒童有較多的動詞、前置詞和連接詞。

Hallahan 和 Kauffman（*1982*）及 Ingalls（*1978*）說明智能障礙和一般兒童語言特徵的差異：

　　1.語言結構和一般兒童相同。

　　2.說話能力缺陷，如構音異常的情形比一般兒童多。

　　3.語言表達較具體。

　　4.對於較深的文法常感困難。

　　5.語言學習的速度慢。

　　6.與同心理年齡之一般兒童相比較，語言缺陷仍多。

　　7.影響語言學習的變項和一般兒童相同（如：增強、模仿與擴充）。

　　8.語言困難之出現率與嚴重性，與智力程度之嚴重性有關。

　　Woodard 與 Landsdown（*1988*）歸納智能障礙兒童的語言表達特質如下：

　　1.使用的語彙比普通兒童少。

　　2.使用的語彙以表達具體事物為主，語意範圍窄，結構簡單，較少用以表達抽象性的概念。

　　3.常用一個語詞表達不同的事物或概念。

　　4.重度智障兒童所使用的詞彙有限，常以手勢或肢體動作表達其所需。

　　5.說話幼稚，常使用娃娃語。

　　6.說話斷斷續續，語不連貫。

　　7.說的語意經常不夠完整。

　　8.面對社交情境時，所表達的詞彙常不恰當。

　　林寶貴、邱上真、金秀麗（民 78）調查國內啟智教養機構中智能障礙兒童的語言表達、詞彙理解及圖形推理能力時發現如下的結果：

　　1.智能不足兒童之語言發展、表達能力與詞彙理解能力、圖形推理能力、智力有密切的關係。

　　2.詞彙理解能力、圖形推理能力及智力三者相關甚高，合併為智力變

項，其預測智能不足兒童之語言表達能力有 41.54%的解釋量，亦即智力高者其語言發展、表達能力亦高。

　　3.智能不足兒童與一般兒童之語言發展階段相同，只是其發展速度較為遲緩與落後。

　　4.社經地位、環境、進入機構的時間、性別、年齡、母語之變項對智能不足兒童發展表達之解釋量僅有 0.499%，未達顯著水準。

　　5.智能不足兒童的語言內容，以名詞為最多，動詞次之，修飾詞類較少。

　　6.情境簡單的圖卡對語言發展階段水準遲緩的兒童，較能引發表達的意願與能力。

　　鍾玉梅（民 78）指出，智障兒童常伴有語言障礙是顯而易見的事實，智障愈嚴重，語障愈嚴重。整體言之，其語言障礙分為二大類，即(1)語言發展遲緩或異常：於語意、語法或語用上的發展異於同齡兒童；(2)構音障礙：語音不清晰使其口語溝通更形困難。說明如下：

㈠語言發展遲緩或異常

　　智障兒童的語言發展較一般兒童落後，其落後程度與智障嚴重度成正比，在表達性語言或接受性語言溝通均發生困難，研究指出智障兒童常在使用詞素與語法原則上有問題；Yoder 與 Miller（1972）認為智商與(1)語句長度；(2)語句複雜度；(3)語句完整性；(4)語句之結構及時態使用之變化性等，呈正相關，輕度智障的相關度雖相對的較低，但愈嚴重時，相關愈高，而在語法方面，中重度智障兒童所受到的影響更為明顯。在語意方面，智障兒童的語意概念較為具體，缺乏抽象概念，發展速度亦緩慢。智能之障礙亦影響其在人際間互動時之社會化與溝通能力，使用語言時，因語用技巧受損而有其限制。

㈡構音障礙

　　智障兒童的構音障礙大致可分三種：(1)數個特定語音之異常；(2)整體性

構音異常，整體語音之清晰度降低；(3)完全缺乏語音的發出。並非所有智障兒童均有構音異常，然其發生率達50%以上。智障愈嚴重，同時伴有的動作或神經肌肉異常的概率愈高，使得其所發出語音更為混淆，而更嚴重者，則完全沒有語音出現，只以非口語的方式溝通。

林寶貴、黃玉枝、張正芬（民81）調查臺灣區一千一百四十名啟智學校（班）中七至十五歲智能障礙學齡兒童的語言障礙，發現如下的結果：

1.各年齡組智能障礙兒童之語言理解、口語表達能力及語言發展的情形皆比普通兒童遲緩，十五歲的智能障礙兒童其語言能力尚不及普通兒童七歲的語言能力。

2.智能障礙兒童的語言障礙類型中，不論在年齡、性別、障礙程度的比較上，皆以語言理解異常為最多，其他依序為口語表達異常、構音異常、語暢異常、聲音異常。

3.智能障礙兒童語言障礙的出現率高達90.7%。其中語言理解方面異常的出現率為82.8%，口語表達異常的出現率為70.4%，構音異常的出現率為58.2%，語暢異常的出現率為26.1%，聲音異常的出現率為24.4%。

4.智能障礙兒童構音異常中最常見的十個錯誤音為：

(1)全體智能障礙兒童：ㄕ、ㄓ、ㄔ、ㄈ、ㄘ、ㄊ、ㄙ、ㄒ、ㄋ、ㄑ。

(2)輕度智能障礙兒童：ㄕ、ㄔ、ㄓ、ㄑ、ㄙ、ㄈ、ㄘ、ㄒ、ㄖ、ㄊ。

(3)中度智能障礙兒童：ㄓ、ㄔ、ㄕ、ㄈ、ㄊ、ㄎ、ㄙ、ㄘ、ㄒ、ㄑ。

(4)重度智能障礙兒童：ㄈ、ㄓ、ㄕ、ㄘ、ㄒ、ㄊ、ㄎ、ㄙ、ㄔ、ㄆ。

(5)極重度智能障礙兒童：ㄓ、ㄈ、ㄕ、ㄔ、ㄆ、ㄊ、ㄩ、ㄥ、ㄍ、ㄙ、ㄢ。

5.智能障礙兒童的語言理解、口語表達能力及構音異常等情形，不因性別、排行序、家庭使用語言、父親教育程度的不同而有差異。

6.不同年齡、是否接受學前教育、不同障礙程度及是否伴隨其他障礙的智能障礙兒童，其語言理解、口語表達能力及構音異常的情形有差異存在。

7.在母親教育程度方面，智能障礙兒童的語言理解能力及構音異常的情

形，不因母親教育程度的不同而有所差異；但其口語表達能力則會因母親教育程度的不同而有差異。

8.障礙程度、年齡及學前教育經驗三個變項可以有效預測智能障礙兒童的語言理解能力。

9.障礙程度、年齡、伴隨其他障礙、學前教育經驗、母親教育程度等五個變項可有效預測智能障礙兒童的口語表達能力。

10.障礙程度、伴隨其他障礙、年齡等三個變項可以有效預測智能障礙兒童構音異常情形。

此外，曾怡惇（民82）調查七十八名國小啟智班中度智能障礙兒童與普通兒童口語表達能力，發現如下的結果：

(一)詞彙數方面

智能障礙兒童所表達的詞彙數，與普通兒童比較的結果，不論是整體的比較，或是同年齡層的比較，均比普通兒童少。但以發展的進程而言，智能障礙兒童的詞彙數與普通兒童一樣，會隨年齡的增長而呈漸增的趨勢。

(二)句數方面

智能障礙兒童所表達的正確句數，與普通兒童比較的結果極為相近，不論是整體的比較，或是同年齡層的比較，智能障礙兒童的正確句數，均與普通兒童無顯著差異。以發展的過程而言，普通兒童句數的進展呈二次趨向，第一年齡層高於第二年齡層，第二年齡層低於第三年齡層。

(三)句長方面

智能障礙兒童在詞彙數方面遠遜於普通兒童。因為句子是由詞彙所構成的，所以詞彙數貧乏，所表達的句子也必簡短，換言之，智能障礙兒童與普通兒童的口語表達能力，最明顯的差異，即在句子的長度。智能障礙兒童的平均句長，與普通兒童比較的結果，不論是整體的比較，或是同年齡層的比

較，智能障礙兒童的句子，均較普通兒童的句子短，而且大約維持在一個至二個詞的長度。但以發展的進程而言，智能障礙兒童的句長與普通兒童一樣，都隨年齡的增加而呈漸長的趨勢。

㈣詞彙變化方面

智能障礙兒童的詞彙變化和其所表達的詞彙數一樣貧弱，與普通兒童比較的結果，不論是整體的比較，或是同年齡層的比較，智能障礙兒童的詞彙變化，皆遠不如普通兒童。而且，智能障礙兒童較少出現在句子中的詞彙是：交與補詞、時間補詞、受事補詞、連接詞、憑藉補詞，這些皆是關於複雜結構的成分，由此可知智能障礙兒童的詞窮而且變化少。

㈤簡句方面

1.簡句的數量與種類

智能障礙兒童的口語表達句型，以簡句居冠，其中又以主語隱去的敘事簡句占大部分。智能障礙兒童的簡句數量，與普通兒童比較的結果，不論是整體的比較，或是同年齡層的比較，都是智能障礙兒童多於普通兒童；在簡句種類上的比較，就整體的比較來看，二組兒童無顯著的差異；就同年齡的比較來看，二組兒童在第一年齡層，智能障礙兒童的簡句種類少於普通兒童，在第二年齡層，二組兒童無顯著差異，在第三年齡層，智能障礙兒童的簡句種類多於普通兒童，足見高年齡組智能障礙兒童的簡句數量多，種類也多。但以發展的進程而言，普通兒童的簡句數量會隨年齡的增長而呈漸減的趨勢，但智能障礙兒童則不顯著。

2.簡句的句型結構特徵

在簡句句型結構：⑴有主語的敘事簡句；⑵主語隱去的敘事簡句；⑶表態簡句；⑷判斷簡句；⑸有無簡句等五小類中，智能障礙兒童以主語隱去的敘事簡句出現最多，並且其主語隱去的敘事簡句與表態簡句、判斷簡句等三種句型的數量，勝過普通兒童。而普通兒童較常出現的，卻以帶有主語的敘

事簡句和有無簡句居多。

㈥繁句方面

智能障礙兒童在繁句方面的表達，在數量上或種類上，與普通兒童比較的結果，不論是整體的比較，或是同年齡層的比較，智能障礙兒童的繁句數量和種類均少於普通兒童。

㈦複句方面

智能障礙兒童複句的數量或種類，與普通兒童比較的結果，不論是整體的比較，或是同年齡層的比較，均少於普通兒童。就二組兒童正確句的表達數量而言，智能障礙兒童複句出現率少於簡句與繁句的出現率，其中以簡句出現最多；普通兒童卻是以複句出現最多，而且普通兒童的複句量會隨年齡的增加而呈漸增的趨勢，智能障礙兒童則無顯著差異。

㈧不完整句方面

智能障礙兒童在不完整句的數量或種類上，與普通兒童比較的結果，不論是整體的比較，或是同年齡層的比較，均高於普通兒童。以發展的歷程而言，普通兒童的不完整句數量會隨年齡的增加而呈漸減的趨勢，但智能障礙兒童的不完整句數量仍居高不下。就不完整句的出現情形來看，智能障礙兒童最常出現的是：「缺少」，普通兒童卻是以「贅加」居多，二組兒童的「錯用詞彙」皆占其不完整句量的第二位，但普通兒童的錯誤情形不如智能障礙兒童的嚴重，而且大致可理解其意，但智能障礙兒童的錯誤內容，在語意上較令人感到渾沌不明。

㈨非句型方面

在該研究中，非句型的數量多，是智能障礙兒童口語表達的另一特點，普通兒童僅偶爾出現「複述」的現象，其餘的三種幾乎微乎其微，甚至不曾

出現過。所以，在非句型的數量上或種類上，智能障礙兒童與普通兒童比較的結果，不論是整體的比較，或與同年齡層的比較，均是智能障礙兒童高於普通兒童。以口語表達能力分析表中各類句型所占的比率而言，智能障礙兒童的非句型量占 26%，僅次於主語隱去的敘事簡句，其中又以「內容合意，但不成句」最高，其次是「複述」。

㈩措詞能力方面

二組兒童整體而言，在該研究所分析的九項措詞能力方面，智能障礙兒童的述語成分和表語成分，是其中較有變化的二項，但述語部分，大多以單詞配搭補足語所組合而成，極少出現抽象概念的述語和聯合式合義複詞的述語，也很少出現不同詞彙但相同意義的措詞；在表語部分，智能障礙兒童最常使用的是描繪速度的詞彙，也會出現描繪情緒的、狀態的、性質的詞彙，但為數不多，內容也稍遜於普通兒童；在主語、賓語、斷語等三方面的成分中，智能障礙兒童鮮少出現由二個或多個意念所組合的成分，但普通兒童卻分外的多；在處所補詞方面，智能障礙兒童以「這邊」、「這裡」、「那邊」為最常見，雖然也會出現「河」、「海」等發揮想像力的處所詞，但仍居少數，而且其處所詞的精確度和明晰度，皆遜於普通兒童；在有關球、魚、船的描繪方面，智能障礙兒童的表現與普通兒童相近；但在「成語」部分，卻未曾出現過。整體而言，普通兒童的措詞能力，在數量上，及在內容深度上，皆優於智能障礙兒童，而且普通兒童所表達的內容，不僅深具流暢性，而且常具故事的趣味性。

在另一項林寶貴、李旭原（民 82）調查臺灣區三百七十九名啟智教育教養機構三歲至八歲智能障礙兒童語言發展能力的研究中，發現如下的結果：

1.智能障礙兒童各年齡組的語言發展、語言理解、口語表達等能力表現，均顯著的比同年齡普通兒童能力低落，八歲組智能障礙兒童的平均語言發展表現，尚不如三歲組普通兒童的語言發展程度。

　　2.三至八歲智能障礙兒童的聲音異常比率達　74.0%；聲調異常比率為78.3%；語暢異常比率為89.0%；語調異常比率為80.3%；構音異常比率則高達95.5%。

　　3.三至八歲智能障礙兒童，其不同智障程度的錯誤構音出現比率的高低順序具顯著的一致性。

　　三至八歲智障兒童最常出現的前十二項錯誤音為：ㄈ（74.0%）、ㄘ（66.4%）、ㄖ（65.2%）、ㄓ（63.3%）、ㄑ（62.8%）、ㄕ（60.4%）、ㄒ（60.4%）、ㄎ（59.6%）、ㄩ（58.4%）、ㄆ（57.8%）、ㄏ（57.2%）、ㄙ（57.2%）。

　　4.三至八歲智能障礙兒童的語言發展能力，有高比率發展遲滯的現象，年齡愈低語言發展遲滯的比率愈高；然隨著年齡的增長，智能障礙兒童語言發展遲滯的比率則顯著降低。

　　5.三至八歲智能障礙兒童的語言發展、語言理解、口語表達等能力，因其年齡及智力障礙程度的不同而有顯著差異，在構音異常方面，雖然隨著年齡增加而有減少的趨勢，然其差異並不明顯。

　　6.三至八歲智能障礙兒童其不同的性別、兄弟姊妹人數及不同的家庭社經地位，在語言發展、語言理解、口語表達及構音能力等方面，並無顯著差異。北部地區與中部地區智障兒童在構音錯誤的變項方面有顯著差異。

　　7.有無學前教育經驗以及使用不同語言的三至八歲智能障礙兒童在語言理解上有顯著差異；有學前教育經驗以及使用國語的智障兒童，優於無學前教育經驗和使用閩南語的智障兒童。

　　8.三至八歲智能障礙兒童其認知與普通推理能力，和語言理解、口語表達、語言發展及構音等能力上具有顯著的相關。換言之，認知與普通推理能力愈高的智障兒童，其語言能力愈強。

　　9.認知推理能力、年齡及智力障礙程度等三個變項，對學前智能障礙兒童的各項語言發展能力具有密切的相關，所以其預測量最大。語言理解、口語表達及構音能力的預測量最高，認知推理能力愈高的智障兒童，各項語言

發展的能力也愈強。

伍 影響智能障礙兒童語言障礙之相關因素

一、年齡與語言發展的關係

發展是以一種有順序的，前後連貫的方式做漸進的連續性改變。在改變的歷程中，年齡是一個隨著改變而與日俱增的生理因素。個體各項能力的發展，也隨著年齡的增長，而有所精進或改變，語言能力也不例外。許多研究均顯示語言能力與年齡有密切關係，而且隨著年齡的成長而增進。換言之，年齡是影響語言溝通能力的重要因素（*Krauss & Glucksberg, 1969; Garvey & Ben Debba, 1974; Kurdek & Burt, 1981*；林淑慧，民 *72*；曾怡惇，民 *82*；林寶貴、黃玉枝、張正芬，民 *81*；林寶貴、李旭原，民 *82*）。

二、性別與語言障礙的關係

不同性別的兒童在語言發展上有無差異，學者的研究各有不同的發現，缺乏一致的定論。有人認為女生的語言發展較男生早，女生的語言能力高於男生；也有研究結論指出，男女生的語言能力彼此間並無差異。Barbe（*1955*）與 Tyler（*1965*）指出女生的語言發展較男生為早，女生的語言能力優於男生（引自吳幼妃，民 *69*）。林寶貴（民 *72*）的研究也顯示，男生語言異常或說話異常的出現率比女生高（男生約 3.33%，女生約 1.92%）。楊國樞、楊有維、蕭育汾（民 *73*）對學前與國小兒童口頭語言的發展研究發現：有些年齡的兒童其語言反應有性別差異，其他年齡則無；但差異的方向大多傾向女生之語言發展優於男生。

　　但譚天瑜（民65）研究國小普通兒童的語言行為，發現男、女兒童在語言行為總字數上並沒有明顯的差異。吳幼妃（民69）的研究也認為，我國兒童的語言發展並無性別差異。林寶貴、邱上真（民72）的研究認為在智能障礙兒童的語言能力上，女生有略優於男生的趨勢，但其顯著性，卻不如正常兒童的語言能力，有男女性別上之顯著差異。林寶貴、邱上真、金秀麗（民78）的研究結果認為，教養機構的智能障礙兒童的語言表達能力與性別並無顯著相關。林寶貴、黃玉枝、張正芬（民81）的研究，發現七至十五歲智能障礙兒童的語言理解、口語表達能力及構音異常情形，不因性別的不同而有差異。林寶貴、李旭原（民82）的研究，亦發現三至八歲智能障礙兒童的語言發展、語言理解、口語表達及構音能力，不因性別的不同而有明顯的差異。

三、家庭與個人語言發展

　　家庭是兒童最早學習社會關係的地方，由於兒童的早期生活經驗，是由家庭獲得各種經驗及養成特定的行為模式，因此兒童的語言發展和其早期的生活環境與背景有密切的相關，蔡阿鶴（民72）認為生長在社經水準較高的家庭，兒童有較豐富的語言刺激，有談吐優雅的成人語言示範，有富於刺激的環境供其練習說話，因此語言發展較快速而優秀；反之生長在不良社會環境的小孩，缺乏練習和增強，受到粗俗不雅的語彙影響，因而導致語言發展遲滯。不良的模仿與環境剝奪是造成語言障礙的二大環境因素（林寶貴，民70）。林寶貴、李旭原（民82）的研究，發現三至八歲智能障礙兒童的語言發展、語言理解、口語表達及構音能力，不因家庭社經地位的不同而有顯著差異。

四、認知能力與語言障礙的關係

　　智能障礙兒童的語言發展與認知能力的關係，就訊息處理理論的觀點而

言，有感覺、注意力、區辨能力、分析與歸納能力、記憶能力等五個領域，這些能力與個人的語言發展有密切相關（*Menyuk, 1988*）。

許多研究均認為，認知能力與年齡是智障兒童語言障礙或語言發展遲緩的主要因素，因為認知能力低落，使得智能障礙兒童語言的表達能力貧弱；因為生理年齡的發展遲緩，所以需要花些時間學習，方可達到與普通兒童相似的語言能力（*Brooks, Sperber & McCauley, 1984; Mille & Chapman, 1984; Owens, 1985*；林寶貴、邱上真，民 72；曾怡惇，民 82；林寶貴、黃玉枝、張正芬，民 81）。

兒童的語言發展事實上是無法與其他能力的發展劃分開來的，兒童的語言發展與認知能力、知覺發展、動作發展、情緒發展及社會技能的發展密不可分，這些因素與智能障礙兒童比普通兒童語言發展緩慢的原因息息相關（*Bender & Johnson, 1979; Coggins, 1979*；林麗英，民 77）。

Cicchetti 及 Ganiban（*1990*）與 Hodapp（*1990*）檢視有關的研究指出，中度、重度及患唐氏症的智能障礙者，其認知發展順序與常人相似。對智能障礙者的認知和發展採「發展取向」的學者認為，正常兒童的發展原則仍然適合於智能障礙者。換言之，認知發展的順序是固定的、不變的，而智能障礙者的認知發展順序與常人無異，只是智能不足者的認知發展速度較慢，且所能達成的最高認知發展階段較低而已（胡永崇，民 81）。

五、排行序

Koch（*1956*）調查家庭中有二個小孩的五歲及六歲兒童，發現頭胎（first born）比次胎（second born）的語言能力較佳；Jones 與 Hsiao（*1933*）於加州柏克萊地區的家庭中，抽取一百七十一對頭胎與非頭胎生的兒童，經由母親的口頭報告，發現在功能性字彙的習得（the acquisition of functional vocabulary）方面，有三分之二的頭胎優於非頭胎生的兒童。Brolin（*1973*）的研究，亦指出頭胎在語言能力、成就動機與學業成就上均較非頭胎生的兒童為高（引自吳培源，民 68）。

　　但另一些研究卻指出，頭胎與非頭胎生的兒童在語言能力上無差異。Abt, Adller 與 Bartelme（1929），從事一千位臨床個案的研究，發現排行與兒童開始說話的年齡無關（引自吳培源，民 68）。國內以一般兒童為研究對象，發現排行與兒童語言能力無顯著相關（吳培源，民 68；錢幼蘭，民 71）。但是張正芬與鍾玉梅（民 75）修訂「學前兒童語言發展量表」時，卻發現非獨生子女較獨生子女的語言能力為佳。林寶貴、黃玉枝、張正芬（民 81）的研究，發現智能障礙兒童的語言理解、口語表達能力及構音異常情形，不因排行序的不同而有差異。

六、智障程度

　　Carrow-Woolfolk 和 Lynch（1982）指出：智能障礙兒童的語言障礙與智障程度有關。而且愈重度的智能障礙兒童，其出現語言方面障礙的可能性愈大。例如，據統計約 100%的重度智能障礙兒童有語言問題，而僅有 45%的輕度智能障礙兒童有語言問題（引自林寶貴，民 74b）。智能障礙兒童的語言缺陷與其認知能力密不可分（黃金源，民 77；林寶貴、邱上真，民 72；Capuzzi, 1978; Greenwald & Leonard, 1979; Kahn, 1975; Mahoney, Glover & Finger, 1981）。智能障礙兒童因為大部分的認知功能有障礙，所以語言發展出現遲緩的現象（Brooks, Sperber, & McCauley, 1984）。所以，輕度智能障礙兒童的認知發展的最高限度，仍無法達到抽象思考的階段（黃金源，民 77）。林寶貴、黃玉枝、張正芬（民 81）的研究，發現不同障礙程度的七至十五歲的智能障礙兒童，其語言理解、口語表達、構音異常情形，有差異存在。林寶貴、李旭原（民 82）的研究，亦發現不同障礙程度的三至八歲智能障礙兒童，其語言發展、語言理解、口語表達能力、構音異常情形，有顯著差異。

七、父母教育程度

Davis, Stroud 與 Green（1988）研究發現，智能障礙兒童的母親，其語言行為對他們孩子的語言發展，常扮演教導者的角色。鍾玉梅與徐道昌（民72）以臺北市三至六歲一百八十八名一般兒童進行「學齡前兒童語言發展相關因素」之研究，發現父母的教育程度對子女的語言能力有重大影響，教育程度愈高者，其子女的語言能力亦愈佳。且母親的教育程度與子女的語言能力有顯著相關。張正芬、鍾玉梅（民75）的研究報告指出：父母為中高教育程度的兒童，其語言能力略優於父母為低教育程度的兒童，但未達顯著水準。林寶貴、黃玉枝、張正芬（民81）的研究，發現七至十五歲智能障礙兒童的語言理解、口語表達能力及構音異常情形，不因父親教育程度的不同而有差異；語言理解能力及構音異常情形，亦不因母親教育程度的不同而有所差異；但口語表達能力則會因母親教育程度的不同而有所差異。

八、家庭中主要使用語言

家庭中主要使用語言是否與兒童的語言障礙有關？徐道昌等（民67）認為，正確的使用兩種語言說話，對開始學習語言的兒童而言，是困難重重的；他必須同時學會如何說、寫及了解並區分兩種語言的意義及異同處。因為每種語言的字彙、文法和語意都不相同，所以兒童學習兩種語言時，對同一件物品，必須學習兩種名稱，對同一個意見，必須學習兩種語言的表達方式，這對幼兒的語言學習造成許多困擾，所以許多兒童會混淆著同時使用兩種語言來講話。林寶貴、邱上真、金秀麗（民78）對啟智教養機構中的智能障礙兒童，探討其母語與表達能力之相關，發現無顯著差異。林寶貴、黃玉枝、張正芬（民81）的研究，發現七至十五歲智能障礙兒童的語言理解、口語表達能力及構音異常，不因家庭使用語言的不同而有差異。林寶貴、李旭

原（民 82）的研究，發現三至八歲智能障礙兒童的語言理解能力，會因家庭使用語言的不同而有顯著差異，使用國語的智障兒童優於使用閩南語的智障兒童；但在口語表達、構音錯誤方面則無差異。

九、學前教育經驗

林寶貴（民 72）指出：大部分智能障礙兒童的語言貧乏，是不利的語言環境（文化剝奪）所造成，因此語言發展應及早開始。普通智力正常的兒童在上學前，語言發展已有相當的基礎，智能不足兒童更應該加強學齡前的語言發展計畫。而且訓練智能障礙兒童說話，愈早開始，效果愈好。倘若等到孩子長大，已錯失嬰、幼兒期的良機再予以教導，則既困難又不容易成功（蔡阿鶴，民 78）。陳昭儀（民 80）指出：可對在發展過程中有功能上障礙的兒童，如在智力、學業等方面，提供早期介入方案，根據美國的研究，早期教育方案可使兒童增加至少三年的進步。林寶貴、黃玉枝、張正芬（民 81）的研究，發現七至十五歲智能障礙兒童的語言理解、口語表達能力及構音異常，會因學前教育經驗的不同而有差異存在。林寶貴、李旭原（民 82）的研究，發現三至八歲智能障礙兒童的語言理解能力，會因學前教育經驗的不同而有顯著差異；有學前教育經驗的智障兒童，優於無學前教育經驗的智障兒童；但在口語表達、構音錯誤方面則無差異。

陸 智能障礙兒童語言發展與語言障礙評量

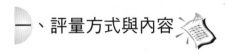

一、評量方式與內容

對智能障礙兒童的語言評量，宜兼顧標準化的評量模式，及整體性、生

態性的評量；從兒童所處的自然社會情境及互動中，獲得智障兒童溝通行為的完整資料，以便全面性的了解智障兒童真正的語言溝通能力及溝通能力的長短處。誠如劉麗容（民79）所述，語言評量的目標在蒐集有關個人溝通能力的資料，因為所有的兒童係在他自己的文化、環境和經驗中學會說話和溝通，而造成他使用語言的獨特方式。因此統整性的語言評量方式與內容應該包括：

　　1.蒐集智障兒童各種與語言溝通直接或間接相關的基本資料。

　　2.經由系統的觀察，蒐集智障兒童在不同的情境中的溝通行為資料。

　　3.正式的語言評量。

　　4.非正式的語言溝通的樣本蒐集與分析：包括觀察、錄音、錄影、面談及家庭訪問等等。

　　5.以多人參與的方式，與家長、親人及有關人員諮詢，以驗證所蒐集的智障兒童語言及溝通能力資料是否完整無誤。

二、利用評量表

㈠田口恆夫設計之「嬰幼兒語言發展評量標準」

　　利用日本田口恆夫設計之「嬰幼兒語言發展評量標準」，可以了解嬰幼兒語言發展的理解能力與表達能力。經過一定的期間後，再評量一下，也可以了解語言發展的進步情形。最好再配合兒童身心發展的測驗資料、各種智力測驗結果，再加上日常的觀察，更可正確地把握兒童語言發展與遲緩的情形（田口恆夫，1978）。

1.語言理解能力的評量

相當年齡	評 量 項 目	能力程度
0：1	對大的聲音、意外的聲音感到驚喜。	
0：1	聽到耳朵旁邊的鈴響聲有反應。	
0：1	聽到人的聲音會安靜些或停止哭聲。	
0：1	頭轉向聲音的來源。	
0：1	能分辨媽媽的聲音。	
0：1	對喜歡聽與好聽的聲音會加以注意。	
0：4	會轉向人說話的地方。	
0：4	會注意聽歌聲與口哨聲。	
0：4	媽媽唱歌時，會注意看她的口形。	
0：7	喜歡發聲的玩具。	
0：9	會做「不要」、「握手」、「再見」等動作。	
0：9	被叫名字、被說「不行」時，會有反應。	
0：9	聽到同樣的話，會感興趣。	
0：9	會做「笑一下」、「手舉起來」、「漂亮在哪裡」的動作。	
0：10	聽到問「爸爸在哪裡？」、「媽媽在哪裡？」會轉頭回去看。	
0：10	對聽不慣的聲音會害怕。	
0：10	聽到電話鈴聲會轉向電話，再轉向媽媽。	
0：10	聽到大人說「手擦乾淨」，然後把毛巾拿出來給他擦時，會伸出手來。	
0：11	無論在何種情況聽到大人說「再見」時，會了解其意，並揮手做「再見」狀。	
0：11	讀喜歡的畫冊給他聽時，會靜靜地聽，聽到同樣的話語或看到熟悉的動物時，會說「汪汪」或用手指這、指那。	
0：11	聽到電視的主題曲時會笑，有時還會拍手。	
1：0	大人手指畫冊中的圖畫時，會瞪著眼睛看。	
1：0	大人說「給我」時，會把玩具給他。	
1：0	聽到「汪汪來了」時，會轉頭看狗。	
1：2	聽到大人跟他說話會很高興，笑嘻嘻的聽著。	
1：3	能認識兩種以上眼、耳、口等部位。	
1：3	看畫冊時，聽到問「汪汪在哪裡？」，多少能知道一點。	
1：3	會聽簡單的指示，如「拿飯來」、「給姊姊」等。	
1：6	能了解「完了！」、「光了！」的意思。	

1：6	對喜歡的話語有反應，如「好了！」、「沒有了！」。
1：6	對畫冊裡面某幾頁特別感興趣。
1：6	常常喜歡讀畫冊，有時會把畫冊抱過來請媽媽念。
1：9	沒有畫冊時，說故事或身邊的瑣事給他聽時，會很高興。
1：10	能了解玩偶的頭、眼、耳、口、手、腳在哪裡。
1：11	看圖畫時能認出三個生字。
2：0	會從幾本喜歡的畫冊中，拿指定的一本起來。
2：0	了解上、中、下其中的一個位置，如懂得「在書桌下」的指示。
2：0	能了解兩種指示，如「點心吃完後，來做黏土遊戲」。
2：0	認識並能正確指出「紅」、「藍」等兩種以上的顏色。
2：0	認識並能指出「狗」、「汽車」等7～10個簡單的事物名稱。
2：0	對爸爸或媽媽所說的話，有一句以上是喜歡的。
2：0	認識五個身體的部位（眼、鼻、口、頭、手、腳等）。
2：6	對喜歡的話，重複幾遍也聽不厭。
2：6	了解物品的功用，如聽到「喝水用什麼東西？」時，會用手指圖畫中的「杯子」。
2：6	聽到事物的名稱，會用手指圖畫（15個左右）。
2：6	了解「明天」、「等一下」、「什麼時候」等話語。
2：6	能了解「做完了」、「時間到了」等話語的意思。
2：9	聽到「這張圖畫裡誰正在走路？」、「誰坐著？」時，會用手指出熟悉的動作。
3：0	同樣的故事幾遍也聽不厭，講錯時會不高興或加以訂正。
3：0	喜歡聽反覆多的故事，如「爸爸吃飯」、「媽媽吃飯」、「我也吃飯」等語句。
3：0	知道自己是男孩或女孩。
3：0	知道上、中、下、前、後等兩種位置的關係。
3：0	會催促聽到一半被打斷的話（或故事）。
4：0	知道上、下、前、後、左、右等四種以上的位置。
4：0	知道魚、青菜、動物、水果等抽象名詞。
4：0	認識「二」的觀念。
4：0	聽到「什麼東西會發出聲音？」、「什麼在水上跑？」等常見的東西時，會用手正確地指出回答。
4：6	對印有動物、魚、鳥類、汽車、火車等的科學圖鑑感到興趣。

4：6	知道某一天會發生什麼事（如星期一有什麼電視節目等）。
5：0	認識積木上的數目（1〜6）。
5：0	幾乎認識所有的字卡遊戲。
5：0	認識十種左右的顏色。
5：0	能同時記住三種簡單的命令，並照順序去做。
5：0	知道最普通的相反詞，如「冷、熱」。
5：0	知道哪一個銅幣為五元，哪一個為十元。
5：0	對現在幾點鐘感到興趣。
5：0	認識到「10」的數字。
6：0	大概知道「今天是星期幾？」。
6：0	知道自己的生日是幾月幾日。
6：6	會自己看漫畫書。

2.語言表達能力的評量

相當年齡	評　量　項　目	能力程度
0：1	有大人不在身旁就哭的現象。	
0：1	高興的時候，會發出「ㄨ」或「ㄚ」的聲音。	
0：1	高興的時候會發出叫聲。	
0：1	餵過奶或換尿布後，會發出「ㄚ」、「ㄛ」的聲音。	
0：2	高興的時候，會看著四周發出聲音，或手舞足蹈，一個人玩著。	
0：3	會注意看大人的臉部，發出聲音。	
0：3	會「咕咕」地出聲笑。	
0：3	不停地看人發出「ㄋ〜ㄎㄨ，ㄋ〜ㄎㄨ」的聲音。	
0：3	睡醒後，希望大人陪，會發出各種聲音叫人。	
0：3	早上睡醒後很高興，會一直「ㄨ〜ㄋㄨ、ㄨ〜ㄋㄨ」地發出聲音，玩一會兒。	
0：5	會用聲音模仿大人說話。	
0：5	會用聲音表示不高興的情緒，如發脾氣，哭鬧不休。	
0：5	一邊發出「ㄨ〜ㄜ，ㄛ〜ㄛ」聲，一邊獨自玩耍。	
0：7	有所要求時，會發聲引人注意。	
0：7	手拿不到東西時，會「ㄨ〜ㄨ〜」叫，要人家幫他拿。	
0：7	模仿大人說話的口氣。	

0：8	一個音反覆二次，如「ㄇㄚ，ㄇㄚ」「ㄅㄚ，ㄅㄚ」。
0：8	看到認識的事物，會發出聲，如看到狗，會說：「ㄚ、ㄚ」。
0：8	大人在吃飯時，會從床上出聲，以引起大人的注意。
0：9	叫他時，有時會回答。
0：9	會模仿大人的聲音，或四周圍的聲音。
0：10	想進食時，會說「ㄇㄤ，ㄇㄤ」。
0：10	會說：「ㄇㄚ、ㄇㄚ」。
0：10	獨自玩耍後，為引起大人注意，會吵嚷。
0：11	大人替他擺好積木後，會看著媽媽，出聲大叫，提醒大人注意。
0：11	除「ㄇㄚ、ㄇㄚ」、「ㄅㄚ、ㄅㄚ」以外，還會說一個字，如「ㄅㄨ～ㄅㄨ～」。
0：11	很會模仿大人的聲音。
0：11	會看畫冊，會一個人暫時很快樂的說和玩。
0：11	會自己積極地跟自己說話。
1：0	會一邊揮手，一邊說：「再見」。
1：0	會對鏡子裡面的自己發出聲音。
1：0	希望大人有所反應時，會發出聲音。
1：0	會在各種場合積極使用會說的話，或斷斷續續的說。
1：1	不必叫他說，自己也會說二、三個生字，如「ㄆㄚ，ㄆㄚ」、「ㄇㄚ，ㄇㄚ」、「ㄅㄨ～ㄅㄨ～」、「ㄅㄞ，ㄅㄞ」、「ㄨㄤ、ㄨㄤ」等。
1：3	看到畫冊，會說知道的事物名稱，並用手指。
1：3	會說不懂意思的話語。
1：5	會說五個以上的話語。
1：6	表達的語彙至少已有二十五個。
1：7	會使用說幾個身邊事物的名稱，以表達某種特殊的目的，如說「ㄒㄧㄝˋ·ㄒㄧㄝ」時，表示要脫鞋的意思。
1：9	反覆使用剛剛學會的話。
1：9	會說二語句，如「坐車」、「吃糖」。
1：9	會正確模仿大人所說的全部或部分的話。
1：11	會說代名詞，如「這裡」、「那裡」、「這個」、「那個」等。
2：0	一一問「這是什麼？」、「那是什麼？」。
2：0	會說每一個人的事，如「爸爸，在，那裡」。
2：0	會說三語句，如：「爸爸，在，那裡」。

2：0	會唱某首歌曲的一部分。
2：0	會說不在眼前的事物。
2：0	會叫玩伴的名字。
2：2	會提出「再來一次（一個）」的要求。
2：5	會使用五十個以上的日常會話語彙。
2：6	出示圖畫問：「它在做什麼？」時，會回答：「在做×××」。
2：6	會說自己的姓跟名。
2：6	會使用疑問代名詞說話，如「為什麼？」、「怎樣了？」、「做什麼？」、「誰？」、「什麼樣的?」等。
2：6	會複述二個數字，如「2、5」。
2：6	會使用過去式的動詞。
2：6	會用「我」的代名詞。
2：9	會說一種顏色的名稱。
3：0	幾乎會說出畫冊中的名稱。
3：0	會用電話玩具，二個人互相對話。
3：0	會複述三個數字，如「3、1、5」。
3：0	會使用過去、現在、未來表示許多事物。
3：2	會說自己的姓跟名。
3：4	會向媽媽或老師報告自己的經驗或見聞。
3：6	會正確使用連接詞與介系詞，如「因為」、「……所以」、「雖然」、「但是……」、「……也」、「而且」、「然後」、「不過」。
3：9	會背幾本書，而且能說出來。
4：0	構音幾乎沒有錯誤。
4：0	會正確地模仿一句話，如「從前，從前有一個老公公和老婆婆」。
4：0	幾乎會說所有顏色的名稱（10色以上）。
4：3	看書冊時能適當的說出每頁圖畫的意思。
4：6	會看字讀出自己的名字。
4：9	會與同伴談論電視上所看到的話題。
5：0	會說出心中所想、想做的、經歷過的事物。
5：0	會正確說出自己家的住址、門牌號碼。
5：0	會向大人詢問不認識的字。
5：0	看到數字，就會讀。
5：6	會玩文字接龍的遊戲。

5：6	會玩猜謎遊戲。	
6：0	會打電話，談實際、有用的對話。	
6：0	幾乎不再使用娃娃語。	
6：0	拿書給他看，問他與內容有關的問題時，會回答。	
6：0	聽到新的話語或聽到慣用的話時會問：「什麼？」、「那是什麼意思？」等。	
6：6	對熟悉的故事，會如數家珍，毫無遺漏地說出來。	
6：9	簡單的書，已不必依賴圖畫，幾乎都會讀。	

㈡張正芬、鍾玉梅（民75）修訂之「學前兒童語言發展量表」

「修訂學前兒童語言發展量表」係根據一九七九年版Preschool Language Scale（簡稱 PLS）修訂而成。全量表由聽覺理解與口語表達二分測驗所構成，為評量二足歲至五歲十一個月兒童語言能力之個別化測驗。測驗時間約需三十分鐘，標準化樣本取自臺北地區（臺北市、臺北縣）二歲至六歲六個月之兒童，共計三百六十三名（男 175，女 188 名）。建有百分等級、T 分數及年齡分數三種常模。詳細內容及施測方法請參考指導手冊之說明。

㈢林寶貴、林美秀（民82）編訂之「學前兒童語言障礙評量表」

該量表共有二分測驗，分測驗一共三十題，用來了解兒童的語言理解與語法能力。分測驗二共三十二題，前三題用來了解學生的聲音狀態是否正常；第四題至十六題用來分析兒童的構音、聲調情形是否正常；第十三題至三十二題用來了解兒童的表達能力（語用情形）；第三十一題至第三十二題用來評量兒童的語暢、語調是否正常，測驗時間約十至二十五分鐘。每一分測驗的比重及內容架構圖如圖 12-1。建有臺灣區三歲至五歲十一個月，每半歲組的語言理解、口語表達、語言發展百分等級常模。詳細內容及施測說明請參考指導手冊。

	測驗一：語言理解		測驗二：口語表達					
項目	理　解		表達	語暢	語調	聲音	構音	聲調
題數	30		24	2	2	3	13	13
總分	30		30				(37 個語音)	(27 個語詞的聲調)
占總分 百分比	50%	50%	語暢、語調、聲音、構音、聲調，僅記錄正常或異常， 不予計分。					

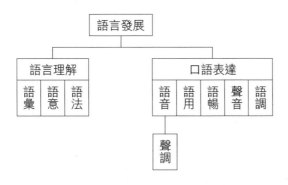

圖 12-1　「學前兒童語言障礙評量表」分測驗題數在全量表中之比率及其架構圖

㈣林寶貴等（民 81）編訂之「學齡兒童語言障礙評量表」

「學齡兒童語言障礙評量表」共有二分測驗，分測驗一共三十題，用來了解學生的語言理解與語法能力。分測驗二共三十題，前五題用來了解學生的語言流暢度與聲音狀態是否正常；第六題至第三十題用來了解學生的口語表達能力，測驗時間約十至二十五分鐘。每一分測驗所占的比重及內容架構如圖 12-2。建有臺灣區六歲至十五歲每歲組語言理解、口語表達、語言發展百分等級常模。詳細內容及施測說明，請參考指導手冊。

分測驗	語言理解	語言表達	語暢評量	聲音評量	構音評量
題數	30	25	5	5	27
總分	32	31	5	5	27
百分比	32%	31%	5%	5%	27%

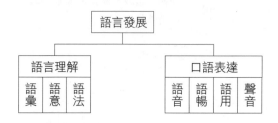

圖 12-2　「學齡兒童語言障礙評量表」分測驗題數在全量表中之比率及其架構圖

㈤陸莉（民 77）修訂之「畢保德圖畫詞彙測驗」

該測驗係根據一九八一年畢保德圖畫字彙測驗修訂版（Peabody Picture Vocabulary Test-Revised）修訂而成。分甲、乙二式各有一百二十五頁圖畫詞彙題目，主要在評量兒童聽覺詞彙的接受能力，適用於三足歲至十二足歲的兒童，測驗所需的時間每式平均八至十二分鐘。建有臺灣區三歲至十二歲各年齡組標準分數及百分等級常模。詳細內容及施測說明請參考指導手冊。

㈥林寶貴（民 72）修訂之「智能障礙兒童語言能力評量表」

該評量表可做為評量智能障礙兒童之語言能力（理解能力與表達能力）的診斷與評量工具。該評量表業經評量臺灣區啟智學校、啟（益）智班、教養院之智能障礙兒童二千七百三十八名，並建立六歲至十六歲百分等級常模。教師們在利用該量表評量智能障礙兒童之語言能力後，可與常模對照、比較，即可了解各個學童之語言能力程度，以及語言補救教學之起點行為何在，今後教育重點應放在何處的參考依據。其評量項目及標準如表 12-1：

表 12-1　智能障礙兒童語言能力評量表

姓　名_____　學　校_____　學　部_____　年　級_____

性　別_____出生年月日：_____年_____月_____日生、滿____歲____個月

智商：_____、_____年_____月_____日檢查

評量者：_____、_____年_____月_____日填記

說明：下列各評量項目分六種程度，請按照兒童之實際情況在適當之程度代號（0至5）上畫圈。

評量項目	程度	評量標準
1 打招呼	0	有人打招呼時連身體或表情都沒有友應
	1	老師或同學跟他打招呼，只會身體、表情、「啊！」、「嗯！」等回答
	2	老師或同學跟他打招呼，會回答：「早！」或「再見！」
	3	會自動向老師或同學說：「早！」、「再見！」
	4	即使在校外碰到認識的人也會自動說：「早！」、「你好！」、「再見」等
	5	能在適當的時候說：「謝謝！」、「對不起！」、「請進！」、「請用！」、「抱歉！」等
2 回答	0	被老師叫到名字時，連身體或表情都沒有反應
	1	被叫到名字時，會把頭轉過去，或以笑臉回答
	2	被叫到名字時，會回答：「啊！」或「嗯！」
	3	被叫到名字時，會回答：「有！」或「到！」
	4	有人問：「你喜歡××嗎？」或「這是××嗎？」時，會回答：「喜歡」、「是」、「是的」
	5	有人問問題時，知道的就說知道，不知道的就說不知道
3 指示	0	不會照人家的命令或指示去做
	1	對「起立！」、「敬禮！」、「坐下！」等指示，多少會照著去做
	2	對老師的「集合！」、「排隊！」等口令會照著去做
	3	級任老師向全班說：「換衣服！」時，會照著去做
	4	別的老師向全班說：「換衣服！」時，也會照著去做
	5	對學校的全部活動都能照著指示去做

4 要 求	0	對想要的事或物不會表達
	1	對想要的事或物，會用手指或說：「啊！」、「嗯！」
	2	會說：「給我那個！」或「我想要××！」
	3	會向級任老師要求：「我們來做××吧！」
	4	會向別的老師要求：「我們來做××吧！」
	5	會在班會上提出自己的意見
5 發 問	0	不會發問
	1	會問級任老師：「這是什麼？」、「為什麼？」等問題
	2	會問老師：「你喜歡××嗎？」、「要去哪裡？」
	3	會向老師問不認識的字或話的意思
	4	到商店買東西時，會問：「這個多少錢？」
	5	有人問路時，會向交通警察打聽
6 傳 話	0	不會傳話
	1	會把傳話的紙條送到隔壁教室
	2	不必寫紙條，可以到隔壁教室借剪刀
	3	會向學校的級任老師傳話
	4	不必用聯絡簿，就可以把父母簡單的話傳達給學校
	5	不必寫紙條，可以把人家託的簡單的東西買回來
7 畫 冊	0	對畫冊不感興趣，沒有注視圖畫的樣子
	1	看畫冊內有認識的事物時，會用手指，或喊「啊！」、「哦！」的反應
	2	看到畫冊，被問：「這是什麼畫？」時，會列舉畫中的東西的名稱
	3	看到畫冊，被問：「這是什麼畫？」時，會回答：「他們在做××」
	4	看到有故事的畫冊時，會一邊看一邊說明故事的內容
	5	看完畫冊問：「畫冊裡面說了些什麼？」時，會把內容概說出來
8 童 話	0	講童話（例如白雪公主等）給他聽，不感興趣也不想聽
	1	聽完童話後，被問：「聽到什麼樣的故事？」時，不會回答只是靜靜的聽
	2	被問：「聽到什麼故事？」時，會列舉出場過的「白雪公主、小矮人」等人物
	3	會片斷地敘述幾個出現的場面
	4	雖多少有順序顛倒或絮絮叨叨的感覺，但大概可以把故事內容說出來
	5	可以把感想和故事內容說出來

9 電視	0	對電視不感興趣，不想聽也不想看
	1	對感興趣的節目，會看一下
	2	對三十分鐘左右的節目，可以從頭看到尾
	3	會自己選擇某些節目來看
	4	會和其他同學談節目的內容（兒童節目）
	5	透過電視了解社會上發生的大事，會和同學談些大事
10 電話	0	給他玩具電話也沒有拿起話筒來聽的樣子
	1	會玩玩具電話
	2	接到級任老師或媽媽電話時，會回答：「嗯！」、「是！」、「對！」
	3	會把交待他的重要的事，從學校傳達到家裡
	4	會用電話向父母或級任老師傳話
	5	會自己打電話給老師或同學
11 戲劇性活動	0	不會參加戲劇性活動
	1	不會說臺詞，但多少可以參加戲劇性的活動
	2	會跟著唱片或錄音帶參加戲劇性的活動
	3	跟大夥兒一起，可以附和著說些臺詞
	4	可以一個人說些簡單的臺詞
	5	可以扮演簡單戲劇的主角
12 經驗發表	0	被問：「昨天××了嗎？」時，連「嗯！」的反應也沒有
	1	被問：「昨天××了嗎？」時，只會回答：「嗯！」
	2	被問：「昨天××了嗎？」時，會回答：「××」或「××了！」
	3	會列舉經歷過的事
	4	會把經歷過的事，說出「何時」、「在何處」、「跟誰」、「做了什麼」
	5	會把遠足或發表會的情形與感想發表出來
13 談話	0	對與人談話不感興趣，也不參加
	1	被叫到名字也不說話，但會參加大家的談話
	2	被叫到名字時，多少會說一點
	3	有時候自己會先開口
	4	會更進一步敘述自己的意見
	5	會針對談話的重點與話題說話

	0	不會參加說話遊戲
14 說話遊戲	1	可以做模仿動物叫的遊戲
	2	會玩「ㄚ」、「ㄛ」音的說話遊戲
	3	會撿撲克牌或紙牌（文字卡片）
	4	會玩文字接龍的遊戲
	5	懂得猜謎的意義，會玩猜謎遊戲

柒　智能障礙兒童的語言治療

　　根據筆者多年對智能障礙兒童的語言發展與語言障礙的研究結果，發現智能障礙學生雖然有構音障礙、語言發展遲緩、聲音異常、語言理解力較差、耳語聽解力較差，而導致構音方面的困難，甚至影響一個人的人際關係、認知學習、人格發展、心智發展、社會適應、職業生活等問題，但在語言障礙的程度上，並不比聽覺障礙學生嚴重，而且在語言的學習上，也比聽障學生多一種聽覺的管道可以利用，因此可以透過各種感覺刺激、模仿的天性與特殊教育的措施等補救方案，克服智能低下、記憶短暫、注意力渙散等缺陷，提高語言理解與表達能力。下面列舉若干教學輔導上的建議，做為改進智能不足學生語文教育的參考：

㈠利用語言溝通理論增進語文教學效果

　　諸多語言溝通理論，啟示吾等啟智教育工作者，應該多運用下列諸原則，以增進教學效果：

　　1.注重教材的選擇與呈現

　　⑴選擇學生在同一時間內所能接收之教材的難度與份量，一次不要呈現太多語音或生字。

⑵利用編序教材、工作分析原則：以舊經驗做為新學習的基礎，教材的呈現應經過適當的安排，學習步驟細小，而且反覆的練習，直至熟練為止。

⑶多使用實物、圖片、玩具、標本、模型等教學器材，引發學生的注意，並提高學生的學習動機及學習興趣。

⑷善予利用參觀、訪問、實習、操作、角色扮演等多彩多姿的學習活動，以增進學生的直接經驗。

2.幫助學生進行有效的心智操作

⑴安排有系統的反覆練習，增進學生對語文教材的了解並強化其記憶。

⑵提供足以產生類化效果的練習活動，激勵學生概念形成的思考能力，使其不僅能「因一知一」，進而能「觸類旁通」。

⑶協助學生在不甚相關的事物中尋找相關處，並歸納出簡單的原理原則（如造詞、造句、句型、相似詞、同音異義字、同口形異音字等的練習時）。

3.加強學生的表達能力

⑴利用視覺、聽覺、觸覺、動覺上的刺激，幫助學生揣摩發音時肌肉的運動，而能模仿正確的發音、拼音。

⑵鼓勵學生使用習得的字彙，來表達自己的想法。

⑶將實用性、簡易性、趣味性、具體化的教材呈現後，鼓勵學生加以敘述。

⑷多做開放性的問答，以「為什麼」、「怎麼樣」等問題，來取代「是不是」、「對不對」、「好不好」、「懂不懂」等閉鎖性的問題。

4.給予學生適當的回饋，並幫助學生有效地應用回饋所提供的訊息

⑴隨時隨地矯正學生錯誤的語音與字句，比較錯誤音、字、句與正確音、字、句之間的差異，以增進聽辨能力與識別能力。

⑵對兒童的語言要有反應，以提高其發音與說話的意願。

5.增進語言溝通的能力

(1)增進語言溝通能力：語言溝通不僅包括說話，它尚涵蓋動作、手勢、表情、姿勢等肢體語言（body language），或圖畫、符號等信號語言（sign language）。重度智能障礙兒童的構音、說話缺陷太嚴重時，可鼓勵其利用非語言的溝通。

(2)加強語言理解能力：培養兒童認識語言與文字所代表的事物的概念，亦即了解語音、單字、片語、句子所代表的意思。

(3)加強說話能力：增進發音的頻率與清晰度，訓練模仿發音、字、詞、語、句等。

(二)語言教育內容，應包括聽、說、讀、寫、作等能力的培養

因為這些能力是人與人溝通的必備技能與獲得知識的工具，但智能障礙學生卻因為智能的關係，而導致這種技能的發展困難，因此教師應透過詳細設計的教學計畫，與特殊策略來提高它的功能。教學計畫應與兒童所有的生活經驗及學習經驗，與各科的教學相配合。

(三)聽與說的能力是兒童學習語言的主要關鍵

可透過聽故事、音樂、會話等途徑來發展聽的技能。說話能力的發展必須包括語言的發展，與說話缺陷的矯治。而語言的發展可透過生活單元、旅行、說故事、做遊戲、唱歌、角色扮演等活動，發展兒童適當而豐富的說話語彙，使他們能清晰而合邏輯地表達自己的意思。說話缺陷的矯治，包括構音異常、聲音異常、語暢異常等的矯治與訓練。可透過辨音訓練、發音訓練（吸氣練習、吹氣練習、口形開閉、舌頭運動）、說話速度訓練、音樂治療、遊戲治療等策略，治療說話的缺陷。

(四)培養語言發展的溫床

智能障礙兒童的發展遲滯或語言缺陷雖與智能的發展有關，但智商不是

唯一的因素，大部分智能障礙兒童的語言貧乏是不利的語言環境（文化剝奪）所造成，因此語言發展應即早開始。普通智力正常的兒童在上學前，語言發展已有相當的基礎，智能障礙兒童更應加強學齡前的語言發展計畫。尤其是父母應儘可能減少兒童與物的遊戲時間，多與兒童做揹、抱、騎脖子、胳肢、翻筋斗、摸摸頭、輕撫身體或臉頰、說悄悄話、使身體翻滾、倒立、扮鬼臉等接觸身體的活動，使兒童高興。利用水、沙、搖籃、吊床、毛毯、雙人用搖椅、海棉墊、皮球、嬰兒車、玩具車等器具，增加親子、師生的接觸機會，更能增進良好的人際關係與互動機會。

㈤按照兒童語言發展階段及語言能力實施語言訓練

例如對發展階段較低的兒童，只要令其具有使用語言表達意思的習慣，令其對使用語言感到興趣，也就是培養語言發展的幼苗即可；但對發展階段較高的兒童，則需要令其養成使用語言的習慣，理解語言的涵義，發展語言的理解能力與表達能力。

㈥其他

1.按照諸多研究所發現的構音正確度排列順序，教導學生發音。亦即容易發的語音先教，難發的語音後教，以免學生產生挫折感。

2.鑑於有甚高比率之智能障礙兒童，缺乏功能性口語表達能力，因此建議教師或家長利用非口語溝通法之訓練，以滿足其最基本的身心需求。

3.諸多研究發現，兒童語言發展能力與認知推理能力、智力障礙程度及年齡因素有密切相關。林麗英（民77）也認為兒童語言發展是無法與動作發展、認知學習、感官、情緒及社會化行為的發展劃分開的。換言之，兒童的發展是整體性的；造成智障兒童語言障礙或語言發展遲緩的因素錯綜複雜，且環環相扣，彼此相互影響。因此他建議智障兒童語言障礙的早期療育應該從全面、整體、生態性的觀點，對兒童的各種能力採取整體性的治療策略，而非單獨採取逐音逐字的語言教導或矯治。

總之智商雖與語言發展有關，但可透過早期的診斷、早期介入、文化刺激、改善學習語言環境、加強親職教育、擴大生活經驗等措施，增進兒童語言的發展。希望家長與教師共同負起語文教育的責任，使智能障礙兒童的心智發展、學業發展獲得改善與提升，過幸福、快樂的個人生活與社會生活，以發揮語言溝通的最大功能。

鍾玉梅（民 78）**提出的智障兒童語言治療原則也值得參考：**

(一)治療原則

智障兒童的語言問題依個別需要，除團體治療外，需採個別治療加強訓練。基於智障兒童的學習特質，治療時須注意幾個原則：

1.選擇適合兒童程度的教材：依兒童的能力設定行為目標，進行工作分析，實施編序式教學或治療。

2.選擇易引發兒童學習動機之教材：多選擇兒童感興趣的實際物品、玩具或圖片等，吸引兒童的注意力，尤其以實際物品或玩具較為具體實用，並可提高學習動機。

3.注意教材呈現的時間並反覆練習：智障兒童反應較遲緩，教材之呈現須採較緩慢的步驟，並予以反覆練習之機會，增進兒童的理解力與記憶力。

4.增進兒童的實際經驗：多利用實際操作、角色扮演、遊戲或參觀訪問等學習活動，讓兒童由親身體驗中學習，更有助於理解、記憶，且提高學習興趣。

5.時時鼓勵兒童溝通，給予適當的回饋：可依兒童之喜好與能力進行回饋，選擇實物、代幣或口語之鼓勵，均可提高其學習及溝通意願。

6.加強親職教育，使父母成為最佳的協助者：父母為兒童最親近最常接觸之人，父母若了解如何幫助自己的孩子，可使治療達事半功倍之效果。

整體言之，智障兒童之語言治療著重三方面：(1)促進語言發展，使語言的接收理解與說話表達方面均得到進步；(2)改善構音的準確度，使能以正確

的語音和他人溝通；(3)增進互動溝通能力及社會化技巧，使其已有的語言能力能確實發揮出來，與他人達到成功的溝通。

(二)語言發展遲緩之治療

智障兒童的語言發展遲緩或異常，程度上雖依智障嚴重程度而有別，但治療內容與方法與一般語言發展遲緩者相似，以認知與語言並重，兩者相輔相成。治療訓練內容包括(1)認知；(2)語彙；(3)句法及(4)語言的應用等方面，每個訓練項目又包括聽能理解與口語表達二方面，因此教材需更實際、更生活化，反覆練習並加長所需的時間。而對因重度智障無法學得口語者，必須採用非口語溝通方式助其達到溝通之需要。

(三)構音異常之治療

當智障兒童已發展了相當的語彙與短句時，可問簡單的問題，或加以說明，並將兒童的行為讓其他兒童知道並分享。

(四)其他

1.時時自然的給予兒童說明、描述，並示範新的詞彙或語句，偶爾要求其模仿練習之。

2.兒童使用新語詞時，應予以鼓勵嘉許，並可適當地擴展之，使之達到較高之語言階層。

3.當兒童以非口語行為溝通時，亦要立即給予反應，並用適當詞句加以解釋。

4.多利用系列性圖片輪流看圖說話，先聽故事再與老師一起重說故事、故事接龍，及角色扮演等活動，練習眼神接觸、輪流發言、回答、說明、維持話題等技巧。

5.以鼓勵代替矯正，良好的語言模範、示範、提示，及擴展語言等，均是鼓勵互動溝通，又能促進語言學習機會的好方法。

　　總之，智障兒童的語言治療，以溝通與語言並重，建立溝通行為並發展互動技巧非常重要，兒童有良好的溝通習慣，再漸漸增進語言改進的目標，而語言進步又更促進溝通之技巧，依序漸進，能使治療更具成效。

曾怡惇（民 82）對增進智能障礙兒童口語表達能力的建議亦值得參考：

㈠了解智能障礙兒童口語表達能力的起點行為

　　由於口語表達內容首重清楚明白，在中度智能障礙兒童的口語表達內容中，非句型與不完整句約占口語表達各項內容的 37%，足見智能障礙兒童口語表達能力的貧弱，及其內容不完整的嚴重性。因此，為增進智能障礙兒童口語表達內容的完整性，在教學方案的設計上，應先了解智能障礙兒童口語表達能力的起點行為，探討彼等有哪些不足之處，並針對特別的缺陷，設計補救教材。錯誤類型分析方面，有以下四點可供參考：

　　1.在簡化、贅加、錯用詞彙三項中，均以「述語」的出現率最高，故教學中應著重「述語」的解說與使用的示範，簡化者應予以補足；贅加者應予以訂正；錯用者應反覆教導之，並令其明白該詞的真正涵義。

　　2.「述語」中常以「弄」代替拉、推、拿、丟、救、釣；以「用」代替坐、翻、划，此種現象除儘量增加其生活經驗外，可於平日多留意，並予以隨機教學，隨時訂正，例如：進出門戶時的「推」、「拉」即是最佳的例子。並且應多舉例說明，多加練習。

　　3.單位指稱詞，常以「個」代替棵、艘、尾、條，為師者在教學前宜先組織好再教授，並且應避免死背強記的示範。較可行之道，例如：一個「　　」（令學生填上蘋果），不如：一「　　」蘋果；一「　　」蘋果樹（令學生練習個、棵），會來得較有效果。

　　4.詞序顛倒者，應隨時訂正並做示範；錯用詞彙中渾沌不明者，應請學生講清楚些，並詢問學生所要表達的是何意？以便為師者幫助學生說清楚一句話。

　　口語表達能力的培養，宜儘量求自然的示範和引導，而不宜矯枉過正，或令兒童心生畏懼，或產生無謂的壓力，以致於影響兒童學習說話的意願，故在起點行為的記錄，不僅需記錄其表達的缺陷，也應留意其完整句型的表現，以備在已學會的句型中做「換句話說」的練習，或在已學會的句子上搭建新詞彙，做加長句子的練習。

(二)幫助兒童掌握會話的主題

　　為師者應多加強智能不足者使用主語的能力，說話時應儘量提起主事者是何人何物，使兒童的對話內容，更清楚而明白，且久而久之，主詞的使用亦會更形穩定。

(三)加強詞彙能力

　　教師需費心教導聯詞或句的能力，先將教材編成細目，由詞與詞的組合，進而作詞組與詞組的配搭，最後聯詞成句，做示範教導。

(四)編擬教材的考慮

　　在編擬教材時，實不宜只將智能障礙兒童的教材採降低於普通兒童一或二個年級程度的內容，而應同時考慮智能障礙兒童的表達特色，及其所缺乏的或不足的有哪些方面？會的又是哪些方面？並應著重在彼等已學會的基礎上，設計更符合其起點行為，且最為迫切需要的教材，例如：與日常生活息息相關的動作詞彙、物品名稱詞、單位指稱詞、動態限制詞等等，如此方有助於提升智能障礙兒童的口語表達能力，且不致於造成人力資源的浪費。

捌　重度與多重障礙兒童的溝通教學

　　在傳統的教學中，重度障礙者的溝通教學是和日常作息分開的，但許多研究證實溝通訓練必須在自然環境中，而非在固定的課程中學習，特別是精熟的溝通必須配合增強物的獲得。溝通訓練強調情境類化，強調在日常真實生活中常用的字彙及語句，要訓練功能性的語言，才能提高孩子們保留及類化該行為的能力。

　　MacDonald（1985）提出對中重度智障者的語言訓練有三項原則值得注意：⑴學生所表現的每一種行為均視為溝通的要點，即使是自我刺激或貼近輔導員，都可視為一種溝通；⑵每一種溝通的發生都是一種潛在的交互作用；⑶教師的預期心理會影響學生的溝通意願，有時反而會減少兒童溝通的動機（Caro & Snell, 1989）。

一、重度與多重障礙兒童溝通訓練重點

㈠環境與時機之掌握

　　在溝通訓練中，環境的評估是很重要的，包括地點、時間、發生的機率，這些可以用來幫助教師了解溝通介入的時機。教師應掌握任何可以訓練溝通的時機，如在點心時間要求來些果汁，上工藝課要求傳遞工具等，都可適時訓練口語溝通。

㈡行為分析之重要

　　一個重度障礙者，當他想要獲得某件物品時，往往會表現發狂、自傷、尖叫等不適當的行為，這些不適當行為應視為一種溝通的方式，如果我們不

給予回應或以不當的訊息反應，都會影響到學生的反應。Lovas（*1985*）曾研究並證實智障兒童的自傷行為來自偶然的社會注意，及成人無意的支持而引起的動機，攻擊則顯示逃避要求……。亦有些智障者不斷拍打自己的嘴巴，以避免吃陌生食物，有些會吐出口中的液體只為了不喝汽水以外的飲料……。這些行為雖然異常，卻是學生用以達到目的的方式。當孩子表現出自傷行為時，它也許暗示著「拒絕」、「反對」、「需要注意」等。表 12-2 呈現的是重度障礙者其基本溝通需求的描述及可能呈現的方式（*Kaiser, et al., 1987*）。

表 12-2　重度障礙者基本溝通需求與可能的表達方式

基本溝通需求	可能的表達方式
致　　意	搖手、眼光接觸、說：「喂！喂！」、叫：「某某」。
要 求 支 援	以手勢招人、拿出東西顯示需要、拉著成人的手去取、哭叫「幫我」、叫成人的名字等。
要某件東西	指物、企圖去抓東西、拉成人的手去取物、叫著「給我」或「要」、叫物品的名稱。
要 求 資 訊	鸚鵡式仿說、眼光接觸盯著不放、展示物件（指東西或功能）。
抗　　議	說「不！」把成人推開、哭叫、轉離大人或同伴、亂丟東西。
批　　評	仿說、指著物品、指物品給成人看。

(三)學習社會上認可之溝通行為

　　Newsom（*1982*）曾經教導中重度智障者用手勢表達，以取代因過度刺激而產生的刻板化動作。Eason（*1985*）教導自閉症者在購物中心戴上隨聲聽，以避免因吵雜的人群聲而引起自我刺激行為。Donnellan（*1984*）曾訓練重度智障成人，當要求協助及注意時，用拍背或喊出「幫忙我！」來減少自我刺激。經過分析溝通的意向後，提供他們社會認可的溝通方式，以取代問題行為。

(四)溝通訓練情境的創造安排

有些學者利用在活動進行中，向學生提出簡單問句。例如教導一位智障者到平價中心購物，教學生用口語念出商品名單，並走到物品前，要結帳時，指導員便要求其回答「你要買什麼？放在哪裡？」等問題，這是一種經過安排的溝通訓練。

二、中、重度兒童常用的溝通技巧

以下要提出三種在自然情境中常用的溝通技巧：(1)要求模式；(2)時間延緩；(3)隨機教學。三者均有連貫及共同性，即是：需要較少的時間，彼此有連續性，強調功能性，在學生有興趣的時候進行。

(一)要求模式

這是一個師生的交互模式，學生對自己有興趣的事物會產生注意，於是教師便使用正確的社交語言來增進學生語言的應用。在使用此模式時，教師可用一連串的暗示。首先，教師要鼓勵學生起始的行為，接著老師提出要求，學生接受口頭暗示，然後試著形容或說出想要的東西。例如老師說：「告訴我，你想要什麼東西？」大約停三至五秒鐘讓學生確實回答，若學生在這時間沒回答，教師於是呈現該實物，並說出該物的名稱。為防止學生灰心，實物的呈現最好在二個暗示之後。學生想要飲料，最初可能指著飲料機，教師可用口語說：「可樂」，約停三秒鐘，再一次：「你說可樂！」之後便協助取出增強物「可樂」。這種模式對學齡前的智障兒童在一般句型的訓練上有幫助，尤其對訓練「我要○○」、「需要○○」、「請給我○○」上，有所幫助。若學生有口齒不清的構音時，只要提供正確的發音模式，不必強行矯正，以免減低說話意願。例如一位學生想要可樂時，也許只會發出「可」或「哥」的音，教師可進一步問：「你要喝可樂嗎？等一下老師再給

你喝一口可樂！」。

(二)時間延緩

這可以讓教師識別學生所提出的刺激，教師在時間的延緩中應接近學生並注視著他（約 5 至 15 秒），但要將回答保留住，直到學生談到溝通主題為止，在停留期間可予以口頭上的暗示。延緩的目的是讓學生在停頓中產生自發性的溝通，如果學生使用了正確的語句溝通，教師應立即予以讚美及增強，如果溝通不對，教師就給予口頭上的暗示。例如教師帶學生打保齡球時，應指明所要的球及鞋的規格，首先讓學生走到櫃臺指出他所要的球，教師在旁延宕三秒鐘不告訴學生任何有關球及鞋的事，直到學生接受暗示，自行說出為止。Hall（1979）曾成功地使用延宕技巧，教導六位重度智障者在用餐時提出要求。他用了十五秒鐘的延宕，才給他們用餐的盤子，直到學生發出正確的要求為止，多次實驗之後，證實他們可經訓練提出要求並進行溝通。教師亦可利用休閒、點心時間、午餐時，運用此類技巧訓練學生的主動溝通。

(三)隨機教學

在自然情境中使用隨機教學可提升語言的精緻及會話技巧。隨機教學應當與前述的要求模式及時間的延宕相配合。教師給學生一個要求，而後延宕對學生的答覆，直到學生用較為複雜的語言形式溝通為止。學生會因為想獲得增強物而一開始便以口語溝通，例如，當學生看到披薩時，可能會說：「皮渣」或「皮擦」，教師可立即回應說：「這是海鮮披薩，你要吃嗎？」如果學生點頭或是說「是的」，教師在讚美之後應說：「是的，我要海鮮披薩！你說說看！」讓學生跟著仿說一次：「是的，我要吃海鮮披薩！」又如當教師看到學生搖頭時，應該告訴學生：「說——不！」當父母聽到孩子叫：「媽媽」時，可以擴充為：「媽媽！妳在哪裡？」或「我要去找媽媽！」等。此教學的特色可以讓學生多利用完整的句型，以獲得增強。表 12-3 呈

現一般常見的溝通技巧。

表 12-3　語言教學模式摘要

（引自 *Kaiser, et al., 1987*）

模仿模式	要求模式
・注意孩子的興趣。 ・建立關聯注意（引發注意）。 ・建立孩子有興趣事物之口語。 ・矯正孩子的口語回答，以正確口語糾正孩子的回答。 ・在不正確回答後立即以正確口語糾正，並予以增強。	・注意孩子的興趣。 ・建立關聯注意。 ・呈現有關孩子興趣之口語要求。 ・正確回答者予以立即讚美及增強。 ・不正確回答者再發一次要求的指令（當孩子急於想知道答案時）。 ・正確回答者立即予以口頭讚美及增強物。 ・這個模式的每一步驟是必須先不正確回答，再予以正確要求模式。
時間延宕模式	隨機教學模式
・確認孩子需要的東西或支持的時機。 ・建立注意之連接。 ・進入延宕時間的階段。 ・當孩子能以溝通表達其所需時，可接受立即之讚美並獲得支持。 ・當孩子做不正確的回答時，則必須再提出一個要求模式。	・確認孩子以口語或非口語要求的時機。 ・引起注意。 ・在隨機中教以較複雜的語言及溝通技巧，步驟為： 　a.模仿步驟。 　b.要求模式。 　c.時間延宕模式。

三、無口語能力障礙者之溝通教學

　　重度及多重障礙者最嚴重的便是溝通上的困難，他們往往需要特別的教育工具來輔助。有些無口語能力的障礙兒童可教以類似聽障者的手語溝通方式，但有些兒童有嚴重的運動障礙而無法使用手語。Guss, Sailor 和 Bera 三人在一九七七年提出「溝通卡」的使用報告。這種溝通卡是將兒童常用的話或字，寫或畫在卡片上，當與人溝通時，再用手指出溝通卡上的文字或圖片。

近年來在不斷的研究下，增加了不少科技設備可用以幫助這類孩子的溝通如：

1.視觸轉換機（The Optacon）：把印刷體的文字，轉換成可以用觸覺的閱讀方式，供視障者閱讀。

2.賽伯打字機（Cybertype）：將普通的打字機改變成七鍵或十四鍵系統，以便利障礙者使用。

3.庫茲威爾閱讀機：可將印刷體文字轉變成系統的言詞。

目前有一些新的溝通系統，即「溝通輔助系統」（Yoder, 1980），已被發展出來，可適用於無語言的兒童，它是為不易以語言表達基本需求的兒童而設計的。

「溝通輔助系統」並不是用來取代說話，而是使說話的有效性增加。Yoder（1980）介紹了這系統的三種方式：

㈠直接選擇

兒童可直接在畫有一系列圖片或文字的卡片（木板）上，指出能代表其所需要的圖或字。這種方式在處理基本需求上（如喝水、如廁……等）甚有幫助，但在傳達更複雜的訊息時受到限制。

㈡掃描

可藉預先設計好的系列符號，表達想要傳達的意思，兒童也可以點頭或搖手表示意見。和兒童接觸，可以每次提出一個問號或語句（如「你想不想吃東西？」），兒童便可以做出：「是」或「否」的信號。

㈢譯碼

兒童可使用多種信號模式來達成溝通，例如：利用聽障兒童所使用的手語、指文字或摩斯電碼（Morse Code），當接收者也認識同樣的溝通方式時，就可以使溝通的機會和管道更加擴充，更加豐富。

多重及重度障礙兒童可以同時利用以上三種途徑的任何組合，經由這些技巧，即使是最重度的殘障者亦可利用某種方式達成溝通，並成為社會上的一份子（林寶貴，民 77）。

四、重度障礙兒童溝通教學應考慮事項

我們在進行重度障礙者的溝通教學時，首先應確立以下八件事項（*Kaiser, et al., 1987*）：

1. 要教些什麼。
2. 由誰來教。
3. 教授什麼技巧。
4. 如何增強學生的行為。
5. 在什麼地方進行。
6. 訓練內容的組織如何。
7. 適應學習的標準何在。
8. 如何因應新的學習環境。

的確，多重及重度智障者的語言發展相當遲緩，但治療的原則是「語言發展在前，構音矯正在後」，所以應該強調的是以口語的表達，語彙能力的充實為主。而且以家中的父母為最重要的指導者。林麗英（民 78）的建議值得參考：

1. 先取得孩子的注意再開始。
2. 談此時、此事及具體的事物。
3. 常重述或描述各種事物。
4. 常變化不同句型。
5. 延緩反應的時間，不要急於幫孩子說話。
6. 只要有反應立即予以增強。
7. 教材具有實用性及遊戲性。

8.在口語遊戲厭煩之前停止。

9.要逐漸擴展語言的質及量的複雜度。

Smell 和 Renzaglia（*1986*）指出，教以多重障礙者溝通技巧時須注意以下四點：

1.物品的名稱或標記必須是學生熟悉的或有興趣的，才更容易學習。

2.要讓學生容易記得該物名稱，最好的方式是讓他擁有它。

3.學習的良否須視增強物的適當與否。

4.在自然情境中習得的功能性的語言才容易類化。

總之，對於中重度或多重障礙者的溝通教學是一項極為艱辛的工作，目前多半靠家庭中的父母及學校的特教教師或機構內的保育人員在執行。Goets（*1979*）曾大膽提出，學生的不能溝通應視為專家的失敗，如何創造有利的環境，以引起溝通的動機，是訓練的成敗關鍵。而上述這些人又多非專業人員，對於語言、語彙的功能性教學，及如何使用語言並加以類化則有待更多專業人員的參與。尤其身為特教工作者，在溝通教學的領域中，更需努力地學習如何增進重度與多重障礙者的溝通技巧。

第十三章

腦性麻痺兒童的語言障礙

壹　前　言

　　兒童在整個學習過程中，有一項必須學習的重要技能就是「溝通」（com-municating）。人類就是透過「溝通」（無論是用語言或非語言）的方法，了解別人所說的話語，並表達自己的情意（*Kirk & Chalfant, 1984*）。不幸地，腦性麻痺兒童在出生時或出生不久，即由於腦部運動中樞受損，不但影響運動機能的發展，也常伴隨其他如視覺、聽覺、認知、行為以及語言的障礙，而影響其社會性、認知學習與語言的發展。其中語言發展又是所有社會化、認知、學習、溝通、職業等發展的基礎，故運動機能的復健，與語言溝通的復健訓練，是腦性麻痺兒童教育的二大重點（莊宏達，民 74）。

　　許多國外研究文獻指出腦性麻痺兒童絕大多數屬於多重障礙（楊拯華，民 70）。我國歷史悠久，幅員廣大，語言文字深奧複雜，一般兒童學習起來

已經相當困難，何況多重障礙的腦性麻痺兒童。本章讓我們來討論腦性麻痺
兒童的特質、原因，語言與溝通障礙的特徵、原因、診斷與矯治等問題。

貳 腦性麻痺的特質

一、腦性麻痺（cerebral palsy）兒童的定義

根據教育部（民 70）公布的「特殊兒童鑑定及就學輔導標準」第三十五
條之規定，凡兒童患有小兒麻痺、腦性麻痺、肌肉萎縮症、關節結核、外傷
性疾病、骨骼疾病等而在行動上嚴重不便者，皆可視為肢體殘障。肢體殘障
兒童係指由於發展遲緩、中樞或周圍神經系統發生病變、外傷或其他先天性
或後天性骨骼肌肉系統疾病所造成肢體殘障，而在接受教育及從事職業上發
生困難之兒童而言。常見的腦性麻痺兒童是指由於大腦中樞神經系統的損傷
所引起的運動機能障礙，並常伴隨有其他障礙的兒童。腦性麻痺的共同症狀
為姿勢、肢位、運動的異常及運動發展的遲緩等。依照癱瘓部位分類時可分
為：⑴單手障礙；⑵下肢障礙；⑶單側障礙；⑷四肢障礙。依性質分類時可
分為：⑴痙攣型（spasticity）；⑵顫動型（athetosis）；⑶運動失調型（ata-
xia）；⑷僵硬型（rigidity）；⑸震顫型（tremor）；⑹弛軟型（atonia）；⑺
混合型（mixed type）等（郭為藩，民 82）。根據美國腦性麻痺學會（A. A.
C. P.）的分類，有⑴痙攣型（spasticity）；⑵手足徐動型（athetosis），又稱
顫動型、不隨意運動型、指痙型；⑶僵直型（rigidity），又稱僵硬型、強直
型、強剛型等；⑷運動失調型（ataxia）；⑸震顫型（tremor）；⑹弛軟型
（atonia），又稱弛緩型；⑺混合型（mixed type）；⑻其他型（unclassified）
（引自楊拯華，民 70）。根據 Nicolosi 等人於一九八三年從神經解剖學上的特
徵（neuroanatomical characteristics）、機能訓練（programming/function）、

局部解剖學（topography）、症候學（symptomatology）的觀點，把腦性麻痺特徵分為下列八種類型：(1)運動失調型；(2)顫動型；(3)弛軟型；(4)舞蹈性顫動型（choreothetosis）；(5)間代性痙攣型（clonus）；(6)弛緩型（faccidity）；(7)僵直型、痙攣型；(8)震顫型等（Nicolosi, 1983）。腦性麻痺兒童除動作機能障礙外，常附帶有智能障礙、視聽覺障礙、語言障礙、知覺異常、問題行為等障礙（Denhoff, 1976）。腦性麻痺的原因是因腦部不同部位的病變而起，故其症狀亦很複雜。發生的年齡從懷孕開始到二歲都有可能發生，出現的形式也不相同，並且結合感覺動作、知覺、行為以及說話等的障礙（Shames & Wiig, 1990）。

二、腦性麻痺的障礙程度

依照教育部公布「肢體殘障兒童鑑定方式」之規定：兒童如有四肢、軀幹或項部畸型之情形，則視此等傷殘狀態是否妨礙其日常生活之適應，以決定輕重的評定標準。即兒童無需特別照顧可以從事一切日常活動，也不需支架即可步行者，稱為輕度麻痺（mildly）；兒童有輕度的語言，但有步行障礙，需支架等裝置才能從事日常活動者為中度麻痺（moderately）；兒童有嚴重的神經肌肉系統之失調性，治療困難，很少能獨立生活，常常成為長期養護性的重度麻痺（severely）。

三、發生率

每一千人中約有一至六人。廖華芳、林麗英（民 78）的報告指出，臺灣地區新生兒罹患腦性麻痺約占 0.6% 至 5.9%，每年約有九百名患者。

腦性麻痺的原因

Van Riper 與 Emerick（*1984*）認為腦性麻痺是源於出生前（懷孕期）、出生時（生產時），或出生後的腦部受到損害而造成的。懷孕期的傷害有可能是因為母親遭受到德國麻疹、糖尿病、毒血症等的感染。而生產時的問題則可能是早產、難產、缺氧或生產器械的傷害等。對於年幼的小孩，一些特定的疾病，如肺炎和腦膜炎也可能導致腦性麻痺。任何對小孩頭部的直接撞擊，例如：車禍或高處掉落都可能損害到腦的運動中樞。

Shames 與 Wiig（*1990*）認為腦性麻痺的原因有下列幾種因素：

㈠家族遺傳

如頭蓋骨的畸型、退化、疾病以及發展停滯的狀態，這些都是屬於家族遺傳性疾病，少部分與與生俱來的腦性麻痺患者有關。但是，頭蓋骨畸型及退化、疾病常常摒除於早期腦性麻痺的定義中。

㈡環境因素

從懷孕開始到出生後第一個月內的腦部損傷，常被診斷為腦性麻痺。可從三個階段來說明：

1.產前因素（或任何足以造成出生前腦傷的所有因素）

⑴包含母親受到感染，如腮腺炎，麻疹、感冒；與母親血液不相容，如RH因子及ABO血型、生產過程麻醉不當、放射線照射過多，以及意外的發生等等。

⑵中樞神經系統的畸型：通常發生在懷孕時或是胎兒時期。

2.出生時的因素（或任何足以造成出生時腦傷的所有因素）

催生超過二個小時或是羊水已破，而超過二十四小時尚未生產、早產、嬰兒體重過輕、多胞胎、胎位不正、前置胎盤或是助產時使用箝子（鑷子）不當，而使嬰兒腦部受到損傷所致。

3.產後因素（或任何在出生後一個月內造成腦部損傷的所有因素）

包括感染疾病，如腦膜炎、腦炎、麻疹及氣喘等；受到毒害的侵襲，如鉛中毒；或是頭部受到外傷使得腦細胞損傷、腦瘤、窒息等都有可能造成腦性麻痺。

此外，廖華芳、林麗英（民 78）的報告指出，腦性麻痺的病因如下：

時間類別	病因	國外比例	國內比例
產前因素	遺傳、先天性、放射線傷害	30%	31%
產中因素	窒息、缺氧、產鉗器械傷害	60%	47%
產後因素	外傷、感染、黃疸、新生兒病理性	10%	15%

肆 腦性麻痺兒童的語言與溝通障礙

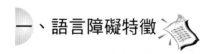

一、語言障礙特徵

腦性麻痺兒童的語言障礙形形色色，他們可能有從難懂的怪腔怪調，到說話相當清晰的各種不同能力與程度；可能有與腦部功能失調無關的口吃與構音的缺陷。Wolfe（1950）在研究五十個五歲至二十歲腦性麻痺兒童的個案中發現 70%構音不清楚，只有 30%構音正常。在 70%的構音障礙者中，40%顯示與腦性麻痺的因素有關，40%是其他器質性的因素，26%是機能上的原

因。除說話的缺陷外,腦性麻痺兒童的語言障礙包括神經學上的因素,或運動障礙,是多重而複雜的說話障礙(multiple speech disorders)。有時這種孩子說話聲音愈來愈弱,好像機器裝置需要再上緊發條一樣,聲音的類化,及抑揚的型態,顯示最大的困難。

Cruickshank(1976)報告,68%的腦性麻痺兒童有說話的障礙,包括各種構音困難、構音問題,及諸如抽象化、組織化、下結論困難等方面的語言障礙。

Newman(1985)指出,腦性麻痺兒童最顯著的說話問題是「構音困難」(articulation problems)(包括呼吸、發音、共鳴等方面的問題),這些障礙有些是由於持續的餵食反射(如探索、張嘴、吸吮等)所引起;有些是因為構音器官的麻痺所造成;有些是不隨意運動,或運動的範圍、力量、方向等受到限制或不平衡所造成的障礙;有些是由於肌肉協調不良而影響發聲過程的機轉。一般說來,/s/、/ʃ/、/ts/、/dz/、/r/、/f/、/b/、/m/等音特別困難,/p/與/b/,/t/與/d/,/k/與/g/等破裂音很難發出。障礙類型不同,構音困難的個別差異很大。

語言發展遲緩或異常是腦性麻痺兒童的第二種語言障礙。Bloom(1975)把各種語言系統的運用區分為三個要素:(1)內容(content);(2)形式(form);(3)用法(use)。內容是指所欲表達的意思,是一種思想或認知(cognition);形式是指任何語言所共認的規則,從發音以至文法、語順的規則,它們決定如何由音節結成字、詞、語,如何由語詞形成文句;用法指與他人相互的有意義溝通,它是社會共認而通用形式與內容的組合。這三部分中任何一部分或任何組合的缺損即形成「語言發展遲緩」(language delay)或「語言異常」(language deviance)。這些問題可能因腦部器質性的因素組合所引起。

Mecham(1963)提出幾個因中樞神經系統損傷而引起的語言症狀:一個聽力正常的兒童可能對口語的溝通不了解或無反應;另一個兒童可能了解語言,但無法從記憶中說出某一件事物的名稱,語彙的發展可能是該兒童最難突破的障礙;另一些腦部損傷的兒童也許學會豐富的語彙,但卻無法按適

當的順序加以整體連貫的組合。

根據 Byrne（1959）調查七十四名二歲至七歲可教育性腦性麻痺兒童的報告，十五個月才會說出第一個字（比正常兒童遲了 3 個月），三十六個月才會說二語句（比正常兒童遲 12 個月），七十八個月才會說三語句（比正常兒童遲 48 個月）。

Ingram（1975）也指出，許多腦性麻痺兒童語言發展遲緩是心智發展遲緩所造成的，當然其他的聽覺障礙，口唇、舌、口蓋等構音器官的缺陷，以及幼兒期所接受的語言環境、語言訓練的程度等，也都是影響語言發展的要因。

Mysak（1971）則從心理發展背景分析語言發展遲滯的因素。他認為腦性麻痺兒童若不喜歡與同儕或大人交往，容易自閉、內向、恐懼、自卑，不說話時，對語言發展有不良的影響。

腦性麻痺兒童的第三種語言障礙為發聲的困難。嚴重時甚至發不出聲音；即使發出聲音，有時顯得很費力，皺眉苦臉；聲調低、小、單調；聲音有時沙啞或嘶嗄；鼻音過多或過少；上氣不接下氣，或氣息中斷；怪腔怪調或聲音顫抖（隈江月晴等，1985）。

第四種障礙為節律異常。由於呼吸運動的調節不整，說話的節律、速度受到影響。不是說話太慢（痙直型為多），就是太快（顫動型為多），結結巴巴（顫動型），沒有抑揚頓挫，說話有氣無力（大熊喜代松，1978）。

第五種語言障礙為說話態度的障礙。腦性麻痺兒童隨著年齡的增長，常有自卑感的心理，不喜歡在一般人面前說話，尤其是陌生人的面前更容易表現消極的態度（日本文部省，1976）。

第六種語言障礙為內化性語言機能障礙。有些腦性麻痺兒童可以理解語言，但不能用口語或文字表達；有些兒童則可以聽到聲音，但不能理解話語的內容，與成人失語症相類似，其行動異常、知覺異常、大腦語言作用失常，稱為「失語症」、「小兒失語症」、「發展性失語症」、「類似失語症」等（日本文部省，1976）。

其他，有些腦性麻痺兒童的語言障礙，是由於聽覺障礙而發生理解力低

劣；有些是因情緒困擾而導致緘默症或自閉症；又有些是因為唇顎裂而引起獨特的語言障礙，症狀繁多，不勝枚舉（林寶貴，民 75a）。

林寶貴（民 75a）調查臺灣區（含臺灣省、臺北市、高雄市）公私立特殊教育機構、教養機構內，四歲至二十二歲腦性麻痺男、女學生共一百七十三名，發現⑴男、女生語言障礙均甚為嚴重，其中以構音障礙為最（83.24%），語言發展遲緩次之（57.23%），再其次為聲音異常（46.24%），口吃（26.59%），並伴隨智能障礙、重聽、唇顎裂等多重障礙；⑵男生腦性麻痺程度與語言障礙類型無顯著差異，女生則部分達顯著差異，男、女之間在語言障礙類型上，無顯著差異；⑶男生的智商程度與語言障礙類型達顯著差異，女生智商程度與語言障礙類型未達顯著差異；智商中度之男、女生的部分語言障礙類型達顯著差異水準外，其他智商程度的語言障礙類型，均未達顯著差異水準；⑷腦性麻痺程度或智商程度愈輕者，構音正確度愈高；腦性麻痺程度或智商程度愈嚴重者，構音正確度愈低；但男、女生構音能力未達顯著差異水準。

廖華芳、林麗英（民 78）指出腦性麻痺兒童的語言障礙特徵如下：

㈠語言障礙特徵

1.吶吃（dysarthria）：較常出現。

2.有流涎（drooling）及吞嚥（swallowing）的困難。

3.完全失語（aphasia）：比較少見。

4.語言發展遲緩。

5.語言發展比正常兒童落後，而且隨著年齡及語彙增加，兩者的差異更為顯著。例：

語言能力　發展時間　類別	正常幼兒	腦性麻庳幼兒
一個字	12 個月	27 個月
二個字	24 個月	37 個月
三個字	30 個月	78 個月

㈡語言問題

1.表情木訥或過多

⑴例如痙攣型腦性麻痺兒童，由於肌張力過高，臉部會有痙攣、木訥、缺乏變化現象。

⑵徐動型或動作失調型的腦性麻痺兒童，因為有肌張力問題及口功能穩定度（stability）差，所以表情變化多而不適。

2.總體式的反應（total pattern response）

腦性麻痺者因協調動作困難，無法做出分離動作，因此須給予較多反應時間，否則將會使肌張力更加變化，導致總體式的反應更為嚴重。

3.音調、音量控制差、發聲困難

腦性麻痺兒童的呼吸肌群亦因肌張力變化而影響音調與音量。

⑴痙攣型因為喉頭肌張力高，產生高音調。

⑵徐動型因橫膈肌瞬間痙攣，聲音忽大忽小，音調起伏不定，甚至有間歇聲情形。

4.片斷的口語

由於不規則的呼吸，產生片斷的口語，或說話時有氣息聲（breathiness）。

5.鼻音過重

因為軟顎功能不良，會有間歇性鼻音過重的現象。

6.構音差

徐動型腦性麻痺兒童中，雖然有一部分具有構音能力，但多屬吶吃現象，清晰度不夠。

7.言語發展遲緩

言語發展遲緩，存在於各種類型的腦性麻痺兒童身上，這種現象是腦性麻痺兒童最主要的問題，也是治療的首要對象。

此外，席行蕙（民 81）調查臺灣區設有肢障班的學校（含啟智學校）國小一年級至國中三年級二百八十六名腦性麻痺學生中，發現如下的結果：

1.研究對象中，有語言障礙者占 73.8%。其中最多者為構音、聲音、節律異常者，占 30.3%。

2.腦性麻痺學生的語言障礙類型與其家居時間、智力程度和肢體麻痺部位間達顯著差異；而與性別、年級、生理障礙類型、日常生活機能障礙程度和平日使用的語言間未達顯著差異。

3.在國語聲母與韻母的發音表現上，較易錯誤的音為ㄓ、ㄔ、ㄕ、ㄖ、ㄐ、ㄑ、ㄒ、ㄈ、ㄗ、ㄘ、ㄙ、ㄩ、ㄢ等；較不易錯誤的音為ㄅ、ㄇ、ㄚ、ㄧ、ㄨ、ㄛ等。

4.腦性麻痺學生的國語文能力與其年級、智力程度間達到顯著差異；與性別、平日使用之語言、生理障礙類型、日常生活機能障礙程度間未達顯著差異；而不同居家時間和不同肢體麻痺部位間則有部分分測驗間達顯著差異。

5.有語言障礙與無語言障礙的腦性麻痺學生，其國語文能力達顯著差異。而構音與語言發展遲緩二項語言障礙類型，為語言障礙類型中影響其國語文能力的主要因素。

二、溝通障礙特徵

Shames 與 Wiig（1990）**歸納腦性麻痺兒童的溝通障礙如下：**

㈠說話姿勢的障礙（speech posture disorders）

動作的發展過程是對姿勢的控制先於對移動的控制。一個孩子想要傾聽一個人的說話時，必須能將他的頸部及頭部轉向說話者的方向，以增加他對語言的接收。換句話說，假使孩子能很快地將他的上半身及頸部轉向聲音的來源，將有助於他傾聽他人的談話。

說話時，必須結合呼吸、發音、共鳴等活動，而構音機制也必須依賴頭

部、頸部及軀體的控制。這種姿勢的控制能力可從孩子說話的情況來觀察，
比如：是靠著背說話？或以手肘支撐的方式說話？或者當他站著、坐著說話
時的情況如何？因為在軀體、頸部、頭部的平衡及控制上的問題常是腦性麻
痺兒童問題的一部分。而這些問題在說話障礙上所扮演的角色必須詳加了解
與評估。

(二)傾聽技巧障礙（listening disorders）

這裡所謂的傾聽技巧障礙，是指聽覺上的障礙問題。不只表示在說話時
的傾聽技巧，也指為促進傾聽時，身體姿勢的調整及準備狀態。

1. 不成熟

包括小孩沒有能力主動地將軀體及頸部、頭部定位，以利於聽人說話的
能力，以及缺乏對聲音產生莫洛反射及哭的反應。而在姿勢的控制與持續性
驚嚇反射的發展，可能與過濾語言的信號有關。腦性麻痺兒童常在集中說話
的能力上表現遲緩或遲滯的現象。

2. 病理症狀

幾乎每一種聽覺障礙的類型都可能出現在腦性麻痺患者身上，而在外
耳、中耳、內耳及中樞神經聽覺管道上的缺陷，均曾在腦性麻痺患者身上發
現。尤其是中耳方面的疾病，常在腦性麻痺患者中出現，特別是痙攣性腦性
麻痺；而內耳方面的問題，則可能來自家族遺傳性耳聾、病毒感染、毒血
症。少數的腦性麻痺患者則有中樞神經性耳聾。一般而言，它的發生率在
6%～41%間，平均約 20%左右。

3. 診斷

由於聽力測驗及檢查上的不易，而使結果的解釋有所困難。

(三)呼吸障礙（breathing disorders）

呼吸的形式至少有兩種，一是生長性呼吸（vegetative breathing），係指
使用鼻子呼、吸氣以維持生命。一是說話的呼吸（speech breathing），係指

說話時，一方面用口做長的呼氣及短而急促的吸氣活動。

自動而快速的從生長性呼吸轉換成說話呼吸是有效說話的必要條件。而這種自動的轉換活動，需要管理呼吸規則性的中樞系統未受損才可做到。但是，通常腦性麻痺患者在這方面都有缺陷存在。呼吸障礙的發生率大約從40%～80%。

1. 不成熟

每一種的呼吸障礙在腦性麻痺患者中都可能出現。大部分的異常與中樞神經系統中主管呼吸規則部分的不成熟有關。有些孩子在轉換的過程中出現遲緩的現象，而有些孩子則根本無法有效地從事轉換的工作。每分鐘所需的呼吸量很少，而呼吸時的循環深度也較淺。腦性麻痺的孩子在這方面的控制能力也較弱。

2. 病理症狀

有些腦性麻痺患者在呼吸上的問題，可能與其肌肉的神經不規則的分布有關，而這些常直接或間接的影響呼吸。倘若孩子有這方面的問題，則他的胸部肌肉及腹部肌肉的控制能力可能較差，因為呼吸時必須伴隨著腹部及橫膈膜的收縮活動，倘若控制不佳的話，可能使空氣的流動受到聲帶的不規則活動的影響，而產生呼吸上的問題。

3. 診斷

假若要將呼吸功能的障礙與可能的說話症狀相結合，則有三種可能的關係要考慮：

⑴在生長性呼吸及說話性呼吸的轉換問題，及自發性發音的遲緩，每一次呼吸只能有一至二個音節的產生，或是較慢或不規則的速率。

⑵胸—腹部肌肉的合作較弱，較弱的聲音、氣音，持續性聲音的困難及吸氣音。

⑶不能控制音量，聲音很快的停止，出現氣音、呼氣音以及呼吸—喉部的合作較弱。

㈣聲音異常（voice disorders）

有效聲音的發生是由於呼氣、吸氣的活動，與咽喉活動的配合，及以耳朵追蹤聲音的來源而來。

1.不成熟

聲音的無效與不同反射的不成熟有關。如：聲門—打開的反射活動，可以幫助吸氣；聲門—關閉的反射可增加胸腔內的壓力。假使它們的發展不成熟，則可能會有不規則的反射，並引起發聲的問題。軟顎打開的反射動作，有助於鼻子的吸氣；軟顎關閉的反射則有助於口腔壓力的維持。假若它們發展不成熟，則可能會有呼吸不規則，並產生說話共鳴的問題。

2.病理症狀

除不規則的聲門及軟顎的反射會影響聲音及共鳴外，聲音上的問題可能是由於喉部肌肉的使用無法受到控制所致。而這些困難的反射動作的可能原因是聲帶較為虛弱或弛軟，或是聲帶痙攣及不規則的活動。

3.診斷

首先必須分辨不成熟及病理症狀的不同。也要找出問題的來源是呼吸的問題？喉部的問題？或是這兩者皆有的問題？以下所敘述的關係也需列入考慮：

⑴聲門不自主的打開—關閉活動（不規則的聲門反射）及吸氣音、聲音的突然停止、斷續音、無法控制音量及氣音。

⑵軟顎不自主的打開—關閉活動（不規則的軟顎反射）及鼻音的減少與增多。

⑶張力亢進的聲帶活動，以及在創造聲音上的困難與嘎嘎聲的產生。

㈤構音異常（articulation disorders）

在腦性麻痺中，構音異常是指發展性的構音異常及發展性的運動障礙，而構音障礙是最明顯且可觀察到的。構音可能沒有問題，或只有少部分的問

題，它在腦性麻痺患者中的發生率約是 80%或更高。

1.不成熟

腦性麻痺患者在構音上的問題可能是由於嬰兒時期餵食反射的延續。如唇、口部的張合、咬及吸吮的反射活動。這些情況只有在某些情形下才會影響到說話，比如：當要將舌頭抬高以發出音時。

2.病理症狀

痙攣型、手足徐動型及運動失調型的腦性麻痺患者在這方面較有困難。在痙攣型中，發音時聲帶可能會很費力、很緊張或很弛軟。在手足徐動型中，在說話活動之前可能會有不自主發音的活動，如活動較慢或是不規則。而在運動失調型中，其構音則較慢、笨拙及不正確。

最後，構音有障礙時，他們可能在自動性構音器官的移動上沒有困難，但要移動它們來做自發性的說話上則有問題。

3.診斷

首先要評量孩子是否有聽力上的問題或智能不足。而不成熟與病理症狀的不同也要有所分辨。以下可能的情況也需納入考慮：

⑴說話時舌根的反應及輕輕地吐氣時嘴唇的反應、發 /r/、/1/ 的情形、嘴巴張開的情形、母音是否有扭曲的情形及餵乳時的吸吮情形。

⑵如果孩子的發音顯得很慢、動作笨拙，則看其舌頭的方向與活動範圍是否受到限制？當有此情形出現時，可看他是否為痙攣性構音困難（尤其需檢視其舌尖音的發音情形）。

⑶當孩子說話時，也許會有舌頭活動範圍正確但方向不正確的不一致情形，此常與手足徐動型的構音困難有關（所有的問題音常在指痙症發作中出現）。

⑷當發音時因為舌頭有活動範圍及方向不一致的情形，而表現出笨拙不合作的發音動作時，可能與運動失調型的構音困難有關。

⑸倘若有自主性活動的困難，則可能有自發性語言及構音上的障礙。

㈥語言異常（language disorders）

當認知技巧發展的同時，也開始發展語言。而說話的語言則大多在動作發展成熟時出現，因為此時，通常都會准許孩子去經驗這個世界；而在知覺上的成熟也可使孩子去發展對世界的知覺表徵；中樞說話機制的成熟則有助於孩子學習口語信號，並與它們所代表的意義相結合。腦性麻痺兒童可能在說話語言的發展上顯現許多的困難，同時在語言發展上也出現遲緩的現象。

1.不成熟

口語的不成熟表現在說話的遲緩上，就如同在字彙及文法發展的遲緩一般。腦性麻痺兒童的口語，主要是以社交性的手勢來說話（social gesture speech），如嗨、再見等。記憶性說話（memorized speech），如計數及嬰兒式的韻律，以情感性發音表達為其特點，他可能只會表現他想要什麼或需要什麼。而與人的對話及說故事方式的講述方式，則很少發生或根本不存在，亦即，說話的形式及功能是很幼稚的。

2.病理症狀

腦性麻痺患者在語言上的障礙可能是腦部損傷所引起的症狀，而且與中樞神經機制的說話語言功能有關。其症狀可能很明顯，而與正常人由於腦傷所引起的語言障礙極其類似。這些症狀可能是一種固執性的、鸚鵡式的，或是相似音的混淆、音節的反轉、文法的混亂及電報式的說話等。

3.診斷

先找出影響語言異常的可能因素，如聽覺是否有障礙？說話器官是否有麻痺的情形？智能不足？或是在一般性的移動及感覺─知覺上的刺激不足？此外區辨語言遲滯及語言病理症狀也是重要的評量工作。

伍　腦性麻痺兒童語言障礙的原因

林寶貴（民 75a）**歸納腦性麻痺兒童語言障礙的原因如下：**

1.為何約有七、八成的腦性麻痺兒童均有語言障礙，其原因何在？根據日本老經驗的語言治療師山田陽的臨床研究報告，腦性麻痺兒童出生後，因其發聲、發音的構音器官運動協調異常，以致不能從事反覆練習的語言學習，不僅使兒童喪失學習語言的動機，而且教師屢次受到兒童發音說話訓練困難的挫折後，也會失去教學的興趣與動機，漸漸減少對兒童說話的機會，這種情況惡性循環的結果，會導致兒童語言發展遲緩（山田陽，1985）。

2.大熊喜代松（1978）認為腦性麻痺兒童因為主宰運動的大腦中樞神經異常，而引起運動障礙或語言障礙的原因非常複雜。主要原因可能由於懷孕中的母體貧血、感染性中毒、糖尿病、胎盤剝離、臍帶扭曲等產前因素，或胎兒出生時缺乏氧氣、早產、假死分娩、難產、黃疸、日本腦炎、痢疾、結核性腦膜炎、外傷、車禍、腦震盪、跌撞等後天性因素所造成。這種小孩通常會產生⑴智能發展遲緩；⑵聽覺障礙；⑶視覺障礙；⑷痙攣發作；⑸知覺異常；⑹腦神經異常。這些後遺症或併發症使父母在養育過程中，為了應付嬰兒常常出現的呼吸困難、哺乳困難、發燒、抽搐等現象而疲於奔命；甚至由於過度擔心、神經質、過度保護而形成不良的語言學習環境；而且說話需要唇、舌、顎、口蓋、聲帶等肌肉的協調，以及速度與正確性的配合，方能發出需要微細動作的發音運動，而大部分的腦性麻痺兒童全身運動不方便，連簡單的手足運動都難以隨心所欲，何況要學習精細的說話運動，當然有所困難。

3.森山與綿森（1975）認為阻礙腦性麻痺兒童語言發展的成因非常複雜，可從圖 13-1 窺探其複雜性。

4.日本文部省編印的「機能訓練手冊」中，歸納腦性麻痺兒童語言障礙

的原因有下列四項（日本文部省，1976）：(1)發音器官的運動機能障礙；(2)父母的語言教育態度有問題；(3)由於智能障礙，或感覺、知覺異常的缺陷；(4)其他如有腦傷症狀、行為異常、情緒困擾等，則學習語言愈發困難。

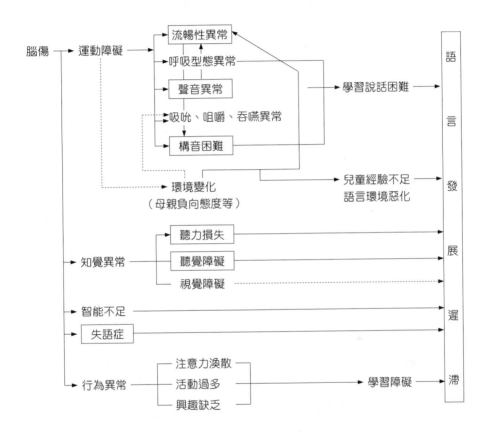

圖 13-1　腦性麻痺兒童語言障礙成因圖

　　5. Cruickshank（1976）認為腦性麻痺在外表上雖不是進行性、傳染性或流行性的疾病，但它基本上是一種神經生理學上與神經心理學上的偏差。Crothers 與 Paine（1959）卻認為從任何普通的醫學觀點看來，「腦性麻痺」不是一種疾病，它只是一個專有名詞，用來表示運動障礙的個體是由於非進

行性的腦部功能異常所引起。

6. Minear（*1956*）代表「美國腦性麻痺學會」（American Academy for Cerebral Palsy），他的定義較能反映許多專業人員的意見：腦性麻痺是由於一種或多種非進行性腦部損傷所引起的運動障礙或其他症候群。這個定義涵蓋病因學與病理學的內容。專業人員所謂的症候群是指運動機能、感覺與知覺、智能與認知、聽覺、說話、語言、適應、學習、視覺等方面的障礙。

7. Bobath（*1967*）從「神經發展治療」（neuro-development treatment）的觀點，主張早期治療理論，認為腦性麻痺是一種肌肉動作協調的障礙，而不是肌肉麻痺或衰弱，所以促進運動才是學習的基礎。

8. Denhof 與 Robinault（*1960*）指出，由神經肌肉異常而引起的語言障礙達腦性麻痺兒童的 70%，主要是因為拙劣的運動性控制的構音障礙，同時語言遲緩的程度與智能不足以及腦機能異常成正相關。

9. Myers（*1961*）的研究發現：左腦半球優勢者者若發生左半球腦傷時，易引起口語說話障礙，右腦受傷則發生動作障礙。目前一般接受，右腦半球是非口語行為（nonverbal behavior）之優勢半球，左腦半球是口語行為（verbal behavior）之優勢半球的說法（徐道昌等，民 *67*）。不過這種優勢現象是在出生後幾年內才建立的，嬰兒期左半腦受傷只是遲延語言發展而已，出生時，二個腦半球均可能成為優勢半球，但過了幾年後只有一個腦半球成為優勢半球（林俊雄，民 *64*）。可見大腦優勢半球皮質與語言的關係十分密切，腦性麻痺兒童大腦皮質損傷時，自然會產生語言障礙。

廖華芳與林麗英（民 *78*）歸納造成腦性麻痺者語言障礙的原因如下：

㈠學習能力不足

四肢麻痺型的腦性麻痺兒童常有智力缺陷；而徐動型的腦性麻痺兒童又常伴隨有聽力損失、視知覺不良等合併症，導致基本學習能力缺乏。

㈡學習經驗缺乏

腦性麻痺的孩子，由於受到父母親的過度保護或棄之不顧等極端情形，而使孩子活動受限，減低了許多學習經驗。

㈢感覺運動障礙（sensory-motor disorders）

皮亞傑（Piaget）認為二歲以前的孩子，是以感覺做為其基本行為模式，經由口、手、眼各種動作感官的協調，使其認知方式由外在、粗淺、簡單轉變為內在、精密、複雜，並開始以語言來表達事物。腦性麻痺兒童在感覺動作（如：視聽粗動作）的發展上有障礙，故其語言發展有所障礙。

㈣不正常反射動作（abnormal reflex）

例如：ATNR（不對稱張力頸部反射）和 TLR（張力迷路反射），都會影響動作發展。而動作技能（motor skill）是多個動作的系統組合而成，口語更是一種高度技能，當然更是困難。

㈤不正常的肌肉張力（abnormal muscle tone）

不正常的肌肉張力，使腦性麻痺的孩子無法有效完成某一工作或動作。因為肌張力的不斷變化（徐動型）或痙攣（動作緩慢）都會造成協調困難。而「口語」是需要腦部發出命令、口腔肌肉、牙齒、舌、骨骼……等有效協調，才能完成表達，這對腦性麻痺兒童而言也是相當困難的。

㈥言語機轉障礙（speech mechanism disorders）

由於上述各種因素，造成腦性麻痺兒童無法有效運作整個言語機轉。

陸　腦性麻痺兒童語言障礙的診斷與評量

　　腦性麻痺的說話復健方案，應植基於兒童的溝通潛力，明確的定出一般和特殊的目標。它應統合其他的治療方案，像是心理治療、職能治療等。同時，它應是一種團隊的合作方式。也就是說，每一個專家必須就其個人所負責的部分，相互討論其狀況及進步情形，以便達成共同目標，使兒童了解其成長的最大潛力。

　　當然，目標之選擇並不是隨意的，須根據診斷的評估，它包括兒童的動作障礙程度、智力、聽力、說話、語言、社會和教育等潛能的整體性評估。尤其對於腦性麻痺者的特殊附帶狀況（如聾、智能不足、先天性失語症、情緒障礙），更須謹慎的評估。

　　診斷和治療的過程是相互關聯的，雖然它們常被視為個別的動態現象，但通常很難斷定哪一個是開始，哪一個是結束。評估與再評估是持續不斷的過程，它們包括一種對經驗的不斷重組。如果診斷—治療的持續體系失去其連續性，則診斷和評估會變得公式化，且只能產生一個治療方案（其預期挫折的能力會失去），而此方案會變得太過於僵化，而無法使兒童有滿意的學習效果。就理想上來說，診斷—治療的體系，應能提供一種可使兒童的希望和成就相等，刺激生長成熟，充分發展自我概念，並協助其建立學習目標的模式。如此的導向可減低父母、醫師和兒童之期望間的衝突。

　　腦性麻痺兒童的溝通狀況評估，需對促進和阻礙說話行為的因素做分析。評估的程序，須利用不同診斷架構中的多重感官、動作、心理和社會的發展線索。當一個腦性麻痺兒童的動作障礙經過適切的評估，且個案史及資料都能充分得知，則其分析便可呈現實際的剖面圖，表明兒童的發展狀況和需求。

一、聽覺評量（李如鵬，民 78）

　　一個兒童的正常聽覺機能比聲音探知閾更為重要。腦性麻痺兒童，即使其聽閾（力）正常，也仍有說話知覺的問題。亦即容易受到較高的環境噪音（70 分貝左右）影響而分散注意力，因此會形成選擇性傾聽的習慣。聽覺過程的失常，可能伴隨有學習障礙，所以腦性麻痺兒童的聽力測驗應包含所有其他的發展變項。測驗的進行，也應儘可能及早實施，因為它在兒童的說話及語言發展上有重大的意義。

　　研究顯示，反射及驚嚇的線索，可用於較早期的幼兒聽力評估。如果不預期的或是較大的聲音，能引發其自動的動作反應，則可視其擁有聽力；如果幼兒會注視聲源或向它移動，也可解釋為他可能有正常的聽力。當一個孩子在母親懷裡休息的時候，不同頻率和強度的聲音，也可引發其反應行為。

　　許多用以評量非腦性麻痺兒童聽力的程序，也可用於腦性麻痺兒童。

　　父母親也要參加測驗的情境，以提供一種親子溝通的形式，給予觀察者有用的診斷線索。這種方法，比其他任何方法更能提供有用的訊息，使測驗者經由兒童的反應、調適和學習表現，去推測他的心理和社會程度。

　　在測驗腦性麻痺兒童的聽知覺時，也應注意其姿態的互動、臉部表情、無法理解的聲音，和反應刻板化等現象的產生。如果兒童在五歲之後，仍有說話發展遲緩的現象，似乎可視為有聽覺，因為他們對說話有所反應。在辨認語音時，他們會利用較強的母音為線索，而較無法接受子音。除非能把測驗材料中各個測驗的字，除了主要表達字義的元素外，其整個語音的輪廓都組織得很相似，否則他們很難分辨其中的差別。假如無法接受聲音，是由於中或重度的聽力損失所造成，他們可能有嚴重的不注意習慣，因為那些極其微少的聽覺線索，妨礙了他們對聽覺訊號的理解。

　　許多對於腦性麻痺兒童在聽覺障礙上的發生率、程度和類型的推估結果相當分歧。但許多在標準比較、方法論及測驗內容較嚴謹的研究，都認為有

些腦性麻痺兒童，特別是指痙病者其聽閾較小。這些發現的推斷基礎，有許多都是使用需要動作性的測驗，及利用遊戲式聽力檢查，對受試者在純音、語音和噪音的反應做性質上的判斷。

　　就許多腦性麻痺兒童來說，其聽覺的缺陷表示他們在訊息傳遞、組合、編碼、儲存、組織及檢索的功能上，有不同程度的障礙。所以他們必須更注意運動感覺方面的問題，以維持體內環境的穩定和平衡。「聽」對他們來說，是一種極短暫的現象，無法在其既有的學習典範中加以運作；聽覺的暫留，對他們來說仍太短暫，以致無法建立學習語言和說話所需的一些行為。

二、語言評量（李如鵬，民 78）

　　語言的理解，可由許多包含：在有背景形象或無背景形象的圖中尋找事物，遵從指示，了解語言，從事區辨反應，指出經驗的通則等項目的測驗程序中，推測得知。如同先前所述，就腦性麻痺兒童來說，語言和說話應包含所有用以和環境溝通的行為。

　　Myers（1965）利用「伊利諾心理語言能力測驗」（Kirk, McCarthy, & Kirk, 1968）研究了三十八名痙攣者、二十四名指痙病者和三十二名普通者之語言障礙情形。他發現這些群體在各分測驗上表現有所差異，痙攣者在機械性序列問題上較指痙病者表現為佳，在具象問題上卻較指痙病者表現為差，普通組在所有分測驗的表現上，都比前二組為佳。Love（1964）的研究發現，當腦性麻痺兒童逐漸成長，其語言技巧的發展，會逐漸接近同年齡、同智力水準的普通兒童。

　　要測驗不同年齡的語言理解能力，有下列資源可供利用：「斯比量表」（1972），「魏氏兒童智力量表」（Wechsler, 1974），「魏氏幼兒智力量表」（Wechsler, 1967）等，或不需語文輸出的「語言聽覺理解測驗」（Carrow, 1974），以及「語言發展測驗」（Newcomer & Hammill, 1977）的部分分測驗，為多重障礙所設計的「Callier-Azusa 量表」（Stillman, 1976）和適用於腦性麻

痺的「學前兒童發展潛能量表」（*Haeussermann,1958*）。

　　使用前述測驗時，應了解不同年齡兒童一般的言語輸出和理解層次，並隨時準備修改它，使它不致對殘障兒童有不利的影響，其結果也應被視為是一種概略的推估，必須小心謹慎地解釋。美國 94-142 公法規定對殘障者的評估必須是無歧視的，且必須注意去除對腦性麻痺兒童測驗情境的偏差。測驗工具的呈現及反應方式，須視實際需要小心評估及適度修正，以使其結果更為有效。

　　要了解測驗的結果，應和家長對其孩子在家中表現的報告相比較。這種比較需注意：親子的適應、兒童的動機、溝通方式、家庭情境的機能及社會適應。「親子溝通調查表」（*McDonald,1973*）不僅使得語言評估可以在家庭情境中進行，且可讓家長參與診斷的過程。另外，「文蘭社會成熟量表」（*Doll,1965*）以及「Cain-Levine 社會能力量表」的利用，也可提供更多的資料。

　　兒童對語義特質及語言特徵的學習，可由發展測驗得知。尤其是接受性語義程度，可用字彙測驗評估。但 Menyuk（*1971*）認為這種測驗不見得適用於語言障礙的兒童，因他們可能會遵循一些與普通孩子不同的語義法則。

　　對兒童實施語言輸出測驗可顯示：由團體標準所組成之抽象概念陳述的流暢程度、語言之不變性和變通性、與環境有關之語義能力。Lee（*1974*）和 Menyuk（*1971*）的方法，可切合此目的。而 Hayakawa（*1949*）和 Johnson（*1946*）所發展出來的原則，對於分析腦性麻痺兒童的語言使用，不管是在其語義程度或在閱讀及其他學習上，都有良好的效果。國內適合於評量腦性麻痺的語言發展評量表，前面幾章已介紹過不再贅述。許天威、徐享良、席行蕙（民 82）的「國語正音檢核表」係專為腦性麻痺兒童所設計，唯未經標準化。

三、說話評量（李如鵬，民 78）

說話的最終目標，就是要達到令人理解的溝通。言語的輸出，如果有所扭曲，就無法使說話者和受話者產生連結，達到溝通的效果，甚至可能產生反效果。因此，兒童說話表達能力的評估，就顯得很重要。對於說話表達的評估，至少需考慮呼吸、發聲及構音三項基本過程。Westlake（1951）將腦性麻痺兒童說話表達的歷程，分為幾個「關鍵技能」（critical skill）：呼吸、發聲、咀嚼、閉嘴、蠕動動作，並設定評估及測量說話肌肉組織動作的最低標準。他認為說話是一種連續活動的型態，而不是個別的行為活動。他極強調適當呼吸形式的培養及維持，以及物理治療師及早指導一些如頭腳平衡、臂膀伸展等的準備活動。Rutherford（1950）亦曾評估腦性麻痺者的說話行為，她的評估重在發音、音質、音量、音調，同時也注重韻律在清晰度上的效果，以及無關動作的分散效果。Cass（1951）則嘗試發展一種能提供「動作再教育療法」（motor re-educational speech therapy）線索的診斷架構。她著重在評估、規範和擴展其對殘餘說話能力研究之功能。

(一)說話協調

說話，是由一系列快速、高度技巧化的動作所組成。一般正常的說話速度，會傾向於較快的速度。說話動作的進行，在於呼吸作用中的呼氣階段，且包含所有的構音肌肉，它最後會統合為一個完整的單一動作。說話的動作，如同所有高度技術化的動作一般，有其最大的生理極限。

胸部的起伏動作，會產生音節律動，這種音節律動，Stetson（1951）認為是說話的基本要素。當呼氣的時候，腹部肌肉會支持胸部的肌肉，而產生一連串的音節，並且將它們融合成一個單一的「節律」。這種呼氣時的協調說話動作，可提供某些分析腦性麻痺兒童說話的線索。

(二)呼吸

　　說話動作的有效性，必須植基於適當的呼吸控制（*Stetson,1951*）。Stetson 最先說明沈靜時的呼吸和說話時呼吸的關係。由於記錄方式的改善，他能指出呼吸和說話的產生是一體的過程。

　　Rutherford（*1950*）、Westlake（*1951*）、Palmer（*1950*）、Hull（*1940*），以及其他早期的研究和臨床觀察，都明顯地指出腦性麻痺兒童有不規則的呼吸型態。但他們並沒有一致的標準化測驗工具，也不是完全都能區分沈靜時的呼吸。

　　Hull（*1940*）和 Cypreanson（*1953*）建議利用記錄器來區辨沈靜時及說話時的呼吸，以及整個說話過程的呼吸。記錄器可以讓我們知道呼吸循環的訊息、時間、輪廓，以及肌肉行為的型態、關係是否合宜。但是使用這種方法時，兒童必須事先加以訓練配合，且對其結果之解釋必須謹慎。對於腦性麻痺兒童之沈靜及說話呼吸的評估，利用記錄器的方法特別有效。在沒有記錄器的時候，利用臨床的觀察或方式所得的資料，也可做為了解呼吸狀況之參考。

(三)發聲

　　發聲是說話呼吸過程的一部分。說話時，氣柱的適當控制、使用，提供了適當的聲音─聲門─喉頭的調適基礎。就發聲的產生來說，在說話的過程中，聲帶不斷地在聲門上調節著。喉頭的調適和發聲，皆整合於說話呼吸的動作中，且和音節的律動協調一致。要有適當的說話，就必須有適當的聲音產生和呼吸控制。而聲音產生的維持，亦需整合於說話呼吸的調節之中，以獲得良好的清晰度。實驗研究尚未確定腦性麻痺兒童說話所需的最低發聲量，但 Westlake（*1951*）認為，腦性麻痺兒童可在每一個呼吸循環中，持續其聲音十秒左右。Rutherford（*1950*）在一項早期的研究中，利用一種特別程序，檢查發聲的音量、音調、速率和音質。一般腦性麻痺兒童需要較高頻率

的呼吸，以維持機體所需。所以可能無法持續發聲，以維持一適當長度的語句。因此，在其實際說話產生之前，需發展其呼吸控制及聲音的產生。有一項實驗發現，一群腦性麻痺兒童接受一呼吸訓練方案的處理，分別施以前、後測，其結果顯示 31%的人有所進步（*Rothman, 1978*）。在腦性麻痺兒童努力試圖發聲的過程中，其聲帶容易遭受傷害。由於情境或動作困難所產生的緊張，也會妨礙其發聲過程。最有效的發音，在於呼吸及說話器官輕鬆而有效地參與發音過程（*Palmer, 1953; Westlake, 1951*）。發聲輕鬆、容易，才能產生良好效果。測驗檢查的程序，不應只有耳科學方面的評估，同時也應有完善的喉鏡檢查，以了解可能存在於喉嚨的病因。完整的喉科學方面的資料，可提供音質異常的生理線索。如前所述，有關檢查音質、音調、速率、音量的標準臨床程序也可經調適而用於腦性麻痺兒童。

㈣構音

除了呼吸器官外，有關說話的其他周邊器官也必須有適當的機能，才能產生清晰的說話。腦性麻痺兒童的說話發展中，其吸吮、吞嚥、咀嚼等活動，都相當受到重視，這些活動都整合於呼吸型態中。Palmer（*1947*）曾探討說話異常者，在咀嚼、吸吮、吞嚥等方面的情形，他也曾探討這些活動在腦性麻痺者說話發展中的情形。Froeschels（*1943*）曾以「咀嚼是說話過程中一種基礎活動」的概念，組織一精細的治療程序。他的方法或可給聽力和語言治療師一點啟示，那就是，在治療法上應考慮肌肉的機能，以期能更增加其效果。Sittig（*1947*）將前述咀嚼療法用於腦性麻痺兒童，發現它能改善嘴巴及說話器官的機能，甚至聲音也得以改善。此外，咀嚼改善吞嚥的情形，且可減輕流口水的情形。Westlake（*1951*）也強調要分析及利用技術，以改善嘴巴的咀嚼與閉合、翹舌、轉動舌頭等動作。他對腦性麻痺兒童的觀察發現，有許多人沒有翹舌的能力或有所不全。他對所有舌和唇的動作感到興趣，同時也研究辨別相似活動在自發控制和非自發控制下的不同。在腦性麻痺兒童的診斷及復健過程中，吸、吞、嚼對說話產生的重要性，是不可忽略

的考慮（*Kamalashile, 1973; Palmer, Thompson, & Linscheid, 1975; Love, Hagerman, & Taimi,1980*）。

對周邊說話器官肌肉功能的檢查，可顯示其所牽連的範圍、程度，但未必和特殊說話聲音的產生有關聯。Wolfe（*1950*）曾將說話器官運動的困難程度依次排列出來，但這種運動困難和某些特殊聲音產生的關係，仍待澄清。說話器官的動作，當它在被當成一種單獨的身體活動，可刺激說話的動作，但卻發不出聲音時，和在發出聲音說話時，有相當不同的調適情形。Stetson（*1951*）即曾嘗試獲取完善的肌肉運動剖面圖。說話，可能需要分析其動作型態。在「個別」（isolation）的狀況下，說話語音的產生和在較大「單元」中的產生，其所需的調適並不相同。在以大單元的方式（如句子）說話時，其所有元素會相互影響，而產生融合、改變、同化等現象。某些特別的語音，在個別發音的狀況下產生，需要較精巧的調適，且較難產生。

說話難度或複雜度的概念，對殘障兒童和非殘障兒童來說，並不具有概括性。在嘴的內、外施以壓力，以及利用記錄器設備記錄舌和唇的動作，可提供有效的線索以分析說話行為。就腦性麻痺兒童來說，用記錄器記錄其口和鼻的壓力以及唇及舌的動作，可能不易實施。但用之於實驗上，則有其效用。

說話的清晰度，主要視音節運動中子音之機能，以及較大說話節律（phrase）的調節。一般對說話產生的分析，主要多在其清晰度。影響清晰度之變項很多，但主要可分為二方面：⑴一般因素：主要在於韻律；⑵特殊因素：包括音節結構中子音和母音機能的精確性、音素結合於說話單元中的方式、呼吸器官和說話器官對空氣的控制（*Hudgins & Numbers,1942*）。

腦性麻痺兒童說話冗長，必須努力去了解，才知道他們在說些什麼。其中可能還含有許多錯誤，所以其清晰度可能會打折扣。然而只要其受扭曲的字不妨礙其語句的完整性，他們仍可擁有相當的說話清晰度。由於即使有扭曲的現象產生，也不一定會妨礙說話清晰度，所以清晰度不能固執地用於診斷的程序中。為了研究或臨床的目的，腦性麻痺兒童的言語輸出，仍應加以

記載、研究，以了解其清晰度。兒童身邊的人，可利用評估量表，以了解其說話的運作（*Beach, 1953; Cypreanson, 1953*）。無關的動作，會影響說話的產生和清晰度。在評估清晰度時，這些動作的影響應當加以考慮。在評估腦性麻痺兒童於構音上的表現時，語言治療師會注重不同語音錯誤的出現頻率和類型。說話錯誤（error）之一般分類可依據：構音的位置及方式、聲音的出現或遺漏等方法。這些傳統的分類方法，也可適用於檢查腦性麻痺兒童的說話精熟情形。

在一個研究中，Irwin（*1972*）注意腦性麻痺兒童的溝通變項中之構音。Kent和Netsell（*1978*）報導其所研究之指痙病者有：較大的顎的動作、舌的位置不當、咽與顎帆閉合的困難、較長時間的構音動作轉換等現象。Anderson, platt 和 Young（*1977*）發現字尾子音的錯誤，比字首子音的錯誤更多。

近年來，Darley, Aronson 和 Brown（*1975*）致力於研究各種非失語症中的動作性說話障礙，這種障礙和動作系統的障礙有關。這些研究者，檢測各種說話的異常，像是含糊不清的子音、氣息聲、鼻音、異常的呼吸聲、不悅耳的音質、使用簡短的片語以及單調的音調與音量等。在非失語症及腦性麻痺兒童說話障礙的評估及描述上，這種方法的使用，有相當不錯的效果。

研究顯示，腦性麻痺兒童在說話障礙方面，有很高的發生率和複雜性。他們在呼吸、發聲、構音等機能的調整上，能力較差，且有其他變項的混合影響。所以需要謹慎的診斷評估和綜合的復健措施。

廖華芳與林麗英（民 78）歸納腦性麻痺兒童語言治療前的評估項目如下：

1.頭部控制：如肩、頭之分離動作，頭抗重力之能力，及在何種情況頭部控制能力最佳。

2.呼吸：何種呼吸型態（胸、腹或鎖骨式）及何種方式（口或鼻）能產生最佳呼吸。

3.發聲：出聲音的能力包括聲音變化情形，出聲音的質與量。

4.口功能評估：包括咀嚼（chewing）和吞嚥（swallowing）。

5.嘴唇動作（lip movement）。

6.下顎動作（jaw movement）。

7.舌頭動作（tongue movement）。

8.軟顎動作（soft palate）。

9.牙牙學語（babbling）：聲音遊戲（sound play）的能力。

10.語言發展（language development）：即口語理解能力的程度，以及表達能力的發展程度。

上述的評估項目可做為治療依據，視其發生困難的項目及發展至何種階段，給予整體性的發展治療。

林寶貴（民75a）**歸納腦性麻痺兒童語言障礙評量內容可包括下列各項：**

(一)檢查語言機轉

檢查孩童的呼吸、吸吮、咀嚼、吞嚥等肌肉系統的運動功能，因為這些唇、舌、喉的運動機能與發聲或說話的關係最為密切。所以需要詳細診斷呼吸的狀態與速率，吸食、餵食、吞嚥、咀嚼時雙唇、舌頭、下顎、軟口蓋的活動情形，喉內肌發聲的緊張度、構音器官的隨意運動能力、協調控制的靈活度等，以了解兒童的神經生理活動。

(二)評量語言發展與溝通能力

1.檢查兒童對指示語言或文字的理解能力，內在語言、概念形成的發展情形。

2.檢查能否表達肯定、否定的意思；若不能發聲時如何表達情意；能說話時，其內容、語彙、句型、適切度如何。

3.檢查聽力：利用簡易的聽力測驗，觀察兒童是否會轉向（叫聲、鈴聲、口哨、喇叭等）聲源；藉實物或圖片測量語音的分辨能力。

4.檢查認知能力：依年齡及身體狀況，由簡而繁要求兒童辨認物品、說出物品名稱、指（說）出身體各部位名稱、分辨（說出）顏色、形狀、大

小、形象背景等。

　　5.觀察學習態度，有無行為方面的問題。

　　6.調查母子關係、父母教養態度、語言學習環境、語言發展遲緩的原因。

　　7.有無癲癇、痙攣、抽搐等發作現象，臨床上所見肢體殘障程度如何。

　　8.有無口吃、迅吃、構音錯誤等現象，發音清晰度如何。

柒 腦性麻痺兒童的語言復健

一、說話及語言發展（李如鵬，民 78）

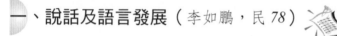

　　普通正常兒童的語言發展，通常其第一個始語多為名詞，而且可能表示一個完整的活動或概念。對說話及語言發展遲緩的腦性麻痺兒童，我們亦應探尋其類似的概念形成，以建立其字彙。我們要讓其學習的字，應包括動詞、名詞以及說話中的其他部分。假如這些字彙能清楚的呈現，並依序由簡單至複雜排列，它將達成溝通所需的機能，並給予語言有實用的特性。

㈠多重感官法

　　在早期的教導階段，應利用視、聽、觸覺的方式，以利於概念的形成及字彙發展。圖片、實物，以及其他各種生動的方式，都可用於其概念化的過程。如果是利用說話給孩子聽的方式，則應注意要使用完整的、簡單的句子。語文的呈現，應由父母或教師負責，兒童則負責做反應。Bates（1976）指出早期說話行為的發展，來自語言學習前的先兆，如動作、聲音、姿態等。就腦性麻痺兒童來說，其運動、感覺動作的經驗可能受限，所以謹慎注意前述的訓練活動，相當重要。Schiefebusch 和 Lloyd（1974），及 Muma（1978）提出了有關語言治療的一般指導方針。Engel（1968）和 Bangs（1968）也提出促

進兒童語言成長的特別教導技術。

　　教師應可利用不同材料的變化及結合，並配合父母以建立一些主要的形式、指示及表達方式，以協助兒童語言行為之發展。

(二)鬆弛法

　　鬆弛，指的是肌肉能達最適當的緊張度或減低緊張程度，以從事各種活動。很明顯的，它是適當說話發展的必要條件之一。在處理腦性麻痺兒童時，鬆弛的主要功用在於穩定其身體，並使他們去除對外界刺激過度注意所產生的緊張，以便能有效地學習。在復健方案中，適度鬆弛的誘導，更能促進學習及適應的效果。

　　鬆弛，是一種腦性麻痺者在說話學習階段中，特別必須努力的一種狀態。一般文獻很少給予「鬆弛」明確的定義，也很少提到達到此狀態的方法。但Jacobson（1938）發展一種逐步鬆弛法，它先誘導放鬆身體某一部分，然後再慢慢擴展至全身，最後達到完全放鬆的狀態，這種方法對減低腦性麻痺成人的痙攣症候有相當的效果。另外，Korzybski（1948）提出一種「語意鬆弛」的概念，此方法的結果可以產生鬆弛狀態，並能正確合理的使用語言於口語、非口語方面。

　　一九六〇年代後，行為改變技術的理論及應用方面，逐漸受到重視，藉此，也產生了幾種誘導鬆弛的方法，例如，Wolpe（1969）提出「交互抑制」的概念；Eysenck和Beech（1971）提出「反制約」以及相關的方法；Bendura（1971）則提出使用示範的方法。另外，有人使用生物回饋的方法以達成鬆弛的目的。生物回饋法的主要概念，是個體能使用來自生理歷程的輸入，以改變精神生理學的因素，而影響行為。例如：Leaf和Gaarder（1973）證實利用電子記錄器的回饋，可使個體產生顯著的鬆弛狀態。

　　至於利用化學療法使腦性麻痺者產生鬆弛狀態的方法，仍在繼續研究中。然而它的結果並不一致，有些影響該方法的因素，如：藥量、服用時間和藥物本身的改變等，都需進一步的研究。

㈢呼吸及說話的調節

　　儘管在感覺及動作先備技能方面的促進，腦性麻痺者仍可能有呼吸困難的情形，如同本章前節所述，此種困難和說話清晰度有顯著的關係，對此種不適當呼吸之處理，需要對其本質有更多正確的了解，例如：利用記錄器的研究（*Stetson,1951*）。對於時間、節律方面的測量，可以為建立良好呼吸型態提供基本的線索，治療的方法不僅著重說話；James, Hardy 和 Shipton（*1963*）曾利用電子刺激改善二名指痙病者的呼吸型態。

　　1.呼吸的改善

　　適當的呼吸可藉許多的技術而改善，Bobaths（*1952*）的「反射抑制狀態法」，可將呼吸及說話自身體的動作中分離出來。Marland（*1953*）發現此法可減少流口水的情形，且在「反射抑制狀態」中，兒童有新的感覺時，會有牙牙學語般的聲音，甚至出現簡單的字詞。真發聲可經由手的控制而促進，輕鬆的發聲可產生較佳的語音調節及構音。

　　Lefevre（*1952*）利用直接提供對抗力量的方法以改善呼吸。它是利用兒童呼氣時，將其雙肘從胸部壓下，使其完全呼出並促使深呼吸。當其呼吸改善後，可利用手臂的運動而施加壓力。

　　Dixon（*1955*）利用胸腹人工呼吸器以改進說話與呼吸的調節，雖沒有顯著的效果，但他認為定期的使用人工呼吸器可能可以得到某些效果。

　　Westlake（*1951*）則利用技術導引呼吸從腹部轉移至胸部活動，並改善胸及頸部肌肉的機能。他同時指出持續發聲及吹氣的練習，可改善呼吸和發聲的控制。另外，有些人如：Froeschels（*1943*）、Cass（*1951*）、Rutherford（*1965*）和 Mysak（*1980*），也曾提出若干改善腦性麻痺者呼吸的方法。

　　2.聲音訓練

　　痙攣者的過度伸張反射、運動失調者動作協調之缺乏，以及指痙病者、僵直病者、震顫病者的過敏肌肉組織，這些均會妨礙呼吸和發音的平衡，這些情形需要及早加以訓練，以建立肌肉組織達成可能的最佳運動狀況。臨

床醫師為使兒童能適當調節喉部以利母音的延長，會誘導他大笑或牙牙發聲，或做其他聲音訓練以配合其需求。要有適當的呼吸習慣及聲音控制，應去除以低沈的、緩慢的說話所導致的聲音濫用，並增強其放鬆的情形，如此可使其音調、音量、節律獲得改善。

Berg（1970）發現簡單的物理訓練可以改善腦性麻痺兒童的攝氧量及生理的能力。Rothman（1978）利用運動及Bobaths的方法，成功的增加肺活量及吐氣量。物理治療師會告訴家長及早建立良好呼吸調節的重要，就這方面而言，Cardwell（1947）和Brunyate（1949）曾對家長提出物理及職能療法的指導。

3.構音訓練

構音運動應在發聲產生時訓練，即使在範圍、強度、速度上都有所限制。經由訓練肌肉可減低無用音節的產生和無法發生子音等異常，它同時可減輕面部肌肉的扭曲情形。

改善吸吮、吞嚥、咀嚼等動作，和改善呼吸器官的機能是同樣重要的，適當的呼吸控制和聲音的產生，對說話的清晰度並不完全足夠。唇、舌和顎必須有正常的機能，以便能改變口腔形狀所發出母音和阻絕氣流而所發出的子音。Heltnan 和 Peacher（1943）利用一個與唇、舌、顎和軟口蓋運動有關的方案，使構音器官麻痺的人能達成前述最低的機能標準。

Froeschels（1943）、Kastein（1948）和Sittig（1947）利用咀嚼的方法，以發展構音器官的精熟，他們指出咀嚼可以減低流口水的情形。但咀嚼法僅適用於尚有殘餘能力的可訓練者，若是指痙病者則無顯著效果。Froeschels（1943）在處理說話的產生當中，舌頭單側麻痺和流口水的情形方面，以控制舌頭離開較弱的一側以減除來自較強一側的壓力，他指出這種方法可以減少流口水的情形，並強化舌頭的控制。Westlake（1951）認為在一連串的說話運動中，其活動比個別的說話活動更多。因此，他強調適當的呼吸方式以便產生和持續聲音，以及物理治療師的早期介入，教導兒童平衡頭和腳。他亦觀察到，無法自發產生的動作常可藉誘導其他器官的動作而產生，所以

舌、顎、唇的「混亂動作」可利用正規的肌肉訓練活動而加以訓練。Dorinson（1954）介紹「抗流口水面具」（anti-drool mask），它設計用於提高當利用鼻子呼吸時，緊閉嘴巴的吞嚥能力，他宣稱這種方法可以成功的阻止流口水的情形。Shavell（1977）曾論及許多減少流口水的方法，他認為如果所有的方法都不好時，應可利用口腔外科手術加以矯治。

由於子音無法單獨存在於說話的氣流中，且無法個別的學習，所以腦性麻痺兒童在學習這些音時，必須發展其舌、唇、顎的靈活運動，以獲得適當的速度、強度和範圍。Hardy（1965）認為對說話結構之運動性的評估矯治，可利用說話時這些結構的運動而達成。

McDonald 和 Solomon（1967）的研究認為，口語動作機能對實體觸覺的依存關係和構音的精熟有關。Mysak（1980）則探討刺激回饋、動作促進策略，和動作練習在促進構音發展及矯治上的應用。另一方面，在顎與咽帆閉合的研究上，Hardy 等人（1969）指出在選擇治療構音問題的方法時（如：口蓋骨局部麻痺），可用手術的方法或是修補術。

4.韻律及節律的發展

說話的節律，對說話的清晰度非常重要，但教導這些時，卻需要使用一些不靠說話內容的技巧，最好的方法，可能就是利用音樂，由教師輕拍韻律，使兒童利用較易產生的動作來反應，歌唱亦是可用的方法之一。有一種動態的方法就是利用這種原理，肌肉在最佳的狀況下開始運動，以引發其後的狀態。但 Fothergill 和 Harrington（1964）卻不接受此種「控制」的連續動作，他們另外主張「控制的運動」，亦即較緩慢卻較精確的構音，他們的方法主要是希望減低伸張反射的程度，以便有更好的構音。

Palmer（1948）強調下頜骨一髁狀突關係的調適是改善腦性麻痺者說話的先決條件。而 Westlake（1951）則設計一種訓練方法，用以促進嘴巴開閉動作的協調，並利用某種技巧使顎的伸肌穩定伸展。利用負向練習法以消除說話運動中的無關動作，它被證實具有正面效果。另外，亦有人建議利用分散技術以減低說話時肌肉過多的力量使用（Wepman,1943）。

5.調整方法適應個別需求

　　當一個兒童的說話清晰度，僅能達到人們能了解其溝通意圖的最低社會標準時，這時的學習必須注意利用刺激法和發音位置法，以加強其子音的構音機能，此階段的教導，運動重於位置。一般語言治療師所用的運動肌覺法，可加以修改而適用於腦性麻痺兒童。不管使用何種方法，語音的產生應達到持續說話的最低標準，而不是以個別的聲音為準。所有方法的共同目標，應是讓兒童擁有評鑑及修正自己說話行為的能力。對兒童的教學指導，應依其不同的需求，儘可能予個別的教學，但團體訓練的社會化價值亦不能忽略，也應繼續提供。

　　考慮腦性麻痺兒童的教導時，一般研究普通兒童所得的說話發展趨向和常模，比權威的法則更可做為有用的指引。此外，由於現有的教育模式有其邏輯的一致性，在應用於這些在生理及心理上均有相當差異的群體時，應做某些修正。在腦性麻痺兒童的動作訓練中，由於他們的說話發展無法遵循一般普通兒童發展原則，他們需要一個可常修改的特別方法，以配合其特別的動作、智力、情緒及社會需求。

(四)無語言腦性麻痺兒童的溝通輔助工具

　　就那些在語言溝通的預後及訓練上顯得無效的兒童來說，對其溝通技能的評估應配合電訊設備的適當使用。對於最簡單程度訓練，可以促進在進一步的溝通層次上獲得複雜的溝通技能，當兒童熟悉溝通過程中的每一步驟時，他的溝通能力就會增加，其符號互動的複雜程度也會提高。無效的溝通比溝通缺陷更易產生孤立、被拒絕和痛苦。在電訊科學發達之前，無法說話的人，長久生存於隔離的環境之中，無溝通能力的腦性麻痺者亦是如此。

　　McDonald 和 Schultz（1973）指出利用溝通卡（板）可改善無法溝通之腦性麻痺兒童的溝通。Davis（1973）用句子結構卡（sentence constructer board）於語言之學習，以便獲得文法的概念。由於出版刊物的增加及應用電訊溝通的興趣，「美國說話—語言—聽力協會」（American Speech-Language-

Hearing Association）出版一份有關「無語言溝通」（Non-Speech Communication）的報告（*1980*），對此問題加以探討。

　　Laurentana（*1960*）和 Hunsinger（*1976*）認為學習目標指示物和簡單頭棒（optical head pointer）的使用，可增進嚴重動作障礙的腦性麻痺者之溝通能力。電訊科學家和教育者相互合作，發展簡單卻高度精巧的設備和方案，這些都是利用微處理裝置，並統合電路組體和教育與心理的學習原則（*Silverman,1980*）。有心的工業單位投注大量的人力、財力及精力，以發展及改進輔助性的溝通設備，雖然有關非口語溝通的理論及科技已經開始配合，但理論仍尚未完全實現於科技中，設備與使用者的配合問題仍尚未完全解決。然而持續不斷的研究將能解決個人能力與設備功能配合的問題。

　　目前設備可分為三種基本類型：

　　1. 直接選擇

　　個人和設備之間透過特定的輸入和具有對應關係的單一選擇動作而達成，該設備所提供的回饋比掃描系統快速，因為它不需要再經轉譯目標指示物。但使用者至少需具備能控制四肢之一的大動作能力。

　　2. 掃描裝置

　　依序合併或重組被分成若干片斷的溝通訊息，可供僅有一種較差的動作能力者使用，但其輸出較緩慢。

　　3. 譯碼裝置

　　選擇獨特的信號以表示某種訊息，經由回憶（recall）或列舉（listings）該信號以達成溝通。此種裝置較複雜，需要較高的功能層次。

　　資料、操作方法、輸入、輸出的呈現，都對整個溝通過程有所助益，但最重要的要素仍是輔助方式的選擇。電訊輔助系統包括圖畫、單字、字母、句子、傳統拼字法、美國手語（signs ASL）、文法手語（SEE）、美國印地安手語（Amer Ind）、方言、布列斯符號（Blis symbols）等。後者包括：電子學、非電子學、指示特徵、輸出形式、聽覺、視覺、身體感覺等陳列方式。

　　在整個過程中最重要的因素仍是選擇能配合使用者的能力和設計者的才

能輔助方式，以完成特定的功能。在所選定的模式內，應分析並評估使用者和輔助方式的相容性，以確保最佳的溝通效果。使用者的評估主要在探知其認知功能、教育層次、感覺動作的靈敏度、溝通能力（語言方面）、學習潛能和人格評量。設備方面的評估包括：成本、攜帶性、容易使用、操作、控制的複雜性、變通性、大小、重量，和輸入輸出的特質。輔助方式最終的考慮，需視設備工具所擁有的功能和個人的能力而定，空間及時間關係的界面，必須將個人和輔助方式結合為一個共存的功能整體。

二、矯治與訓練原則

林寶貴（民 75a）建議腦性麻痺兒童語言矯治與訓練原則如下：

1.促進兒童語言發展：提高嬰幼兒對刺激物的知覺，提供周圍人、物接觸之機會，刺激與鼓勵發音，發展利用語言之知覺，發展語言概念等，均能促進嬰幼兒的語言發展。

2.改進呼吸型態：利用特殊裝備維持腹、頸、頭部在適當的位置，或實施物理治療幫助控制坐姿，或維持良好的姿勢等，皆有助於正常的呼吸速率。因為說話需要有正常的呼吸速率，再加上控制呼氣與吸氣，才能妥善利用呼氣流而說話。

3.改進發聲：哭、叫、笑是訓練聲帶活動的好方法，有助發展控制喉頭的能力，了解聲音能操縱周圍人、物的重要性。若模仿呼氣發聲有困難可改換姿勢（如仰臥或俯臥）較易出聲。以遊戲、歌唱方式練習，較能消除緊張。發聲時有肌肉僵直現象（頭往後仰、頸過分伸長）時，應注意其姿勢，必要時以特殊椅幫助消除僵直現象。

4.改進肌肉緊張狀態：最有效的方法是「抑制異常反射的姿勢」（reflex inhibition posture）。檢查兒童仰、臥、坐、立、屈膝等姿勢是否有異常狀態，在相反的位置上幫助兒童運動，就是抑制異常反射的姿勢。

5.改進頸部控制能力：重度的腦性麻痺兒童頭部與肩膀的運動是無法分

開的。頭一轉動，肩膀也跟著同時轉動，使下顎、口唇、舌頭等發音器官的運動也受到影響。所以需要訓練頭部與肩膀能分別轉動，頸部能隨意控制，嘴巴閉起來，不流口水等活動，才能促進發音與說話。

6.練習吸吮、咀嚼、吞嚥（CSS）運動：以促進構音器官的整體協調功能。

7.練習雙唇、舌頭、口形（上下顎）的運動：以增進構音器官的靈活度。

8.訓練構音：構音訓練要等到兒童能控制呼吸、發聲時才開始。先幫助兒童了解構音器官的位置及活動時的知覺，面對鏡子練習，可了解舌頭、下顎的動作。利用「輪替運動」（diadochokinetic movement）訓練構音器官的機能，如找出「ㄆㄚ ㄊㄚ ㄎㄚ」「ㄅㄟ ㄅㄧ ㄅㄞ」等構音部位相近的音，讓兒童重複練習，愈快愈清楚愈好，可增進雙唇、下顎、舌頭的運動功能。

9.引發兒童說話動機：以手指娃娃、布偶、玩具、遊戲等方式，誘導兒童動作、發聲或構音，較易達成治療目標。若兒童學習動機短暫，可以問句或二擇一的問題讓兒童回答，以幫助發展自我概念。增加同儕團體交往機會，亦可增進說話動機。

10.利用非口語溝通方法：對於重度的障礙兒童，雖治療多年仍無法利用口語溝通時，可發展非口語的溝通方法。例如利用辨識卡、溝通板、電動打字機、布列斯符號、手語、圖片、頭棒法、口棒法、觸覺設計、滑動設計、選擇器設計、燈光選擇法、點頭搖頭法、目視法、指示法、機械式選擇法、顯示選擇器、字碼設計、文字卡、文字板等幫助兒童表達意思。

11.親職教育的重要性：腦性麻痺兒童在行走、咀嚼、吞嚥方面有困難，父母容易對孩子有過度保護的傾向，沒有給孩子走動和探索四周環境的機會，阻礙探險、體驗以及語言表達的機會。說話是一種肌肉的綜合運動，兒童需要利用「多重感覺途徑」（視、聽、觸、運動覺）學習說話，父母應多提供各種感覺刺激與語言刺激，尤其是母親，應該一出生即扮演語言治療師的角色。

三、語言發展與口語訓練策略

廖華芳與林麗英（民 78）提出腦性麻痺語言發展與口語訓練策略值得參考：

㈠語言訓練原則

1.軀幹控制：此為學習之先決條件，若軀幹位置不當、視覺方向不良都會影響孩子注意力。

2.面視位置：治療時應與孩子面對面，使其頭部維持正中位置。例如：受STRN影響的腦性麻痺兒童，頭會後仰，此時孩子位置不宜過高，才有助於治療。

3.下顎控制：良好的下顎控制，可抑制咬合反射過強的情況，有利於語言治療的進行。

4.餵食計畫：口腔功能的訓練可融入於語言遊戲中，而餵食計畫從六個月大，添加副食品即開始執行。

5.足夠的學習經驗、感覺輸入：從孩子所具有的起點行為開始，繼續提供適當刺激，增加其經驗，持續拓展其語言能力。

6.從語言遊戲中，有效促進其語言發展。

7.不要過度專注於構音的矯正，否則只會增加腦性麻痺兒童的肌張力緊張度，無益於治療。

㈡語言發展遲緩的治療方法

1.認知遊戲

設計適當的感覺動作遊戲，促進其操作、感覺能力，培養對各種物體的知覺，才能有效提高其認知。

2.口語了解能力訓練

此即為被動語彙（passive vocabulary）的增進，培養兒童聽懂或了解別人口語的能力，這種訓練應在口語表達訓練之前實施。

3.口語表達訓練

以角色扮演的方式增進兒童口語的實用性，腦性麻痺兒童不需具備完整的文法能力，只要能清楚表達關鍵字（key word），即有利溝通。

4.語彙的拓展

先要求質的提升，再促進量的增加。

5.實用性

考慮腦性麻痺兒童動作受限程度，並依據現有語言程度，從遊戲及日常生活中予以有效訓練，並特別注意實用性。

6.父母的參與

在語言發展治療中，父母扮演十分重要的角色，治療師提供基本的技巧指導，有賴於父母的配合拓展療效，因此，訓練父母成為半專業人員才有真正的助益。

(三)口語技巧和口腔動作的訓練

1.訓練應循下列三原則

⑴首先抑制（inhibition）不正常的反射動作。

⑵激發（facilitation）成熟的動作。

⑶讓病人有能力隨意控制動作（take over）。

2.訓練方法

⑴抑制不正常反射方面：從頭部控制開始，然後依序為頸、肩、下顎、唇、舌的控制。而且良好的姿勢控制更是語言治療的基礎，所以應與物理治療師密切配合。

⑵口腔、臉部感覺正常化，常用的方法有二：

　①減敏感法（控制性觸摸技巧）：此法適用於過度敏感病人，由腹

部、足底施予持續、長時間的加壓刺激，再漸進至口腔周圍，最後進行至口內。

②誘發性觸摸技巧：適用於肌張力低或過度鈍感（hyposensitive）之病人，施予短而快的觸摸手法。通常由口腔周圍開始，以誘發口腔動作的出現。

(3)促進口腔動作技巧：

①下顎動作：腦性麻痺兒童有時下顎太過緊張，無法開始，此時先將下顎向下拉，使肌張力鬆弛，再將下顎上推以完成閉合動作。另可在臉頰做不規則的拍打（tapping）。

②嘴唇動作：在上唇做短而快的刺激，輕壓上唇並引導下唇上抬，使唇閉合。亦可由上而下的撫摸笑紋兩側，再施壓雙唇，並鼓勵孩子做接吻動作。

③舌頭動作：利用壓舌板或食器引導舌頭上抬及左右活動的動作。

④咀嚼動作：首先要抑制咬合反射，再將食物置於下臼齒位置，並利用下顎控制手法，並在臉頰以旋轉式的動作來引發咀嚼動作。

⑤下顎控制：良好的下顎控制，極有利於語言治療，因下顎控制可使腦性麻痺兒童激發出較好的口腔動作。

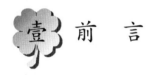

第十四章

自閉症兒童的語言障礙

壹　前　言

　　自從一九四三年兒童精神醫學之父——美國兒童精神科醫師肯納（L'eo Kanner）公開發表「情感接觸的自閉障礙」（autistic disturbances of affective contact）一文，提出「自閉症」（early infantile autism）一詞以來，激起許多學者對此症研究的興趣。近幾年來，由於國內教育學者、心理學者、醫師等專業人員共同的努力，也使自閉症的問題得到社會大眾廣泛的關注。

　　從自閉症的相關研究中發現，自閉症患者不只在學習和發展人際關係的功能上有明顯的障礙，而且在語言發展上也有明顯的缺陷。眾所周知，語言是人類獨具的能力，用來溝通思想、表達情感、學習及適應社會環境，是人類謀生存的重要工具，一般正常兒童隨著發聲器官、大腦神經中樞與聽覺器官的發展成熟，在「傳達」、「轉換」與「接受」的語言歷程上，學習到人

際溝通與適應社會的普通語言能力。Smith, Goodman 和 Meridith 即指出，兒童的語言發展，從出生後十二個月內的牙牙學語（babble）起到六歲左右時，便能精確地使用大量語彙，以適應其所處環境的團體語言（*Rose, 1982*）。然而，大部分的自閉症兒童終其一生，對語言的了解及表達均有很嚴重的問題，因而，Rutter（*1971*）及其他一些專家即認為自閉症產生的主要關鍵，在於其語言發展的嚴重缺陷，因而妨害其良好人際關係的發展，若能解決其語言缺陷，則其問題便可解決大半（*James DeRuiter, 1986*）。本章擬討論自閉症的定義、成因、語言與溝通障礙的特徵、診斷、治療原則及方法。

貳　自閉症的定義

自閉症一詞最早是由美國肯納（Kanner）醫師在一九四三年發表的一篇論文中提到的，之後，雖有許多醫生、學者不斷地研究，但仍很難一窺全貌。自閉症是發生在二歲半以前的幼兒的一種嚴重精神疾病，它以無法和人溝通及各種知覺、語言、運動障礙及特殊的習慣為特徵，它的發生率，因各研究診斷標準及地域的不同而有所差別，大約是萬分之四至萬分之十五不等，男比女多三倍以上。

有關自閉症的定義，世界衛生組織對自閉症所下的定義最具代表性（加藤正明，*1973*）：自閉症幾乎是出生後三十個月以內所出現的症狀群。這種兒童對聽覺或視覺的刺激反應異常，對別人說話的理解有困難，語言發展遲緩，語言表達方面常有回響語的現象，文法構造不成熟，不會使用反轉代名詞，不會使用抽象的語言等特徵。一般說來，自閉症的兒童是使用口語或手語做為社會性溝通的能力發生困難。在社會性關係方面的問題，五歲前最為嚴重，尤其是在視線、社會性接觸、共同遊戲等方面，可看出明顯的障礙。對固定的行為模式有固著現象，拒絕變化或改變，對奇異的味道或東西有偏好，執著於一成不變的遊戲模式。抽象、象徵性的思考，或想像性的遊戲等

能力低落。在知能方面所表現的範圍很廣，包括嚴重的智能不足、普通、到普通以上的程度。功課方面，需要象徵性或語言能力的課業成就不高，需要單純的記憶或視覺空間的能力課業成就較高。

自閉症的原因

到目前為止，很多學者從各個不同角度在研究自閉症的原因，大略可以分為下列幾個看法：

第一種看法認為自閉症是父母的個性或錯誤的教養方法所造成的，自一九四三年美國兒童精神科醫師Kanner發表「自閉症」（autism）的症狀後，至一九六〇年代末期為止，一直是一般公認的看法。這一派的主張又稱為「精神分析學派」。也有各種不同的學說，例如：

1.由於父母的攻擊態度使兒童感到不安，而造成親子間溝通障礙的結果。

2.由於父母的精神障礙所引起的情緒挫折。

3.由於父母的拒絕態度，使兒童對人類產生根本的無力感（*Bettelheim, 1967*）。

4.父母對兒童的問題不敏感、不關心，久而久之兒童會變成像父母一樣不關心別人。

但是隨著愈來愈多的研究結果，把自閉症認為是父母的個性或錯誤的養育方法導致的「精神分析學派」，逐漸銷聲匿跡，最近的研究者幾乎另外有別的看法。

第二種看法認為自閉症的成因是中樞神經系統的某種障礙導致的「神經學派」，是Rutter（*1968*）、牧田（*1971*）等所發展，認為自閉症是顯著的器質性障礙行為、高頻率神經學上的異常、感覺與認知機能障礙所引起。近年來，神經化學、神經內分泌學、生物化學研究的急速發展結果，認為自閉症是腦內的神經化學物質，或中樞與行動有關的控制機制病因所引起的研究報

告，也相繼出現。例如Ornitz和Ritvo（1968）認為器官的缺陷，致使自閉症兒童對事物之概念受扭曲，與物體建立適當的關係受到影響。Dalgleish（1975）研究指出，自閉症在感官訊息的組織與排序過程有困難，而這些能力卻是語言與溝通的基礎。Schreibman, Koegel 和 Rehm（1971）的研究亦發現，自閉症兒童在處理多種感官刺激上有困難，只能專注於某一刺激，亦即刺激的過度選擇或過度注意。

第三種是心理認知學派的看法：此理論強調處理與組織訊息的異常，認為自閉症兒童的語言障礙是因其有限的訊息處理能力而造成。

第四種是語言中樞異常的看法：Baltaxe和Simmons（1975）指出自閉症兒童在語言學習過程中使用特殊的溝通策略。此理論認為自閉症是大腦中樞異常所產生之結果，由於中樞運作系統之變異，導致自閉症行為之特殊性。

第五種是生化異常的看法：此理論認為自閉症之病因，不只是心理、精神方面的障礙，經常是頭部、心理、生理各方面同時有障礙，從生理因素來看，可能起因於脾臟、胃的疾病，或因偏食、攝取過量糖分的結果（飯野，1982）。

肆　自閉症兒童的溝通問題

前述自閉症的特徵是人際關係、語言、認知以及運動方面有障礙，同時又伴隨著奇怪的反應及特異的興趣、固執等等。因為個別差異之故，再加上年齡和障礙程度之不同，所以自閉症在溝通方面的問題，從沒有語言的狀態，到只有特異的特徵為止的狀態，所出現的情況參差不齊。本節再就自閉症者所產生的溝通問題做一個概略性的介紹。

大多數自閉症兒童都有語言發展遲緩的現象，而此遲緩現象應歸因於溝通的問題。一般正常兒童所有的內在本能的溝通欲求，在自閉症兒童中是相當薄弱的，所以便產生了相當多的溝通問題，Frith（1990）歸納如下：

- 不會說話或話題極受限制。
- 獨特的語言方式及理解的困難。
- 有時雖能理解語言，但對特別的抽象語之理解則極為困難。
- 自言自語，或是一直反覆地說著相同的話（echolalia）。
- 主詞或人稱代名詞的使用有混亂的現象。
- 構音、音調、節奏、音的高低、大小都有異常的現象。
- 不會把聲音、動作或表情，當成溝通工具來使用。
- 有時就算聽見了對方的問話，也無反應。
- 常用固定的記號回答，再添加個人的意思，隱喻的說出特異話語的模式。

　　根據研究顯示，大約有一半以上的自閉症兒童沒有語言溝通的能力，其指導方式以信號語言溝通為主。茲再將其他的溝通困難進一步說明如下（*Frith, 1990*）：

一、照話學話（echolalia）

　　有四分之三有語言的自閉症兒童有鸚鵡式學語的毛病，此種症狀也在大腦異常的患者中出現，如失語症、痴呆症，同時也發生在年紀較小的正常兒童身上。究竟哪種結構的語言最容易被複誦？根據觀察證明是直接對兒童說的話，而不是對其他人說的話。比方說小孩會重複家長或老師從前對他所說的話語，如「小華，不可以做那個！」、「小明，你真是個聰明的孩子！」。正常的兒童傾向複誦超越他們自己文法能力的語言，但我們不能確定自閉症兒童是否也是如此。為什麼自閉症者有照話學話的現象？有很多研究致力於分析自閉症兒童此種語言問題，而欲發現其所要提供的溝通目的。例如複誦可能是「我不了解」的信號，有時也解釋為「某種要求」，如一直重複著：「你要餅乾嗎？」，其實指的是「是的，我要！」。然而，在很多情況下，仍不能排除「反響語言」，只是刻板化的行為而已，而沒有任何溝通的意思。

　　「反響語言」該加以勸阻嗎？至今尚無證明顯示它是好是壞，許多醫師

對此也有分歧的意見，有些認為它是不良的，因為在正常的語言發展及病理學上的例子來看，要想改善語言，「反響語言」一定要減少才行，對自閉兒童亦然。有複誦毛病的孩子似乎很少有自發性的語言。然而另一些專家則表示，複誦也不失為一種語言的使用方法，它也許是語言學習過程中一個必經的過程。就某種意義而言，這也能是「語言前發聲」發展到富創造性、富彈性語言型態的一個橋樑。

二、隱喻性的語言（metaphorical）

自閉症者常有一些與別人說法不同的獨特話語。例如有一個自閉症小男孩，當他母親在廚房為他唱一首詩歌「小強是貪吃鬼」時，燉鍋突然掉了，自此以後，他一看到與燉鍋類似的東西時，他就會唱「小強是貪吃鬼」了。因此，我們若想要了解其獨特語言的意義，則必須做進一步偵察的工作，以釐清其涵義，如此才有助於我們與其溝通的可能。

三、代名詞反轉

自閉症兒童常以「你」代替「我」，以「我」代替「你」，「你」、「我」分不清楚。比較單純的解釋是與其遲滯的反覆學話有關，譬如，一個自閉症男孩在別人給他餅乾時，經常學別人說：「你要吃餅乾嗎？」他學會把事件與特殊的句子予以連接，但卻沒有學得句子的意義，所以「你」、「我」分不清楚。比較複雜的解釋是與人稱代名詞的指示功能有關，他們搞不清楚誰是說話者？誰是聽話者？而正常兒童在五歲以前也會有此錯誤的現象發生，因為小孩子尚不能真正了解誰是誰。有實驗證明自閉症者雖然對言語的代名詞有反轉的現象，但對自己的身體及別人的身體卻不會弄錯。Rita Jordan的研究中指出自閉症者與同儕團體交談時，經常以名字來代替代名詞，以避免發生錯誤。

四、其他溝通上的問題

「他說起話來就像外國人一樣」，或「他能逐字一一的正確排列」，這通常是與自閉症者交談後的評語。而在日常會話中，慣用語和不合文法的語言也是很普遍的，而事實上，聽者也常不覺其錯誤。

目前對自閉症者的會話能力有一些研究發表。Baltaxe 證實：說德語的自閉症成人拒絕說有禮貌及親密的話，這是由於忽略社會角色的緣故。另有研究顯示，具有高口語能力的自閉症者常會說 "by the way……"、"talking of……"、"well, anyway……"，而實際上並沒有介紹一個新的主題，他們只學得了公式，卻沒有充分了解其意思。把這些慣用語集合起來，使其了解適用的時機是有必要的，但此乃剛學習會話時，所不能克服的難題。

在提到會話能力時，其說話的音韻和說話的內容一樣重要，我們在此所指的是溝通時的音調、音高、說話速率、流利度及重音。例如有些自閉症者的聲音可能一下子從輕聲變為很大聲，從低音變為高音，就好像他們不能成功的判斷什麼音量是聽者所需的，所以有時不是過大就是過小。速率也是一樣，有一個自閉症的母親曾說：「假如我能使他說慢一點，別人就會了解他了。」此問題並非源於缺乏控制，而是缺乏了解何時何地該去控制。另外，在使用重音方面有一例子是："The |father|held his| son." 這是正常的語調，但當我們要與前文做對比時，需念成 "The father held |his| son."，這就是自閉症兒童特別困難之處。

在傳遞與接收訊息方面，自閉症者只能接收及轉達表面單純的訊息，他們的文字表達就像是一面鏡子一般，他們很難去了解隱喻的訊息，然而真正重要的是訊息的重點而非訊息本身。例如當你說：「你能不能把鹽遞過來？」自閉症兒童可能會回答：「可以！」但不做任何動作。

伍　自閉症兒童的語言特徵

自閉症兒童的語言障礙程度有極大的個別差異。

陳浙雲（民80）歸納自閉症兒童的語言障礙特徵如下：

㈠口語方面

1.理解口語困難

有些患者完全不能了解，有些則可以理解字面上的意義，視認知功能之差異而定，如智力較高的自閉症者尚能使用語言，但對較深澀的片語、雙關語等則無法意會。

2.使用口語方式的異常

⑴無語言：Rutter（1966）指出大約有半數的自閉症兒童無語言，同時，在幼兒期常因被叫喚時沒有反應，加上無語言表現，被誤以為有聽力問題或失語症的個案相當多。

⑵立即性鸚鵡式語言（immediate echolalia）：如聽到別人說：「你好嗎？」便跟著說：「你好嗎？」，但這並不代表他了解你的意思。另有一些則在內容或音調上有某些改變，例如媽媽問：「你要不要出去呢？」兒童則說：「出去呢？」有人認為，鸚鵡式語言的變化形式應可視為自閉症者表達溝通的意圖，而無彈性的鸚鵡式語言則不具有溝通意圖。

⑶延後式鸚鵡式語言（delayed echolalia）：在一段時間之後喋喋不休地重複某些字、成語、句子、整首詩或歌曲，同樣也有溝通性與非溝通性之分。如有一個兒童到學校後重複他在家中所看電視新聞的內容，這是無溝通性的。而有些兒童把以前所聽過的話重複出來，如：「你要不要喝水？」實際上，他所要表達的是「我要喝水」。因為以前他每聽到別人說這句話時，便能得到水喝，因此當他渴了，便重複這句話。這也說明自閉症兒童只記得

語音，而不記得語言之意義的情形。

　　⑷說話不帶感情：說話的目的在表情達意，所以一般說話時會自然的投入情感，但具有對話能力的自閉症者和人對話時，都只是把過去所學過的語言，很機械式的表達出來，讓人覺得他們是把他所知道的事「告訴你」，而非「和你談話」。亦即，他們缺乏一般人說話時一來一往、一問一答的相互溝通特性，有時甚至出現答非所問的情形。

　　⑸無法掌握音調：說話時有如木偶說話一般，斷斷續續，十分機械化，無法經由語音的音調、節奏、抑揚頓挫來表現情緒或感受。

　　⑹音量控制不當：音量應依情況不同而調整，如在圖書館與遊樂場中的說話音量便應有所區別，自閉症兒童常無法因情境調音量，因而構成人際溝通時的障礙。

　　⑺代名詞反轉（pronominal reversal）現象：誤把自己稱呼為「你」，而把別人稱為「我」，這可能是因為自閉症者無法從語言結構中領悟正確代名詞的用法，只記得屢次被人稱為「你」或「他」，而別人講話卻自稱為「我」的緣故，這也是自閉症兒童記憶好而理解力差的例子。據國內宋維村醫師的案例研究指出，某些自閉症成人後來雖已學會正確使用代名詞，但仍然儘量使用每個人的名字，以避免使用「你」和「我」。

　　⑻不清楚肯定與否定的概念：常使用「不」，而少使用或不會使用「是」或「好」。

　　⑼自發性語言之文法結構不成熟：社會性的語言本應具有一般性，能被認同，才能達成溝通的目的。但自閉症兒童卻經常使用自創的語言（或縮短句子，或自創新語）表達個人意的意思。所以，除了跟他一道生活的人外，他人實無法了解其語言的意思。

　　⑽字義無法變化：當第一次學習一個字的意義後，此字便永遠被固定於所學的意義，無法變通，如「學校」與「校正」二詞中的「校」自閉症者便不易了解。

　　⑾很少發問：除了強迫性的行為表現外，他們很少會提出問題來發問。

⑿固定現象：自閉症者常有固定的儀式性行為，在語言方面亦然。例如有的兒童有重複的固定問題，而且要父母用固定的方式回答。又如，碰到人固定要問電話號碼，看到對講機就自動按鈕報上自己的姓名，甚至考試時也將腦子裡一直在想的固定想法寫在考卷上，而拒絕回答考卷上本來他會回答的問題。

⒀不會使用因果性的語言：如「因為」、「所以」、「因此」、「如果」等用詞的學習有困難。

⒁廣泛使用該受懲罰的言語：如罵人的三字經，或粗魯的髒話，因為它表達的強度與表情很容易引起自閉症兒童的模仿與選用。

㈡非口語方面

1.不易理解手勢、表情、姿勢等所傳達的訊息

例如，當他人對自閉症者所說的話題不感興趣而左顧右盼時，自閉症者通常無法察覺而繼續談論他的話題。亦即，他們無法站在別人的角度來想，所以在溝通上常有困難。

2.非語文的溝通方式

有些自閉症兒童常使用攻擊、發脾氣、傷害自己、面部表情、視線接觸、拉別人手等各種姿勢意圖溝通，但這些方式因不屬於社會認可的溝通方式，也許只有父母或與他相處較久的人才能明瞭。

3.部分個案認字能力極佳

據宋維村（民 72a）醫師的研究資料顯示，我國自閉症兒童約有四分之一有極佳的的認字能力。此乃因自閉症者的視覺區辨力強，而每個方塊字各有其讀音，有利自閉症兒童之學習。因此，三、四歲即認得上百國字者頗為常見，但是他們大多只能讀而不能明瞭意義，十分可惜。

4.部分個案擅長寫記憶性、敘述性的文章

少數語文能力好、智力高的自閉症者能夠作文，他們通常是運用極強的記憶力，一字不漏的將作文範本的句子背下來。逐漸地，才有少數程度較高

者可以把自己所看到、所想到的寫出來。在作文時，也會像說話一樣出現句子重複，用字遣詞不十分恰當的現象。所以，在宋維村醫師的個案中，有四、五位能作文的自閉症青少年，都較長於寫記憶性、敘述性的文章，而拙於寫抒情性質的文章（宋維村，民72b）。

(三)與失語症的比較

有人將自閉症的語言障礙情形與先天性失語症（aphasia）相提並論，實則兩者雖有多處特徵雷同，但性質實不相同。美國北科羅拉多大學教授James DeRuiter（1986）即曾將兩者加以比較如下：

1. 相似點

(1)兩者的聽覺能力均極正常

(2)兩者的聽覺區辨能力都很差。

(3)皆有回饋曲解（feedback distortions），無法修正行為。

(4)皆可能表現鸚鵡式語言。

(5)均表現出口語表達的無能與知覺困難。

2. 不同點

(1)自閉症兒童的行為問題常是持續性的，失語症兒童則否。

(2)失語症兒童常試圖以呢喃聲或手勢與人溝通，與人保持極佳的關係，自閉症者則多數不知如何與人溝通，人際關係很差。

(3)失語症兒童的記憶力差，有的自閉症者記憶力極佳。

曹純瓊（民81）比較自閉症兒童與正常兒童的語言發展過程如14-1表：

表 14-1　自閉症兒童與正常兒童語言發展過程

發展項目	正常兒初現月齡	自閉症兒	註釋
1.對母親的聲音反應	1～2	？	屏息聆聽。
2.微笑反應	3	—	注視母親（成人）眼睛。
3.對手遮臉遊戲之反應	3	—	人際關係之建立。 出聲、笑。
4.喃語之開始	3～4	一或？	愉快與不愉快之聲音表達；發聲器官之練習；發聲→耳朵辨認→發聲。
5.愉快與生氣之分化	4	＋（稍遲滯）	控制大腦邊緣形（情動中樞）（舊皮質）。
6.追隨或緊跟熟人或母親後面	5.6～24 個月為止	－ ？	在陌生人面前或到陌生場所時會恐慌。
7.溝通之發聲	5	—	有目的發聲向人訴說或引人注意。 以認識對方為前提。 自閉症兒多怪音且無目的。
8.視覺的表象	6～8	—	記憶隱藏的事物或不在的人物，並欲使之再現之行為。
9.動作模仿（如 bye-bye）	8～9	—	理解手勢，並欲模仿之（自發性）且使用於適當的對象。
10.喃語減少，模仿抑揚頓挫之發聲。	8～9	—	自閉症兒缺乏抑揚頓挫。
11.自發性使用食指做指示	8～10	—	
12.理解自己的姓名（名字）	9～11	—	未確立自己認知。 對他人漠不關心。
13.答覆性質的食指指示	9～11	—	智障兒於心理年齡 11 個月時才出現此行為。
14.有意義語彙之初現	12～18	遲滯	一定聲音之組合代表一定的意義，並於一貫適切場合中使用。 自閉症兒大多欠缺一貫性及意義之理解。
15.愉快→愛情和得意等之分化	12～14	－ ？	獎勵和讚許為強化因子。

16.象徵性遊戲			
・功能模仿	12～14	－？	遵從玩具用途玩耍（模仿例：拿杯子做飲用狀）。
・象徵模仿	14～18	－？	以某物代表他物玩耍（例：積木→食物，汽車路線）。
・裝模作樣模仿	20～24	－	假裝有某物並使用用狀（模仿例：假裝是司機做駕駛公車狀）。
17.上、中、下等空間位置關係之理解	24（1/3 理解無誤）	一或非常遲滯	對自閉症兒而言，把握空間、時間等關係的概念非常困難。
18.要求的表達	14～18	一或非常遲滯	由於欠缺對人的認識，對人的要求倒不如以人的手做道具來使用。
19.身體概念發展	24 個月大時，對自己或他人能正確指出 4～6 個部位。	一或非常遲滯	身體的概念是在與母親或他人的相互交往中養成，但自閉症兒則未確立。
20.生氣→嫉妒的分化	18	一或非常遲滯	無嫉妒，在友伴中無競爭心，因之，不使用要求語和禁止語。
21.語彙的急速增加 助詞的出現	18～36	一或非常偏離正常發展型態	只銘記自己感興趣的語彙、自創語彙（正常兒亦會有此現象）助詞的脫落或誤用較晚出現。
22.人稱代名詞使役句等之混亂使用	48	一或非常遲滯	由於欠缺自己概念和對人之認識，很難分別自己和他人。
	48～52		自己想吃卻説「媽媽吃！」
23.與他人（兒童）互動 參與團體理解簡單的社會規則	36～60	一或非常遲滯	如無根之蘭花，即使在團體中亦自由行動，晃來晃去。無法理解規則。不能完全參與團體活動。

註：符號解釋：「＋」——出現；「？」——不明；「－」——限於行為觀察中未出現。

林麗英（民 74）歸納自閉症兒童的溝通和語言的問題如下：

約有 35%至 50%的自閉症兒童，由於認知差，無法學習語言，所以僅能使用一些無意義的聲音（vocalization）來表示溝通意圖。他們可能會拉著人去為他做某件事，可能「咿咿、呀呀」地叫個不停，卻無法用詞句來表達；

還有些自閉兒對環境中的聲音會有不一致的反應。相同的聲音，有時會有反應，有時則無；所以，很多這類兒童早期被認為是「耳聾」（deaf）。甚至有的孩子會對某一種聲音有過度反應，這可能和過去不愉快的經驗有關。例如有一個個案，他每次聽到電鈴聲，就會不由自主地大叫。因為在過去，他曾經在被父親打時，正好有人按電鈴。所以，他就將這個不愉快經驗與電鈴相結合。所以每聽到電鈴，就想起這不愉快的經驗而大叫。但是，我們必須強調，自閉兒對環境聲音的不正常反應是一種不由自主的行為，並非孩子本意如此。

對於智商較高，認知較好的自閉兒，他可以有語言的發展，但是他們的語言行為仍有下列幾個特點：

1.對於雙關語、片語或諷刺的語言無法了解；他們所了解只是字面上的意義而已。比方「燙手山芋」這個成語，他們會認為是指很燙的山芋。如果我們說：「哼！你可真行！」他們卻認為您在稱讚他。

2.鸚鵡式的仿說（echolalia）：所謂「鸚鵡式仿說」是指對於所聽到的話會毫無意義複誦一遍者稱之。自閉兒普遍存在著仿說的現象，最主要可分兩種形式（*Prizant, 1983*）：

⑴立即性的仿說（immediate echolalia）：自閉兒對所聽到的話會立刻地重複一遍。比方媽媽說：「冬冬，要不要洗澡了？」孩子也說：「冬冬，要不要洗澡」來反應。

⑵延遲性的仿說（delayed echolalia）：當孩子聽到一些話後，經過一段時間才重複說，稱之為「延遲性仿說」（*Prizant, 1983*）。他曾介紹他的一個個案。這個自閉兒一進他的辦公室，就開始報告新聞。這就是延遲性仿說的一種。有的自閉兒常用：「要不要喝水」來代替「我要喝水」這句話，這是因為在他的經驗中，每當有人問他要不要喝水後，他就有水喝。所以，他們就將這句話記下，這也是屬於「延遲性仿說的一種」。

3.自閉兒童無法了解溝通情境。所以，他們會使用不適當的聲調來交談，不能保持適當的說話距離，不是站得遠遠地和你說話，就是緊挨著你，

他們也無法隨交談人數的多寡來調整說話音量。

4.這類的兒童會不停地說，不停地問，完全不在乎你是否回答他。對於溝通時，非語言的表示，他們也無法了解；所以，當我們皺起眉頭，將頭轉向別處或走開來表示我們不願再談下去時，他們就無法了解這些非語言的表示，仍滔滔地說個不停。

5.自閉兒常用違反社會習俗的溝通方式。他們常用「自虐」（selfin-jury）、攻擊性行為（aggression）來表示他們的拒絕。

6.對於可以主動表達的自閉兒，常出現明顯的「代名詞反轉」（pronomi-nal reversal）現象。將「你的」說成「我的」，「我要喝水」說成「你要喝水」。

7.他們在說話時缺乏抑揚頓挫和語調上的變化，聲音單調，而且毫無感情。

總之，約有一半的自閉症患者，沒有語言溝通能力。而具有對話能力的自閉症患者的語言，也是不太正常。他們和人交談時，只是「很機械地」把過去所學到的話「告訴你」，而不是與你「交談」，他們缺乏一般人交談時一來一往、一問一答的相互溝通的特性。

Bernstein 和 Tiegerman（*1989*）**歸納自閉症的語言特徵如下：**

語言構成要素包含：語用、語意、語法、語音、認知。而自閉症兒童的語言缺陷可歸因於：語言學習中各元素的奇異發展，及語言各元素間轉換能力的缺乏。亦即語用、語意、語法、語音、認知上的缺陷，及語用、語意、語法、語音間之轉換能力缺乏。

㈠認知的特徵

知覺、語言與認知的關係相當引人爭議，其實是密不可分的。認知論者強調早期社會互動經驗對認知發展的重要性。Piaget 認為語言的發展以感覺運動期為基礎，而探討自閉症的認知發展必須考慮社會經驗中知覺與認知的過程。

　　許多研究指出自閉症的智力程度分布，由智障至資優生皆存在（*DeMyer,
Barton, Alpern, Kimberlin, Allen, Yang, & Steele, 1974*）。但是自閉症比一般智障
者更具有某一方面的潛能，如具有較高的視覺空間區辨能力，而缺乏抽象能
力，或是刺激間關係的組織能力（*Hermelin, 1978*）。而在智力測驗上，非語
文能力優於語文能力（*Lockyer & Rutter, 1970*）。面對較複雜的刺激，缺乏統
整能力（*Bryson, 1970*），不能區辨出有意義或相關的訊息（*Dalgleish, 1975*）。
在環境互動中維持一成不變的法則，注意或固著於圖畫或故事的某一部分，
而且常是無關主題、支節的部分（*Maltz, 1981*）。在訊息處理的過程中，亦
有過度選擇的現象（*Lovaas & Schreibman, 1971*）。

　　Koegel 和 Rincover（*1977*）亦指出自閉症者有類化困難之問題，主要是
因為自閉症者在複雜的情境中，不能有效選取相關的訊息，造成概念或知覺
關係認知的困難。

　　自閉症者在各情境中，傾向於固著不相關的部分，因此對環境的認知相
當有限，且常被扭曲，導致類化困難。

　　分析自閉症者的溝通方面較優異的能力，是語言治療的起始步驟，最重
要的是如何應用此能力於學習內容上。

㈡語用

　　語用意指為達溝通目的之語言，近來極受研究之重視。

　　Shapiro 和 Fish（*1969*）認為自閉症者在溝通功能的缺陷是由於其社會性
不適當的語言所致。Blank, Gessnes 和 Esposito（*1979*）指出自閉症者不能產
生或了解手語和溝通行為，以致不能注視他人、口語表達、遊戲和有社會性
行為，而由於不能發展與他人的互動行為，因而少有溝通意圖。

㈢溝通行為

　　為了解兒童行為是否具有溝通意圖，對於社會情境的觀察與分析相當重
要。

　　有些人認為自閉症者不具有溝通能力，往往將其行為視為不具溝通能力，但此結果卻產生自我應驗效果，導致惡性循環。

(四)語意

　　語意意指語言中的意義性，概念的知識對語意的獲得具重要影響力。

　　Baltaxe 和 Simmons（*1975*）研究發現，自閉症者最普遍的語言問題是違反語意的限制。Ricks 和 Wing（*1975*）則指出自閉症者有高層抽象的缺陷、不能發展複雜關係，以致影響語言的發展。Tager-Flusberg（*1981*）亦指出自閉症者無法將外在世界的經驗轉化於語言的結構中。

(五)語音

　　自閉症者的語音發展大致依循正常兒童的發展，但是有超語段的特徵，如：速度、韻律和質的異常現象。依據研究發現，自閉症與智能不足兒童語音之問題相類似（*Bartolucci, Pierce, Streiner, & Eppel, 1976*），主要為音韻、節奏、構音之問題。

(六)語法

　　Bartolucci, Pierce, Streiner 和 Eppel（*1976*）研究發現，自閉症者在動詞變化之使用有困難（如過去式、現在進行式等分別），而在冠詞、介系詞、助詞之運用亦有缺陷。

楊麗華（民 *80*）歸納自閉症兒童的語言特質如下：

　　1.聲音可能是一種自我刺激的行為：聲音對其聽覺有所刺激，所以被拿來當作一種娛樂的活動。

　　2.說話可能是一種模仿：自閉症兒童常有鸚鵡式說話的習慣。

　　3.說話不帶感情：說話單調，似乎做一種機械式的反應。

　　4.代名詞常倒反使用：「你」與「我」容易搞混。

5.非模仿字的音不清晰。

6.創用新語：常用自創新語，自閉症兒童經常使用其自創的話語去表達個人的意思。所以，除了跟他一道生活者以外，他人實無法了解其話語。

7.對動詞時態與介系詞的使用困難：如「吃」與「吃過」無法分辨。

8.常使用「不」，而很少說「是」或「好」。

9.在各種詞類中較常用名詞，而且是簡單且具體的名詞。

10.音調的問題：整句話的揚抑頓挫對自閉症兒童而言，常是很困難的。

11.把短句簡縮成一字。

12.說得太清楚：每個字與每個字分別得清清楚楚。

13.很少發問。

14.字義無法變化。當第一次學習一個字的意義後，此字便永遠被固定於所學的定義，如「學校」與「校正」二詞中的「校」，便無法懂得其意義。

15.所使用的句子是儘可能地短。能使用一字的意思，絕不使用二字去表達，故常不能把意思完整地表達出來。

陸 自閉症兒童的鑑別與診斷

林麗英（民 74）歸納自閉症的診斷方法如下：

根據一九八○年美國精神醫學會（American Psychiatric Association）所提出的自閉症診斷標準（diagnostic schemes）為：

1.缺乏與人應對的能力。

2.溝通發展有缺陷。

3.如果有語言發展，則多有鸚鵡式仿說（echolalia）、比喻性的語言（metaphorical language）及代名詞反轉（pronominal reversal）的現象。

4.對環境有奇特的反應行為。例如：強烈地要求環境持同、不可有絲毫改變；對有生命或無生命的東西有特殊的興趣和依戀態度。

5.沒有精神分裂病的症狀：如妄想、幻覺、思考鬆弛及思考分裂等。

6.症狀多出現於二歲半以前（但是，一般在 5 歲左右才會被診斷為自閉症）。但是在臨床上，出現於自閉兒的症狀，也可能在智能不足或學習障礙兒童身上出現。重度智能不足的兒童約有六分之一會出現自閉現象。由圖 14-1 可以明顯看出，自閉症、智能不足和學習障礙三者有明顯重疊之處（宋維村，民 72b）。

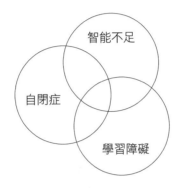

智能不足

自閉症

學習障礙

圖 14-1　自閉症、智能不足和學習障礙之關係

換句話說，自閉症的鑑別診斷相當困難。但是，我們可以經由自閉症特有的「特殊症狀」（pathognomonic signs）做為鑑別診斷的必要條件。自閉症的特殊症狀有二：

(一)嚴重的社會人際關係發展障礙

大部分的自閉兒從小就表現沒有「依戀行為」（attachment behavior），與父母或照顧他的人無法建立親情（bonding）。他們不怕陌生人；到陌生環境中，也不會緊拉住父母不放；他會到處遊盪，不怕危險，也不會自己回頭尋找親人。與人接觸時，常避免視線接觸，不然就是十分短暫的視線接觸。

學齡期的自閉兒童仍然有嚴重的人際關係障礙。他們缺少朋友，不會與同伴做團體遊戲，被動地參與活動，也不易體會到別人的情緒感受。

這些人際關係障礙的現象，並不是絕對的，而是有程度上的不同。但是這種人際關係發展障礙，並不是他們「主動地」把自己封閉起來，而是天生的或嬰兒時期腦部病變所致，使他們在學習和發展人際關係的機能受到傷害，造成他們在這方面的發展極度落後。

㈡語言和溝通的嚴重障礙

自閉症兒童有非常嚴重的語言和溝通障礙。其中以語言發展遲緩，語法錯誤最常見。對於非語言的溝通，他們也出現明顯的發展遲滯現象。

陳梅冬（民82）歸納鑑別自閉症兒童的原則如下：

㈠從一般症狀而鑑別

自閉症是少見的症候群（每10,000人約有4到5人），其明顯的特徵為重度語言和溝通缺陷，缺乏正常的社會關係，有奇怪的動作和自我刺激方式，往往不會正常操作玩具和其他東西，因而缺乏大部分功能性技巧。

㈡從語言特徵而鑑別

1. 拙於了解別人說話的意思。
2. 不會使用語言或非口語的表達。
3. 無意義的發聲、尖叫或自言自語。
4. 鸚鵡式複述他人的話。
5. 延遲的複述他人的一段話。
6. 構音不清，常有省略、替代及歪曲的現象。
7. 聲音單調平直，音量太大或太小。
8. 人稱代名詞用錯，常以「你」替代「我」。
9. 左右、上下、前後、是否等相反關係經常混淆。
10. 對電視廣告相當有興趣，甚至背誦如流。

柒 自閉症兒童的語言與溝通治療原則與方法

林麗英（民74）提出自閉症兒童的語言治療方案如下：

一九五〇、六〇年代，因為心因論的流行，許多學者都認為只有一種完全接受、寬容的療法，才能使自閉兒在安定、溫暖、被接受和自由表現的環境中，慢慢地自殼中爬出來。因此這一時期，「遊戲療法」普遍地應用到自閉兒童的治療（Churchill, et al., 1971）。事實上，遊戲療法並未獲得良好的效果，它僅僅改善了自閉兒與治療者之間的關係而已。

目前，所強調的自閉症療法，是一種自然、有彈性的治療方法。它包括「行為改變」、「改善環境」、「引發動機」等方法（Prizant, 1983）。

這種療法對於重度或年幼自閉兒的治療原則在教導他們了解溝通的意義和目標。使他們了解可以透過「溝通」來影響他人。幫助自閉兒童學習合於社會習俗的溝通方式；以手勢、圖片的使用或口語等溝通方式來取代他們的攻擊性、自虐、發脾氣的溝通方式。並使他們明白「合於社會化及人與人之間互動」（social interaction）的重要性。

對於輕度或年長的自閉兒童，我們就應教導更具效度、明確的溝通方式和規則；讓他們學習更複雜的語言，以適應任何溝通情境。幫助其了解和學習非語言的表達，說話音量的調整和參與態度的改善，並訓練其獲得維持繼續交談的能力，並學習觀察聽者的需要。進一步，使其獲得個人生活及工作中所需要的溝通能力。

最後，我們要強調，所有的治療計畫應有父母、褓姆、精神科醫生、護士及語言治療師、教師的共同參與和相互配合，才能達到有效而完整的治療。

林寶貴（民 75b）提出自閉症兒童語言訓練的目標與原則如下：

（一）語言訓練目標

　　過去，對語言發展遲緩的兒童所實施的語言訓練目標，偏重在要求兒童說話。但是現在我們認為兒童要生活在社會上，更重要的是必須具備語言理解與表達雙方面的能力。觀察自閉症兒童語言發展的情況，可以了解他們的語言理解能力，可經由訓練而進步，因此首先可從這方面的努力著手。如果我們了解說話（語言表達）的能力是建築在語言理解的基礎上，就不會急著要求兒童增加表達的語彙。在實際的生活情境中，重複、不斷地對自閉症兒童說話，加強他們的語言理解能力，是為訓練的首要之務。

（二）語言訓練的原則

　1.不斷地對兒童說話

　　任何兒童均非自然地自己會說話，一定是周圍的人不斷對他說話，兒童模仿、學習大人的說話，才慢慢自己說出話來。但對自閉症兒童說話，其效果不是立竿見影的，必須假以時日才會慢慢開花結果。語言學習有困難的自閉症兒童需要比普通兒童千百倍的聽聞機會。

　2.對著兒童的視線說話

　　跟自閉症兒童一起遊戲、拿任何東西給他、請他做任何事、幫他做任何事時，要常常對他說簡單的話。首先先叫他的名字「×××」，等他注意您在叫他時再對他說話。自閉症兒童常常視線不看人，有時不是不看，而是看的時間非常短暫。不注意您的時候對他說話是沒有效果的。但也不用著對較大的孩子，特地把臉靠過去，把他的頭轉過來向著他說話。只要在不太遠的地方很自然的喊他的名字，配合當時的情境對他說話即可。

　3.選擇切合情境的話題

　　說些不合情境或兒童難以理解的話題也沒有用。以食物的名稱，吃了幾個？好吃嗎？還要吃嗎？等眼前看得見、容易了解的自然話題為佳。尤其是

以兒童感到關心或喜歡的事物做為話題，效果更好。不僅大人對兒童說話，希望兒童說的話，大人也可以先以兒童的口氣說給他聽，讓他知道這時候他應該怎麼說或回答才好。

4.不必重複練習太多次

父母為使兒童學會說話，同樣的話語叫兒童說五次、十次，有時反而使自閉症兒童出現拒絕說話的反應，只要比對一般的兒童多說一、二次左右即可，同樣的事在同一個地方不要重複二次以上。但碰到同樣的事情或同樣的情況發生時，要再重複的提醒他。語言不像進食訓練或如廁訓練，強迫學習的進步有限。不必刻意教學，只要在適當的環境下，不斷地、自然地對他說話，讓兒童了解語言的意義，便可期待他會逐漸說出話來。

5.不必矯正發音

嬰兒剛會說話，或相當會說話的時候，仍然可能說一些娃娃語或發音不清楚、不正確，這是嬰幼兒說話的特徵，不必太介意，不必刻意矯正發音。即使說不好，有表達意思的姿態即可，若刻意矯正發音，說不定反而會抹殺好不容易培養的說話動機。只要他肯說話，發音不正確的缺陷久而久之會改善過來。家長或大人只要自己提供正確的說話範本即可，但千萬不要學兒童說娃娃語。兒童的舌頭、喉嚨等發音器官尚未成熟前，雖想發正確的語言，總是辦不到，這時若大人也像兒童一樣發奇怪的語言，兒童反而感到困惑。利用遊戲方式或行為改變技術，使兒童在很自然的情境下學習發音為上策。

6.只發語頭或語尾音時怎麼辦

有些自閉症的兒童不會說整個話語，隨便發個語首或語尾音敷衍了事，父母或兄姊也許聽得懂就算了，但這種不完全的話語別人卻聽不懂。這種時候也不必特地加以矯正，下次碰到這種場合時，大人即時發出二次左右的正確語音即可。即使只發語首或語尾音，也表示他有表達意思的動機，便要趕快給予鼓勵。

7.模仿電視廣告

日常生活必要的話語不太愛說，電視上相當長的廣告反而會說很多。這

時家長或周圍的人會以為自閉症兒童語言能力不壞，若禁止他看電視，唱廣告歌，就可以學習說有用的話。事實上禁止他說廣告的話也沒有用，不如讓他繼續說，俟機配合情境說些別的話題，提高其理解能力，以期慢慢說出有意義的話語。

8.鸚鵡式語言如何處理

有些自閉症兒童，你對他說話，他只是把你的話再重複說一遍，甚至像鸚鵡一樣模仿你的音調，或停一會兒突然發出鸚鵡式的語言。這時，像廣告一樣，想矯正他也矯正不了，不如不刻意矯正，在日常生活中配合適當的情境，多製造對他說話的機會。

9.有耐心的聽他說話

自閉症兒童雖然表達能力貧弱，但想說話時大人要有耐心地聽他說話。反覆地問同樣的問題時，大人也要認真的回答。如此，對自閉症兒童說話時，他也比較願意以語言或非語言的姿勢、表情、手勢等方式來回答大人。

李豫明（民81）**提出自閉症兒童語言治療的原則如下：**

㈠了解起點行為

先簡單測試兒童語言發展的程度。若是完全無法用語言來表達的孩子，必須先測試他具有哪些基本學習能力，包括大肌肉動作模仿的能力、簡易的聽令能力、指認能力和配對作業能力。因為簡易的聽令能力和大肌肉動作的模仿能力，幾乎是一切學習的基礎，因為透過這些模仿學習可以促進兒童對外界的認知發展，有助於日後的語言訓練。（我們若分析人類最初的各種發展階段，莫不包括對外界事物的模仿，尤其語言的發展在早期也是以模仿語音為基礎，再慢慢地分化為複雜的社交性語言。）如果孩子已有說單字的能力時，訓練的重點則可放在說短句、表達需求上。

(二)擬定學習目標

了解兒童的起點行為與分析現有能力後，我們要具體地列出他該增進的行為和該減少的行為，並讓家長了解，配合共同教導。有了學習目標，一方面可具體地看出是否有進步，另一方面可隨時修正目標。

(三)實用的原則

自閉症兒童的抽象思考能力有缺陷，不懂得舉一反三，我們要儘量透過實物幫助他們理解與獲得有用的溝通技巧。曾有一位母親很自豪地表示她那自閉症兒子會背唐詩和英文單字，如果我們稍微深入探討一下，就可了解這些唐詩、英文單字對孩子的日常溝通根本沒用，所以在教導自閉兒語言訓練時要以生活用語為優先。

(四)循序漸進的原則

兒童各方面的能力是依循一定的順序而發展，自閉兒的語言能亦不例外。例如一個孩若不曾說話，媽媽卻拿著果汁要他說出「喝」才給他，結果弄得孩子大發脾氣，媽媽沮喪不已。如果這個媽媽能了解孩子的學習重點在於基本學習能力的培養而非仿說，她就不會緣木求魚地要孩子去做那些根本做不到的事。所以在教學前必須先做能力分析，依兒童的個別差異，循序漸進的教。

(五)避免一成不變的學習過程

自閉兒本來就有固定行為的特性，故在教導時應儘量多變化，不分時地給予機會教育。否則會造成他只在特定地方才知道某個東西，離開該處就不知道了。例如在教孩子認識水時，要讓他了解裝在瓶子中的是水，水龍頭流出來的也是水，水溝中的水也是水。

㈥運用行為改變技術的原理

找出孩子的增強物（零食、飲料或會發亮的罐子等），只要他達到該階段的目標即予以增強。從許多研究結果我們可以了解到，如果給予獎勵的密度較高，會影響自閉兒說話反應的「動機」，而促使這些常有失敗經驗的嚴重語言障礙兒童願意開口試試看。

楊麗華（民80）提出語言矯治課程的設計原則如下：

㈠課程的長短期必須以溝通能力，及需要的評量為基礎

1.內容（教什麼）：重視個別差異，並涵蓋各方面的各種需求。

2.形式：複雜化與多樣化。與兒童一起找出適合他的最好方法，包括各種手勢、圖片、字詞、句子、符號等。

3.功能或意圖：兒童以溝通方式來表達的意圖，包括社會化的方式，如要求事物，要求互動等；及社會不接受的方式，如以丟掉表示拒絕食物，以尖叫表示堅持，或自我傷害。

㈡建立可促進語言學習的環境

1.課程：包括生活中的各種活動，不能與生活情境隔離。

2.家庭與專業人員的合作：自閉症者的病因之了解必須靠各方的合作蒐集與研究。

3.有結構的環境：使日常生活規律化，以適應可預測性的需要。

4.富彈性：雖有結構，但仍不可沒有彈性，否則將把兒童導向特殊情境化的學習，而無法將所學應用到其他地方。

5.動機：增強物的使用，讓兒童參與活動，以及讓他們看見溝通的正效果，都是引起他們學習動機的好方法。

6.兒童間互動的機會：自閉症兒童多由一位成人來治療、訓練，以致他

只能適應該成人；應讓他們與其他兒童有接觸、互動的機會。

　　7.將所學的應用到其他環境：學習情境儘可能生活化、自然化。

（三）語言體操

　　1.俯臥在地上，腹部著地，兩手支撐在地上，半身慢慢的挺起，這時張開口發出長的「ㄚ──」聲。

　　2.兩腳跪坐後，上半身挺身，然後身體向後彎曲，發出「ㄚ──」的長音。進步之後就發出「ㄚ──ㄚ──ㄚ──」的連續音。

　　3.以正確的姿勢站正，上半身慢慢向前彎曲的同時，發出「ㄏㄚ──」的聲音，彎曲姿勢完了之後再發出一、二次「ㄏㄚ──」「ㄏㄚ──」聲。

　　4.肩膀向上縮緊時用力發出「ㄋㄨ──」一聲約五秒後，馬上肩膀向下放鬆並發出「ㄆㄚ──」聲。

　　吳純純（民81）提出促進自閉症兒童語言機能的方法如下：

　　很多專家指出：自閉症兒童因為不與人接觸，對於四周的環境，也抱著強烈的不信任感，因此不會使用語言說話。這種認為自閉症是一種「心病」的主張，是以心理學家為主的看法。川瀨健一教授則不以為然，他認為語言的表達，不僅需要聽，還要有說話的環境，以及兒童本身大腦的運作，及與語言有密切關係的器官之正常發展。但是對於發聲發語器官沒有障礙的自閉症兒童，透過「感覺體操」及「語言體操」，減少運動障礙並恢復感覺機能的話，那麼要促進語言功能也有很大的可能性。

（一）語言表達的動機

　　「到語言訓練中心已經治療二年了，雖然會模仿治療師的口形，也在鏡子前練習各種口形，但還是不會說話，不知是否還有更好的方法？」常有家長提出這樣的問題來問。川瀨教授認為在這些練習中學會「語言體操」，對與發聲有關的各種神經或肌肉的隨意運動對障礙的兒童來說是有效果的；但

對其他的兒童，則沒有什麼效果。

當我聽到這個問題時，就仔細觀察兒童的身體狀況及其運動情形，並叫他做頭部及腳部的體操。這時有些父母可能這樣說：「老師，這個小孩不會說話而已，頭和腳沒有問題。」而對我的做法表現一副無法了解的表情，事實上，頭、腳、手指對說話的影響太大了。

從幼兒兩腳會蹦蹦跳跳開始，即可看到他的話語急速增加，由此可以了解，不是只有口的問題會影響語言。與其讓兒童多動動身體，不如做運動或遊戲，可促進大腦或與語言有密切關係的神經之發展來得重要。

又自閉症兒童缺乏表情的變化（顏面神經），不會咀嚼食物所以吞嚥困難（三叉神經、舌下神經），呼吸短促，這都是因其神經及肌肉不能靈活運活運作的緣故。

不會咬食物或不會咀嚼食物，是因為說話時神經或肌肉的功能不起作用所引起，因此連帶的也很不容易發出聲音。為使這些無法靈活運作的神經和肌肉，以及說話時需要的運動神經能夠慢慢地活動起來，就有「語言體操」訓練的必要。從經驗及實際教學中得知，利用頭或腳、腳趾、手的動作已可收到很好的效果。

人體的下半身有緊張肌及屬性肌兩種肌肉。緊張肌在靜態的活動中，可以使腦的活動活躍起來，屬性肌在跑跳的動作時可以使身體的活動活躍起來，但緊張肌在說話時能發揮側面的功能。

至於腳趾運動，從前對因腦溢血或中風而引起語言障礙的人，曾利用過刺激腳趾的治療法，但目前已演變成針灸及指壓來治療。

(二)表情

顏面神經對說話時各種表情的產生非常重要。當然表情的製造不僅僅是顏面神經的作用，還需要其他很多神經共同的作用。自閉症兒童缺乏表情的變化，也可能是因為這些神經的活動有問題。

表情需要顏面三十多條的肌肉共同活動才會產生。顏面的活動中最困難

的可說是唇部，表情愈豐富，唇部的多數肌肉也就愈需要產生複雜的運動才會說話，為了使表情更豐富，除應繼續做「感覺體操」與「語言體操」外，也要注意飲食的方法及食物的選擇。

(三)飲食的方法

會將食物咀嚼後吃下與說話有密切的關係。如果問父母：「你的孩子吃東西時是否有咬碎並咀嚼食物呢？」大部分的父母都會說：「孩子常在我的旁邊吃東西，但我不太注意觀察，大概有咬吧？」等用較含糊的話回答。假若再進一步地問，就說：「好像有比他的哥哥吃得快些，也吃多一些，也許沒有咬就吞下去也說不定……。」假若確實咀嚼食物才吞下的話，就不會吃得那麼快，量也不會吃那麼多。

對具有溝通能力的兒童，也需要隨時提醒他「咬十次後再吞下去！」或「好好的把它咬碎！」，對不會說話的兒童要給予像魷魚絲或需用牙齒慢慢咬的糖果餅乾，讓他有練習咀嚼的機會，這也是需要的訓練方法之一。

Bernstein 和 Tiegerman（*1989*）**提出語言治療的原則如下：**

(一)行為操作之運用

依據自閉症之語言問題，確定具體、可行之目標，循序漸進地進行語言治療，並運用行為改變技術，隨時對兒童之反應給予增強、回饋，以提高治療效果。

(二)功能與情境之配合

自閉症之語言治療，應強調語言之功能性，配合情境選擇合適之訓練內容，就教兒童冰淇淋一詞而言，即應在說出冰淇淋一詞時，立即呈現冰淇淋實物，以茲配合，加深印象。

(三)臨床上的改變

一般兒童先有溝通行為的出現，而後才有語意的發展，其次才有語法。為促進自閉症兒童之語言發展，必先提供充分的社會互動機會，改變情境，設計教學之內容，儘量使自閉症兒童有表達、溝通的機會。

(四)不同的學習情境

自閉症兒童的語言治療包含學校、家庭、治療室，學習應在不同的情境中進行，而非僅限於治療室，以增進其類化能力。

(五)模仿、與他人互動

此處之模仿為反模仿，以兒童為主導，治療師模仿兒童的行為，可使兒童注視與操弄物品的能力、次數更頻繁，持續性較久，促使彼此間之互動，此模仿過程亦提供了兒童模仿歷程的學習。

(六)選擇另一種溝通形式

Hermelin 和 O'Connor（1970）認為自閉症兒童在訊息處理過程中有障礙，手語則可提供較具體的刺激。如果兒童學習語言真有困難，一開始可以手語配合文字進行教學，而後逐漸褪去手語的功能。

(七)鸚鵡式語言與溝通的意圖之運用

以往的研究認為自閉症者之鸚鵡式語言是其語言學習的障礙，Prizant（1983）則認為鸚鵡式語言可視自閉症者學習語言的動力，利用其鸚鵡式語言特性，改變語言內容，進而引發表達的意圖，以進行語言教學。

(八)科技整合

自閉症者之語言溝通訓練，不僅語言治療師，所有與自閉症者互動之有

關人員，均需彼此協調、配合，如：父母、教師、治療師、社工人員等，應建立共識，了解兒童語言治療之長、短期目標，及兒童之需求，避免不一致態度之產生。

(九)類化

家庭是自閉症兒童生活時間最久的環境，在自閉症兒童的溝通訓練中占有重要地位，因此，家庭成員須對此溝通訓練計畫有所了解，並有能力進行語言訓練，以下之說明可明瞭家庭在治療中的重要性：

1.為溝通的促進者：家庭成員對兒童語言訓練之成效，較任何情境的訓練更為有效，可促使語言訓練更易達預期效果。

2.有較多經驗的連結：家庭中有較多語言與非語言經驗的連結。

3.有助類化：對治療室中訓練之結果，可類化至自然的情境中。

4.較易引起溝通的需求：家庭中的生活提供了不同需求的情境，容易引發兒童表達溝通的意圖。

(十)不斷地對兒童說話

自閉症兒童之語言學習並非立竿見影，需要相當漫長的時間，任何兒童均非自然地會說話，一定是周圍的人不斷地對他說話，兒童經過模仿、學習，才會慢慢說話，語言學習有困難的自閉症兒童，更需比普通兒童千百倍的聽聞機會。

日本筑波大學小林重雄教授（1992）提出自閉症兒童語言訓練的原則如下：

(一)基本學習態度的形式

一切有意義和無意義的發聲都須增強。孩子在放鬆、運動、笑時所發出的聲音，雖不構成語言，卻非常重要，如果父母或教師知道他想表達的意

思，應把它說出來，讓兒童可以聽到。這種對自閉兒童聲音的回應，將可增加他們聲音的種類及說話的頻率，亦可做為將來訓練的好材料。

(二)動作模仿、聲音模仿及命名訓練

口形和舌頭動作的模仿要經由視覺觀察，舌頭拍擊所發出的聲音則要靠聽覺辨別，以調整發聲。這一系列用眼、耳的觀察，需要動作的模仿才能持續，在模仿過程中要一直予以增強，以從動作、聲音模仿進到語言的模仿。

(三)要求動作、要求語言訓練

在學習語言的過程中，手指的反應非常重要，因為當兒童能用手指時，他所看到的東西範圍將會擴大。但自閉兒有一種很特別的要求行為，他想要什麼東西或做什麼事時，會直接拉大人的手去完成，這將限制其知識的獲得和能力的發展。因此，要鼓勵他用手去指，甚或在指時能說出東西的名稱，只要他能說出，大人即拿給他，這樣就是一種增強。

(四)視覺辨別、聲音辨別訓練

由同樣形狀、顏色的配對開始練習，進而作聲音的辨別。

(五)語言指示、差遣學習訓練

共分四種：

1.單純動作：讓兒童能遵從「站起來」、「坐下」、「到這裡來」等指令，教師要視情況做示範動作，或用手勢協助他了解，但在訓練過程中協助和示範要慢慢減少。

2.差遣學習：當孩子能聽懂指令時，就可慢慢增加距離要求其依指令做事。

3.家庭的類化：將差遣訓練擴大到家庭中，訓練其依指示做家事。

4.購物行為：要兒童到附近商店買東西或拿東西給人，培養其社會技能。

㈥畫線、臨摹、文字學習訓練

有些兒童雖然不會講，但可利用手勢、圖片等非語言的溝通，或寫下他想要的東西來溝通。而畫線、仿寫等一系列的訓練，就是寫字前的必要步驟。

㈦溝通的統合訓練

1.修正模仿：先提供動作的圖片，問他：「你在做什麼？」要他說出動作。若他只說出動作的一部分，則屬不完全的反應，此時應提供範本，要他模仿，若他能正確模仿，就可給予增強物。

2.擴充模仿：若孩子的反應完全錯誤，則須再確認他是否了解動作所代表的意義。錯誤反應時亦提供示範，要求其模仿。

董媛卿（民82）建議父母指導自閉兒口語訓練的方法如下：

㈠利用與一般人溝通情境的連結方法

1.不要事事都替他做好、想好，只說有關他的話或做有關他的事。父母可以故意坐在他的旁邊，做些可能會引起他興趣的事，故意等他走過來，才去跟他說話、抱他在膝上看著玩或陪著玩。激發他的自發性。當自閉兒走過來時，什麼都可以給他，不過要多費心引導他。

2.等自閉兒轉頭看著父母時，父母才開口說話。只有剛開始的半年中，父母可托著他的臉轉向父母，才開始說話。如此托著他的臉轉向說話者，自閉兒還是處在被動的情形。不過，這頭半年讓自閉兒先習慣父母的決心。若他未聽完父母的話，父母就絕不要讓他轉開臉或走開。故他會逐漸習慣至少要聽完話才能轉開頭或轉開身。半年後的訓練方法改為叫他的名字，或者給他手勢，或者站在他的面前對他說話，不說完不放手。這是與自閉兒在做「意志力」的競賽。

3.家中每一個房間都放一面可以照到半身的大鏡子，常引自閉兒到鏡子

面前，父母與自閉兒一邊看鏡子、一邊說話。讓自閉兒眼睛看著自己或從鏡子反映對方的臉部表情、肢體動作。

4.不要刻意只以簡化的字詞或句型與自閉兒說話。父母自己做好筆記，自閉兒已聽懂的字詞、句型要如何在第一個月的日常生活中重複地出現，不是當場一直重複，而是在一個月內各種自然情境中重複出現。對於自閉兒已聽懂的字詞、句型不必要用太多的動作來提示，逐漸改為口語提示。因為動作提示是視覺訊息，會彌補聽覺接收或理解之不完整處，然而，我們希望讓自閉兒多使用「聽覺管道」來接收或理解聽到的訊息。

5.未聽懂或還不會的字詞或句型需要很多、密集式的口語說明或動作示範，尤其是形容詞或副詞。在那一、二天裡，短期目標是讓他了解所指的意思。一旦了解或聽懂後，就可以進行上一個步驟——在不同的、實地的情境演練。

6.父母不需要重複扮演雙簧或一人演二個角色。父母說話時扮演自己的角色最為適當。可以讓小孩重複聽有對話式的故事錄音帶，每一卷至少三十遍。在口語不流利前，少讓自閉兒聽兒歌。

7.沒有立即的反應並不表示自閉兒完全不懂其意。父母不要一直以有限的字詞、句型與自閉兒說話。沒有回應也與他繼續說下去，當作他目前正在用聽覺管道接收進腦部，以後才會處理，不要劃地自限。當跟他說話時，父母只要仔細觀察自閉兒的點點滴滴的反應即可。

8.自閉兒自言自語或回聲式說話時，父母立即插入或打斷。若自閉兒童正自言自語的話，拉他起來動手做事，轉移其注意力。若他出現回聲式說話時，父母在他說完一遍後，就立即插入，打岔切入，主動與他說話或轉移其注意力。千萬不要隨他心意自言自語或回聲式說話下去。

9.以固定的作息時間來訓練自閉兒，什麼時候吃飯，什麼時候做功課，先吃飯再做功課。做特定事情有固定的時間和順序，會增加自閉兒自動自發行為出現的機率。

10.增廣其同義字詞的理解和演練機會，讓自閉兒習慣不同的表達說法，

一方面依筆記和計畫擴增所使用字詞、句型的範圍，一方面讓自閉兒多聽故事錄音帶或文藝性錄影帶，一方面常帶自閉兒逛固定街道，或者到固定人多的地方。舉例如下：

(1)同義卻不同寫法：

我沒有欺騙您。

我否認對您撒謊。

我不曾對您撒謊。

我不會對您撒謊的。

我一向對您誠實。

(2)轉換句型：

我不喜歡讀書。

我是一個不愛讀書的小孩。

我不是一個用功的小孩。

我不是一個愛讀書的小孩。

(3)轉換句型：

你要去哪兒上體育課？

我要去操場上體育課。

你現在要去哪裡？

我要去操場上體育課。

你現在要去操場做什麼？

我要去操場上體育課。

(4)二句轉換為一句：

我聽媽媽的話就可以看電視。

我依媽媽的意思先寫功課。

功課寫完以後，我就可以去看電視。

(5)一句擴增為一段：

我支持「反賄選」運動。

我認為「有錢的人用錢買票」是不對的。

我不希望「用錢買票」的人被選上。

我的選票是不賣的。

送我任何東西或禮物也不能改變我的選擇。

我不會被錢所說動。

沒有人可以買到我的票。

你給我再多的錢，我也不會選你的。

我不希望只選出「有錢的人」來替我們說話或做事。

沒有錢的人也應該有機會被選上。

我認為「做事的心比口袋的錢」更重要。

我自己會選擇最能替我們大家做事的人。

(6)假設句：

如果我趕快把功課寫完的話，媽媽就會讓我看電視。

假若我趕快把功課寫完的話，媽媽就會准許我看電視。

假若我趕快把功課寫完的話，我就可以去看電視。

假如我想看電視的話，我最好趕快把功課寫完。

真希望我能趕快寫完功課，好去看電視。

寫完功課再去看電視是我現在最想做的事。

(二)口語訓練前的發聲訓練程序

1.先做聽力檢查看看自閉兒的聽力是否在正常的範圍之內。

2.再請語言治療師進行評估：

(1)構音器官是否正常？

(2)喉部的肌肉是否強韌而有力？

(3)上下顎開合是否靈活？

(4)舌頭是否轉動靈活？

(5)上下唇是否可以有開、合、左歪、右斜的變化唇形？

(6)換氣、喉動、舌動、唇動、鼻動是否順利？

3.尚需考慮智力潛能：

(1)區分。

(2)類化。

(3)模仿。

(4)聯想。

(5)記憶。

(6)創新或自發性的組合。

4.儘量拉開上下唇，讓唇形習慣各種變化：

(1)發「ㄧ」的音。

(2)發「ㄚ」的音。

(3)發「ㄡ」的音。

(4)發「ㄟ」的音。

(5)發「ㄨ」的音。

5.在家裡儘量放大聲音，讓聲音一口氣直接衝出來，不要只是在喉嚨裡轉。讓隔壁房裡的家人可以聽到小孩發出的聲音。

6.玩弄舌頭、伸出、伸進、上翹、下彎、整個舌頭捲起發聲。

7.每天漱口練習五十次，把水含在嘴裡，把頭上仰，發出喉聲來轉動嘴裡的水。

8.每天轉動舌頭發出一個新的聲音，這個聲音至少必須連續製造十次。

9.閉上嘴巴，用鼻子發音，愈大聲愈好。

10.吹出氣來，用力吹氣，讓嘴前的乒乓球往前移動，它被吹得愈遠愈好，然後，乒乓球從放在嘴前的距離逐漸移至嘴前方十公分的距離才開始吹。

由於爭取時效，最好以「國語」為唯一的語言，因為將來在學校聽課、考試等都是以國語為主。單純一種語言，有利於聽覺的接受和記憶。「直覺性」的使用特定一種語言，實有助於未來腦中處理訊息的過程之速度、完整性、正確性。請自閉兒的家長不要太小看自閉兒的口語接受能力和表達能

力，若短期內無法刺激其開口說話表達的話，請考慮用一般大眾常用的手勢或肢體動作來溝通。在學前的階段，不要把全部的時間或心力都花在口語的訓練，也不能以自閉兒與母親所使用的特別方法溝通為長期目標，因為我們期待自閉兒能與一般小孩或大人在一起生活、學習、交朋友。故我們所教的方法不能太特別，也不能太費時，也不能過於單向，只集中在自閉兒的身上，做他喜歡做的事，說他說出來的話，給他想要的答案。更進一步思考，我們是不是讓自閉兒太特別，我們沒有全力引導他來適應大環境，但反過來要求家人、同學、老師都來適應他的方法。如此一來，自閉兒離開學校就沒有朋友，那麼自閉兒就黏著父母待在家裡，過自己的生活。這不是把自閉兒導向愈「自閉的世界」嗎？最後，董老師強調教自閉兒的口語需要在聽力、語言、智力評估後，一步一步加以計畫、並做記錄，依目標教導口語。

吳淑禎（民82）提出她多年矯治自閉兒童回響語的指導策略如下：

許多自閉症傾向的兒童有鸚鵡式回響語的現象，有這種現象的兒童無法回答他人的問題。例如問他：「你吃飽了嗎？」他的回答是：「你吃飽了嗎？」再告訴他：「你不可以跟我說一樣，你要說『我吃飽了』。」他的回應仍是複誦：「你不可以跟我說一樣，你要說我吃飽了！」的整句或後半句。

對於這類兒童，我們很難用講解的方式來改進這種複誦行為。但我們不必制止他們的複誦行為，相反的，我們借用這種複誦行為來促進他們的語言發展，我們稱這種語言指導策略為「鸚鵡式回響策略」。依自閉症兒童智能障礙的程度，有下面兩種方式：

(一)選擇性回響（輕度自閉症或智能不足者適用）

所謂「選擇」，是指讓案主在發出鸚鵡式回響語之前，陷入「應該模仿誰」的困境，進而確認他的模仿對象。所以，使用這個策略的前提是「案主的認知能力尚足以辨認出正確的模仿對象」。每個主題的教學，都分三個階段進行。茲舉例說明之。

【主題】能回答「什麼」（what）的問題

階段一：完全回響

【實例】教師問 A 同學：「我是老師，你是什麼？」

　　　　A 同學答：「我是學生。」

　　　　教師問 B 同學：「我是老師，你是什麼？」

　　　　B 同學答：「我是學生。」

　　　　同樣的方式，教師分別與數位同學完成問答。

　　　　最後教師問案主：「我是老師，你是什麼？」

　　　　案主亦答：「我是學生。」

【說明】1.教師與其他同學的問答安排在前，目的在引起案主做「應該
　　　　　複誦老師的話？還是複誦同學們的話？」的選擇。

　　　　2.在此階段，案主一字不變的複誦他人的答案，故稱此階段為
　　　　　「完全回響」。

階段二：變化回響

【實例】教師問 A 同學：「你叫什麼名字？」

　　　　A 同學答：「我叫李大同。」

　　　　教師問 B 同學：「你叫什麼名字？」

　　　　B 同學答：「我叫張小英。」

　　　　同樣方式，教師分別與數位同學完成問答。

　　　　最後教師問案主：「你叫什麼名字？」

　　　　案主即說出自己的名字：「我叫林正中。」

【說明】1.此一情境的設計，目的在使案主察覺不能再完全複誦他人的
　　　　　答話。

　　　　2.案主的答話，仍然模仿自他人的句型，只變化其中的補足語
　　　　　或受詞之類，故稱這一階段為「變化回響」。

階段三：自主性回答

【實例】教師問 A 同學：「這是什麼筆？」

　　　　　　　　A同學答：「這是鉛筆。」

　　　　　　　　教師問B同學：「你在做什麼。」

　　　　　　　　B同學答：「我在寫字。」

　　　　　　　　教師以各種「什麼」的問題與數位同學完成問答。

　　　　　　　　最後教師問案主：「貓喜歡捉什麼？」

　　　　　　　　案主回答：「貓喜歡捉老鼠。」

【說明】1.在此階段裡，案主已脫離「回響」的型態而進入「回答」的
　　　　　　層次。

　　　　2.當案主完成本階段的回答時，表示本主題可以結束教學，同
　　　　　　時案主亦獲得「什麼？」的概念。

　　任何類型的問題都可使用本策略進行教學，如「在那裡」（where），
「什麼時候」（when），「怎麼辦（樣）？」（how），為什麼（why）等，
或「好不好？」，「要不要？」，「知道嗎？」……等。自閉症兒童最困擾
的「你」、「我」、「他」等代名詞的使用，亦可透過本策略而習得。

　　但是，每一種主題教學的進行，應配合其認知發展程度。如「什麼時
候」的問題，應配合其上午、下午、昨天、今天……等時間觀念的發展。

　　至於每個階段進行到什麼程度才可進入下一個階段？其衡量標準是：教
師如以同樣問題問第一個案主，案主即能正確答出，即可進行次一階段。

（二）他助回響（中重度自閉症兒童或智能不足者適用）

　　兒童的認知能力若不足以辨認正確的模仿對象，我們可協助他避開錯誤
的模仿對象，並轉向正確的模仿對象。這一類的練習，應結合「語言的複
誦」和「動作的模仿」。可從簡單的聽從指令開始，也是分三階段進行。

【主題】被點到名時能喊「有！」，接受贈予時能說「謝謝！」。

階段一：完全他助回響

【實例】級任教師喊：「李家成！」A同學舉手喊：「有！」。

　　　　級任教師對A同學說：「很乖，給你一粒糖果。」A同學回

說：「謝謝！」並向前拿取糖果。

同樣的方式，進行數位同學。

最後級任教師點案主名：「林大海！」助理教師即刻舉起案主右手，並且喊：「有！」

主任教師對案主說：「很乖，給你一粒糖果。」助理教師即說聲：「謝謝！」並牽案主的手拿取糖果。

【說明】1.助理教師喊：「有！」和「謝謝！」的行動要及時，不能給案主複誦級任教師指令的機會，案主便只好複誦助理教師的語言，並模仿助理教師的動作。

　　　　2.當案主每次都能複誦助理教師的「有！」和「謝謝！」時，可嘗試進入下一階段。

階段二：半他助回響

【實例】（前面步驟同前例）

最後級任教師點案主名：「林大海！」助理教師協助案主舉手，案主自己喊：「有！」

級任教師對案主說：「很乖，給你一粒糖果。」助理教師牽案主手拿取糖果，案主自己說：「謝謝！」

【說明】1.因為舉手時喊：「有！」拿糖果時說：「謝謝！」都已制約成習慣動作，助理教師只協助動作反應，案主自己就能做語言回應。所以稱為：「半他助回響」。

　　　　2.若案主未能自己喊：「有！」或「謝謝！」則應退回階段一再練習。

階段三：自動回響

【實例】（前面步驟同前例）

最後級任教師點案主名：「林大海！」助理教師協助案主舉手，案主自己喊：「有！」

主任教師對案主說：「很乖，給你一粒糖果。」案主自動拿取

糖果並說：「謝謝！」

【說明】 1.此一階段案主未獲助理教師的協助，他只觀察其他兒童的反
　　　　　應，自己即能做出一樣的反應。

　　　　 2.當教師第一個點案主名時，案主若能自己做出正確反應，則
　　　　　可結束本主題的教學。

「他助回響」這一策略的特點在使「語言的複誦」和「動作的模仿」相
結合。因為知覺動作可析出概念，而概念亦可化成知覺動作。對中重度自閉
症或智能不足兒童來說，純粹的語言學習是事倍而功半的。

　　上述兩種策略雖然具體有效，但自閉症兒童們的個別差異很大，教師若
一成不變的使用這些策略，恐怕有些個案難以奏效。因此，教師運用這些策
略時，若能針對個別差異，細心揣摩，嘗試變化創作，並配合增強的使用，
耐心的期待結果，成功當是可預期的。

第十五章

學習障礙兒童的語言障礙

壹　前　言

　　學習障礙兒童不像其他類的特殊兒童，具有較明確的原因和診斷標準。因此在所有特殊兒童類型中，學習障礙兒童是最容易被忽視的一群，這是因為學障兒童沒有像視障、聽障、智障、腦性麻痺、肢障或嚴重情緒障礙者有明顯的徵象，也不會特別引人注意。在我國特殊教育法施行細則中，雖然把學習障礙列入身心障礙類，但是並沒有鑑定標準和殘障等級。民國七十九年教育部第二次全國特殊兒童普查，將學習障礙界定為：學習障礙是指個體在聽、說、讀、寫或算等能力的習得與運用有顯著的困難。學習障礙有可能伴隨其他的障礙（如感覺障礙、智能不足、情緒困擾或環境因素──文化刺激不足、教學不當等），但其學習上的困難並不是因這些障礙所直接引起的結果。因此，「學習障礙」這個名稱只不過是一個概括的名詞，它事實上包括

有各種不同缺陷的學習問題者（教育部，民 80）。

很多在學前階段有語言發展遲緩的兒童，在進入學校後，依然有語言的問題，而造成學業的困擾，且隨著年級的增加，問題變得更嚴重。根據研究顯示，語言和溝通缺陷的症狀，在學業或人際關係有偏差的孩子身上是很普遍的現象。因此，不論被標記為語言或學習障礙，語言總是在學習上扮演一個很重要的角色，因為語言若沒有學好就無法很流利地閱讀和寫作。

一位有學習障礙又具有語言障礙的兒童，其障礙上的需求被忽視，也就不足為奇了。因此凡從事特殊教育者必須正視有學習障礙又有語障的兒童，以期在專業師資與設備下，提供特殊服務，使兒童能發展其真正潛能。本章擬探討學習障礙兒童的定義、學習障礙兒童語言障礙的原因、診斷與矯治（補救教學）等方面的問題。

 # 學習障礙兒童的定義

根據 Johnson 和 Morasky（1977）將學習障礙界定在三個向度：

1.必須在學習的過程中（如知覺統合、語文或非語文）有一種或一種以上嚴重的遲緩或缺陷，需接受特殊教育的治療。

2.上述的重大遲緩或缺陷，必須是由特殊教育、心理學習的診斷而得的結果。

3.在智力、學習成就（如聽、說、讀、寫、算、拼音、空間方位）和實際表現有嚴重的差距存在。

從法律的觀點而言，學習障礙只是在某些方面有問題，並非全面性的問題。

根據美國教育總署一九七七年所公布的官方定義，指出：「特殊學習障礙兒童係指一種或多種基本心理過程異常的兒童；此等基本心理過程乃涉及語言或文字的理解及表達，其異狀可能表現於傾聽、思考、閱讀、書寫、拼

音或計算等能力上的缺陷；此一用語可包括知覺障礙、腦傷、輕度腦功能失常、閱讀障礙、發展性失語症等情況。然而並不包括以視、聽或動作障礙為主因而有學習困難的兒童，也不包括以智能不足、情緒困擾、環境文化或經濟不利而引發學習困難的兒童。」（引自 *Seidenberg, 1985*）。

　　一九八一年美國六個專業聯合委員會（聽語協會、學習障礙協會、學習障礙委員會、溝通障礙兒童部、國際閱讀協會、俄頓閱讀障礙協會，簡稱NJCLD）為「學習障礙」所下的定義如下：「學習障礙」是一個普通名詞，代表一群有外在原因的障礙，在聽、說、讀、寫、算或推理能力的習得與利用上，有顯著的困難者。這些障礙主要是由於個體的內在因素（如中樞神經系統的功能異常）而引起的。即使一個學習障礙者可能與其他的障礙因素（如感覺異常、智能不足、社會或情緒困擾）或環境的影響（如文化的差異、不充分或不適當的教育、精神性或心因性的因素）同時發生，但這些因素或影響並不是直接的導因（*Hammill, Leigh, McNutt, & Larsen, 1981, p.336*）。這個新定義試圖從許多影響兒童學業低落的因素中，鑑別出學習障礙的兒童來。他們發現任何一所學校，有10%至20%的兒童因為某種原因而有嚴重的低成就現象（*Kirk & Chalfant, 1984, p.7*）。

　　前述民國七十九年教育部辦理第二次全國學齡特殊兒童普查時，將學習障礙界定為：學習障礙是指個體在聽、說、讀、寫或算等能力的習得運用上有顯著的困難。學習障礙有可能伴隨其他的障礙（如感覺障礙、智能不足、情緒困擾或環境因素——文化刺激不足、教學不當等），但其學習上的困難並不是因這些障礙所直接引起的結果（教育部，民 *80*）。

　　民國八十一年，教育部頒布語言障礙、身體病弱、性格異常、行為異常、學習障礙暨多重障礙學生鑑定標準及就學輔導原則要點第十條規定：學習障礙指在聽、說、讀、寫、算等能力的習得與運用上顯著的困難者。學習障礙可能伴隨其他的障礙，如感覺障礙、智能不足、情緒困擾，但不是由前述狀況所直接引起的結果。學習障礙通常包括發展性的學習障礙與學業性的學習障礙，前者如注意力缺陷、知覺缺陷、視動協調能力和記憶力缺陷等；

後者如閱讀能力障礙、書寫能力障礙和數學能力障礙等（教育部，民 81）。

 # 學習障礙兒童語言障礙的特徵

Seidenberg（*1985*）認為學習障礙兒童的主要語言障礙特徵如下：

㈠口語方面的障礙

1.學前學障兒童的語言障礙

學前兒童若有語言障礙或發展遲緩，對日後學習都有影響。早期的語言異常會表現在一些領域上，屬於危險群（at-risk）的兒童常常表現出對語言活動不感興趣，例如不能夠跟著故事情節發展，無法感受到閱讀的興趣等，雖然名詞、動詞、介詞等都已了解，但在字的檢索（retrieval）上有困難；或是不能對一連串口語指示有反應，在習得語言方面一直有持續遲緩的現象。

Leonard（1979）對危險群兒童語言上的問題做了說明：一般而言，語言遲緩的學前兒童之語言技巧與正常兒童十分相似，在語句構成方面，兩者大多相同，但危險群兒童較少使用這些技巧。

因為不適當的語言發展，是兒童學習學校課程有困難的前兆，因此對一些顯示出發展遲緩的兒童應給予早期鑑定、早期矯治，如此可預防後來的學習困難，並可彌補因失敗所導致之消極情緒。

2.學齡學障兒童的語言障礙

許多學習障礙的孩子有語言問題，會影響到其理解力與表達力。在教室中常需用語言表達自己的需求，這些需求比日常的社會溝通能力，具有更大的抽象性與複雜性。他們通常在理解疑問的問題、使用代名詞和所有格方面有困難。

在語法方面，被動式、否定語態、關係子句、省略等方面對學障兒童十分困難，而語言上一些概念，如比較級、空間及暫時性關係，學生也不容易

理解。Wiig 和 Semel（*1980*）表示，如果兒童不能從環境互動中了解到各種型態的關係，他們就不能理解語句上的前後意義，結果在類化上有困難，所知道的字義較窄，而且在處理意義複雜和比喻式的句子時有困難。

學障兒童在「語用」上也有困難，對其規則的了解程度，將會支配兒童在語境中之語言使用。Bryan（*1981*）指出，只要需求的反應十分明確，學障兒童與正常兒童在溝通、指示方面的能力並無不同，但是，當情境愈複雜不明確時，兩者的表現即有差異。

(二)認知能力的障礙

想了解學障兒童在學業方面的表現，必須考量語言與思想之間的交互作用，以及認知與上述兩者之關聯。每個人在處理資訊時都需要使用語言與認知的技巧，因此若沒有適當發展，將有學習上的問題。

依據現代認知心理學的看法，理解、注意力及記憶力在組織內化資訊時，三者彼此互有影響；「認知」會隨個體因處理環境資訊，獲得新策略而持續發展，當年齡愈長，記憶能力會藉由使用分類法和口語複誦策略而提高。

語言發展與認知發展有密切關聯，一般認為，認知發展有助於口語編碼，而已增加的語言能力又能幫助認知功能的發展，如記憶力、注意力等。許多學障兒童在口語分類（verbal grouping）和口語複誦（verbal rehearsal）的表現上有缺陷，使得兒童在處理資訊時，注意力及記憶力的效果降低。

學障兒童若經過使用策略的訓練，其表現將有所改善，這些行為改變歸納出一個結論，即學障兒童其內在潛能大於其外在表現，某些學習障礙並非因為他們無法去獲得有效策略，而是被其他因素所干擾。

(三)書寫語言方面的障礙

1.閱讀障礙

(1)閱讀的定義：「一種對書寫語言（written language）有所反應的溝通過程。」它是獲得「意義」的一種過程。

⑵大多數兒童學習閱讀毫不費力,但對學障兒童而言卻是一件艱辛的事情。有效的閱讀需要認知能力與語言技巧的統整,例如,為使字母構成有意義的文句,讀者本身就必須擁有聽知覺、視知覺、語文知識及過去經驗。

2.語言處理歷程的障礙

⑴語言能力之缺陷會表現在閱讀障礙的不同形式上,閱讀拙劣者在語料之短期、長期記憶上較有困難,如語意上的缺損、分類和檢索上有問題、語句發展有困難。有的研究指出,閱讀拙劣者在了解複雜語句、詞性變化及音調停頓上,不能像正常人那樣熟練。

⑵閱讀的達成需要認知與語言能力的正確使用,語言功能的缺損會影響最初的閱讀技巧及後來的發展階段。

⑶ Vellutino(1979)指出許多閱讀障礙之成因,不是視知覺有問題,而是尚未習得正確語言所導致的結果。閱讀拙劣者在音韻的分節能力十分缺乏,因此在語音編碼及音素(phoneme)發展上有困難。

3.後設認知、後設語言能力的障礙

⑴「後設認知」是一種處理人類思考過程的能力,它可以調整策略的使用。後設認知有問題會造成閱讀技巧無法有效習得,閱讀能力強者與閱讀能力弱者到底有何不同?一些研究顯示,後者較不能評斷作業之困難度,也較無法明確使用閱讀策略。閱讀拙劣者若持續使用不適當的 bottom-up(由下而上的譯碼策略),會影響其理解力,而不適當的top-down(由上而下的認知策略)會干擾文字的正確認知。

⑵許多學障兒童不僅在口語上有問題,而且在後設語言能力上亦有缺陷,例如從發音技巧(phonic skills)而言,字的分節(word segmentation)就是一種後設語言能力,可協助分析、辨別字之音素(phonemes)。學障者常無法從較長的上下文,將文法結構與抽象的字面意義結合,或是無法將文章正確的分段。

4.書寫障礙

⑴研究指出,書寫技巧與閱讀能力及書寫語言的接受程度有關,它是一

種極複雜的互動歷程，築基於先前的認知與語言結構，書寫（writing）可說是語言最後所表現的形式。

　　⑵有二類問題與書寫異常有關：

　　　①書寫能力所需之認知、語言基本過程有缺損。

　　　②書寫能力與基本認知能力互動有問題。

　　　⑶書寫語言之熟練需要一些技巧，包括手寫（handwriting）、拼音
　　　　（spelling）、標點、大寫、字彙、文法，及思想的陳述及組織。

　5.書寫語言技巧之習得

　　⑴讀、寫能力必須隨著聽說能力之發展而來，Myklebust（*1965,1978*）表示學習語言需透過聽覺接收、聽覺表達、視覺接收及視覺表達等形式而達成，他認為語言的發展需要口語能力的完整，如果口語上有明顯問題，就會影響到語言能力，前述所提及之認知與語言能力是口語的基礎，因此若影響到語言系統上的功能，也會影響到書寫的表現。

　　⑵Vygotsky（*1962*）將書寫解釋為第二級符號系統（second order symbol system），書寫無法直接表示所有經驗，但可以表示先前習得的語言符號，做為一種符號系統的工具，他表示書寫的語言（writing language）與口語（oral language）在思想與意象（thought and imagery）方面十分相似，但在結構與形式上完全不同。

　　⑶因為書寫是非常複雜的語言，所以必須應用到注意力、記憶力及高層次的認知功能，例如兒童必須先擁有語言覺察的能力（linguistic awareness），才能在書寫時，有效使用正確的文法及更佳的語意。

　　⑷兒童需要發展後設認知的技巧，使自己能夠：

　　　①檢查自己的作品。

　　　②評估自己書寫的目的所在。

　　　③考慮寫作的觀點。

　　　④使用更廣闊的資料。

　　　⑤最後，他們尚必須有文脈的概念，了解其連貫性。

⑸手寫能力是一種書寫運動（grapho-motor）技巧，最主要是依賴視知覺、視覺記憶及手眼協調，Johnson 和 Myklebust（1967）稱無法學習適當的書寫技巧稱為「失寫症」（dysgraphia）。

Denckla（1981）將語言學習障礙（language learning disability）分為六類：

1.綜合性障礙：指稱（說出名稱）、重複、理解、語音記憶（phonemic memory）和次序排列都次於正常表現。

2.指稱困難（dysnomia）：在說出某件事物的名稱上有明顯的困難，但在理解和重複上卻表現正常。

3.指稱及次序排列困難：想說一個東西的名稱，但講不出來，或者組句上下排列困難。

4.語音排列錯誤障礙：重複能力弱，並有明顯的音素替代和排列錯誤的現象，但在指稱、理解和發音上卻沒有問題。

5.口語障礙：重複句子和口語組合有困難，但在指稱、理解和說話上表現正常。

6.理解障礙：對聽到的內容無法完全理解。

Bernstein 與 Tiegerman（1989）指出學習障礙兒童的語言缺陷問題如下：

㈠後設語言的遲緩（linguistic & metalinguistic delay）

指分別在語形、語法、語意、語用方面有遲緩的現象。學習障礙的兒童無法將單字、片語、句子、語法做有效的組織、結合，所以在較複雜、較有結構性的故事、演說、作文等方面表現得不好，再加上本身的語言缺陷，於是在不敢也不願請教老師及同學的情況下，造成學業和社交上適應不良。

㈡語意的缺陷（semantic deficits）

1.字義（word meaning）方面

包括字意、語詞、片語與子句之間的關係及比喻性語言的理解和表達有困難（林寶貴，民 81a）；無法知道一詞有多意的情況下，常會誤聽或誤解（Wiig, Semel & Abele, 1981）。

2.認字（word finding）方面

無法找到適當的字詞以正確地指稱人、事、物，對於此現象有二個假設理論：

⑴儲存論（storage hypothesis）：沒有學到正確的名稱，故在腦中沒有此字詞的儲存，無法正確、快速、自動地運用（Leonard, et al., 1983）。

⑵檢索論（retrieval hypothesis）：雖對某些字詞已正確學得，一旦要用時無法適當地檢索出來（Denckla & Rudel, 1976）。

針對這兩種理論的治療策略，前者是加強語詞的重複出現；後者則是發展適當的檢索策略。認字困難常會妨礙語用能力的發展及句子的形式和文章的架構。

㈢語形的缺陷（morphologic deficits）

對語句、詞彙能正確的表達適合其年齡的思想，但對語形的規則卻使用錯誤，如英語名詞的複數形，或第三人稱單數動詞的變化有困難，源自於與聽（視）知覺障礙或短期記憶缺陷有關，常會有字形分辨不清或混淆的現象，如莫名其「妙」看成莫名其「沙」（林寶貴，民 81b）。

㈣語法的缺陷（syntactic deficits）

在處理複雜句型的結構上，或在問句、指示代名詞子句、被動語態、直接或間接受詞關係的句型、超過一個句子以上的句型，有顯著的困難，影響其閱讀和寫作上的發展；也由於缺乏語法的概念，在口語溝通上傾向於使用

簡單、命令式的句型，不會用婉轉、間接和有禮的方式，造成人際關係不良。

(五)語用的缺陷（pragmatics）

在使用語言及溝通方式來適應聽者或應用在人際關係上有困難，出現不適合情境或措詞不當的情形。

(六)腦傷後的語言（language after traumatic head injury）

腦傷後造成的語言障礙有兩種說法：

1.類似失語症（aphasia）：全部或局部喪失語言功能，在語言的表達和理解方面有問題（張春興，民 77）。

2.大腦聯合中樞損傷：傷及類化認知能力。

以上兩種現象皆會造成語言缺乏變化，沒有組織和創造力；同時在注意力、聽覺、記憶力皆有問題。也會伴隨身體和知覺動作缺陷、行為和情緒異常。

蔣伯川（民 79）**認為學習障礙者之會話技巧缺陷特徵如下：**

學習障礙者的會話技巧缺陷包羅萬象，較為顯著的包括以下六項：

(一)對於非語文暗示（nonverbal cues）的反應不夠敏感

比方說，當會話伙伴不斷看錶時，就是在委婉暗示他希望交談不再繼續下去，學習障礙者如屢次忽視或無法體會這中斷話的示意，逼得人家非「打開天窗說亮話」不可，自然引起對方不悅。

(二)獨霸談話空間

會話本是一種輪流的遊戲，Donahue（1983）把會話比喻成文字的網球遊戲（informational tennis），從發球起便是你來我往，如果一個人過分跋扈，滔滔不絕地說個沒完，怎能引起共鳴？不少學習障礙者便有意無意地犯

了這「獨白」的毛病。

(三)介入不必要的口角

Bryan, Wheeler, Felcan 與 Henek（*1976*）的研究發現，學習障礙者比普通學生容易禍從口出，他們的言辭並非有意傷人，可是經常為了雞毛蒜皮的事，憨直地得罪了人還不知是怎麼回事。

(四)無法隨聽眾不同而適應改變其談吐

Soenksen, Flagg 與 Schmits（*1981*）的研究發現，學習障礙在會話時較難轉變語調與用辭之難易（switch codes），這也就是我們中國人常說的見什麼人，說什麼話。在一個有趣的研究中，Bryan 與 Pflaum（*1978*）發現五、六年級的學習障礙兒童，在教他們同班同學與教幼稚園兒童如何打保齡球時，所使用的辭句竟然完全一樣，難怪效率其差無比。許多學習障礙青少年在與師長講話時和與同齡遊伴閒聊時使用同樣的俚語；在球場上為爭奪一個籃球而詛咒個兩句，情有可原，也無可厚非；但是同樣一句話若用在莊嚴儀式時則罪莫大焉。許多學習障礙青少年的出言不遜，以致於惹是生非，都是起因於對周遭人物環境的漠視與固執。

(五)說服力微弱

在 Bryan, Donahue 與 Pearl（*1981*）的研究中，學習障礙兒童顯得較易附和其他同學之意見。在這一項選購禮物的實驗裡，每位學生列出三項他們中意的禮物，儘管教師故意給學習障礙者額外鼓勵，稱讚他們選禮物的眼光不錯，激發他們去說服別的同學，但在全班同學集體討論後，最後他們看中的禮物仍然落選。

(六)較難控制會話的來龍去脈

在一項一九八一年的研究中，Bryan, Donahue, Pearl 和 Sturm 比較學習障

礙國小學童與普通班學童扮演電視脫口秀主持人的技巧差異，根據錄影帶的分析顯示，學習障礙學童提出的問題次數較少，對被訪問者的談話也較少評論。

蘇淑貞、宋維村、徐澄清（民 73）的研究指出閱讀障礙者的特徵如下：

閱讀障礙的一般特徵是智能正常而有讀、寫上極端的困難，其困難不是由感官上或情緒、環境上的因素所直接造成的（*Lynn, 1979*）。隨著相關研究的增多及臨床個案人數之增加，學者漸漸發現閱讀障礙之一般特徵類似，但仍有其異質性，於是，嘗試從不同的角度將閱讀障礙加以分類。Ingram, Mason 和 Blackman（*1970*）將閱讀障礙分為視覺—空間（visual-spatial）及聽覺—聲音（audio-phonic）二方面的困難。Boder（*1973*）也曾建議直接由個案讀、寫上的錯誤類型來描述、區分個案；不僅提供診斷上一個直接應用的標準，同時也便於教育學者安排教育計畫。Boder 將閱讀障礙分為三類，一為發音性困難閱讀障礙（dysphonic dyslexia），指以整體性的方式閱讀，缺乏分析技巧，寫字易誤寫成其他類似字形的字之個案。第二種是直觀性困難閱讀障礙（dyseidetic dyslexia），指無法以「形」來記憶，而以「音」來記憶的個案，這類個案易將字誤寫成其他類似發音的字。第三類是前兩者的混合型，即字音、字形都弄不清楚的個案。Lynn（*1977*）也提出一般閱讀障礙之困難可分為三方面，一是視覺方面，方位感較不清楚，如 b／d 之區分困難，字中順序弄反，如 was／saw；第二方面是聽覺困難，如 tab／tap 等似音字的區分不清；其三是訊息組織的困難，常將資料或事件的順序弄亂，數字也常寫反如 32／23。綜合來看，這些分類方法均不外乎從字音、字形二個方向為主來區辨個案。

學習障礙兒童語言障礙的原因

何榮村（民82）指出學習障礙兒童語言障礙的原因如下：

1.器質性（生理）因素：先天性特定部位腦傷所引起的嚴重閱讀缺陷，腦功能異常、語言中樞受損所引起的語言缺陷。

2.非器質性（心理、環境）因素：壓力大或錯誤的模倣，長期病弱、語言學習環境不利、缺乏學習機會與動機所引起的語言障礙。

Bernstein 與 Tiegerman（1989）指出學習障礙的語障原因如下：

1.注意力缺陷：以致無法專心地學習語言。

2.遺傳：從有閱讀障礙的雙胞胎身上發現。

3.腦傷：分別在大腦左半球的威氏及布氏語言區受到傷害，使得語言的表達和理解方面有問題。

許天威（民79）指出語言學習能力障礙的原因如下：

1.聽—說功能方面的障礙

⑴聽覺收訊作用可能的障礙：很難聽清楚或建立傾聽的態度。

⑵聽覺聯合作用可能的障礙：很難辨認二個以上的概念。

⑶語言發訊作用可能的障礙：缺少適當的人際溝通技能。

⑷聽覺構成作用與文法構成作用可能的障礙：缺少字音融合的能力。

⑸聽覺序列記憶作用可能的障礙：難儲存並再現所聽到的資料。

2.視—動功能方面的障礙

⑴視覺收訊作用可能的障礙：難以運用視覺記憶能力。

⑵視覺聯合作用可能的障礙：難以收視二個概念。

⑶視覺發訊作用可能的障礙：難以使內在概念表現出來。

⑷視覺構成作用可能的障礙：缺少適當的視覺認知速度。

⑸視覺序列記憶作用可能的障礙：難以儲存並再現經視覺所習得的資料。

蔣伯川（民 79）指出學習障礙兒童會話技巧缺陷的原因如下：

1. 語言發展遲緩：Wiig 與 Semel（1980）認為學習障礙者在會話時較易遺忘心裡想要使用的字眼，有時那呼之欲出的字眼到了舌頭，卻想不出來，真令人心急。

2. 自卑感作祟：有學習障礙的青少年，長期應付學校課業上的負擔與課外活動時爭取表現的壓力，挫折感勝過自信心，間接地產生在會話交談時吞吞吐吐的毛病。

3. 策略運用不當：學習障礙者過分依賴會話夥伴的語意清晰度，當對方語意稍有曖昧時，他又不知道該如何向對方澄清，自然會造成誤解與表達上的中斷。

 # 伍 學習障礙兒童語言障礙的出現率

Bernstein 與 Tiegerman（1989）指出，由於定義的標準不同，學習障礙的出現率從 1～15%，但須澄清並非所有學習障礙都帶有語言障礙，然而美國中西部接受語言治療的學生中有 80% 是學習障礙，其中 10～40% 為構音異常，5～15% 有視知覺缺陷，20% 是腦傷。

蘇淑貞等（民 73）一九七八年五月至一九八三年四月，蒐集臺大醫院精神科兒童心理衛生中心閱讀障礙的個案資料，共集得二十名（19 名男孩、1 名女孩）具有較完整資料之個案。這些個案智力中等或中等以上，而閱讀能力卻顯著低於其一般能力，他們常見的書寫錯誤有五種：(1)形似字混淆；(2)同音字與音似字混淆；(3)位置錯誤；(4)慣用詞字序混淆；與(5)部分鏡形反寫。這五種書寫錯誤的個案比例分別為 100%、85%、35% 及 15%。

國立臺灣師範大學特殊教育系七十九級同學於民國八十年調查臺北市忠孝、景興、興德、南門、國語實小等五所國小，共七十七名二年級學習障礙兒童的語言障礙情形，結果發現如下：

1.有語言障礙之學障兒童，男比女多，幾達二倍。

2.排行為老二之學障兒童有語言障礙之比例較高。

3.家中主要使用語言與學障兒童之語言障礙相關不大。

4.學障兒童的各類語言障礙中，沒有顯著相關。

5.學障兒童的家庭社經地位對其語言障礙影響不大。

6.不同智力對學障兒童的語言發展，除了在構音方面有影響外，在語暢、聲音、語言理解及語言表達方面並沒有絕對的影響。

7.七十七個樣本中，語暢異常者有一人，聲音異常者三人，語言理解異常者三人，構音異常者九人，出現率占 20.77%。

8.構音異常方面，有錯誤音者共十八人，以ㄣ音錯誤者最多，有四人次；ㄋ、ㄗ、ㄖ、ㄕ、ㄙ、ㄓ、ㄑ等七音各有二人次；再其次為一人次，錯誤的音有ㄈ、ㄋ、ㄉ、ㄒ、ㄔ、ㄘ、ㄊ、ㄤ、ㄥ、ㄩ等十個語音。

陸　學習障礙兒童語言障礙的診斷與評量

許天威（民 79）指出學習障礙兒童語言障礙的診斷應考慮下列幾方面：

(一)內在性語言發展障礙的檢核

1.是否對口語的意象有困難？

2.是否在思考技巧方面有問題？

(二)接受性語言障礙的檢核

1.兒童在了解語音方面，是否有困難？

2.對於了解字義，是否有困難？

3.對於了解語句方面，是否有困難？

4.在聽從指示方面，是否有問題？

5.是否以批判的精神去聽別人說話的內容？

(三)表達性語言障礙的檢核

1.語音發聲方面是否有困難？

2.在造句方面有問題嗎？

3.能否使用正確的語法和文法？

4.是否口語的詞彙不夠？

Bernstein 與 Tiegerman（*1989*）提出診斷學習障礙兒童的方法如下：

(一)篩選

　　儘可能在學前教育時讓每一個孩子接受語言的全面篩選，教師、家長、專業人員至少應該對在聽、說、讀、寫、算表現異常的學生做此項工作。篩選的實施應以施測時間較短，及易得到分數的測驗為主，並與同儕做比較。測驗主要是看一些圖片，說出圖片的內容，從講話的情形，探討其發音的情況，知道其認知的能力。

(二)鑑定

1.標準化測驗（standardized test）

　　將個案的資料與常模做比較，探討與一般的孩子發展的情形有多大的差異（劉麗容，民 *80*）。

2.效標參照測驗（criterion-referenced test）

　　以某一個年齡的孩子應達到的標準為準繩，看個案是否達到此年齡水準，此類的測驗工具有語言發展測驗、語音測驗、認知發展測驗、社會化行為觀察量表等（劉麗容，民 *80*）。

(三)評量和診斷

在美國 94-142 公法中規定，至少必須有二個具有信度、效度的不同的客觀工具及一組專業人員團體；如語言治療師、特殊教育專家、心理學者、資源教師、行政人員等來共同診斷語言障礙。評量的程度如下：

1. 蒐集基本資料

(1)家庭生活情形：家庭成員、兄弟姊妹、鄰居玩伴、父母社經地位、母語等。

(2)語言的困難：發音、聲音或語言發展遲緩的問題。

(3)整體發展的問題：懷孕、生長史、病史等。

(4)語言與智能發展的問題：喜歡的玩具、電視節目、何時會使用單字、句子、會話。

2. 正式評量

(1)學業成就測驗：低於二個年級水準，或在閱讀、拼音低於該有的年級水準，或其表現與智力有很大的差距。

(2)魏氏智力測驗：可了解在語文和非語文能力之間的差異程度。

(3)語言評量的類別：

　①語意—語法缺陷（semantic-syntactic deficits）：評量字彙、語形、文法的規則和結構，重點不在真實生活中的溝通，較重視詞彙的了解及其豐富性。

　②語用（pragmatic）：評量在不同的情境下，能以口語和別人有效溝通的能力，及評量如何運用 how, when, why 等來溝通。有兩種方式：

　　a.自發性語言分析（*Miller, 1981*）：評量在十五分鐘內使用的句子的長度、語法、語句的複雜度及架構等。

　　b.圖形（*Glucksberg, Krauss, & Weisberg, 1966*）：評量描述物體、圖案等的能力。

　③認知—語言策略（cognitive-language strategy）：評量如何擬定計畫

及解決問題，從將語言視為表達思想的工具加以分析和使用較高層
次的多義字、隱喻等，到演講、說故事、寫作的程度均為評量內容。
　　3.非正式評量
　　觀察在自然的情境下個案與父母、兄弟姊妹、教師、同學之間的溝通情
形。或者採用問問題、說故事、遊戲，以自然對話的方式得到其使用語言的
線索。

Seidenberg（*1985*）**提出學習障礙兒童的評量方法如下：**

(一)綜合評量（comprehensive evaluation）

　　不同形式的學障者有不同的病因，因此每個兒童都應有一份詳細的臨床
描述，注重其個別差異。因為學障者是如此具異質性，所以 94-142 公法規
定必須提供一個跨領域的評量小組，包括：
　　1.對兒童之障礙有專門知識的人。
　　2.級任教師，或有資格的其他教師。
　　3.至少有一位專家，如心理學家、語言病理學家或閱讀矯治專家，來從
事診斷評量。

(二)鑑定用之評量

　　1.為了做正確評量，事先必須取得兒童認知、語言、社會、情緒等方面
的資料，並了解其學業成就的表現情形，一般說來，正式評量是指常模參照
或標準化測驗，這些測驗常被廣泛用來做為篩選及鑑定之用。懷疑兒童有學
障時，就應該給予每一領域的測量（認知、語言、社會／情緒）。
　　2.雖說認知領域可以不同方式做鑑定，但大多以智力測驗為主，魏氏智
力量表最常被使用。學障兒童於測驗的側面圖上，通常是參差不齊的，藉此
可知兒童訊息處理的情形，對這些資料加以詳細分析，能對矯治計畫提供有
用的建議。

3.做語言評量可知道兒童之語言編碼能力是否有問題，因為學障兒童若有語言問題，會直接影響學業的學習。

4.在社會／情緒領域上的正式測量，可提供鑑定資料來排除因嚴重情緒困擾所導致的學習障礙。而學業成就上的正式評量可用來得知實際成就與預估潛能之差距。

(三)為實施教學計畫所做之評量

1.為確保學障兒童可以接受適當的教育服務，因此教育目標和活動都是由其父母及專家所決定。個別化教學方案（IEP）中所提供的特別服務，必須依據對兒童之資料分析，然而正式測驗的結果只能用來說明 IEP 之起始點，及教育計畫的最基本層面，所以「非正式評量」常是正式程序（formal procedure）與教學計畫的橋樑，因為從非正式評量所獲得之資料很容易應用於 IEP 中。

2.非正式評量是在非常自然的情境下（班級中）評估行為，或從教師自製的測驗中了解兒童的能力，因此可以得到質與量的資料，方便與正規課程中之目標、策略、活動緊緊相繫。

(四)能力與策略缺陷

在臨床評估時，要將基本能力與實際表現加以區分，評估之目的不僅在測量個案如何使用知識，而且也要知道兒童學習之能力，一個兒童可能擁有基本的學習能力，但缺乏有效學習及應用的策略。例如，學障兒童可能有基本能力能夠儲存口語資料於短期記憶中，但卻因沒有好的複誦（rehearsal）或分類（category）策略來登錄（coding）資料，結果表現不佳；同樣的，語言表現上有困難並不表示兒童對語言系統了解不完整，或許是受限於記憶處理的不理想。

㈤為介入而設計評量計畫

1.在設計矯治計畫時，有二項評量水準必須列入考慮：

⑴內容導向水準（content-oriented）。

⑵過程導向水準（process-oriented）。

在內容導向方面，必須確定兒童已習得何種學科能力或技巧，以及哪方面依然需要學習。

在過程導向方面，是有關如何學習學科及認知技巧。

2.為整合此兩種評量之水準，評量過程必須以特定技巧做為評鑑內容，例如，閱讀障礙的評估，其綜合測驗就應該以如何獲得閱讀過程為基礎而編製，而認知測驗就應該以認知技能及後設認知過程為基礎。

3.有了充分的資料，評估小組就能決定究竟為何要矯治，且要如何進行矯治。

柒　學習障礙兒童語言障礙的矯治

Seidenberg（*1985*）提出學習障礙兒童語言障礙矯治的計畫如下：

1.學障兒童通常在入學遇到困難後，才被診斷出來，矯治計畫必須考慮他們教育上的持續需求，除了提供特殊教育外，特教專家仍需與教師合作，改善兒童在正規學習環境中的問題。而透過跨學科教學可以使矯治計畫之效果增大，矯治計畫包括不斷的實施與不斷的評估，並必須包括某些基本要素：

⑴內容的配合：與兒童能力現況配合。

⑵順序：考慮到兒童需要之順序。

⑶速度：教學之速度能考慮到有練習、重複、過度練習的時間。

⑷結構：能夠教導學生，並與正規課程內容配合。

⑸動機：注重增強、回饋方式。

　　2.跨學科策略：許多學習障礙的教育計畫常常是片段且不完整的，為此我們必須對學障者的行為發展特徵有所了解，並且以廣泛深入的知識為基礎。認知、語言及學業能力的習得，其內在本質十分複雜，因此發展教育計畫時，要有多向度的策略。

　　語言專家可以對語言課程之形式與結構提供建議，或加以修正；教育人員教學時應該使用簡單化的教學語言，如使用較短、較不複雜的句子，停頓時間長些，較多次說明。此外，最好使用肯定的口語或文字，少用否定語氣，因為有些兒童會感到困擾。

　　一個評估模式能夠在閱讀教學之開始與轉換階段中，使認知與語言的關係合而為一，例如，在開始階段，使用語音線索（phonic cues）必須先有音素分節的技巧，使字能由一連串字母呈現出來。許多學障兒童使用語音線索時有困難，因為他們無法察覺到字可以分為若干音節，而音節又可以分為各自獨立的音素。

　　在轉換階段中，教育目標與活動應能確定出來；語障兒童其構句（syntactic language）方面的問題十分明顯，在閱讀能力上對複雜語句感到困難，不過經由句子結合與分開的練習，兒童之語言技巧及覺察力可以獲得改善。

Shames 與 Wiig（*1990*）提出學習障礙兒童語言障礙的治療原則如下：

㈠原則

　　1.治療是一動態而持續的過程。
　　2.治療是一雙向的過程，包括教師的教導訓練和兒童的反應參與。
　　3.治療作用必須在人際互動中進行，可以從治療室類化到其他情境。
　　4.家庭在語言治療的過程中扮演重要的角色。
　　5.語言治療是個別化的且有個別差異的存在，每一個案所採用的方法及策略和訓練內容都不太一樣。
　　6.語言治療是統整的而非片斷的。

7.語言治療應與個人的生活有關聯且具意義性。

8.語言治療不是速成的。

(二)目標（*Wallach & Miller*）（引自劉麗容，民 79）

1.協助兒童成為主動、自我負責的學習者。

2.協助兒童了解自己的學習方式與偏好，及在語言學習各方面的狀況。

3.協助兒童順利地充實文學素養。

4.協助兒童了解語言及學業目標的適當性及意義。

(三)策略

廣泛地統整其受教的環境和設備，Lord Larson 和 McKinley （*1987*）提出以下兩種方式：

1.直接：針對個案發展其思考、聽力、說話能力和非語言的溝通技巧，提供角色扮演及與生活環境有關的活動。

2.間接：對於個案的家庭成員及學校有關人員提供諮商的輔導。

蔣伯川（民 79）**提出指導學習障礙兒童會話技巧的策略如下：**

對於會話技巧的訓練，教師與家長的密切合作是非常重要的。甚至在學習障礙者入學前，父母便可運用以下五項基本原則加以輔導。

1.讓兒童掌握會話之主題。他們的開場白也許辭不達意，或者無關緊要，前後矛盾，但是成人仍不能等閒視之或隨便轉變話題，讓他們主動與充分地控制話題，是兒童會話技巧成功啟導的基礎。

2.當兒童會話的語意不清時，成人需要有耐心地用不同的詞句，澄清其表達用意。

3.訓練兒童利用會話夥伴停頓時提出疑問，既不會插嘴打斷別人，又達到了語意溝通之目的。

4.教導兒童用不同字句來表達相同的語意，這種練習能啟發他們了解表

達的客觀性。

　　5.製造機會給兒童模擬（role-play）扮演各種不同角色。如果能使用錄影教學，這種練習的功效尤其可觀。讓學生自我觀賞與分析他們的表現，遠勝過師長的挑剔與更正錯誤。

　　6.提供兒童一些郊遊、念故事書及討論的機會、經驗，以刺激他的字彙及用字的能力。

　　7.多供給一些有趣的故事書，要其摘出大意，說給大家聽。

　　8.舉辦說故事、演說、辯論等比賽，刺激與練習他們會話的能力。

　　9.鼓勵多打電話給同學，並注意說話禮貌與要領。

何榮村（民 82）提出學習障礙兒童語言障礙的補救教學如下：

㈠內在性語言發展障礙

下列教學活動有助於表達性語言能力的改進：

　1.是否對口語的意象有困難？

⑴在介紹字彙時，提供實物或圖片。如為動作，就讓兒童表演以加深印象。

⑵給兒童看一些能發出聲音的事物圖片：如狗、貓、電話、消防車。

⑶提供兒童多樣的經驗：郊遊、玩木偶戲、捏塑……介紹並討論一些他們不熟知的事物。

⑷拿出成對的實物，例如吉他與小提琴、直尺與捲尺，指出其相同及相異點。

⑸玩「老師說」的遊戲，讓兒童隨口令做動作。

　2.是否在思考技巧方面有問題？

⑴提供兒童一系列的圖片，每張都有短少的部分，要兒童指出缺少的部分。

⑵要兒童完成類推的測驗題，如：

男孩對女孩，好比＿＿對女人。

戒指對＿＿，好比手鐲對手腕。

(3)要兒童儘可能列出他能想像的事物。如：

有輪子的，比螞蟻小的……。

(4)可以問兒童一些比較需要推理思考的問題，如：

烏龜和魚有什麼相似或相異點？

(二)接受性語言障礙

下列教學活動，可以增進兒童接受性語言能力，或改進接受性語言障礙：

1.兒童在了解語音方面，是否有困難？

(1)呈現各種語音給兒童聽，要他特別注意「ㄇ」音，再向他念出一連串的語音。要他每聽到「ㄇ」音時，便舉手。

(2)逐漸介紹成對的語音，如「ㄇ」及「ㄋ」，要兒童以說出、搖頭或舉手等方式來表示二音相同或不同。

(3)要兒童注意某字的聲母，再呈現非常不同的，而後逐漸呈現相近的字。

(4)給兒童一張繪有許多物品的圖片，根據教師所提供的圖，要他指出同韻的物品。

(5)要兒童從教師所念出的字中，算一算第幾聲，可以手指或拍手次數表示聲調數。

2.對於了解字義，是否有困難？

(1)利用實物與圖片來訓練，讓兒童有機會去感覺、操弄物品。當實物或圖片呈現在兒童面前時，儘量讓兒童複誦物品的名稱。

(2)做配對遊戲，例如香蕉（實物），則配對香蕉的圖片。

(3)逐漸地在兒童面前放置三至四項物品，要他根據教師所說的，適當的指出物品。如果他能正確的指出，應鼓勵他說出該物的名稱。

(4)要兒童將字分類，如人、食物、動物等。

(5)要兒童聽從簡單的指示，如：那本書拿給我；站在門邊；指給我看第

二十一頁；在原地跳躍。

　　(6)以圖片教形容詞，如兒童指出「快樂的」男孩、「傷心的」小丑等。

　　3.對於了解語句方面，是否有困難？

　　(1)要兒童從句子中，找出無意義的字，如：

　　　夏天下雪；我們用球寫字。

　　(2)念一首詩，或一篇故事，省略部分，由兒童填上不足的部分，例如：

　　　大華堆了一個雪球，用胡蘿蔔做____，木炭做____，當太陽出來時，

　　　雪人就____。

　　(3)準備一張繪有許多圖畫的作業紙，要兒童聽從指示來做。

　　(4)問兒童一些需要做比較的問題，例如：

　　　誰穿裙子，男生或女生？

　　　誰每天早上刮鬍子____爸爸或媽媽？

　　　誰的職責是滅火____警員或消防員？

　　(5)運用某一約定的符號來吸引兒童的注意力，讓他知道將有命令下達，使用的符號必須統一。例如：彈琴、舉手喊、注意等。

　　4.在聽從指示方面，是否有問題？

　　(1)玩「老師說」的遊戲，做簡單的動作。有進步時，再增加複雜的動作，並讓兒童輪流做領袖。

　　(2)給兒童按部就班的指導。如要他將一張紙截成幾何圖形，指導他組成一甜筒。

　　(3)給兒童一張紙，要兒童聽從指示做，如：

　　　在紙的右上角畫一圓圈。

　　　在左下角畫一三角形。

　　　在中央畫一個方形。

　　　用耳機，要兒童聽從錄音帶的指示做動作。

　　(4)要兒童一步步按指示製作風箏、烤製小點心、捏塑模型等。

　　(5)能看懂文字的兒童，讓他看一些寫上指示的卡片，只要能力可及，讓

他選擇會做的繼續做下去。

　　5.是否以批判的精神去聽別人說話的內容？

　⑴念一些句子，由兒童指出「對」或「錯」。

　　如：大象能在空中飛；我們在夏天游泳。

　⑵念一小段有許多意義相似的字，要兒童指出其中意思相同者。如：

　　「很快地，那奇矮的男人，來到一間小餐廳，穿過那極小的門後，看到一間可愛的小房間，裡面有按比例縮小的傢俱，桌上擺著幾乎看不到的小盤子。」

　⑶利用絨布板講故事，故意使板上圖片與故事內容不符，要兒童指出錯誤的地方。

　⑷念一則小故事給兒童聽，並不定時停止，要他預測故事將會如何發展？

㈢表達性語言障礙

下列教學活動有助於表達性語言能力的改進：

　1.語音發聲方面是否有困難？

　⑴用檢核表看看兒童有哪些肌肉方面的動作和會發的音，指導正確的運用動作與發聲之間的關係。

　⑵在兒童面前放一面鏡子，教師清晰的、緩慢的示範一單獨的語音，要兒童模仿。

　⑶做發聲練習時，將兒童的手放在教師的喉嚨或臉頰旁，讓他感受教師發聲時的肌肉動作，然後照樣模仿做做看。

　⑷如果兒童用觀察法，仍無法模仿發音，則可藉助壓舌器或用手指導唇形及舌頭位置。

　⑸在練習發音時，要兒童閉上眼睛，訓練他利用視覺的記憶，回想發音時的嘴形和動作。

　2.在造句方面有問題？

　⑴練習一些兒童所熟悉的物品名，如水果、衣服、玩具等。

(2)重複利用同一句型，將學過的生字放入句子中（照樣造句）。

(3)利用複述的片語改為問句或否定句。例如：

　　這是一本書嗎？

　　這不是一本書嗎？

　　這本書是紅色的。

(4)準備一些填充題，要兒童填出重要的關鍵字。

(5)展示一張圖片，由兒童描述圖片的情節。

(6)要兒童回答生活上可能遭遇到的問題。

　3.能否使用正確的語法和文法？

(1)利用一些圖片來表示動詞的時態，如未來、現在、過去式等。要兒童描述圖片中的主角，將來做什麼？目前正在做什麼？已完成了什麼？

(2)要兒童利用語言學習機練習詞彙、句型、單複數及時態。等有進展時，再根據圖片或實物造句。

(3)在黑板上寫一些字，並要兒童重組，也可以用色卡紙寫上單字，再由兒童重組成正確的句子。

(4)準備一些寫有名詞、形容詞、動詞的小卡片，由兒童組成句子。

(5)念一些句子給兒童聽，故意落字，要兒童補上正確的字。

　4.是否口語的詞彙不夠？

(1)提供兒童一些郊遊、念故事書及討論的機會，以刺激他的字彙及用字能力。

(2)蒐集一些圖片、照片，要兒童描述，全班討論其中的用語及詞彙。

(3)念故事時，不定時的停止，要兒童形容一下故事的內容。

(4)念故事給兒童聽，並要他儘量用自己的詞彙，轉述給另一個兒童。

(5)介紹「每日一字」鼓勵兒童當天儘量利用某一字。

(6)給兒童一個具有不同意義的字，要他們以不同的意思輪流造句。

捌　結　語

　　學習障礙的語障兒童，由於徵候不明顯，又沒有危及生命的嚴重後果，因此不易被當事者、其父母或師長察覺，並加以重視。因而對此類兒童將因未能得到特殊教育的服務而阻礙其潛能的發展，甚至造成當事人自暴自棄，自認為自己不如人而形成自我放棄的心理，則將是個人、社會和國家的損失，所以身為教育工作者（尤其是特教教師）必須正視此一問題，努力的提供協助。

　　前面所提的補救教學固然有效，但是如果僅有教材、教法而沒有家長和學習環境的配合，則其成效必然會大打折扣。教師在教學的過程必須營造一個一個溫馨安全有成就感的教學環境，多鼓勵少責難，隨時診斷教學處方的成效，再做有效的補救教學。家長方面則必須有學習方法和態度的獲得比學習成果更重要的認識，矯治的過程需要時間和耐心，不要操之過急，避免消極的批評，提供愉快輕鬆的家庭氣氛和良好的語言模式，幫助兒童建立自我尊重的情操，相信自己是一個有價值的個體，應該為自己的學習負責任，那麼必能得到事半功倍的學習效果。

第十六章

唇顎裂兒童的語言障礙

壹　前　言

　　唇顎裂是面部畸形中最常見的天生性缺陷，此種缺陷不但影響外形，尚可能影響其吸吮、吞嚥、咀嚼、語言發展、人際關係，是日後的社會適應問題。若這些缺陷能及早接受適當矯治，便能使唇顎裂兒童過著健康正常的生活，達到自立自強，獨立自主的地步。本章擬從特殊教育的觀點，討論唇顎裂的成因，唇顎裂兒童的語言障礙特徵、原因、出現率、診斷與矯治原則等問題。

貳　唇顎裂的定義與出現率

所謂唇顎裂（cleft palate）就是指口腔和鼻腔之間上顎的部分欠缺，它嚴重影響發聲和發音，也干擾語言的學習。顎裂和兔唇可能個別發生，也可能同時發生。上顎可能因為太短而無法正常作用（軟口蓋太短，foreshortened velum），也可能是骨骼構造缺損而黏膜組織完整（submucos），唇顎裂的型態多不勝數，大約七百人中就有一人屬之。很多人接受各種不同醫學或牙醫學的治療，患唇顎裂的患者其語言表達能力程度從正常到嚴重缺陷之間，可分為無數等級。

根據丹麥的統計，新生兒的唇顎裂發生率為 1.47‰，其中唇顎併裂者為 1.16‰，僅有顎裂者為 0.34‰。一般而言唇顎併裂者以男性居多，且畸形較嚴重；單純顎裂以女性較多；在人種方面以東方人居多。唇顎裂遺傳亦有密切關係，若父母中有一人為唇顎裂，則子女之發生率為 2%；父母皆正常者，若已有一子女為唇顎裂者，生第一位子女為唇顎裂者機率為 4%，且左邊的發生率大於右邊（引自張奐，民 81）。

參　唇顎裂的成因

唇顎裂之真正病因至今尚不明瞭，只知道胚胎在發育時，第一腮弓的融合受到干擾，結構上出現移位及扭曲。其臨床分類方法很多，唇裂大致可分為單側、雙側及完全或不完全唇裂；顎裂亦可分為單側、雙側及完全或不完全顎裂；此外還有懸雍垂裂和軟顎黏膜下裂（參見圖 16-1）（張奐，民 81）。

最近的科學探討集中於兩種看法：(1)先天性顎裂是遺傳因素；(2)子宮環境影響的結果，科學界愈來愈相信兩者之間有所關聯。Fraser（1971）認為顎

裂因遺傳傾向（也許多重因素），與某種未確定的環境因素交互作用的結果，這些畸型因素包括麻疹病毒、鎮靜劑、輻射及其未知的媒介物。

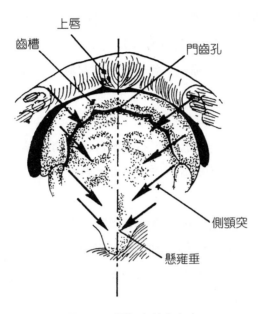

圖 16-1 顎架之結合方向

 肆 唇顎裂兒童語言障礙的特徵

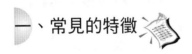 一、常見的特徵

常見的唇顎裂所引起的語言障礙症狀主要的是：(1)開鼻聲；(2)構音異常；(3)聲音異常，茲分述如下（林寶貴，民72）：

(一)開鼻聲

普通正常的說話中，除ㄇ、ㄋ、ㄣ、ㄤ、ㄥ、ㄋ的鼻音外，發其他語音時，空氣大部分是流到口腔的。唇顎裂的兒童軟口蓋的肌組織，不能把口腔和鼻腔間完全閉鎖起來，因此從喉頭流出的空氣，不流向口腔，而流向鼻子，造成鼻音過重的發音障礙，聲音從鼻腔漏氣，子音歪曲。

(二)構音異常

鼻咽腔閉鎖機能不全的緣故，不能學習正常的構音運作，為補償閉鎖不全的機能，常形成錯誤的構音運作，而產生異常的構音現象，最典型的構音障礙有下列數端：

1. 發音多變聲門破裂：由於鼻腔閉鎖機能不全，不能提高口腔的內壓，很多語音被ㄅ、ㄊ、ㄑ、ㄘ等無聲的破裂音等所替代。

2. 子音省略：由於口腔內壓不足，構音困難的部分或全部的語音被省略，只發韻母，省略難發的聲母。

3. 鼻音化：有些音如ㄅ、ㄉ、ㄍ、ㄐ等有聲破裂音發成帶鼻音的ㄇ、ㄋ、ㄥ、ㄤ等音。

4. 口蓋化：有些如ㄗ、ㄐ、ㄑ、ㄒ、ㄙ、ㄉ、ㄊ、ㄋ、ㄦ等舌尖前音、舌尖音、舌面前音、捲舌音等的構音點向後退到口蓋部分，使舌尖的接觸點變成舌面後或舌根的部位。

5. 鼻濁音：由於氣流從鼻腔漏出，使空氣在鼻腔內發生摩擦性的雜音，尤其發無聲的破裂音或摩擦音時，常帶有鼻鼾聲出現。

6. 構音不清：某些音不能正確地說出。

(三)聲音異常

喉肌過於吃力，聲音顯得嘶嗄。

王淑暖（民 82）歸納唇顎裂兒童的語言特徵如下：

㈠鼻音太重

正常的構音，氣流是從口腔來的，唇顎裂兒童因為顎咽機能不彰，無法完全堵住鼻咽，因此氣流大量從鼻腔流失，造成鼻音過重的情形。

㈡鼻音缺乏

顎裂者因為顎咽瓣太廣或假顎蓋不合，完全阻隔鼻咽腔時，就會使該發鼻音時反而無法產生鼻腔共鳴，而造成鼻音缺乏的情形。

㈢因齒列異常而齒音不清

唇顎裂兒童因有齒列不整，咬合不正的情形，造成發上下咬合的齒音時無法正確構音。

㈣以胴咽構音代替某些子音

唇顎裂兒童因舌根無法抬起頂住軟顎，因此常用ㄜˋ來代替某些子音，最常見的就是用ㄜˋ音來代替ㄍ、ㄎ音。

㈤口腔運動協調功能不好

以致咬字不清晰，形成整體性的語音不清。

㈥聲音異常

顎裂者常有聲帶振動不規則，或者說話時喉肌過於吃力，因此聲音有嘶啞或嘶嗄的情形。

㈦語言發展遲緩

排除智力因素，唇顎裂兒童的語言發展遲緩，來自於：

1.父母過度保護，剝奪了患者說話的機會，在患者未開口之前，就已經把所有的事做好了。

2.父母的漠視或疏忽，認為唇顎有問題，不說話或不喜歡說話是自然的現象，因而延誤患童學習說話的關鍵期。

3.兒童本身的因素。患童只要一開口說話，就招來嘲笑、模倣或排斥，或是自己覺得不悅耳。常遭受如此挫折，久之就畏縮不敢開口說話，說話的意願也隨之降低，因而影響語言的正常發展。

二、說話與語言的異常

人們對唇顎裂者說話和語言的異常尚在研究中。Bzoch（*1965*）發現摩擦音和破裂音對唇顎裂者來說較困難。學習對於有聲音比無聲音來得好。/w/、/m/、/n/、/h/等音，唇顎裂者和正常人發得差不多。比較兩者在發音上發生的錯誤時，唇顎裂者為正常人的四倍，而以別的音來取代者則為常人的二倍。

Spriestersbach, Darley 與 Rouse（*1956*）研究三至八歲的唇顎裂兒童，發現最常發生錯誤的語音為/z/、/θ/、/s/、/t/、/ʒ/等音，/m/、/n/、/h/、/j/、/ŋ/則最不會發錯。他們常以省略、替代、轉換等來彌補錯誤。

Spriestersbach, Moll 與 Morris（*1961*）研究三至十六歲唇顎裂者，發現其困難度是破擦音→摩擦音→破裂音→滑音→鼻音；混合音→非混合音；無聲音→有聲音；有聲摩擦音→無聲摩擦音；省略→替代→歪曲。聲門閉鎖音犯的錯誤占40%，唇裂者比顎裂者為佳；愈能控制口腔氣流和呼吸壓力者愈佳。

McWilliams（*1980*）研究一般成人的發音，發現齒擦音和破裂音是最易發生錯誤者。如/s/、/z/、/dʒ/、/tʃ/在發音錯誤中，歪曲占79.2%，省略占18.5%，替代占2.4%。他認為齒擦音雖然最難矯正，但一開始就先從它著手效果最好。Pitzner和Morris（*1966*）認為齒列（dentition）也會對說話的表現產生重大影響，愈早矯正者愈佳。

　　Spriestersbach 和 Powers（*1959*）發現摩擦音和破裂音比其他的子音和母音需要更多的口腔呼吸壓力，而無聲音者大於有聲音者。Hess（*1959*）認為嘶啞是發音不良所致，粗嘎是由於舌、咽、喉的肌肉不平衡所致，音調愈高鼻音愈少。

　　Van Hattum（*1958*）和 McWilliams（*1954*）發現構音會影響鼻音的知覺，構音較差的唇顎裂者會使鼻音較易出現；反之則否。臨床學者很早就認為唇顎裂兒童在語音和語言方面發展較慢，最近幾年這些兒童的語言行為才受到注意，但是此方面的研究仍嫌稀少。

　　Olson（*1965*）研究未經手術的唇顎裂兒童，他們使用較多的後位母音和聲門音，雖年紀增加，但仍使用較多的咽部摩擦音，較少使用子音。

　　Spriestersbach 等人（*1958*）指出唇顎裂兒童一般說來在反應方面和用詞方面較差，但字彙的認識力則不受阻，而且其組織能力亦不遜於平常兒童。Nation（*1964*），與前述看法相反，他認為在字彙理解方面，在各年齡層的唇顎裂兒童都較差。

　　Smith 和 McWilliams（*1968*）研究發現唇顎裂兒童接受「伊利諾語言心理測驗」時，表達力比理解力差很多。

　　Holm 和 Kunze（*1969*）研究發現有聽障的唇顎裂兒童比無聽障的唇顎裂兒童在字彙、發音、接受力、語言表達、文法、音節、聽力和記憶力方面，都遜色很多。

　　總而言之，產生鼻音過度的原因已有研究發現係咽／顎帆開口大小的問題，舌的位置亦與唇顎裂者的說話能力有關。此外不全的閾門作用亦改變了正常構音所需的空氣力學關係。所以患者的話語包含有缺陷的無聲擦音、塞擦音，破擦音較其他為多。省略和歪曲的現象亦多於其他發音的錯誤，聲門閉鎖音、喉擦音、鼻息音是最常見的替代發音法。調查顯示構音錯誤影響鼻音過重，構音愈不良，鼻音愈重，其他構音問題也可能出現。最後一點，唇顎裂者較常人少說話，用字較寡，影響其語言的有關問題則有待進一步研究。

伍 唇顎裂兒童語言障礙的診斷

一、診斷內容

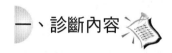

林寶貴（民 72）歸納唇顎裂兒童語言障礙的診斷內容如下：

㈠主訴

不能只檢查語言方面的症狀，受測者與家人最擔心、最困擾的地方也要詳細詢問。受測者常有ㄙ、ㄘ、ㄑ難發，ㄍ、ㄎ替代的現象，但不自覺。

㈡手術歷與語言發展歷

把唇裂與口蓋裂手術分開檢查，調查各在幾歲幾個月時接受手術，結果如何，當時的語言發展到什麼程度，尤其注意在接受口蓋手術時，是否已亂用聲門破裂的習慣，以及影響發展的各種因素，均需詳細加以調查。

㈢口蓋機能檢查

影響語言治療的可能性最大的因素，要算口蓋機能的健全與否，因此需要了解口蓋機能的情況。令受測者張口說ㄚ、ㄏㄚ等音，觀察軟口蓋的運動情形，測量咽頭的橫徑、直徑，對了解口蓋機能多少有幫助。但最簡單、最實用的方法是令受測者吹氣，觀察捏鼻子吹氣與不捏鼻子吹氣之間有何差別。仔細觀察先捏鼻子吸氣後慢慢吹氣時，其呼氣的強度與持續時間如何；再觀察捏鼻子吸氣後，在呼氣的中途突然把捏著鼻子的手指放開時有何變化。為容易觀察起見，可令受測者吹放在杯中的水，再令其進行上述同樣的動作。也可以令其吹塑膠製的海灘球或其他玩具，觀察捏鼻子吹不捏鼻子吹

時各需吹幾次才能吹滿，兩者之間的差就是空氣從鼻子漏出的量。雖然只靠一次的檢查難以斷定，但臨床上大部分都採取此種方法。手術後在相當的期間（普通 1～2 個月或 3 個月內）內尚需實施括約肌的運動機能訓練，其後即使用力吹氣，也尚有一半（或一半以上）的人有從鼻子漏氣的現象，這時只靠語言指導或訓練，不可能希望獲得完全的語言，必須藉縫補或手術製造呼氣壓，才能具備說話的條件。

(四)構音檢查

比照一般的構音檢查方法實施。最重要的是檢查ㄙ、ㄒ、ㄎ、ㄍ、ㄥ、ㄗ、ㄑ、ㄐ、ㄉ、ㄊ、ㄅ、ㄆ、ㄦ等十三音，除觀察聲音外，尤其要觀察運動的情形，特別注意觀察發ㄍ、ㄎ、ㄥ、ㄉ、ㄊ、ㄋ、ㄦ等音時舌頭的運動情形，並確認下列各項：

　1.經常正確構音的語音。

　2.雖然微弱但構音方法正確的語音。

　3.有鼻音的話不能正確地構音。

　4.ㄥ音能不能正確地構音。

　5.完全被聲門破裂音所替代的音。

　6.在正確的構音運動中，被聲門破裂音所添加的音。

對於上述錯誤的發音，應以敏銳的視覺觀察與聽覺辨別去分析、了解發音的情形，並計算構音時鼻子有無漏氣或漏氣的程度。臨床上可令受測者發各個語音，在鼻孔下放置小鏡，以觀察鏡面蒸氣的籠罩情形。

(五)鼻音的檢查

將各個語音及會話的程度分為五個等級加以評分，並觀察開口伸舌，及普通發音時有何差別。

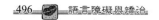

㈥其他

必要時實施舌、唇的運動機能，口腔型態的異常、聽力、智能、耳鼻喉科，及神經學上的各種檢查。

二、評量過程

語言溝通專家的診斷角色依病人的年齡而定，通常分為四個階段：⑴出生至十八個月；⑵十八個月至三歲；⑶三至五歲；⑷五歲以上。前二個階段需要有各種不同的評量過程（王炳欽，民 78）。

㈠三歲以下兒童的評量（evaluating children under tree years of age）

三歲以下兒童要判斷他們的語言能力很困難，需要由成組的團隊加以會診（參見圖 16-2），也許他們還不會說話，會說了也可能因為太害羞而不願說，此時可用非正式的觀測法──如觀察他和父母親玩的情形，最主要的是要發掘下列問題的答案：⑴他懂得話語嗎？⑵他用手勢多於口語嗎？⑶會使用單字、片語或句子嗎？⑷發音正確嗎？⑸語言表達不成功時，會覺得挫折嗎？⑹使用說話器官正確嗎？⑺是否出現補償性的發音（如軟口蓋和聲門音）？⑻有無噴鼻情況？⑼會不會模仿用嘴唇做出「啦」、「吧」或用舌頭「答答」作響？⑽共鳴是否正確，有無太多鼻音？⑾音質是否正常？⑿口語表達能否被家人接受、理解，或被排斥？⒀臉部異常表情是否明顯？⒁聽力是否正常。隨著兒童年紀漸增，就必須用更複雜更客觀的方式來評量。而且語言溝通各方面也可以更細密的評估。Van Denmark 和 Swickard（1980）對此年齡層的兒童之咽顎帆能力有一個很好的評量方式，即以「愛俄華構音壓力測驗」，及應用「畢保德構音卡片」（Peabody Articulation Deck）（1975）來發展他們的測驗。

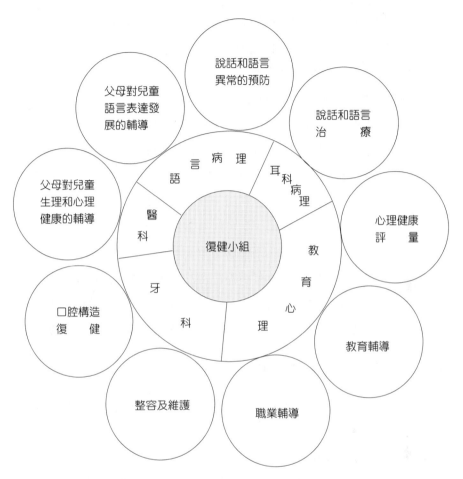

圖 16-2　唇顎裂者個別診斷和治療的模式

㈡正式的評量程序（formal evaluation procedures）

正式評量時，應注意取得以下問題的答案：

1. 患者的發音、音質、節奏（韻律）或語言有何缺點？
2. 患者有哪些生理上的輔助裝備使他發音正確？
3. 發音器官的構造和作用正常否？
4. 閥門系統的作用是否正常？

5.患者的說話和語言問題與說話機制的缺陷有何關聯？

6.哪些缺點和唇顎裂間接相關或無關？它們如何發生？

7.聽力好壞對語言有何影響？

8.社會、情意、智力因素有何預見的影響？

9.有何改變顯示將對語言溝通技能有些幫助？

下面的評量方法是依以上問題的次序逐步進行，先詳細描述語言徵狀（1.～4.問題），再追究有關的因素（5.～6.問題），最後探討有關因素（7.～9.問題）。另外還要有機會利用一些客觀而非主觀的方法，應假設唇顎裂者是一群特殊的人員，追蹤一切可能有關的問題，但絕不可失之主觀。Philips 與 Bzoch（1969）就發現，不僅各專家的判斷不一定互相符合，甚至對同一個體做第二次評估時，都會有不盡符合的結果。為求客觀的測試，某些特殊的裝備，是實驗室少不了的裝置。當設備齊全之後，治療師就要靠自己做最後的判斷，但要提醒自己，在診斷、醫療、復健方面，都有可能會犯錯。

(三)說話能力與語言的評量

臨床治療師負責發掘患者的構音、音質、節律和語言能力方面，可能存在的缺陷。

1.構音（articulation）

有很多方法可用於評估構音技能，臨床治療師對它們都很熟悉。但為了精確地判斷唇顎裂者的構音，治療師對患者構音不良的特定類型必須熟稔。

Bzoch（1979）的方法是讓患者一個字念三次，若每次都錯，則表示此錯誤已固定形成。像所有的人一樣，唇顎裂者對單字比一串連續的字較能把握，所以分析語音時，要跟他日常會話的同一個音做一比較，我們可以用 1 表示輕微錯誤，2 中等錯誤，3 嚴重錯誤，來評量。至於說話的清晰度，我們可以叫患者念一段標準短句而以五個等級來評量：

(1)正常的清晰度。

(2)稍微不清晰——偶爾有單字或片語難辨。

⑶普通不清晰──經常有錯誤而讓聽者感到困惑。

⑷嚴重不清晰──說話的意義幾乎全部無法了解。

⑸完全不清晰──無法聽懂他在說什麼。

檢查者以各音素的母音／子音、音節指導患者看、聽及模仿，不僅要注意他是否能正確地模仿，更要注意該音素的位置是否正確。另外可用兩三種速度來說話，如正常速度、較快速度、較慢速度，後兩者可以讓我們知道他的發聲器官如何作用。很多唇顎裂者可以正確地發個別的音或甚至一串字，但在正常會話速度下，各種發聲及迅速變化的情況下，則發聲不良。「愛俄華構音壓力測驗」（IPAT）對評估口腔內部壓力及咽／顎帆的障礙有幫助。Shelton, Brooks 與 Youngstrom（1965）同意此法在評斷咽／顎帆閉鎖能力方面，較鼻腔和口腔呼吸壓力為優。

2.音質（voice quality）

包括發聲與共鳴，可讓人區分聲音的要素，判斷音質即使使用專業的測試亦難免失之主觀，如果問題出在發聲，則傳統的描述已很足夠，如嘶啞、刺耳、喘氣。程度上也可分為重度、中度、輕度等，音調與音高亦可列入考量。至於鼻音的音質方面，則有較完備的測試法，雖然已有一些測量鼻音音質的儀器，如測震器（accelerometer）（Lipmann, 1981），但這些在實驗室中較臨床上使用為多，測量鼻音可以用母音或字串來進行，但鼻音的等級則無法互相比較出來（Van Hattum, 1958; Dickson, Barron, & McGlone, 1978）。治療師須學會辨識鼻音過多、鼻音不足及通道閉鎖等情況。此外，語言必須著重聲音的質，而不要分心於有缺陷的構音音質（Van Hattum, 1958）。在判斷方面應該忽略鼻息逸氣，另外，也可對鼻音加以描述和分類。

3.節律（rhythm）

治療者要注意個案有無結巴、吞吐，太快或太慢的情形。

4.語言（language）

要注意其說話的表達方式及詞句有無異常狀況，「畢保德圖畫詞彙測驗」（Peabody Picture Vocabulary Test）是一種接受性字彙能力的測驗。「西

北構句篩選測驗」（Northwestern Syntax Screening Test）可用來評量三至八歲兒童的語法是否需要矯正。其他「密西根圖畫語言量表」（Michigan Picture Language Inventory）、「口語發展量表」（Verbal Language Development Scale）等都是臨床治療師感興趣的評量方法。

陸　唇顎裂兒童的語言矯治原則

以最高度的矯治方法來促進生理、心理、社會、教育上的目標，並有助於幫助個人將既有的生理組織、構造和發音器官發揮到極致，也就是對於唇顎裂者語言治療的有效方式。

唇顎裂者口語溝通的困難是如此歧異，以致不可能只發展一種治療計畫；相反的，早先我們已提過此計畫要因人而異，就如同要依診斷結果而異；再者，特定的醫療方法不只要合乎治療計畫的目標，也要考慮患者的興趣、年紀和能力，治療目標確立後，治療師就要擬好並選擇必需的方案。然而某些基本原則在唇顎裂者的團體治療和個別治療上是必須採行的。王炳欽（民78）歸納這些基本原則如下：

1.語言治療的成功與否主要決定於解剖學上的構造（生理機能）：顏面和顎的缺陷主要是醫療問題，外科的矯正、健康的維護、聽力的保持，及令人滿意的整容術等，都是醫療的責任。外科手術恢復的構音器官功能愈多，則語言的治療效果愈佳。

另一方面語言治療師必須了解外科醫生所遭遇的困難，因為外科醫師從事的是最細微組織的結構手術，任何修補手術都可以向他提出建議。但是有一種困難的情況常發生，那就是外科醫師向患者說：「我的手術完全成功，你只需要一點點語言治療」，這時候治療師就要用外交手腕來應付，提供實際性的建議。「一點點語言治療」絕不能成事，父母也要對此治療的時間長短和效果持較實際的態度。

當患者缺乏最基本的說話機能時，治療只會使他有挫折感，而認為自己無法及正常地與人溝通，不信任治療師幫助自己的能力，當他感到懷疑時，最明智的做法是做一些有限的嘗試治療。

2.愈早治療預後愈佳：語言的發展不能等生理的矯正後才開始，唇顎裂兒童一出生，我們就要指導他應付不健全的發聲器官，愈早協助他，矯正的困難也就愈少，早期的刺激和訓練，可減少未來矯正工作的困難度。

3.雙親的諮商、輔導、合作、參與是重要的：雖然唇顎裂可能在家族史中出現過，但此情形很少，大部分的家長對此種狀況仍覺陌生，妊娠期並無異樣，出生時又未造成損傷，沒有足以解釋產生唇顎裂的原因。因此，他們常責怪自己或配偶生出這種「不完整」的嬰兒，為彌補這種內疚感，他們常過度溺愛他。所以嬰兒一出生，就要立刻給予專業的協助。可以給他們看一些矯正成功的唇顎裂兒童的幻燈片，向他們保證治療的效果。

這種提供父母諮詢的工作，要自進行初診時即繼續下去，至少每六個月一次，保持聯繫，讓家長知道治療的日程、性質和每種治療在整個計畫中的重要性。最重要的是父母也需要引導兒童早日學習，事實上父母就是他最早的「醫生」。

4.語言需要早期並持續的注意：對某些唇顎裂兒童來說，語言學習的延誤（有些甚至到小學）可能會造成他們情緒、社會、教育適應上的不良後果。因此，不管其缺陷如何，給予適當的刺激是必要的，專家不僅要鼓勵父母，更要示範語言刺激的方式，尤其要幫助家長聽懂兒童的發音。

5.患者在治療當中必須獲得成功經驗的喜悅，並深信他能發展出他人能接受的語言能力：唇顎裂兒童的語音常不易被聽懂，因此常有挫折感，覺得自己無法發出正常的語音，這種態度多半是在未盡力去嘗試、說話速度太快、含混帶過、遺漏音……等等情形下產生的。一定要協助他克服這種感覺，鼓勵他積極發展，在學習過程中才能常領受成就感。

6.練習不要含有過度的活動，以免影響說話的迅速位置變化：練習的設計應合乎語—音機能的正常活動，否則某一部分的改進可能只會對其他方面

產生不良的習慣，如面孔扭曲、鼻孔過度收縮、噴鼻等。

7.聽覺和聽覺辨認能力必須儘可能接近正常：監聽自己的發音對唇顎裂者來說是很重要的，因此對其中耳疾病或聽覺障礙要持續給予醫療照顧，以免妨害語言發展。家長要很警覺地注意此情形，不能等到耳痛時才注意，應隨時注意觀察其子女有否不注意、反應不良，或不尋常的易怒等情形，有時候中耳疾病只能靠儀器偵測出來，那麼就要常做檢查。

8.最重要的因素在軟口蓋／咽部的功能：此部分若能完全緊閉，依實驗結果來看，對語音並無太大的影響，但唇顎裂必須能夠將大部分的氣流由口腔釋出，在適當的構音閘門摩擦，而不要將空氣漏到鼻腔。

9.氣流必須沿開展無阻的通道前進：舌頭不可成為氣流的阻礙，而口腔空間需夠大，使空氣能有效地通行，舌的位置要低、前，而且下顎和唇的動作要靈活，構音部位要儘可能精確及快速，破裂音的口部緊閉及摩擦音的口部緊縮等，常會迫使空氣進入鼻腔。吹氣練習主要的目標不在改進軟口蓋／咽部的閉合，而在導引氣流通過口腔，有些專家指出，吹氣練習常會因吹過量的氣，而影響正常發音氣流的控制和靈活性，但事實上吹氣可改善肌肉的作用。

10.有時候，治療的成功與否與患者控制說話速度的能力有關，唇顎裂者常發出良好的個別音，但以會話速度說出就無法維持清晰度，因此，起初最好將速度放慢，熟練後再逐漸加快。

11.最大的進步來自構音精確度的改進：構音能力不只增進了其發音的清晰度，也減輕了鼻音，許多患者發現，學習子音比改善音質容易，故對前者的加強，會產生明顯的收穫。

12.觸覺、視覺刺激和聽覺刺激一樣，有助於語音發展。語音的正確應強調發音的位置，為達此目的，有時候觸覺和視覺線索較有效。如教 / f / 音時，說「憤怒的貓叫聲」（angry cat sound）不如說「咬下唇」（bite-your-bottom-lip）而發聲，用模型來示範亦可。

13.心理健康是整個生活環境中必要的考慮：家長參與治療計畫和提供成

就經驗的機會，都有助於患者的心理健康。外表矯正、美化亦可提高自信心。外科醫師常聽到患者說：「我不管發音如何，只要把我弄得好看就好了。」（I don't care how I sound.　Just make me look good.）。

　　以上的原則並非完全通用也並不周全。有些不適於某些個人，有些原則在某些患者面前連提都不能提，患者的個別差異很大，當然無法面面俱到，只希望治療師從以上的原則中找到醫療計畫的良好基礎。

 # 唇顎裂兒童語言矯治方案

　　王炳欽（民 78）歸納唇顎裂兒童的語言矯治方案如下：

一、計畫的階段（stages of the program）

　　根據年齡大小，大約有四個醫療計畫階段，這四個時期約略相當於評估唇顎裂兒童的四個階段：

　　第一階段（stage-one）：學說話前（出生～18 個月大），由父母提供專家建議的刺激。

　　第二階段（stage-two）：培養基本語言能力（18 個月～3 歲），語言治療師與父母合作提供診治建議，並追蹤家居生活。

　　第三階段（stage-three）：為預防及矯正階段（3～5 歲），設法預防不正確語音並改正或減少現存的錯誤。

　　第四階段（stage-four）：為矯治階段（5 歲以上），改正不當的習慣及矯正所有的異常機能。

表 16-1　以衡量值表評估咽／顎帆功能

	衡量值		
鼻腔逸氣（鼻孔顯示最大量的空氣逸出）	1	2	3
溫和；中等；非經常；明顯的	A[1]		
溫和；中等；經常；明顯的		A[2]	
嚴重；經常或非經常的；明顯的			A[3]
聽得見的鼻腔逸氣			A[4]
鼻腔有嚴重噪音			A[5]
（如果有過度鼻音出現，各衡量值要加 1 分）			
鼻腔共鳴			
溫和或中等鼻音過重		B[2]	
嚴重鼻音過重			B[3]
顏面扭曲		C[2]	
發音			
稍微粗啞	D[1]		
中等、嚴重粗啞		D[2]	
非常嚴重粗啞			D[3]
聲音過低		D[4]	
（如果有經常性自己看得見或聽得見的鼻腔逸氣則在 D₁D₂ 或 D₃ 加一分）			
塞擦音或破擦音的構音			
欠缺此二音	E[1]		
內側擦音不正	E[2]		
發塞擦音時口腔內氣壓不足		E[3]	
舌顎擦音		E[4]	
其他因素			
欠缺塞擦音及硬顎母音發音困難			F[1]
口腔內氣壓不足，喉擦音			F[2]
以呼吸取代的發音			F[3]
聲門閉鎖音			F[4]
（如果有可看見或可聽見的鼻腔逸氣在 F₃、F₄ 加 3 分，如喉擦音和聲門閉鎖音，可聽得見則只加 1 分）			
總分			

說明：在 ABCDEF 等位置上寫上適當的分數並加上額外的分數

0	咽／顎帆功能保持良好	1～2	咽／顎帆功能尚可
3～6	咽／顎帆功能勉強可用	7＋	咽／顎帆中度或嚴重功能不良

二、矯治步驟

　　唇顎裂者的治療程序依個別情況的不同而有不同的模式，例如某些患者必須包括某些項目，某些患者則可省略某些項目，圖 16-3 提供一種一般的處理方式，但這並不是固定的，要看診斷結果再決定治療的處理方式。

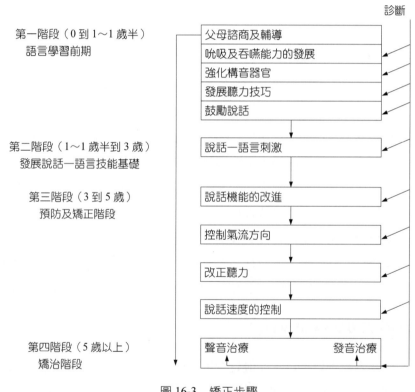

圖 16-3　矯正步驟

　　治療的步驟依前面所提的階段同時進行，矯正計畫的步驟則依據年齡而定，而且愈早實施愈好。例如：最好是從第一步的先前所提的「父母親的諮詢」開始。另外對父母的身心健康評量則包含在預防的矯正過程中。如前所

述，自從父母參與解決兒童問題後，大部分的父母即為改進過程中的一部分。但並非所有的父母都能把這些問題處理得很好，要注意評估父母幫助兒童的能力如何。

　　說話作用端賴呼吸、咀嚼、吞嚥功能體系，所以在兒童的說話能力中，咀嚼、吮吸、吞嚥等能力的發展是最初的步驟。

三、第一階段：語言學習前期（the prelinguistic period）

㈠吮吸（sucking）

吮吸原本是一種本能反射的動作，如果嬰兒會吃母奶，或可以從不特地加大開孔的奶瓶吸奶的話，那麼他的吮吸功能正常（正常的開孔是指奶瓶倒拿，每分鐘滴 20 滴者）。不吸奶時，奶嘴也可供其練習唇舌的功能，一般嬰兒在九至十八個月間斷奶，為使其吮吸力增強，可依醫生指示延長其授乳期。斷奶後亦應常鼓勵他用吸管吃東西，用香甜的飲料引誘他。飲料無香味時，可在杯緣抹上薄荷或其他香料，吮吸的練習要很輕鬆，並只能發出允許範圍內的聲音，如果用吸管吸食有困難，可用一指按住一端，使飲料停在吸管中，再放入小孩的唇上讓他嘗。大部分的情況下，小孩通常會開始吞嚥，再給他鼓勵，他就會開始吸，學會之後再給他吮棒棒糖或冰棒等較難的動作。

㈡吞嚥力（swallowing）

吞嚥是否有困難，可說從他是否常淌口水中發現，正常嬰兒在周歲左右就不會淌口水，一歲以後若還有這種情況，可能是其舌頭不會將食物往後送，用湯匙餵他喜歡吃的液體食物，並讓他頭稍微後仰可能會有點幫助。量不可太多以免嗆到，接著再鼓勵他不將頭後仰就可吞嚥，下一步再讓他從杯子裡喝點東西用力吞。待其吞嚥力正常後，就應供應其機能允許範圍內的正常食物。液體→嬰兒食物→小孩食物→正常食物的漸次轉換要接受醫生的建

議，並要教他細細地嚼。

(三)構音能力的加強（strengthening the articulation）

除了吸、吞的能力外，也要訓練他用雙唇「吧吧」作響，跟他玩「學我做動作」的遊戲，示範雙唇的前凸後縮、微笑和皺眉、舌頭的擺動、下巴的運動等，鼓勵他練習。也可從鏡中觀察自己，用獎賞和笑聲刺激其學習。此外可讓他吹掉家長手中的泡泡，吹熄蠟燭、火柴，也可吹泡泡等。吹的能力較強之後，再給他吹氣球，可塗果醬、軟糖，或花生醬在他嘴巴四周，讓他用舌頭去舔。

(四)傾聽技能（listening skills）

隨時注意兒童的聽力反應，常叫他注意聽家中一切動靜，並問他：「這是什麼聲音？」有奇怪的聲音，立即用手指放在唇前說：「噓！」以引起他注意聽，不一定要叫他聽很大的聲音，鳥叫或煮沸的水聲都可叫他注意。並問他：「那個聲音從哪兒來？」要他指出聲音的來源。哨子、號角和其他的東西，可用來維持他傾聽的興趣。讓他聽唱片和錄音帶的聲音，然後從書中或圖畫中指出聲音的來源。說故事時應穿插動物或車船的特有聲音，以便讓他分辨聲音的高低、強弱、遠近等。

(五)鼓勵嘗試說話（encouraging verbal attempts）

家長要常引誘他牙牙學語，若他的反應不佳，要加以鼓勵，用愛撫、微笑和愉悅的聲音鼓勵他學習短短的、簡單的語句，一開始他的發音也許鼻音過重或不準，父母也要接納他，並耐心、有信心給予回饋或刺激。用簡單的詞句描述東西、人、動作等。鼓勵兒童用強烈的下顎動作和雙唇大張的方式來念。對孩子鼓勵的是他的「說」，而不是說得「準確」，他們能發的音有所先後，這點家長要特別注意。即使在小孩開始說出單字時，父母與孩子之間的聲音遊戲仍需進行。鼓勵他用強烈的顎活動及大開口的位置發／ap／的

/ a / 音，為達此目的可用呵欠或嘆口氣的方法，在吃飯時玩「大嘴巴」的遊戲，也會產生相同的效果，如用力咀嚼或把嘴巴「開個大洞」再閉上。

Lowell 和 Pollack 也描述了早期的刺激活動，雖然這些是為聾者或聽障兒童而設計，但讀者將發現這亦有效果。告訴兒童物體的名稱及它們發出的聲音，或帶他們到動物園或農場，回來後看圖畫說出動物的名稱，並模擬其叫聲，只要能說出就好，不一定要準確。即使是噪音也要鼓勵他們哼歌、背誦、呼叫回聲，使小孩的世界充滿聲音。跟他們說或聽他們說，使語言成為一種愉快並且是必要的事。

父母對學語前的發展需有所了解，哪些聲音是我們期望先出現的，哪些是後出現的。語言的進步情形也須略知一、二，才能給小孩適當的鼓勵和支持。

四、第二階段：培養基本的語言能力
（development of basic speech-language skills）

當兒童十八個月大時，開始發出幾個語音，這時必須由語言治療師給予直接的協助，早期的協助是一週一、二次在非正式遊戲場合中為之。配合兒童的興趣及活動來達成特定目標，在此階段除了團體指導外，個人指導更為需要，家長要在旁參與活動，與兒童同時接受指導及觀察。有時也在鄰房觀看，有時與兒童一起活動，專家在另一房間觀察，然後再予以諮詢協助。

1.語言刺激（speech-language stimulation）：此項刺激在嬰兒語言的發展中非常重要，一般以遊戲教學方式為之，嬰兒一到此程度即行開始。其順序如下：

⑴鼓勵兒童參加遊戲活動。

⑵與小孩互相模仿。

⑶叫小孩說出事物名稱（事物先，再說出活動名稱），如：「它是什麼？」、「它做什麼？」、「它發什麼聲音？」等。

⑷用圖畫鼓勵他說較長的話。

⑸用表演的方式練習語言，並配合動作手勢等。

⑹三歲時則用謎語或兒歌來練習。

　2.語言治療師應有足夠的材料來加強上述的活動以為補充，一般的目標是在擴展字彙，促進正確音的養成，並使構音型態合乎兒童年齡水準。

五、第三階段：預防及矯正階段
（the preventative-corrective period）

　　語言的刺激活動必須持續不斷實施。另外一些矯正及預防的工作也要做才能使效果顯著，導引氣流、構音器官的位置、達到理想的音質及構音，其他的技術可由以下的建議中採行。

㈠增進發音器官的功能

　　以下的技術不應成為例行的公事化，要適合患者的特定需求，構音器官較好的練習，可由對不良發聲的研究中提供之。

　1.唇（the lips）

　　手術後，上唇可能僵硬或缺乏彈性，應在嘴唇周圍塗上油脂，做凸唇、縮唇動作四至五次，每天做幾次嚼口香糖、吹泡泡、吹熄各種位置的蠟燭等活動，先放在下巴下，再靠近鼻樑，然後在口的左右側，不只訓練吹的能力，也做了唇部的練習。

　2.舌（the tongue）

　　患者必須學會伸舌和良好的舌尖運動。用果醬、軟糖或蜂蜜塗在嘴角和上下唇，讓他去舔，較年長的兒童，亦可將花生醬塗於其門牙後來實施練習。其他的練習法如用舌尖將牙籤勾進口中，或在桌上用舌頭推滾牙籤等。Berry 和 Eisenson（1956）提供舌的練習動作如下：

　⑴將舌吐出口外，不可偏左或右。

(2)用舌尖上、下、左、右點雙唇，內、外唇各做一次。

(3)用舌頭點上顎，由前而後並前後掃刷。

(4)用舌頭用力頂下齒。

(5)用舌尖頂上齒齦。

(6)練習用舌頭小木棒。

(7)用舌頭吸頂上顎再放鬆。

3. 下顎（the jaw）

每天嚼二塊口香糖。吃東西時用力嚼，亦可用手用力頂下巴來咀嚼。

4. 一般練習（general exercises）

患者每天一次用吸管喝飲料，並假裝是吸濃稠的東西而用力吸，如果患者已大得會認字了，每天晚上叫他大聲念五至十分鐘的字，盡可能念得清晰，並且上下牙間咬住鉛筆，這種練習強迫他做較誇張的唇和舌之運動。

(二)控制氣流的方向

小碟上的蠟燭提供了幾種良好的吹氣練習，患者一開始只須吹彎近處燭光，然後加長距離至約十四吋處，其次再試著吹彎火焰而不弄掉置於鼻下壓舌片或刀片上的小紙條，也可將一根羽毛黏在 3 × 5 吋的卡片底部，再放另一根羽毛在上部，吹動底下的羽毛而不影響上面那一根，用鏡子來觀察自己，如果一開始有困難可用吸管來吹，因為吸管置於雙唇間，一樣可以達到練習雙唇的效果。

另一種方法是在桌上吹乒乓球或與他人比賽，試著吹掉對方的乒乓球，吹羽毛使其飄浮在空中，或用吸管吹著有色液體亦是很好的練習。如患者以上的練習都不能成功地做到，那麼他們自己或治療師就必須捏住其鼻孔，但事前要先檢查有無此必要，因為吹氣太用力而造成顏面扭曲現象時，則練習必須停止。控制氣流的方向練習，應由近而遠吹蠟燭，或吹羽毛，但要集中氣流於一點（如吹一根羽毛而不影響到旁邊的羽毛）。也可在桌上玩吹乒乓球的遊戲比賽，也可以吹羽毛，使它保持在空中，但在吹的過程中，不可太

過於用力，以免有顏面扭曲的現象。

(三)改進聽力（improving auditory discrimination ability）

1.鼻音的辨別（nasality discrimination）：將發音的好壞由「正常」到「嚴重失誤」分為五等，讓患者去辨別，並衡量自己的發音是否正確。

2.語音的辨別（discrimination of speech sounds）：在構音方面的語音辨別，可以錄音帶來幫助辨識語音的好壞。

(四)培養說話速度的控制（developing rate control rate）

我們常常提到的說話速度控制，對某些患者來說是極重要的一環，父母應示範較慢的說話速度讓兒童模仿，但這並不一定會成功。其他的技巧如用節拍器調至比他說話速度慢很多的程度，讓他立刻嘗試調整自己的速度。此外亦可叫他像「老人般」地說話，用演戲的方式，或拉長語音中的母音來延緩速度。在適當的年齡亦可練習念詩，因詩是一種較慢的語言方式，但最好的方式還是會話練習。對較大的患者在治療時練習速度控制，並在其他時間裡給予提醒注意，也是可行之道。節拍器到處可買得到，對某些患者來說是很有效用的。

六、第四階段：矯治時期

以上所述各階段並非固定不變，在同一治療期可以成功地同時進行速度控制和聽力鑑試，即令構音是較重要的一面，但音質也可以同時進行矯正，因為子音通常很難單獨發生，而音節是語音的基本單位，所以口鼻腔的聽力鑑試可用 / a /、/ æ / 等配合子音來練習。

(一)音質治療技術（voice quality therapy techniques）

音質治療的成功與否本身就很重要，但它也是構音治療成功的基礎，希

望先前對引導氣流、保持低前舌位及耳朵訓練等都已成功，語言治療師要使患者發 / a / 母音而不帶鼻音時，要先檢查舌的位置是否夠低，若否，則可利用壓舌板助其壓低，只要 / a / 這個音不帶鼻音，就可大為矯正鼻音過重的現象，若無法達到不帶鼻音的母音，則醫師贊同使用其他三種方法。

用小刷子來觸摸硬顎可以促使患者注意到顎的存在和範圍，若他不能注意到此，則再往內伸，直到他有作嘔反應為止。使他注意到顎的位置和作嘔時吞嚥所產生的動作，他也必須有吸與吞的感覺，如果上述方法都不成，可以注意吞嚥動作的次序，用鏡子來觀察吞口水的的情形。張口吞嚥時，以下面三種次序進行，其次序是：(1)開始；(2)肌肉保持不動二、三秒；(3)放鬆。先練習幾次以後再吞嚥，以這種軟顎的位置來發 / a / 音，熟練後，再發 / æ / 音。

患者能不帶鼻音而正確的發出 / a / 和 / æ / 音後，再由低而高，由前而後地練習其他的母音。

第三點，若上述方法仍未奏效，可以試另一方法，但要小心行之，用石蠟做成一吋半大的圓球，插在編織針不是尖的一端，然後，插進患者的口腔，小心地舉起小舌，最好由患者自己來做較安全，然後叫他升起小舌發 / a / 音，練習之後看他是否能不藉此石蠟球，而成功地做到這個動作，先看他是否能不帶鼻音地發出 / a / ，然後再發 / æ / 音。

(二)構音治療技術（articulation therapy techniques）

此處所說的技術是適用於咽／顎帆只有極小的缺陷時，才有重大成效（如果咽／顎帆功能和氣壓正常的話，那麼Sommers所介紹的構音治療技術可以採行之）。

1.母音和子音的產生（vowel and consonant productions）：為早期收效，最好從最不常有缺點的子音開始練習，再逐次進行到較難的發音和構音型態。換言之，矯治可由 / w / 、 / j / 、 / r / 、 / l / 和 / h / 等音開始，並配合最不帶鼻音的 / a / 和 / æ / 母音練習、為避免鼻音出現可將鼻孔捏住，此處無法

一一列舉拼音的結合情形，但用／w／和／p／音來改正／a／，可以說明此技術的用意，訓練的次序如下：

　　⑴練習／awa／一直到鼻音最低為止，嘴唇和下顎的動作要誇張。

　　⑵練習／æwæ／如⑴。

　　⑶練習／wawæ／和／wæwa／。

　　⑷練習／awa／、／apa／，先輕發／p／，再逐漸收緊雙唇。

　　⑸練習／apa／。

　　⑹練習／ap／：延長／a／再輕發／p／。

　　⑺練習開頭為／ap／的音：opera、operate、opposite。

　　⑻在短句中練習上述的字。

　　⑼練習字尾為／ap／的音：cop、pop、top、bop……。

　　⑽在短句中練習上述的字。

　　⑾練習／pa／在開頭的字：pot、pod、pop、palm。

　　⑿在短句中練習上述的字。

　　⒀在較長的字中練習／p／：possible、pollen、part、pocket、park……等。

　　⒁在短句中練習上述的字。

　　⒂從⑴至⒁的順序練習／æ／和／p／。

　　⒃將／p／與其他的母音練習。

　　⒄準備一些句子練習。

　　⒅讓患者做會話的練習。

　　用以上的順序做為標準，同樣的方式用／l／來練習，未改正的／t／、／d／，用／j／來改正，／k／、／g／、／h／和／s／、／z／一組，由／s／、／z／再接著練習／ʃ／、／ʒ／，接著是／tʃ／、／dʒ／，然後是／θ／、／ð／，最後是／f／和／v／。

　　2.聲門閉鎖音、喉擦音、擦音：最好應付錯誤的方法，是捏住鼻孔或將舌頭往前拉而練習。

結語

　　唇顎裂兒童之語言矯治工作的重點在於：(1)早期介入；(2)利用遊戲、飲食或日常生活中之吹、吸、吮、咀嚼等活動，以增進顎咽機能；(3)增加發音的次數；(4)革除不良的構音習慣，學習正確的口形，發出正確清晰的語音；(5)避免用力發聲而出現嘎聲；(6)注意唇顎裂兒童的心理輔導。

　　總之，唯有我們的愛永不打烊，唇顎裂兒童才能昂首闊步，健健康康的成長。

第十七章

失語症的語言復健

壹　前　言

　　失語症指的是患者因腦部病變而突然失去原有的語言能力，無法說他想說的話，或寫他原來會寫的字，經常有了解語言之困難，而其語言障礙之表徵與腦皮質的病變部位有關。病變原因有腦溢血、血管阻塞、腫瘤、意外傷害造成腦部損傷等等。

　　因腦病變而引起之語言障礙，必須是語言表達或接受有問題才稱為失語症；如果只是發聲器官障礙或純粹構音部位之動作協調功能障礙，則不稱為失語症，而歸類為運動性言語障礙。

　　簡單的說：失語症是因為大腦語言區受損，而影響到患者聽、說、讀、寫的能力。本章擬從失語症的特徵、病因類型、診斷評量、語言復健方法等加以討論。

貳 成人失語症的特徵
（Characteristics of Adult Aphasia）

蔡麗仙（民 78）歸納成人失語症的特徵如下：

一、失語症的病因與分類
（etiology and classification of aphasia）

「失語症」是指腦半球的某部分受傷，而引起語言發展的阻礙，通常是在左半球。在輸送氧氣到腦細胞的任何過程中，如果受阻的話，即可能造成傷害：例如休克、腦腫脹、某些發炎和退化性的續發症、腦傷等而引起失語症。失語症大多數是由於腦血管的意外（CVA）或中風所引起。中風主要是由於血管輸送系統的動脈硬化所造成，動脈硬化就是指血管失去彈性、過濃或太硬等情況，若嚴重的話，會使脂肪和膽固醇淤積於血管內，進而傷害血管壁，加速血塊的凝固而造成脂肪沈滯性動脈硬化症。高血壓和血液內高膽固醇會使脂肪沈滯的斑點增加，但是健康的動脈會造成中風的真正情形如何，目前仍不太清楚。當血管內的沈滯物累積到下列之情形時，即會形成中風：

　　1.貯積的血塊阻礙了動脈的某處通路（血栓症）。

　　2.許多斑點、凝塊或其他存積物破裂，並從大血管流到小血管時（栓基）。

　　3.因動脈瘤或血管壁惡化而引起的破裂，造成腦部的出血（見圖17-1）。

　　因此，中風會使掌管輸送血液（氧或其他養分）到腦部的動脈系統受阻，這種腦部血液不足的現象稱之為局部缺血。當腦部氧氣不足時，腦細胞就會死去（壞疽），而且細胞鄰近之區也會死去（梗塞）。腦部特定地區的

梗塞，會造成語言異常，但「這是一種神經解剖位置區的腦傷，並不是由其他症狀所引起，此乃症候的關鍵」（*Benson, 1979a*）。

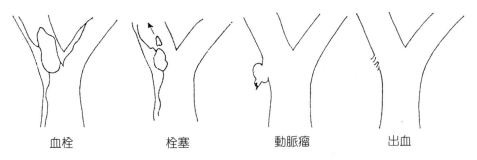

血栓　　　　　栓塞　　　　　動脈瘤　　　　　出血

圖 17-1　四種動脈受阻的情形
注意動脈壁的各種阻塊情形

　　失語症導因於腦部控制語言的半球受到傷害，且此又與對側半身麻痺有關（身體相反的一側會麻痺）。大部分的人，其語言區是在大腦的左半球，慣用左手者的情形比較複雜，但多數人之語言仍是由左半球所控制，其餘的人可能在右腦形成語言區，或是左右腦皆有之（*Springer & Deutsch, 1981*）。因此，對大部分的失語症患者而言，乃因控制身體右側的左腦受傷，左腦受傷幾乎總是會造成某種程度的失語症（*Boller & Vignolo, 1966*），其障礙情形從最小的短暫性功能失常，到幾乎完全喪失所有的語言能力，包括說、讀、寫等。

　　左腦（perisylvian 區）若沿著大腦外側裂受到傷害，會產生更普遍的失語現象（見圖 17-2-1）。羅蘭度氏裂或中央溝也是重要的解剖指標。裂溝前面的傷害（見圖 17-2-2），即前中央溝損傷，會產生非完全性的失語症（布洛卡失語症）；而當後中央溝損傷時，損傷部位是在後面，就會產生完全性的失語症（例如，魏尼克氏、傳導性，或命名困難失語症）。這些區域的養分是由大腦中央的動脈管所提供，因此，失語症大多因大腦中央動脈管的分支受損所造成（見圖 17-3）。

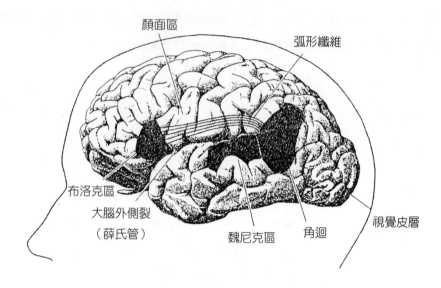

圖 17-2-1(a)　大腦的語言區

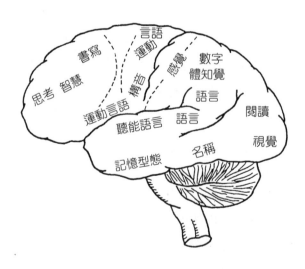

圖 17-2-1(b)　大腦各皮質區之主要功能

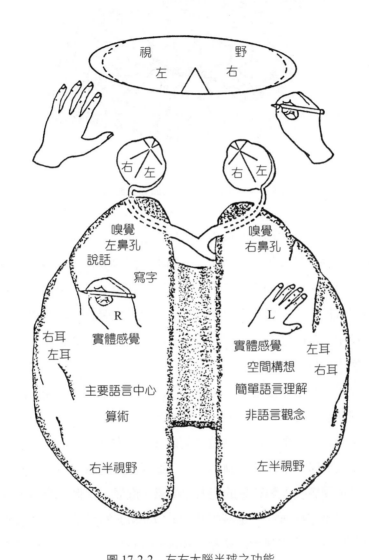

圖 17-2-2　左右大腦半球之功能

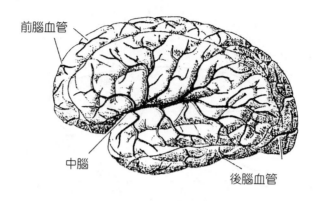

前腦血管

中腦

後腦血管

圖 17-3　大腦有很多腦血管供應養分

　　失語症會對人釀成極大的傷害，因為它會使人喪失應用與理解語言的能力。早期，失語症專家用「失語症」一詞來指語言異常，以便和發聲有關的說話異常做對比。Jackson 在一八七四年說：「說話並不只是講出話語而已，而是需有主張性」，所以，失語症就是概念化、主張性的能力異常，也就是失去人類使用語言的創造力。另一方面，說話異常，是發聲能力受損，並不是語言的使用與理解的能力喪失所引起。

　　失語症患者有哲學思考形態改變的傾向，當異常現象剛開始出現時，都集中在心理功能方面。Broca 在一八六一年，宣稱他已確認出語言構音的中心，因為當時對語言的神經根基位在何處並不清楚，Broca 的發現帶給當時神經學家和人類學家很大的激勵。不幸，這種狂熱超越了科學所能證明的，而且他們又企圖尋找人類智慧的能力和情感，像愛、憐憫、榮譽等腦部所記述的東西。但是這些研究並未減損 Broca（*1861a*）的貢獻，因為他的確已為神經學史和科學界帶來很大的衝擊。Broca（*1861a*）確定左腦第三前回是語言構音中樞（見圖 17-2-1）。在一八七四年，當魏尼克（Wernicke）提到左腦顳顬骨耳垂是語言理解中心時，失語症的邏輯性與單純性觀點，和語言是運動與感覺神經交互的二分法，或輸出、輸入的說法等，就變得相當引人注意，且失語症的兩種型態也都已包括在其內。因此，與 Broca 所說的失語症

（初始稱為 aphemia）有不同的說法，如動作性失語症（*Wernicke, 1908*）、表達性失語症（*Pick, 1913; Weisenburg & McBride, 1973*）、發訊異常（*Osgood & Miron, 1963*）或輸出性失語症（*Luria, 1964*）等。而魏尼克氏失語症則包括感覺性失語症（*Wernick, 1908; Goldstein, 1948*）、接收性失語症（*Wernicke, 1908; Goldstein, 1948*）、收訊異常（*Osgood & Miron, 1963*）或輸出性失語症等（*Luria, 1964*）。從開始到現在，語言輸入與輸出功能兩者不同的說法，影響了失語症的分類。

　　早期的失語症學者會從行為推測大腦中樞，也就是說，他們會從語言異常的現象來認定病人是否有患失語症，例如從其書寫缺陷的情形觀之，當此病患逝世後，即解剖其屍體以做腦部檢驗，結果不僅發現腦部有導致傷害之處，而且腦部負責指揮書寫之區也受到損傷。雖然成功的科學實驗，不能只單靠一項個案紀錄，而應在病患正常時即開始觀察，但是病人的腦部確實有異於常人之處，仍足以證明病患的大腦中心的確有特別不一樣的狀況。

　　剛開始，有些神經學家會從事實的表現中找出心理的現象。Jackson（*1874*）指出：「找出說話損傷之處和找出說話的位置是兩件不同的事」。Marie（*1971*）也以一篇題為「第三前回區不足以扮演語言功能的角色」的文章，提出強烈的反對意見，且宣稱只有一種真正的失語症情形，那就是魏尼克（Wernicke）所說的感覺性失語症。Jackson 的學生，Head（*1963*）在早期寫了很多「作圖人」的例子，這些例子都是一些企圖在其腦部找出人類智慧區與情緒區的個人。Head 覺得語言的功能很複雜，僅憑藉部分損傷因素來做通盤解釋，未免太簡單了。Head 接著認為一般失語症的理論，多強調語言損傷是必然的因素。Goldstein（*1948*）的觀點認為失語症病人之語言行為的改變，應與腦傷所引起整個大腦組織異常的情形有關。

　　環顧失語症研究的發展，並不像其他學問的研究一般具有長久的歷史，但我們卻可知道失語症在語言位置和治療法上，皆仍有諸多爭議。假若您是語言病理學家，或多或少應知道失語症者其腦中可能有某區有單純的異常。假如您相信腦中有某一專司書寫的區域存在，則您應下如下之結論：這個專

司書寫的區域已受損，才會產生「單純的」失語現象；假如您不認為這樣，則可能認為大部分的失語症之所以產生語言障礙是因為整個語言模式都受到損傷之故，包括：說話、了解說話的語言、讀和寫均受到損傷。單純性的異常可能被忽視，而書寫上之明顯缺陷，可能會被誤認為是整個腦部皆與書寫有關，皆受損傷之影響所致（*Luria, 1964, 1966*），但是，這種異常現象和失語症發生的背景是互相牴觸的。

由觀察失語症病患，可知大部分的病人之失語與整個語言模式有關。他們可能有口語表達或書寫表達的問題，也可能難以理解說話或書寫的語言。Schuell（*1964*）依據她的觀察，提出此種看法，認為失語症是「一種普遍的語言缺陷，與整個語言模式有關，而且可能（或不可能）和其他的腦傷一樣複雜」。Brown 於一九六八年所強調的「單一失語症」（one aphasia）的觀念亦有類似的看法（引自 *Benson, 1979b*）。

另一方面，當古典派失語症的說法，如 Broca 或 Wernike 所提的觀點出現在臨床實驗者的實驗室時，更加深了依大腦認知來區分語言區的觀念，尤其是當使用CAT（電腦斷層攝影術）可詳細確定部位的今日，這種說法更加有力。事實上，Benson在一九七九年曾經指出：「一旦確定大腦區域的解剖位置和失語症有關的研究被證明後，則大部分的研究人員就會著手採取這種方法，以利研究」。

或許，最好的說法便是綜合近年來各界的各種研究的觀點，在波士頓退役軍人管理局醫藥中心（Veterans Administration Medical Center）中有一個研究小組，專門研究失語症的問題（*Geschwind, 1965; Goodglass, Quadfasel, & Timberlake, 1964;Benson, 1967; Goodglass & Kaplan, 1972*），他們重新提出用大腦解剖來證實受損區的古老方法；同時亦熱衷於探討病患語言神經特質的研究，此法涵蓋了其他相關併發症的研究。一旦探討失語症語言神經的特質時，對此種分類系統的討論就會更加深入。

為什麼此分類爭議的問題，對從事失語症病患治療的臨床實驗者這麼重要？正如Goodglass（*1981*）指出：「臨床實驗研究者所應參與的失語症形式

之研究，就是最小的（minimal）這種，這是一種使個人的失語類型特別凸出的一種神經語言學的特質；因為失語症有很多其他重要卻普通的特質」。

二、失語症的類型和神經語言學的特質
（types of aphasia and their neurolinguistic features）

㈠失語症的類型（the type of aphasia）

儘管在失語症歷史的研究裡，已有多種說法可用來區分這種語言異常，而事實上，大部分的研究者只採用四或五種說法：布洛克氏、魏尼克氏、傳導性、命名困難和球性失語症等，此五種說法足以充當臨床工作者區分失語症的類型。另有其他的說法，如腦皮層轉移失語症或併發症模式失語症（transcortical aphasias on modality specific syndromes）都很少被提到（*Kertesz, 1979*）。由於我們所關心的是失語症的復健，因此會注重失語症在神經語言學方面的特質，並了解這些特質將如何影響失語症的治療。Goodglass 與 Kaplan（*1972*）都採用布洛克氏、魏尼克氏、傳導性和命名困難失語症的分類系統；Kertesz（*1979*）亦強調布洛克氏、魏尼克氏、命名困難和球性失語症的說法。表 17-1 列出這些失語症類型的主要特徵。

布洛克的說法，是腦區域的損傷會造成不流利的失語情形。布洛克氏失語症嚴重時會造成不能說話，或只能發出一個音，通常是說話困難；假若還可以說出句子，那就是典型的文法能力障礙，其所表現出來的語言困難情形是這樣的：不太完全的語句，以些許的字彙來表達句意，說話聲聽起來既不自然也很吃力。因為布洛克所說的語言區和魏尼克所指的語言區有點距離，故嚴格言之，兩者的區域位置觀也很難一致。除非將語言區的認知統合，否則難以解釋「布洛克氏是理解上有問題」的說法（*Levine & Calvanio, 1982*）。事實上，熱衷於命名困難模式的人，也很關心像這樣的認知缺陷。認為布洛克氏失語症是口語表達的不易的觀點，通常比較適於解釋的是語言在腦中的

表 17-1　布洛克氏、魏尼克氏、傳導性、命名困難和球性失語症等五種失語症類型的特徵

1.布洛克氏失語症	2.魏尼克氏失語症
(1)不定的語調頻率	(1)正常的語調節奏
(2)口語表達有限	(2)口語表達豐富
(3)發音的靈敏度受損	(3)發音靈敏度正常
(4)説話的比率減少	(4)正常或超常的説話速率
(5)片語短	(5)正常或超長的片語長度
(6)文法形式有限	(6)文法形式豐富
(7)電報式的文法	(7)仍可見文句
(8)理解力完整	(8)理解力受損
3.傳導性失語症	4.命名困難失語症
(1)流利	①説話流利、發音良好、適當的文法句型
(2)半似失語症	②從記憶尋找使用字眼的能力嚴重受損
(3)大部分是文句上的似失語症	③理解力完整
(4)明顯現象是文字的説出像失語症情形	④不尋常地繞著想表達的意思説話
(5)常重複所言	⑤書寫內容文意不清
(6)幾乎正常的聽力	⑥輕度文意或語意的障礙、類似失語症的
(7)錯誤的敏感度高	情形發生
(8)有努力改正的反應。	
5.球性失語症	
(1)語言的接收與表達能力嚴重受損	
(2)整體性説話失常	
(3)常發出極刻板字眼的聲音	
(4)可能會使用正常的語調和音質，但很刻板，且正常的理解常造成錯誤	

保留現象，而不適於語言的發聲。有很多觀察家（*Zurif, Caramazza, & Myerson, 1972; Zurif & Blumstein, 1978; Schwartz, Saffran, & Marin, 1980*）至今仍對「大腦中有一區會影響語言、語意，就好像會對語言的理解產生影響一樣」的話題爭論不休。閱讀可以讓我們了解病人之個人經驗、書寫和發聲是否有缺陷。從表 17-1 可看出魏尼克氏失語症患者的語言流暢，稍微努力即可說得很好，通常他們會說得很多，並超過正常片語的長度。病患會繞著一語句打轉，無法直接進入正題，但對大部分重度損傷的病患而言，理解力屬中等，有時候

病患本身並不知道自己的毛病，對聲音的反應也不強，閱讀理解力也可能嚴重受損，但因為字的符號是持久穩定而非短暫性的符號，故閱讀的情況多少會比聲音上的理解好些。書寫方面，可以毫不費力地寫出，但卻和口語一樣沒有內容，通常叫病人寫名字，他就會寫出一整頁空洞的字彙，這些字可能是真實的字彙，也可能是神經錯亂所致（neologisms），字看起來像是自創的。這些病人會產生很多取代的錯誤、聲音和字義的取代，語意或字義的取代，而語意取代則是失語症患者典型的症狀。

　　從傳導性失語症的觀點來看，病人的腦部，從布洛克區到魏尼克區應有一條連線受損。根據魏尼克模式，病人的理解力應該是正常或接近正常才是。患者的說話流利，但會有言詞不清的現象，所說的話並沒有像魏尼克失語症般空洞的傾向，但是他們的確對字句的重述很有困難。理論上說來，從魏尼克區所聽到的言語無法傳送到布洛克區，則證明患者患有言詞重述的困難（見表 17-1）。

　　併發症狀中最明顯的特徵稱為命名困難失語症。病患平日會話的言詞聽起來都很空洞，他們會用 "thing" 或 "one" 一類的字眼來稱呼他們所忘記的東西。相對的名稱（所需的正確字眼）常不足，儘管有些病患有口語上的困難，但有些也能保有正確名稱的字眼。其說話流利，發音正確，保有文法概念，理解力相當好，記憶保留也極佳。至於讀和寫方面可能會因傷害程度的不同而有所改變，尤其是書寫猶如口語般空洞無意義的情況；文意和語意不清之情況最少，但是病患對想不起來的事物，會有繞著語句打轉的現象。

　　Schuell（1965）談到球性失語症的病患有一種無法恢復的特徵，就是幾乎完全喪失機能性語言的技能，此乃意味著病患在語言的接收與表達方面都有嚴重損傷。說、理解、讀和寫每一項彼此間都有關係，在與人溝通時，沒有哪一項是能單獨運作的，而病患本身之說話能力幾乎是完全喪失或只是會發出一個個刻板的字眼而已；也就是說，聲音不斷的重複，卻缺乏意義。最常見的是 "wu-wu-wu" 之單獨字眼或是像 "on-uh-one-uh-on-uh" 一類的片語。球性失語症患者之所以會有如此刻板化的字眼產生，可能是因為他們所

聽到的聲音就是這樣。同樣地,由於這類病患似乎會把非口語的東西改為日常會話,因此他們的理解力似乎比客觀測驗所得的結果來得好,而且未經訓練的聽者也會相信其所了解的比事實真相更多。家人也常宣稱病人幾乎完全了解別人對他說的話。

Goodglass(1982)曾指出:失語症的併發症並未真正存在;併發症只是一種「模式」,因語言區的特定部位受傷而反映出來的一種模式。大部分的失語症病患可分為「流利」與「不流利」兩種(Benson, 1979b)。布洛克失語症是不流利的,而魏尼克型、傳導性和命名困難型失語症皆是流利的。以位置的觀點而言,後中央溝受傷的患者,也就是顳顬骨或其鄰近區受傷的話,是屬流利性的。流利與否的一項重要依據是片語的長度,非流利性失語症很少出現超過四個字以上的字群,而流利性失語症可能會有六個字或六個字以上的字彙產生(Goodglass, 1981)。非流利性失語症的情形與構音吃力有關,努力說出來的話卻不合文法結構,並且會改變說話韻律和減少語句等。流利性則是構音正常,節律正常,合乎文法,容易發出長的語句,並能善用語意和字彙(Goodglass, 1981)。所以,我們可用流利性和非流利性的兩種徵候,來對神經語言學的特質做更進一步的探討,以明辨病人對這些特質處理情形的狀況。

三、失語症之神經語言學特徵及處理

(the impact of certain neurolinguistic features of aphasia of patient management)

流利與非流利之兩種失語症都會造成語意不清的現象,而其在意義與特質上,是與其他形式所造成的錯誤有所不同(Albert, Goodglass, Helm, Rubens, & Alexander,1981)。失語症的毛病乃是取代上的錯誤,可能出現在音素層次上,即音素失語症;也可能是指字義上的失語症;或是語意層次上所引起的語意或口語失語症。魏尼克失語症的錯誤,似乎是不費力氣、無所掙扎、發音清

楚、構音正常。布洛克失語症可能也會有同樣的錯誤產生，其與魏尼克失語症不同之處，是增加一些掙扎的努力。在辨別一種物體時，布洛克氏與傳導性失語症都可能有掙扎的現象，如 "It's a fork. no no, a-a-a sork no no, a nork no, no a f-f-a fort" ；而魏尼克氏失語症患者會很快地指出 "fork" 、 "that's a fork" ，並對自己錯誤之處稍有意識。至於命名困難失語症患者之說話特徵，則是繞著字詞打轉、類化和停下來找字彙，很少有與失語症無關的症狀發生。布洛克失語症之個案，最後將 fork 說成 fort，似乎是因為其在構音時有錯誤的目標所致；而魏尼克失語症會產生音素失語症，乃是因其所發出的明顯音素被取代所致。魏尼克型與傳導性失語症及重要徵候區別三者都會造成失語症的毛病。語意失語症的情形意味著就是魏尼克失語症中的類型，而文意失語症、傳導性失語症、語意或文意的疏忽等，則意味著命名困難失語症（*Benson, 1979b*）。

在做病人的治療評估時，重要的是要能分析出病人是如何發出正確的字彙。幫助病人從現有的記憶中找出或修正字彙，比要他重新創造字彙來得有效。因此，當病人說： "cut…no…cutter…no…no…no…kif…knife." 此乃顯示病人可能正在記憶庫裡找尋記得的字彙。想像「切」（cut）的動作，有助於他們形成用「刀子」切的行為，於是「刀子」的字彙就被找出來了。換句話說，視覺想像的形成，提供了他字彙搜尋的策略。要求魏尼克失語症病患停下來，並聽聽看他所要說的那件事物是怎麼稱呼的，然後大聲地重複，有助於其自我修正。

取代錯誤的毛病若是嚴重的話，聽起來就好像病人自創新字或使用新的用語一般。因此，當問一位流利性失語症病人，梳子是用來做什麼的？他會說： "Well, it's a good thing for taking the nits out of your riggy." nits（蝨子）和 riggy（儀容）兩者之新詞的使用備受爭議，但是由於病人會不斷的自我修正： "I mean, the knots out of your hair." 顯然地， "nits" 似乎可能就是文意失語症的一個例子，而 "riggy" 就更可能是他自創的新語了。

當失語症的病況嚴重時，就會產生無法辨認的發音，這種語焉不詳的言

詞，稱為「胡言亂語」（jargon）。此種胡言亂語之說話是流利的，發音清楚，但卻空洞無意義，這些瑣碎的詞句連起來就成了──語意的胡言亂語，也可能是聲音的連綴，聽起來像字一般，但這種字實際上已被病人用自以為是的字彙所取代了──音素的胡言亂語。這兩種情形都可能在同一病人身上發生，我們應用奇怪而有趣的音素來和病患溝通，或是用鼓勵的方式來對待他們。病人忙著不停的說，而我們總覺得他們都是說些別人聽不懂的話，有些人認為病人是在說希伯來語，有些人則認為病人所說的是挪威的方言，但是沒有人能把這些話譯成他們真正所要表達的英語。

失語症患者通常多少都有命名困難的現象、字彙搜尋的困難，而且對痊癒的失語症患者而言，這也是唯一存留下來的明顯後遺症。Benson（1979a）建議下列幾點，可供做病人徵候的參考：

1.聽聽病人在用字上的困難以決定改正方法，從發音（構音不良、失語症）或正確字彙用法上著手。

2.用具體可見的教材來試試病人是否仍記得如何稱呼它們：具體物、具體物的一部分、整體、顏色、姿態、形狀、數目、字母或動作。

3.用觸摸得到的東西，來試試看病人是否還記得如何稱呼。

4.用可聽得到的聲音來測試病人是否還記得如何稱呼。

5.描述物體的功能，以測試病人是否還叫得出他們的名稱。

6.測試病人對疾病的記憶力。

7.當病人把稱呼叫錯時，暗示他們做自我修正。

8.給病人一些東西，要求他們說出這些東西的發音（如：動物、傢俱，以 R 的字母為首的字等）。

每個病人都可依上面幾項來測試，因為病人可能有某些記憶存留的情況，譬如項目稱呼的正確，不僅有助於治療，而且也可明顯地顯示病人在每次測試之成功與否。當然，暗示的使用，有助於病人找到真正的名稱，這也是一項重要的徵候資訊。

有些病人對測試者所提供的音素或語意的暗示會產生反應："it's a f

……" 或 "knife and——"，就會回答 fork，但是也有些病人對暗示完全無動於衷。非流利性失語症者對暗示語較有反應；但對流利性失語症病人而言，即使已給予正確名稱的稱呼，他仍然無法辨認正確的字眼。例如，接受治療的病人中有一位拿著一把刀子，然後說：「刀子？刀子？」叫了幾次後，測試者說：「是的，它是刀子」，但當他放下刀子後，他卻說：「我不知道你怎麼稱呼它？」命名困難也是失語症的另一種症狀，我們也都曾有過忘記某人、某地或某物的時候，但是失語症患者，則經常有說溜了嘴的現象，在做治療計畫時，此點是非常重要的。

　　流利與非流利失語症病人都有文法錯誤的毛病，非流利性失語症病患比流利性失語症病患傳達更多的訊息，布洛克失語症患者，常說的字是名詞、動詞、形容詞和副詞，通常稱之為「實詞」或文意字彙。雖然這些言語的毛病在理解上也會產生，但可認為這些文法的產生是比較保守，不太經思考努力的結果。此種文法結構的改變稱之為電報式文法，因為這種情形有點類似電報，把一些瑣碎的字，如介系詞、冠詞、很多形容詞、副詞等都省略掉，而保留一些比較有用的字。非流利性失語症病人的特徵就是在理解和使用相關字眼上有很大的困難（如遠近、高矮等），而複數、所有格、時態（*Good-glass & Berko, 1960*）和複雜句子的使用上，也一樣有困難（*Schwartz, et al., 1980*）。

　　流利性失語症病患不斷地發出空洞的字眼，被認為就是在繞著語句打轉，此種病患常會用很多字眼，並且說很多的話，但其實都只繞著某一主題卻並不太切題。有些流利性失語症者犯有文法結構上的錯誤，稱之為文法倒錯。他們大部分的文法結構是正確的，但有些文法也會弄錯。此種繞著語句打轉的情形，是流利性失語症病人常有之行為，也是治療矯治的主要目標，唯有讓病人停止這種言語，才能導引他全心傾聽，然後跟著念。另一方面，有些流利性患者會運用這種環繞不停的言語，來找到他們所想要的字彙。此類病人的典型反應通常是這樣：「那是，嗯，那是很多人用的東西」。假如把此反應擴展成：「那是很多人用來切的東西」，或是加些手勢動作，則聽

者就更容易了解病人所想要表達的意思。

所有失語症病患在說或寫方面都有缺陷，這種缺陷可能相當嚴重。誠如前面所述，布洛克失語症的聽覺理解力比口說的缺陷稍微好些，而魏尼克失語症的情形則剛好相反。儘管他們的口語表達還算完整，但其聽覺理解力卻已傷害頗深。此種聽覺理解力障礙程度決定於發音長度（*Siegel, 1959*）、頻率（*Howes & Geschwind, 1964*）、字彙使用不當（*Shewan & Canter, 1971*）、想像力（*Paivio, 1971*）和文意複雜度（*Levy & Taylar, 1968; West, 1968; Baker & Holland, 1971; Levy & Hollan,1971; Goodglass, et al., 1979*）等變項。

在單一的文句中，如「指出狗」，失語症病患可依令行事，做得很好，但使用比較複雜的情境，會更有助益。「現在指出那隻正在叫的狗，狗是那個人的好朋友」。在實驗控制的情況下，Gardner, Albert 與 Weintraub（*1975*）等人以較複雜的情況示範之，結果發現能激發病人的理解力，這些研究者建議，在治療與受試期間，都應該應用比較特別的文句來指示病人，以下是其治療過程：開始時用單字，然後發音變慢，採用語意比較長而複雜的話語，逐漸褪除冗長多餘且具暗示性的字，加快說話的速度。

失讀症也常出現在部分之失語症患者的身上，閱讀時，腦部的血液會跟著運轉，此乃證實確實有閱讀區存在。但是，失語症患者的失讀症與腦部損傷區似乎顯得不是很有系統。目前有關失讀症的報告，有些仍相信失語症病患的行為，事實上與個案實驗的結果不一樣，如儘管有些失語症病患已被診斷為閱讀能力受損，無法閱讀一般。例如：有一個流利性失語症病人，手邊總是拿著一本情節刺激的小說，顯出一副緊張刺激的模樣，使我們不得不懷疑他的閱讀能力。雖然在閱讀能力的測驗中，顯示他的閱讀能力是不行的，但他確實緊握著刺激小說，而且還能告訴我們一些相關的情節。另一方面，刺激小說的情節是連續性的，病人熟悉的能力是否良好，此點也值得懷疑。

失語症病人可能同時患有書寫能力不足及口語表達能力不佳的現象。非流利性失語症者寫出來的東西，就如同他們說出來的話一般不流暢。這種病患只會寫單字，若企圖寫更長的句子，通常都會失敗，或不合文法、字常拼

錯、字母顛倒或一直重複。病人在從事抄寫、玩字謎或打字時，也常出現同樣的錯誤。魏尼克失語症者之書寫情形也和口語表達類似，他們可以毫不費力地寫出一堆空洞而無連接詞的字眼，有一位流利性失語症病人曾寫了小品文，就像是在寫一篇指定作業一般，然後寄給他的主治醫師，醫師看完後，覺得很好玩，說那是一篇「沒有東西的東西」，亦即是病人所寫出來的文章，是毫無意義的。

布洛克失語症的特徵就是構音不清晰，有明顯的全走音現象。這可能是非流利性失語症病人普遍情形，而且他們也要費極大的力氣來說話。另一方面，構音困難也是神經肌肉障礙所引起的構音異常，此種情形常伴隨失語症而發生，是失語症的併發症，可視為說話異常，而非語言異常。很多布洛克失語症者都有構音困難的現象，但對流利性失語症者而言，卻極少發生，雖然傳導性失語症的文意錯亂問題聽起來有點像構音困難。

由皮質受傷（由上運動神經系統所引起）所造成的構音困難，與頭蓋骨神經受傷（由下運動神經系統所引發）所造成的構音困難，兩者之間是有區別的。口腔的肌肉組織因腦神經而退縮到雙唇後面。腦神經的任務是提供語言，位在骨髓和腦幹間。第五對腦神經（三叉神經）控制的咀嚼肌，第七對（顏面神經）在臉部肌肉的後內側，第十對動作軸突（迷走神經）繞著第九對（舌咽神經）專司莖突咽肌，其他的第十一對動作軸突參與感官與自主肌、形成迷走神經並職司軟顎咽喉肌肉運動等，最後第十二對神經（hypoglassal）主供舌內、外部的控制。當下運動神經受傷時，舌部的肌肉就會變得脆弱而無彈性，而且會引起衰弱或麻痺。肌肉各腦神經，就會萎縮或產生微小的痙攣。

當上運動神經系統的單邊受傷而引起構音異常時，就會引起抽動，因為口腔的肌肉組織是內隱在雙唇後的。如果，當腦的一邊受傷時，病人的神經就會出現某種紅色的東西。連接球狀腦皮質和腦幹間的腦皮質脊髓管受傷的話，就會產生假性骨髓麻痺，口腔肌肉組織內縮會影響發音，由腦皮質所造成的反射性停止動作，如反射性吸進、顎痙攣等就會鬆弛，此外，病人還會

有突然大哭或大笑等反常反應。上運動神經受傷會產生痙攣性構音異常，特徵是講話很慢、低頻率、不悅耳、發音不清而吃力（*Darley, Aronson, & Brown, 1975*）。

另一種常與失語症連結的說話異常是「失用症」（apraxia）。失用症被視為是運動機能的異常。Liepmenn（*1900*）為此下的定義是由中風、運動失調或病狀影響舌部肌肉所造成的運動異常，是一種明顯的運動障礙。曾有許多人對失語症做不同的描述，爭議頗多。而描述動作失用症或精神運動性失用症的例子似乎都很明顯，病患的動作都是非自主的，他無法依自主感來運動。例如，病人可能無法抓他的頭或依令而笑，但卻會有一些不自主的外在行為。至於聯想障礙性失用症者，似乎也無法依令而動。

失用症是常伴隨著失語症出現，稱之為口語失用症或說話失用症。Darley等人（*Johns & Darley, 1970; Deale & Darley, 1972; Darley, et al., 1975, Johns & LaPointe, 1976*）都相信說話失用症必存於失語症病患的身上，然而 Martin（*1974*）卻爭議說：失用症病患所患的都是語言學上最基本的錯誤，這種異常可視為高度語言異常的一部分，也就是失語症。Darley 及其同伴辯稱失用症的發生可視為一種單純的異常現象，然而 Martin 卻不苟同。大部分的失語症專家都認為病人的症狀是很複雜的，有時候也會有顯著而驚人的異常現象發生，病人似乎無法記住構音的位置和動作，這些錯誤發生的變化性很大：某一種錯誤在這個情況下會發生，在另外的情況下可能就不會發生。

口語性失用症病患似乎無法隨意地運用構音器官來說話。例如，他可能無法依治療師的要求伸出舌頭，但當治療師的手接近舌葉時，他又會不自主的伸出舌頭。叫他吹口哨，病人會企圖去嘗試，但卻是鼓起雙頰在吸氣。有一典型的例子是，要求病人咳嗽，他似乎對這個動作感到很迷惑，嘗試著去做，最後卻得意洋洋的說出：「咳嗽！咳嗽！」的字眼。

至今為止，構音異常、失用症與失語症的治療頗受關注。例如，長期的構音異常失語症病患，可能和神經系統有關，這種情形不僅發生在雙邊腦皮質受傷的情況下，而且與發生的部位有關。腦神經傷害愈深愈廣，治療的可

能性就愈小。失用症可說是一種難纏的併發症，即使病患會有所進步，但由於失用症之故，終究難以善用口語的表達。

四、影響失語症復原的變項

（variables influencing recovery from aphasia）

　　至少有八個影響因素：失語症的嚴重程度、初期理解力的不良程度、失語症的類型、病因年齡、慣用手、治療的初期、智力程度和人格特質等。茲分述如下：

　　初期的嚴重程度，對失語症復原可能性的預測力，或許會優於其他的變項（*Kertesz,1979*）。Schuell（*1953*）和 Smith（*1971*）發現，理解力的不良程度是復原的前兆。讓病患做輔助測驗，例如要其指出單字，卻指錯時，即意味著機能性語言復原的可能性很低（*Culton, 1969; Schuell, 1953*）。

　　Kertesz（*1979*）針對六十七位病患，做失語症類型情形的檢查，這些病人先做過初期檢查，至少一年後又追蹤檢查一次（*Kertesz & McCabe, 1972*），結果發現大部分球性失語症病患的進步都比較慢，而布洛克和魏尼克兩種失語症的復原可能性很大。魏尼克失語症的復原曲線有兩種形式：有的病人復原的效果很好，有的卻很差。布洛克失語症似乎分成兩種，一種復原平平，另一種復原得很好。而命名困難、傳導性和皮層轉換等失語症，其大部分的個案皆可復原。Kertesz（*1979, 1981*）提出證據顯示，當病患有不同於團體中其他病人之症候時，復原可能就產生了。這種進展的模式是：球性失語症變成布洛克失語症；布洛克失語症對用字的能力較強；魏尼克失語症通常保持不變，但是一旦復原發生時，它會有傳導性或命名困難的失語傾向；而傳導性失語症如有進展的話，可能會轉變成命名困難失語症或完全復原；而命名困難失語症可能呈現完全復原的現象；一般說來，命名困難是各類失語症中最後的結束階段。

　　病因是另一顯著的變項。一般說來，外傷性的病人比血管或剛整形的

（瘤）病人復原的情況來得好，這種情形，依年齡觀之尤為顯著，因為外傷性的病人都有比血管病因者年輕的傾向。通常，年輕者的腦中有更多的膠質，故其復原情形會優於年紀大者。當然，老年人身上所發生的血管傷害，通常是由於腦血管的疾病所引起的。不過，有很多有關於年輕人在戰爭中因意外災害而引起頭部刺傷的研究，該觀察既有趣又令人震驚，由於越戰，使腦血管的改變也廣布到年輕戰士的身上。然而，還有幾個研究（*Culton, 1971; Sarno & Levita, 1971; Smith, 1971*），都發現年紀和復原之間沒有顯著的關聯。Kertesz（*1979*）指出「有些年輕失語症者情況仍很嚴重，但同樣的病情在年老者的病人身上，卻已有明顯的復原現象」。

　　慣用手是另一種影響復原的主要變項。通常慣用左手的病人比慣用右手的病人，復原情形會比較好（*Gloning, Gloning, & Haub, 1969; Subirana, 1969; Luria, 1970*）。另一方面，慣用左手者，不管腦部哪一個半球受傷，都較有可能得到失語症，此意味著，慣用右手者，通常有雙邊的語言表現。

　　治療介入的時機可能也是一個因素，有很多失語症治療師都相信，失語症的治療應儘早開始。Wertz 等人（*1981*）研究支持這種說法，這是一份由五所醫院共同參與的「退役管理合作研究」，病人在經過十二個月的治療後，有復原的現象，而產生復原最有效的時機是在最初幾個月。早期的研究（*Butfield & Zangwill, 1946; Wepman,1951; Vignolo, 1964; Sands, Sarno, & Shankweiler, 1969*）也有一致的結論，病人在前六個月接受治療的效果最好。雖然在六個月以後的復原率會減少，但 VA 的研究中說它仍有繼續進步的現象。

　　我們也觀察出語言技能的顯著強化是在治療前期的後面階段，在接受治療的失語症者中，顯示若歷經數年的治療，也能達到說出清晰話語的地步。Smith（*1971*）報告指出，接受他們首次治療的失語症病人，若能持續幾年的治療則復原效果良好。大部分的失語症治療師都可以舉出很多這樣的例子；腦部受撞擊後，經過幾年的治療，確實有驚人的進展。但這些進步可能是假的，病人歷經數年的治療，自己並未體會到進步的感受；而測試的成果會有進步，可能是因為測驗的情境改良了，使其在第二階段的檢查中有著更好的

反應。另一方面，這種進步也有可能是真的，會因治療師已熟悉語言的教導技巧而強化。無庸置疑的，病人在剛開始接受治療時，並不會有快速的進步，對這種病人，所採取的策略是重複他們語言問題的錯誤之處，並把病人帶入高效率的治療情境中，便會進步。也就是說，我們可從病人從字彙記憶群中找字運用的策略，看到顯著的進步。

　　智力程度和教育、社會背景等都會影響復原的情形，但對臨床治療師而言，並不完全如此認同。Darley（1972）提出，智力愈高者，治療進展就愈大，臨床治療師對此說法亦表支持，在許多臨床經驗中證實了 Darley 的觀點。然而，病患也可能因被期望愈高，而失望也愈多。例如，某工人階級的失語症患者復原後，卻變得無法閱讀所教授的技巧；而另一位律師病患，其練習狀況就令人滿意。就評估標準而言，其傷害程度最低，但以職業律師而言，他應算是傷害最深的，雖然他可重獲很多機能性閱讀能力，甚至可閱讀紐約時代雜誌，但他卻無法恢復當律師的能力。我們對完全復原的看法與他的看法不同，另一方面，我們也有自以為進展夠多的病人，而實際上，我們卻仍發現這種病人在閱讀和寫作上的能力仍大為不足。

　　人格的變項或許也是決定病人復原的重要因素之一，每個臨床治療師都有如下之經驗：有些病人的進步遠甚於期望，此種現象實在難以說明；而有些病人卻因灰心、消極而提早放棄治療。

　　病人在使用語言的過程中所使用的策略，可能是影響治療效果的最重要因素。像動機、洞察力、自我修正行為或其他類似的行為等都會決定復原的情況。

　　病人也很重視別人對他的反應。站在一位坐輪椅的病人旁邊，觀察路人對此病人的反應。當路人發現這個病人不會說話時，典型的反應就是把此病人當小孩般的對話，這樣會使病人生氣而影響復原。但有些病人會因此全盤接受自己被當成小孩，也表現出兒童般的溫順。

　　持續（perseveration）某種動作的傾向，對很多失語症者而言，很容易從他們的口語表達中觀察到，尤其是在有壓力的測驗情境下，會特別顯著。

他們所呈現的反應有時是正確的，有時是不正確的，但是這樣的反應會一直重複著，除非有什麼事件加以阻撓。

持續是失語症口語表達的明顯現象，也可能同時發生在理解上。因此，雖然治療師一直持續地為他治療，可是病人仍然停滯在對過去的刺激與反應的連結，且進展比治療師所期待的落後二、三步。在會話時，病人常常停留在已發生好久的觀念上，因此對問題或反應可能是來自於左側領域，因為病人一直持續在早就發生的思緒上。

Goldstein（1948）相信之所以持續某一觀念的原因，乃因有機體為了避免某種激變的反應。激變的反應是指環境失去控制時的正常反應，是非常情緒化的反應並且顯示病人有壓力。因此，在一個很幽默的情境下，病人可能會開始笑，且持續而過度的笑，或是當他想到過去的不愉快時，會極度的難過而失去控制並號啕大哭，像這樣的情緒宣洩稱為情緒易變性（emotional lability）。持續的易變性顯示鬆懈的現象：缺乏統整腦皮質控制情緒的功能，因此是雙側頭腦皆受損。最好的解決之道是找出事情的真相，討論影響病人大哭或窘困的原因，然後再轉移到比較輕鬆的話題，在治療的情境中，可經由處理病人弱點、壓力、疲倦等來控制他的病情。

許多腦傷的病人開始的時間增多；似乎需要更多的時間才能接受刺激與反應，因此如何傳送刺激的訊息是非常重要的。他們也常傾向於固定於某一定位而不願意改變。他們非常實際而且不易接受抽象的態度，這樣的病人極端地以自我為中心，只能了解他們自己的觀念。因此，病人將不會告訴您他拿了煙，因您不准他抽煙。病人似乎對家人不感興趣，如果別人不是在與他很近的範圍之內，他甚至會忽略了別人的存在。

長期地住在醫院裡，使病人更容易出現自我中心的行為，在住院的早期，當他們病得很重時，所希望的就是減少壓力與不安以求生存。每個人在這階段中都希望病人快點好起來，而病人也很怕死亡，連每一口氣都要仔細地檢查，再檢查，病人被當成嬰孩般的對待，有的病人會反抗，但有的病人很自然地接受這樣的態度，因此，在開始復健時，此種人格症狀就會出現在

初期治療之中風者的身上。

　　病人人格的轉變通常是暫時的，中風並不會使個人的行為特質變得更好，反而可能變得更糟，主要的人格改變通常是因為腦傷之故，持續地發病、易變性，都呈現出神經損傷，比第一次所說的更廣泛，此乃常發生之事，中風的病人就是一個顯而易見的例子，輕微的中風很容易就消失，這似乎是一種共同的現象。輕微的中風也可能逐漸地出現顯著的行為，且病人仍有兩邊的現象。兩邊受傷並不是意味說話功能不可能復原，但是它的確會使情況變得更複雜且限制了預後。我們可以觀察病人的行為特質，並和右腦損傷的情形連結，也就是說，視覺障礙、語言障礙者都是和左腦損傷有關，另外因復健是以右半腦的功能為主，若是右腦受了傷，則復健工作就會受到明顯的限制。所謂人格特質即是先前描述的易變性、不正確性、異常的反應、持續而不停止等。

　　如果沒有其他醫療上的錯誤，則失語症的病人應該是會逐漸地好轉，即使是球性失語症的病患在復健時，也會變得更靈敏，對環境產生更多的反應。接著是中風，當復原快速的產生便稱為自然的復原，當腦部是因中風或外傷等衝擊時所產生的復原，便叫做心理復原。Monakow（*1914*）提出發生此期的過程是神經官能連續不能。他說由於神經系統部分的損傷，而導致無法接受其他區域的刺激而產生休克，沒有損傷的腦部位也失去其機能。當休克復甦後，大腦又開始恢復其功能，至於沒有受傷的腦部位也開始執行原來的功能，而不需要受傷部位的輸入。因此，我們可以看到實質的語言改變，Culton（*1969*）建議自然復原期可能要二個月以上。大部分治療師都同意自然復原會在相當有限的時間內發生，但治療則會延長復健的曲線，因此復健的速度會在六至九個月的時候呈現高原現象（*Davis, 1983*）。醫生們曾將所有失語症的復原歸功於自然復原，但語言學家卻認為每個治療階段都會影響復原的速度（*Basso, Capitani, & Vignolo, 1979; Wertz, et al., 1981*）。

正式評量（Formal Assessment）

　　蔡麗仙（民 78）認為：正式評量有諸多目的，它可以描繪語言障礙的本質與程度，及失語症的嚴重性，有時候尚可預測復健的課程，它必須檢查每一種語言的形式，看病人的語言表達和理解有何障礙，它可提供改變治療的基本資料，同時幫助其病人與家屬的溝通。

　　或許病人和家屬都不太清楚他們失語的程度，有的病人並不想讀或寫，因為他們不懂得別人在說些什麼，因此病人可能連一些簡單事物的名稱都無法了解。雖然他們完全了解每張測試卡上的圖案，可是當主試者說出它們的名稱時，病人會很驚訝地發現自己竟然不知道那些名稱是什麼意思，雖然所說的字是正確的，從這裡可想而知，病人所受的挫折是很大的。另外，有很多病人的語言異常是發生在一種很有系統的情況下。知道如何偵測病人的病因，有助於病人建立自信心，並揭露治療的可能性。

　　此目標在於評估病人之策略上的優缺點，治療師不但想知道病人的成功之道，也想知道失敗是如何發生的。主試者在每一個階段都應仔細觀察病人的策略，並在所給予的語言形式上解釋他的表現，這才是有效的治療計畫。

　　測驗的項目必須根據測驗的草圖實施，但主試者必須做筆記，以便將來更進一步研究時，可以決定在測驗過程中，何種行為可詳加描繪。有些病人會重複主試者所說的話，以增加聽覺理解，但卻會干擾到其他病人的表現，尤其當他們所重複的是錯誤時。記下這個現象，治療師在治療一開始就可詳細地探究此一現象。另外，也可觀察到當刺激項目是多音節時，病人的表現比較好，因此便假設當刺激較長時，理解力會加強，可是這對其他病人而言，可能造成完全相反的結果：單音節時表現較好。對個案做正式的描述乃診斷之始，也是極重要的第一步，因為它能對失語症的本質及發展做一描述，且提供復健的基本資料。

　　下面介紹一些失語症的測驗：「明尼蘇達區辨性失語症診斷測驗」（MTDDA）、「波士頓診斷性失語症檢查」（BDAE）、「波奇溝通能力指標」（PICA）、兩種功能性語言測驗──「功能性溝通側面圖」（FCP）和「日常生活溝通能力」（CADL），其他如「說話器官的檢查」、「失語症和構音異常測驗」、「閱讀的矯治」及「彩色逐步紙型」等將簡短地加以介紹。

一、明尼蘇達區辨性失語症診斷測驗（MTDDA）
（the Minnesota test for differential diagnosis of aphasia）

　　在病理學家做完正式的評估後，他們希望用 MTDDA 開始做治療計畫，Schuell（1955）相信失語症會影響所有的語言形式，因此在她的測驗中提供給臨床治療師極清楚的判斷，包括聽力、視覺、空間、語言、視覺神經肌肉的技術及寫字，以評估數學關係及數學推理過程等。這些測驗的結果都用＋和－號來表示，但治療師的親身觀察及病人進步的原因，對治療計畫都極有助益，如病人在哪方面可表現得很好，或是他在什麼地方幾乎要成功，而沒成功，或何處完全失敗，這些都是治療過程中最好的幫助。

　　因此當詳細編排測驗後，即使是病人犯錯更多，或刺激項目變得更長或更複雜時，一樣都非常的清楚。重度失語症者會比輕度病患更早經歷到困難，無論病人何時會遇到困難或如何重新開始治療，都可從 MTDDA 中找到答案。

　　病人可依其失語症損傷的嚴重性而分成五類：

　　1.簡單失語症。

　　2.失語症與視覺問題連結。

　　3.失語症與感覺動作連結。

　　4.失語症與視覺動作的散亂找尋。

　　5.球性失語症。

如病人在視覺及閱讀測驗時發生很多錯誤，此病人即可歸類為第四組，但這種分組很少被臨床治療師所使用，既不適用在醫療情況中，也不能預測病人就是第四種失語症，只能說它極強調失語症，但在各種語言的型態上，治療師的報告會說：病人有中度的失語症，但在各種語言型態上都有一些障礙，如：聽、說、讀、寫各方面都有中度的障礙。MTDDA測驗會非常詳盡地描述失語症，故對失語症患者的復健助益極大。

二、波士頓診斷性失語症檢查（BDAE）
（the Boston diagnosistic aphasia examination）

波士頓診斷性失語症檢查（*Goodgalss & Kaplan, 1972*）是廣為運用在測試失語症者上的工具。病人說話有一定的速度（見表17-2），並且依據神經學的觀點而分類。產生失語症的原因有時可以推論出來，分類上的術語和醫學上的用法具有相通性，如果失語症病人是屬於古典型的病患，則分類系統可以處理得很好，但有少部分是屬於其併發症（*Goodglass, 1981*）。

BDAE包括測量理解力（聽力）、口語表達、閱讀能力及書寫能力，每個測驗有等級之分（難易程度），因此治療師在病人測試前，便可決定每一刺激的複雜度與長度。

自從BDAE用對話方式與特定項目之反應做評估後，研究發現病人對這兩種項目類型的反應有所差異，即在診斷測驗中表現較差，而非測驗情境中之表現較好。

三、波奇溝通能力指標（PICA）
（The Porch Index of Communicative Ability）

波奇溝通能力指標是使用多重分數系統（見表17-3），為期四十四小時的課程訓練，每一階段皆有非常嚴謹的測驗，從一個測驗到另一個測驗是依

表 17-2　波士頓診斷性失語症檢查之失語嚴重度評量表與說話特徵評量表側面圖

個案姓名：＿＿＿＿＿＿＿＿＿＿＿＿＿＿＿＿＿　測驗日期：＿＿＿＿＿＿＿＿＿

主試者：＿＿＿＿＿＿＿＿＿

一、失語症嚴重度評量表

0.無說話或聽覺理解力。

1.所有溝通均為片斷，必須藉由聽者的推想，提示問題和猜測。資訊溝通範圍狹隘，聽者感到吃力。

2.如熟悉會話題材，則聽者可以給予很大的幫助。但在觀念的溝通上常遭失敗，不過主試者可和病人共同解決溝通上的障礙。

3.病人幾乎不需輔助就可以討論日常生活所遇到的困難，但由於說和聽的障礙使得某些話題難以或根本不可能溝通。

4.在聽與說方面有些明顯的缺失或不流利，但不影響思想的表達。

5.極輕度的說話障礙，使聽者幾乎不察覺。

二、說話特徵評量側面圖

旋律線	1	2	3	4	5	6	7
音調曲線	沒有表現		限於簡短片語及刻板式表達				跑出完整的句子
1. 片語長度 偶爾有長而不間斷的句子	1 1個字	2	3	4 4個字	5	6	7 7個字
2. 構音靈敏度 音韻和音節的流利性	1 總是有障礙或不可能	2	3	4 只有在熟悉的字中表現正常	5	6	7 均無障礙
3. 文法形式 文法結構變化性（即使不完全）	1 無效話語	2	3	4 限於簡單直敘句及刻板句	5	6	7 一般正常範圍
4. 胡言亂語	1 每句話都出現	2	3	4 一分鐘一次	5	6	7 沒有
5. 找字 資訊內容的流利性	1 流利但無內容	2	3	4 內容比例相當流利	5	6	7 有內容
6. 聽覺理解力 採 Z 分數法	1 沒有 (Z=−2)	2 (Z=−1.5)	3 (Z=−1)	4 (Z=−.5) (Z=0)	5	6 (Z=+.5)	7 正常 (Z=1)

病人本身的改變而定，是病人的情況愈來愈好，而不是測驗的情境有所改變。

表 17-3 　PICA 觀察病人的分數反應分類表

分數	類型	表徵
16	複雜	正確、有反應、複雜、迅速、有效
15	完成	正確、有反應、完成、迅速、有效
14	誤解	正確、有反應、完成或迅速、誤解
13	完成但延宕	正確、有反應、完成或複雜、延宕
12	未完成	正確、有反應、未完成、迅速
11	未完成且延宕	正確、有反應、未完成、延宕
10	修正	正確、自我修正
9	重複	正確、重複指示
8	暗示	當給予暗示後能正確反應
7	有關聯	不正確、幾乎正確
6	錯誤	在工作項目中有不正確的意圖
5	聰明	可理解，但不願做
4	不聰明	不能理解，但可區辨
3	最小	不能理解，不能區辨
2	注意	無反應，但會注意聽
1	無反應	無反應，對工作無知覺

　　在這個多重測驗系統中，每一種行為有十六分，因此病人的每一種行為都會仔細地被評量，其精確度高於其他測驗，因為每一分都顯示病人不同的反應，因此若仔細地審查分數，將得到很豐富的病人資料，這種給分系統，比「＋」、「－」號分數系統，提供更深入的資料。

　　Porch（1981）指出治療是要加強過程的能力，而非重視傳統內容形式的目標。他認為病人之治療應始於病人開始有困難時，此多重測驗系統即是用此種治療法，例如：測驗的刺激可以選擇，測驗的種類也可決定，治療師在

治療前可測試病人各項表現，並使用這種分數系統。治療試驗表現可以提供日後預測治療的效果。LaPointe（1977）設計了一份分數表來幫助此種方法的治療。

四、功能性語言測驗（tests of functional language）

㈠功能性溝通側面圖（the functional communication profile, FCP）

Sarno（1969）、Taylor（1965）使用九點量表來評定四十五種病人的溝通能力，此種測驗是具有特定經驗的專業失語症治療師所設計的，若能適當地加以使用，則可信度相當高。病人使用殘餘的溝通技能（在日常生活中）與他的障礙程度是相關的。

㈡日常生活溝通能力（the communicative abilities in daily living, CADL）

Holland（1980）評量失語症病人在六十八種不同的訪問、不同的角色扮演情境中，所測得的溝通能力。病人的分數是根據他嘗試溝通的反應：一個適當的反應得一分，不適當者得○分，正確而詳細的回答得二分。Holland指出，此測驗有很高的信度（在 CADL 的表現與其他測驗表現一致）。

FCP 和 CADL 都可用來預測病人在日常情境中的表現（如：會正確地使用「是」與「否」、「找錢」、「詢問訊息」等），此兩種測驗也可以詳細描述病人在日常生活及測驗情境中的表現。FCP 和 CADL 的觀察也可斷定病人日常表現比測驗中表現得好，正如 BDAE 所說的，FCP 與 CADL 也被當作與家人協商的好工具，以便知道病人語言障礙的程度，在溝通情境中比語義學的類型，更可幫助家人明白病人不同的表現。

以上兩種評量皆可幫助治療師協助病人改善日常生活的語言技能，且治療師可以知道哪些行為屬於輕微功能性障礙，該如何協助病人發揮其功能。

換句話說，功能性語言技能是很重要的，然而失語症的治療並非總是以功能性語言情境為主，治療的結果應該推廣至功能性情境，FCP和CADL的重複測量可幫助治療師易於達成此目標。

㈢代幣測驗（the token test）（*DeRenzi & Vignolo, 1962; DeRenzi & Faglioni, 1978*）

代幣測驗是設計用來顯示精細接收性的不足，這些不足可能在粗略的檢查中被忽略。它是使用較長而且非任意選擇的片語，來讓病人辨別，或以不同的形狀、大小和顏色來做代幣處理。片語不是隨機的，因為每個字都必須被理解，以便使病人能做正確的反應。在最後的分測驗中，指令本身之語意複雜性也是各種各樣。

Boller 和 Vignolo（*1966*）指出所有左腦損傷的病人，在代幣測驗中之理解力表現欠佳。事實上，以治療師的經驗，即使病人在代幣測驗中之表現毫無困難，但仍有判斷其是否失語症的必要。相反的，代幣測驗難以測試聽覺理解力，因此較無助於中度及重度損傷者，較有助於輕度損傷者，故對病人常造成極大的挫折感。

從代幣測驗直接推演的治療計畫，可增加失語症病人的聽力（*West, 1972; Holland & Sonderman, 1974*）。這個測驗似乎是針對左腦而設計的，病人必須在極短的時間內根據指令而反應，這指令是在一定的時間內做順序性的安排，且病人必須用分析的技能以便了解它的意思。病人無法猜測所有的意思，他必須了解每個指令單元，再將它們串連起來，等有整體的概念後再回答。West（*1973*）發現這種方式與其他聽力技能有異曲同工之妙，就像在MTDDA 中病人增加功能性理解的印象，例如：有能力看一部電影。

五、其他測驗（other tests）

因為病人存有特定的問題，所以治療師必須同時觀察病人的其他行為，

以判斷其問題之所在。大多數人會測驗病人的周邊口語功能是否有失語現象，因為這些缺失會影響病人在治療時的表現。許多研究（*Schuell, 1965; Vignolo, 1964; Keenan & Brassell, 1974*）指出，構音困難和失用症都是負向的預測。

　　一般市面上販賣的失用症和構音困難測驗均可利用（*Dabul, 1979; Yorkston & Benkelman, 1981*），但大部分的治療師都發展他們自己的版本，其中很多摘自於 Darley 及其同伴（*Darley, Aronson, & Brown, 1975; Wertz & Resenbek, 1971*）的測驗內容。

㈠失語症閱讀理解測驗（the reading coumprehension battery for-aphasia, RCB）

　　專為失語症者之各種不同的閱讀問題所設計的（*LaPointe & Horner, 1979*），因為失語症者出現閱讀問題的比率極高。首先分析病患閱讀障礙的損傷程度和類型，此外視覺形態也是證明其聽力是否正常的一種方法。總之，治療是經由多方面的刺激，而非僅限於一種形態的方式，因此，RCB所提出的閱讀障礙分析有其特別的功用。

㈡瑞文氏彩色圖形測驗（coloured progressive matrices, CPM）

　　是測量視覺空間能力的一種測驗（*Ravens, 1962*）。病人不得有口頭反應，但病人在解決更深的問題時，會有口頭反應產生，故其測驗結果常很差。在 CPM 測試中有良好表現者，通常在復健時也很成功；表現差者則反之。CPM 與左右腦的功能有關聯，表現好的病人，其左右腦可能沒有問題；表現差者其障礙處可能在右腦。

　　大多數的病人除做一般失語症的測驗外，還可做神經心理學上的臨床評量，因此亦包括廣泛的視覺空間評量。同樣地，表現良好的病人設定其為右腦功能正常，許多失語症病人仍掙扎地想用口語來解決視覺空間的問題，因此分數很差，而那些似乎能快速適應的人，顯示其右腦思考能力很好。

　　評量是治療計畫中不可省略的一部分，在下一節裡將討論各種不同的治

療理論，首先，審視兩個有關失語症復健的主要方法，再看看一些特殊的治療技術。

肆　治療方法（Treatment Approach）

蔡麗仙（民 78）歸納失語症的治療方法如下：

一、刺激法（the stimulation approach）

Schuell 等人（1964）的刺激法指出，「感官刺激是使大腦產生複雜事件的唯一方法，所有的證明皆指出，在語言形成過程中，聽覺刺激是非常重要的」。Duffy（1981）也指出，Schuell 的理論領域中的聲音基礎、評鑑、觀察法和行為類型，能幫助刺激理論更加合理化。

Schuell 用強烈、控制、密集的聽覺刺激來幫助患者進行語言復健，但她也使用視覺和聽覺刺激。而刺激是逐漸的增加複雜度，當第一關通過後，才進入第二關。

在開始治療時，可能易犯如下之錯誤。她說：

1.談論些題外話，不簡單直接地導入主題。

2.對於病人不正確的反應過程，並不給予尊重與同情，因此無法成功地提供病人有意義的刺激教材。

3.不會適切地使用重複刺激的原則。

4.無法誘導病人做正確的反應。

5.治療師易做過多的修正和解釋。一般而言，應該等到病人有反應後再給刺激，而不是挑病人的錯誤。

6.治療師不善於評量治療過程所發生的事件。或許最好的辦法就是將病人的反應錄音下來，並仔細的研究。（Schuell, et al., 1964, p.348）

以下是七種有助於治療師治療的理論原則：

1.簡單而直接地與病人說話，減少無溝通價值的雜音。

2.控制刺激，但能引起最大的反應。

3.材料控制到最少，但要最有意義。

4.用反覆刺激的原則，以助區別與回憶。

5.儘量引起病患最多的反應，病人在整個治療過程中，必須持續地反應。

6.一般而言，儘量再給刺激，而不要解釋或糾正。

7.評量每個病人在每個過程中的效果。

二、編序學習法（the programmed learning approach）

Skinner（1961）強調行為的研究，口頭操作被視為是某種或先前情況之口頭反應的依賴關係，說話被視為是內在或外在刺激後的條件反應。Skinner（1957）指出：「失語症者失去了某些控制其行為機能的關係。」治療師就是要恢復其所失去的關係，並連結刺激與反應間的關係。他們會因時間而改變，故要仔細嚴謹的來界定其行為，且用系統化的操作性過程來改變行為，這是編序操作法的特色。編序教學的呈現是一種操作型制約典範的應用（Goldfarb, 1981）。Costello（1977）定義為：「編序教學法這個專有名詞，乃是設計了系統化的治療計畫，而特別重要的是其中的教學行為必須能透過教師與學生的密切配合」（p.3）。

LaPointe（1978）列出下列編序學習法的主要步驟：

1.包括最基礎的測量，仔細判斷病人的行為，且測量治療前行為發生的頻率，及控制反應的刺激條件。

2.應用行為改變技術，首先精確地定義最後的行為，再選擇一個程序來改變反應的頻率或建立新的反應，並適當地使用增強物；而其最後的行為經由控制的步驟或改變刺激條件而形成。

3.擴展刺激範圍，從控制的情境到自然的溝通情境。

三、影響理解與表達的治療變項與技術

（remedial variable and techniques affecting comprehension and/or production）

　　如果治療師欲控制每一個可能影響失語症者的刺激與反應的變項，他將花大部分的時間在組織資料，反而沒有時間做有意義的治療計畫。事實上，如果太強調變項的重要性，就會使治療步入死寂，因為語言的使用是頗具創造力的，宜重視過程，因此，資料對治療的過程不具太大的意義。

　　顯而易見的，最基本的控制變項是常出現的熟悉字、正確性、想像力、長度及學習的年齡等，這些變項都會影響人類的學習，不但影響正常成人與小孩的學習曲線，同時失語症者的反應也受這些變項的影響。

　　在聽力、視覺理解力或寫字的測驗中、常出現的、正確的、可想像的且在早年就識得的字，對受試者而言，因比較熟悉，故易於組織、回憶與學習；反之，不可想像的或比較不成熟的字，則比較難學習。

　　在句子方面，句子的變項比單字更複雜，因為句子的意義比單字所涵蓋的意義更深。因此，句子對病人所傳達的觀念，比個別的單字更加親切而具體。而一般而言，控制句中個別單字出現的頻率、想像力、具體性或抽象性等等，也有其影響力。此外，許多研究證明，如果句子的意思愈複雜，則病人的表現和理解力就會減弱。Gardner 等人（1975），及 Wiig 與 Globus（1971）發現，若減少句子的複雜性，有助於病人的理解與探索。

　　長度也會影響病人的反應，特別是句子，句子愈長，夾帶的刺激愈多（Darley, 1982）。常出現的字通常都很短，因此適於當作刺激；但也可能出現的時間太短、太快，以致於病人無法很快地明白它的意思，故一個稍微長的字，更能提供病患較長的時間去理解。

　　對重度失語症者而言，最好所選的字能用肢體語言來表達，治療師可利用其表情、動作來讓病人明白他的意義。此外，一個可操作的字較容易認識

與記憶，所謂操作即是用表情動作來表達一個字。如用「寫」的動作來表示「鉛筆」，用「雙臂搖動」來表示「嬰兒」。孩子的學習也是一樣，他們對可用動作來示意的字，感到比較容易記憶。而且研究也指出，能以動作示意的意象，比靜態的意象更有助於病人的理解（*Paivio, 1971, 1975*）。

為什麼動作要融入治療計畫的另一個原因是，從觀察重度損傷的失語病患中，發現其對有身體命令的反應最好（*Boller & Green, 1972; Grossman, 1979*）。這種動作最主要包括身體中央的結構，此結構以身體為中心軸，且兩邊對稱。這類動態式的動作有：轉、跳、跑，另外一種動詞只包括個體四肢的獨立動作，這種動作的神經分布來自對側的路徑，此類動詞包括踢、抓、擲等。

具體的名詞重複地出現在簡單的字中，讓左腦或右腦來認知。Goodglass等人（1966）指出：受詞、字母、顏色、動作、幾何形式及身體部位不同的形式，因失語症的類型不同，而有不同的矯治法。

因此，在治療時，我們應該控制刺激材料，使患者根據我們所選擇的教材來反應。就如本節之始所述，若要控制所有影響失語症的有關變項，那是不太可能的。所幸，大多數的變項都會交互影響，具有高度想像力的名詞，通常比較具體且常出現在語言中。行動動詞也常出現，且現出高度的想像力，故使用圖畫治療的方式比單字療法更具有想像力。當治療師適當地控制刺激項目中句子的長度時，就可避免過多或累贅的刺激。

在治療時，必須把所有的刺激材料加以規劃，預測它們出現的頻率、想像力，並將其歸檔於盒中，一切就緒即可以使用。出現頻率相同但不同想像力的字或句子也是可用的。另外一盒可放置語意類型的圖畫，雖然開始組織的工作很費時，但卻可節省日後的工作量，頗為值得。且事實顯示，一群使用此種組織材料來治療的輕度失語症者，發現此材料對他們助益很大，且效果極佳。

如何呈現材料，也會影響病人的反應，而這些反應又將影響將來的反應。此外，失語症者並沒有什麼不尋常之處，所有影響大人和小孩的變項同樣都會失語，只不過對失語症者的影響更大，且破壞性更高。

　　很明顯的，如果材料呈現太快，將會造成負面的影響，一般人的說話速度太快了，以致於讓失語症者較難理解。研究證實更多的暗示甚於限定（Par-khurst, 1970; Gardner, et al., 1975），但一般而言，減慢說話的速度並在片語之間加些停頓，以便減短句子的長度或材料的數量，都有助於病人的理解。所有腦傷者，都顯示對任何刺激皆需花比較多的反應時間。DeRenzi 與 Faglioni（1965）認為反應的時間應該與大腦損傷的嚴重度成正比，而與內容無關。當病人進步時，其反應的時間也會跟著減少；因此治療師常建議機能較好的病人，也跟著適應環境，並學習不同聽話情境的技能。

　　失語症者很快地就會覺得刺激太多，因此消息呈現的時間會影響結果。失語症者較易處理短單位的資訊，如果反應較慢，是因為病人正在思考剛剛的話（West, 1968），這種刺激與反應之間的延宕是有幫助的。此外，若病人短期記憶的過程不足時，延宕的時間就會增加，結果就成為負面的效果。大多數正常者會利用延宕期去背誦、收訊或修正計畫的策略以幫助記憶，但失語症者幾乎是沒有記憶資訊的方法，至少，它是有別於正常人。理解是一種認知活動的過程，或許多數左腦損傷者，並非失去語言的技能，而是失去與左腦相關之認知能力。我們可將短期記憶（STM）和配對連結學習，並應用於治療認知過程有問題者，極為有效（West, 1970）。它可有效地控制前面所提之各種變項，且此法也可幫助病人戰勝其缺點，而變項如延宕和干擾，可依其學習等級置於情境之中。

　　延宕可介紹於許多不同的口頭學習課題中，但在記憶課題中，如呈現「狗」、「草」、「男孩」等三個字，經過一段延宕時間後，要求病人重複這些字，倘若病人無法重複，可利用連續的卡片幫助病人讀出這些字。如果，病人採用延宕複誦的方式，也許對他的表現會有所助益。不幸，當失語症者在重複時，常遇到釋義上的障礙，雖然他想的是「狗」，憶起的卻是「貓」，「草」引起「綠色」，但「男孩」引起「草」，所以「狗」、「草」、「男孩」的回憶，卻以「貓」、「綠色」、「草」替代之。另一方面，若從治療的角度而言，此已離目標不遠，我們的目的是要教他記憶的方法，以助其正

確地學會這些字。我們可使用「狗和男孩在草地上玩」的句子，這對正常人來說，是助其增加表現的良好方法，但對失語症者而言，卻使問題更加擴大。如果句子太長，我們可教病人將同類的字放在一起，這是正常人在自由聯想學習（FRL）中的主要方法（*Bousefield, 1953*）。Tillman 與 Gerstman（*1977*）發現失語症者在 FRL 中使用同類技術的能力很差，但經訓練後就有大的進步。

　　在任何失語症的學習工作中，若引進延宕和干擾，就會使工作更加艱鉅，但這可能是熟練技術上的第一步。讓病人指出所說的圖畫，是最基本的治療活動。若您已成功地用高頻率、具體、高想像力的名詞並且想增加工作的難度，則增加延宕期而後加以干擾，可引導病人使用收訊的策略，比增加頻率、具體化、想像力的困難度要有效多了。學習使用動詞與視覺記憶的方法，能使復健的成果產生類化，但是使用動詞策略常嚴重地降低成果，使用視覺想像法也許是比較好的方法，因為視覺受右腦指揮，且左腦損傷時，右腦可能還是完整的。依照 Paivio（*1971*）所言，意象乃是特別用具體的情境與事件來表現象徵性的東西，因此語言的系統可以處理較多抽象的刺激。即使如此，失語症者可能仍無法恢復言語的能力，因此病人必須使視覺象徵收訊的方法。視覺象徵系統是將東西用符號方法表現出來。對正常人來說，圖片和高度想像力的字是最容易記的（如：視覺的和語言的），且比其他的刺激易於儲存在我們的記憶中。根據理論上說的，這兩種方法可以獨立運作，每一種方法都可依刺激的不同而有不同的回憶和認知任務。Edelstein（*1977*）的研究發現，當幫助病人做視覺意象的描述時，病人的認知記憶就會進步。給失語症病人字串、圖片，並同時聽到圖片的解釋，可以提升病人的想像力或是使病人有能力產生意象。

　　配對連結學習（PAL）能導入良好的治療情境，例如要病人回答兩個題目。我們說兩個物體，一盒肥皂和一個煙灰缸。病人的工作是將兩個物體連結記憶，所以當呈現一盒肥皂的刺激時，他會聯想到煙灰缸。將視覺意象重複的研究（*Paivio, 1971,1975; Levin, 1976*），證實要記住這兩個東西的最好方法是形成一個意象將此兩物體連結在一起。此研究曾以兒童為對象，發現倘若

實際操作物體，對意象更有幫助（*Wolff & Levin, 1972*）。在研究實驗期間，我們幫助病人將煙灰缸放在肥皂之上，以形成一個意象，因此產生一個奇異的意象，而此奇異的意象能使病人較有能力去回憶意象。

　　一般而言，在治療過程中，刺激形式愈多，病人的反應就愈好，若說一個東西的名字，可同時有寫好的字、實物、圖片或肢體語言，並藉意象的回憶加強反應。Schuell 等人（*1964*）指出：感官刺激是讓大腦產生複雜事情的唯一途徑，他們相信特別的聽覺刺激在語言過程中是很重要的因素，因為多種感官的回饋比單一感官型態更有助於行為，他們覺得不應只使用一種刺激，故進一步提升其理論稱：「重複地感官刺激對腦部的記憶、儲存和記憶的形式是非常必要的」。他們提出聽覺的刺激需大量，且假設當連續地刺激聽覺理解與認知能力時，則成效也會進步。正增強也有助於病人的表現。Martin 的「迅速選擇問答題」技巧（見表 17-4）也可以參考：

表 17-4　迅速選擇問答題範例

> 1.從 1 數到 10。
> 2.你在鋼筆裡面裝什麼？
> 3.大的相反是什麼？
> 4.我的頭髮是什麼顏色？
> 5.你打電話做什麼？
> 6.牛奶是從哪裡來的？
> 7.肥皂是做什麼用的？
> 8.說出一種你能在田裡找到的動物。
> 9.你在玉米花上放了什麼？
> 10.一年中最溫暖的季節是哪一季？

　　對失語症者無需大聲說話。Darley（*1982*）說：「大聲傳遞訊息並不能幫助病人有更深的了解。」失語症病人會因別人對他們大聲說話而感到害怕苦惱，但人們卻認為提高聲音有助於病人的理解，這似乎是一般人的傾向，會讓病人蒙受痛苦之殃。

　　語調也是重要變項之一，對重度失語症者而言，儘可能對其會話之言語做反應，並給予說明，則其理解力會比在一般情境中更好。若是問一位球性失語症者問題，採此方式也可能得到比較好的答案，雖不能理解，但病人回答的音調將較能切合您所問的音調。Boller 與 Green（*1972*）發現重度失語症者能從無意義的話中分辨有意義的句子，即使他們無法對有意義的問題和命令做正確的反應，他們也能分辨語意測驗項目的方法。另一個研究，Boller 及其助手（*1979*）發現在聽覺輸入中多增加一些情感，則能增加病人的反應，對其語言的接收與表達也都有很大的效果。

　　語調似乎是由右大腦所製造的（*Blumstein & Cooper, 1974*），故左腦損傷的病患，其語調仍表現得很好。再者，球性損傷的病人，亦能有效地用語調來傳達意思。

　　在聽覺認知課題中最簡單的方法是讓病人辨認。當治療師說一個字或句子時，同時呈現圖片讓患者指出和所說的話語符合的圖片，同時給予多樣化的刺激，有助於達到最好的反應。如果能說出物體的名稱，呈現它的圖片，並幫助製造物體的意象以利回想，則反應將表現到最好的極限，尤其是當反應的安排沒有語意、語音和視覺上的相似性時。

　　大部分的聽覺理解課程都要求至少要有指示的反應。但我們不能忽視一個事實：指示是一個反應，但同時亦會使失語症者的創造力變項受到影響。個體受到指示的反應時，有機體內部會產生什麼反應？聽覺刺激必先發訊，然後統合以了解刺激，之後再付諸於行動，並且做收訊的反應。在組成反應而指出物體之前，許多事會發生在大腦的「黑盒子」（black box）中。失語症病人在會話的情境中，會理解得如此好的原因之一，是因為即使沒有要求特定的答案，理解力亦會顯現出來的緣故。

　　總之，很多變項都會影響語言的理解與表達，包括對字的熟悉度、句子的長度、複雜性、字出現的頻率、具體性、想像力和重複性等。除此以外，不同的補救技術也會影響失語症者的學習過程，包括教學的頻率、學習延宕、學習干擾、配對連結學習、刺激樣式、正增強技術、聲音和音調的特

色、連結和辨認的技術,及指示的技術等。治療師應考慮這些變項與技術的使用性,以幫助病人恢復其語言能力。

四、特殊治療法(specific treatment approaches)

有關失語症的復健,文獻上引用了數以百計的特殊技術(*Sarno, 1981*)。而最近的許多理論,將刺激與按層次安排的步驟連結在一起,以便與行為改變技術中的行為漸進塑造法合併。換句話說,即使連結了刺激理論與行為改變技術,而以行為為導向的治療,亦強調刺激的本質。例如:Helm-Estabrooks認為可用方法來刺激病人,以改善其激發或恢復的策略。她說:「在失語症復健的通則中,一開始可用小步驟的漸進方式使病人產生最大的進展與成功的機會」(*Albert, et al., 1981*)。LaPointe(*1978*)相信他的十個基礎刺激方案可合併行為改變的特質,如清楚地界定工作分析,測量基線表現和用許多刺激法的特性來計畫進步的練習期,如控制刺激的數量、需要病人不斷的反應、允許再刺激等。他是假定刺激和計畫之間有所區分,但又有許多類似與重疊的部分。下面介紹一些特殊的治療方法,供語言治療師及特教教師參考:

㈠音樂音調治療法(melodic intonation therapy, MIT)

長久以來,即有人注意到,有些失語症的病人不僅能哼出流行歌曲,有時也能發出字音。Jackson認為更自動化的說話過程是充滿於每一個腦半球。右大腦在音調認知過程中,扮演著暗示性的角色,右腦的參與,解釋了病人何以能記住熟悉的曲子,於是激起了旋律,或許也能喚起未受損傷之右腦潛能。事實上,許多護士及家人注意到這種神奇的現象後,便會問:「病人能將熟悉的歌曲唱得如此好,為何說話無法像那樣呢?」其實病人能唱出歌詞的情形較少。許多治療師和患者的家人發現,要將病人所聽到的非語言延伸為語言,是無用的。MIT治療法即是出於此種嘗試與意圖,它運用旋律、節奏、重音為基礎,有抑、揚、頓、挫之發聲,但應避免已熟悉曲子的旋律

（*Sparks, 1981*）。因實驗顯示，若將句子與熟悉的旋律連結，病人只會想起與原有旋律相關的詞，而非所要的片語。因此，MIT法應避免流行歌曲之清晰旋律的回憶（*Sparks, Helm, & Albert, 1974*）。

MIT的第一級包括病人與治療者一起朗誦句子，同時，治療者握住病人的手拍出節拍，當病人發出正確的語調時，即可收回刺激。失語症病人被引導著經過一連串增加單元的長度，減少對語調依賴的步驟（*Sparks & Holland, 1976*）。

(二)增進失語症者的溝通效能（promoting aphasics' communication effectiveness, PACE）

此理論是使用面對面的會話技巧，其交互作用是以說者與聽者的角色互換為基礎。病人和治療者儘可能地在自然的情況下交換彼此的角色。方法如下：病人與治療者都有一堆面朝桌子的圖片，每個人輪流當訊息傳遞者，抽出一張圖片，但避免讓收訊者看到它，傳遞者必須將圖片上所描寫的傳給收訊者。圖片的內容或為物體，或為故事，依病人的興趣與溝通能力而有所不同。PACE 有四個獨立原則：

　1.治療者與病人間需交換新訊息。

　2.病人可自由選擇傳達新訊息的溝通管道。

　3.治療者與病人輪流當傳遞者與收訊者的機會應均等。

　4.當病人成功地傳遞訊息時，應給予鼓勵。

PACE 能高度發揮病人殘餘的溝通能力，甚至當病人能有效利用非口語的管道和資訊時，就能以極小的口語輸出來傳達各種不同的訊息。

(三)視覺性溝通治療（visual communication therapy, VCT）

球性損傷的病人無法成功地使用任何形式的自然語言。VCT（*Gardner, et al., 1975*）是根據實驗的一種技術，設計如何來教授球性失語症者，且使用有系統的自由符號之人造語言的方法。它是由 Premack（*1971*）所研究，用簡

單的溝通系統成功地教導黑猩猩。使用VCT法，使八位球性失語症能辨認，並巧妙地處理，使他們能：⑴執行命令；⑵回答問題；⑶描述動作；⑷描述事件；⑸表達情意、慾望等。找尋支持為球性損傷患者所能精熟的溝通系統，而不管其失語的嚴重情形，也必須留意其認知操作過程中必備的自然語言。

㈣視—動治療（visual-action therapy, VAT）

VAT 是另一種與球性損傷病人有關的理論（*Helm & Benson, 1978; Albert, et al., 1981*）。VAT 使用八個實體，在連續按級安排的步驟中，教導病人以線代表實物，而實物與圖畫亦可以姿勢表示。之後，教他們以這些姿勢反應物體的呈現，將前與後處理系列做比較，如病人能完成活動，則表示在聽力理解與姿勢動作上有顯著的進步。Helm-Estabrooks 認為病人能完成這活動後，就能從以語言為導向的治療方法中受益。

㈤手語（sign language）

這是另一個使用手勢的理論。據說，即使是未受過訓練者，亦能了解80%～90%的手語，而對無法言語的病人來說，是極具吸引力的系統。然而，高度符號化對失語症者而言，會產生學習上的困難，不過報導顯示，它已成功地使用於重度失語症病患（*Skelly, 1979*）。

㈥除去障礙（deblocking）

此乃另一種技術，與舊理論結合而成為一種新理論架構。「除去障礙」係 Weigl（*1968*）所描述，是使病人有系統的使用完整的語言模式，藉在完整管道中（如辨認印出來的字）喚起反應，僅在相同刺激呈現前，才除去障礙的管道（例如：經由聽覺感官去呈現相同的字）。

(七)預防法（the preventive method）

Beyn 和 Shokhor-Trotskaya（*1966*）嘗試防止說話不流利的失語症病人使用「電報式語言」。預防之法，在剛開始時教授其簡單的字來代表整個意念。如「不！」、「噢！」、「好！」，而後用片語如「我想」與述詞（如：吃、睡、走路）說出更長的句子。名詞的介紹僅當病人能自發性的說話時才出現。該報告指出，採用其他失語症的復健法仍不可避免電報式語言的發生，但對二十五位用預防法訓練的病人而言，就不再出現電報式語言。

(八)黑姆誘發性語法刺激語言課程（the Helm elicited language program for syntax stimulation, HELPSS）

黑姆誘發性語法刺激語言課程是設計來讓語法上或非語法上的失語症者，獲得構成文章的知識（*Estabrooks, 1981*）。它用完成故事的方法，以十一種句型完成，每一種都有兩個難度的階段（如表 17-5）。在 A 階段，病人產生延宕目標句的複誦：

問題：我看到流星，所以我告訴我的朋友，「注視它！」。我告訴他什麼？

反應目標：注視它！

在 B 階段則未提供有利於複誦的暗示：

問題：我看到流星，所以我應該告訴我的朋友什麼？

反應目標：注視它！

(九)曼哈坦團體治療方案（the Manhattan VA group therapy program）

Schuell 等人曾於一九六四年指出，個人治療與團體治療，目的不同，是不能混為一談的。此觀點就是說失語症者的治療，必須注意個別病人的處理。他們認為即使是團體的方法，也必須個別地考慮每位病人能產生最好的

反應，且教材教法也必須配合每個病人之所需，使其成功地達到復原的階段。基於這些理由，他們反對以團體治療法為失語症治療的基本方法。另一方面，他們覺得團體治療法可成為個人治療的輔助，讓病人不致如此孤單隔絕，進而從觀察別人中，了解自己的問題所在。

病人在積極的團體治療方案中，最適宜的時間為四至六個月；有時甚至長達八個月，視病人的適應能力而定。之後，他只參加「中風俱樂部」。我們相信病人能夠愈早免除所有治療，他就愈快能適應其特殊的現實環境。

表 17-5　黑姆誘發性語法刺激課程

句子的類型	範例
1.自動的命令	注意
2.命令的轉換	打開窗戶
3. wh 的問句	我的鞋子在哪裡？
4.敘述句的轉換	他吸一口煙
5.自動的敘述句	他在微笑
6.比較句	他比較年輕
7.被動句	支票被兌現
8.對—錯問題	你刷牙了嗎？
9.直接與間接的用法	他送給他的一份禮物
10.暗示句	她希望他是乾淨的
11.未來句	他將進食

對左腦受傷害的病人而言，這種團體治療有可能激發其右腦之認知技能。我們相信團體治療能提高右半腦的進行，我們發現左半腦損傷的病患常能領略笑話中的要點，也知道他們必須參與討論，而且明瞭其身為團體中一分子的責任。

綜合觀之，團體治療的特別結構之所以能發生效用，主要在於它隨時間的發展，去適合病人的特別問題，及存在於大都市中的問題，它對復健過程有積極的貢獻，且能解決慢性病患者的併發症。

第十八章

特殊教育教師語言障礙輔導案例及經驗談

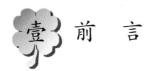

壹　前　言

　　語言障礙是特殊兒童共同的缺陷，連資優兒童亦不例外，特殊教育教師平日教學中常可能遇到伴隨各種語言障礙的身心障礙兒童，茲將二、三年來在特殊教育研究所暑期四十學分班進修的教師們修完語言障礙專題研究課程後的心得報告中，所提供的輔導案例列舉數則，與關心語言障礙教育的同道或家長一起分享他們的寶貴教學經驗。

小女韻如的語言發展

——賴富金

小女賴韻如生於民國七十六年六月十六日，今年八月一日實足年齡六歲一個月又十五天。

＝＝＝＝＝叫聲期＝＝＝＝ 0～2 個月

76.06.16 上午 9 時 21 分出生於國立臺北護專附設婦幼中心。

06.27 有踏步反射。

06.30 餵食後，靜靜躺著，望著母親說話、數數。

06.30 紙巾蓋臉時，會用手掀開。

07.06 餵奶時母親注視她，她也會注視母親。

對她說話、稱讚她，似乎吸吮得更認真。

常打嗝。

08.11 最近有吐（伸）舌頭行為。

08.20 吃東西東張西望，較不認真。

＝＝＝＝＝喃語期＝＝＝＝＝ 2～9 個月

08.30 看著洋娃娃咿咿呀呀。笑容很多，但未笑出聲。（最近常感冒。）

10.12 最近喜將手放口中，噴噴發聲。

10.25 能伸手拿眼前物品，並放入口中。

10.27 喜歡「ㄅㄨ˙ㄅㄨ」吐（噴）口水。

11.18 玩具放到視力所及處，會用手抓取。

11.22 要大便時，會以一種特殊表情示意。

77.01.04 導便時，母親發出「Ｍ！Ｍ！」聲，小如也跟著「Ｍ！Ｍ！」

＝＝＝＝＝＝＝＝＝＝＝＝7足月

01.23　伸手抱她，她會伸手回應或搖頭拒絕。

01.27　會推開不喜歡的東西，如奶瓶。

02.06　坐著玩時，靠近她時，會拉人衣褲要人抱。

02.22　會發「ㄅㄚ」「ㄇㄚ」聲，上牙門齒露出一點白牙。喜歡咬
　　　　人手指。

02.25　會向前爬行（頭、手、腳同時用力）。

03.11　自己爬起來坐。

03.15　會拍手。說「握握手」會伸小手與人握手。

04.12　喜翻書、由蹲而立、扶欄移步。

05.14　聽口令摸頭、耳、口……會快速振動雙唇發音。

＝＝＝＝＝模仿期＝＝＝＝＝9～12個月

＝＝＝＝＝始語期＝＝＝＝＝12～18個月

06.03　會說「抱抱」、「爸爸、媽媽」、「飯飯」。

07.17　會說「要、不要、還要、好」。

09.26　上下床自如、能說「沒有」（國語、客語），揮手說「BYE！
　　　　BYE！」，學鴨、雞、狗、貓叫，荒腔走板的唱歌。

10.05　大便前會告訴家人要「ng」「ng」，牙齒長八顆。

＝＝＝＝＝語言學習期＝＝＝＝＝

78.01.10　能說簡單句子：
　　　　　妹妹還要、媽媽來、阿公（爺爺）飯飯、妹妹覺覺。

　02.24　唱數發展：
　　　　　一月中旬：7, 8, 9, 10
　　　　　二月上旬：5, 6, 7, 8, 9, 10
　　　　　二月中旬：1, 2, 3, 4, 5, 6, 7, 8, 9, 10
　　　　　語句更完整：媽媽煮飯妹妹吃。

喜歡說「不要」，高興時笑嘻嘻的說：「不要！」

發脾氣時邊哭邊喊：「不要！」

03.17　很多話，語法尚未正確。如：

（1歲9月）小熊尾巴，妹妹尾巴沒有，妹妹屁股。

會仿說句子：

妹妹眼睛好漂亮！

爸爸眼睛好漂亮！

媽媽眼睛好漂亮！

熊熊眼睛好漂亮！

能用語言表達意思：

奶奶背小如，差些滑跤，小如在背上對奶奶說：「阿婆（客語奶奶）慢慢走！」，怕陌生人！

04.07　喜歡區別顏色（如紅、白）。

遠遠叫奶奶未應，會自語道：「阿婆沒聽到！」

要奶奶餵飯時會討好的說：「爸爸的飯不好吃，阿婆的飯才好吃。」

05.27　能分辨顏色：紅、藍、綠、黃、白。

能且喜歡前滾翻。

表現反抗：不能、不要、不行、不可以、不喜歡、討厭。

78.06.16　兩周歲

會唱數：1至20。

會童謠：三輪車、小猴子、小老鼠。（客家童謠阿秋箭－烏秋鳥──唱不完整）

常說：「媽媽喜歡爸爸，妹妹喜歡媽媽」。

07.08　問小如：「爸爸叫什麼名字？」

答：「賴富金」

問：「妹妹呢？」

答：「賴韻如」

問：「媽媽呢？」

答：「ㄍㄚˇ ㄍㄚˇ ㄍㄧ」（知而不答）

07.22　想吃粽子，對爸爸說：「爸爸，粽子在袋子裡看我！」

08.14　要尿尿會自動表示。

會自己穿短褲、襪。

唱數逢十提醒，可數至一百。

＝＝＝＝＝語詞成長與分辨＝＝＝＝＝

79.01.16　爭辯時，我說：「你狡辯！」「哪一隻腳？」

06.01　氣象報告會有豪雨。小如：「好雨？壞雨才對！」

07.23　邊看報、邊陪小如。她抗議：「看報紙不是陪，不看報才是陪。」

80.01.12　吃飯不小心咬了手指，向媽媽哭訴：「牙齒不乖，我通通都

（3.5歲）　給他吃了，還咬人手指。」

80.02.09　皮膚乾，問為什麼。「天生的。」

「什麼天生的？是妳生的，天上又沒有媽媽」。

80.10.24　看成長筆記，我對太太說，我們很認真養她，小如一旁聽了

說：「我又不是動物，怎麼養？」（不是貓狗等動物！）

81.04.19　出差，小如對母親說：「爸爸走了，我有不一樣的感覺，我

喜歡爸爸。」

81.08.27　上幼稚園近二個月，能用語言充分表達。

（5足歲）　「小如，妳喜歡星期幾？」

「我最喜歡星期日。不用上學！以前，星期幾我都喜歡。」

81.12.02　我問小如：「妳以前和現在有什麼不一樣？」

「我以前頭髮短短的、捲捲的，現在長長的，不會捲。」

「還有呢？」

「我以前才兩顆牙齒，現在長滿了，又拔了兩顆。」

「還有呢？」

「我以前不認識字，現在認識一點點。」

「還有呢？」

「我以前不會自己吃飯，我現在會自己吃飯。」

「還有呢？」

「我以前叫賴韻如，現在也叫賴韻如。」

「還有呢？」

「我以前畫的圖很爛，現在畫得很漂亮。」

「還有呢？」

（類似反應句計 12 條）

82.06.16　經常追問不懂的語詞：

「今晚月亮好清新！」

「爸！清新是什麼意思？」

對錄音、廣播、電視出現不懂語詞會追問。

結語

由發展記錄看，小女語言發展之階段，與一般孩子無異，但模仿期與始語期，似乎混雜在一起，無法截然劃分。

小時常把棉被說成「連」被。四歲後正常，可能是構音未成熟或是學習之錯誤連結。

語言的發展，隨年齡成長而日趨成熟，尤其五、六歲期間，辭彙快速增加，頗能推理思考。這一階段可能與我們的教養態度有關：允許爭辯、凡事說理、鼓勵發問、要求用語言表達情緒、意思或要求。此外，說故事、錄音帶、錄影帶及廣播對其語言表達、詞彙增進有莫大助益（但也從電視學到一些不當行為：如生氣時會摔東西。）

對一個智能正常的孩子，如語言發展、發音及其他知覺器官正常發展，父母能給予充足的語言刺激、示範，給予練習、使用機會，並予以增強，相

信正常的語言發展是可期待的。

參　我所知的語障資優生

——陳燕鳳

一、前言

　　一般人對資優生的印象必定是聰明、活潑、思路清晰流暢，具有領導能力，還可能再加上伶牙俐齒；當林教授提到構音異常時，說到僅有人類有構音能力，而構音異常占所有語言障礙中約 70%～80%左右，甚至智慧很高者亦有之；仔細回想的確有構音異常的資優生，他是屬於整體性的語言不清，另外還有兩位來自同一家庭的兄妹資優生，兩個人均有口吃現象，還有一位是首語難發的資優學生。

二、就同一家庭兄妹資優生口吃個案討論

　　個案的父親是企業家，媽媽是豐南國中的化學教師，他們有三個小孩，均念豐南國中資優班，是一、三、四屆學生，大哥沒有口吃現象，老二、老三均屬連發性口吃毛病。

　　據媽媽的回憶，歸納起來有二種可能的原因，第一是：在三至五歲時講話中使用重疊兒語，疊語使用過多就有如連發，再加上三至五歲階段使用的語彙有限，更容易造成口吃。第二個因素是不當的模仿所致，在國小低年級時正流行黃俊雄的布袋戲，其中那齣戲「史艷文」中有一個木偶叫「二齒」是個丑角，他有一些習慣用語類似口吃的狀況，造成兩兄妹（年齡差一歲較

接近）不當的模仿，以致養成習慣，積習難改。至於大哥在同樣的環境下可能語言發展已成形，尚不致受到影響。

三、矯治方法

首先媽媽在私底下曾拜託老師們特別留意他的說話，協助矯正他的口吃，不過當時的我「理念」不足，「愛心」有餘。將當時做的過程稍做整理一下，僅做到老師「語暢異常」矯治部分，如用接納的態度對待他，而他本人則能配合克服心理障礙。至於在國文課時，國文老師會叫他起來念課文，要求他念書的時候速度適中，回答問題也可放慢速度應答。至於上我的數學課，正好發揮他在數學方面的專長，通常我在黑板解題時，他往往會舉手站起來補充第二、第三種解題方式，這除了證實他的思考方面的流暢力極為出色外，也證明在這領域裡能有輕鬆愉快的心情應對，不會因自己的口吃而怯於表現。而在英文課念英文或是在音樂課上唱歌均不會有口吃現象。

妹妹口吃時會夾雜著閉眼睛，或是用「ㄣˇ」來拉長回答，妹妹功課中上，口吃情況較哥哥重些，輔仁大學畢業後目前在美國念語文學校，而哥哥在今年服役完畢後已申請到普渡大學主修半導體工程，即將成行，依我看來，王老師（媽媽）有意讓兩位患者改變環境，去適用另一種不會口吃的語言吧！

四、感想

首先我想再提另一位語障資優生，其中一位是首語難發的資優生，平時與他交談時，不替他說出來他的意思，鼓勵他想好了再說，並且帶支持的表情耐心等他說，情況稍有改善，目前他就讀長庚醫學院醫學系，是未來的準醫生，女朋友亦是未來的醫生，他這種語暢異常現象並不致影響到正常的交女友，換句話說他本身並不致於去認同這樣的說話方式會帶來任何障礙，包

括與人溝通甚至交知心女友；也許這誠如林教授所說的培養他的專長，袪除他心理的障礙。另外一位鄭同學，今年考大學，情況尚不知，他的家境較不好，是屬中、下階層，父母為家計奔波，很難能好好照顧小孩，這位資優生是屬語音不清，粗略估計來看，可能是器質性的構音異常，有點「臭乳呆」的歪曲音，當時沒有足夠的常識提醒家長帶去檢查，而這位學生一直都蠻內向，怯於表現，交友有限，在班上屬於無聲的人，再加上功課在班上保持中等，無特別優異表現，但打電動玩具是一流（不需要語言吧！），顯而易見他的語障必定會影響到人際關係，我應當去提醒他父母帶他做檢查。

　　語障資優生的出現率是多少呢？是否有人去做這方面的研究？如果以我在豐南教十年資優班，而一個班級又教三年，其實我教的只是少數，且是數理、語文綜合資優生，這樣的族群樣本太少也不能代表什麼，實質上應涵蓋其他類型資優生去做個較大的族群調查，這也許是個蠻值得做的調查研究，我相信語障的資優生一定也存在著某種出現率，只是容易被家長、教師所忽視，因為不是急性傳染病，又看不出在外表上跟別人有何差異，再加上他是資優生總具有專長、特殊才能，容易被掩蓋、忽視了他這方面的障礙。

 ## 肆　語言障礙輔導案例

——莊瑞朋

　　去年寒假中，住在本社區巷口的鍾先生到家裡來討教，謂其三歲的次子至今仍然口齒不清，許多話讓人聽不清楚，感覺上像在哇哇叫，該怎麼辦？聽到之後，便與他詳談，了解孩子的各種基本資料。

一、個人資料

1.姓名：鍾××
2.年齡：三歲二個月
3.出生序：次子（上有兄一人），其兄大一歲
4.生理狀況：正常

二、家庭狀況

1.祖父母健在：祖父年六十四歲，退休在家。祖母六十歲，在家種菜。
2.父親三十五歲，泥水匠，經常早出晚歸，愛喝酒。母親三十四歲，工廠女工，三班制上班。生完次子兩個月就到工廠上班，將孩子交給祖父母帶。
　3.教育程度：
⑴祖父：初中畢業。
⑵祖母：不識字。
⑶父母：國中畢業。

三、鍾生學習語言的環境

1.祖父母：內向不多話，除了照顧孫子必要的指示語外，很少與孫子多談。
2.父母：父親很少機會與孩子在一起，母親除了帶老大的時間多些外，與次子在一起的時間亦不多。
3.兄弟間：哥哥說話口齒清晰，但說話速度很快，不是很好的模仿對象，鍾生交談較多的對象是哥哥。
4.活動空間：祖父母經常把孫子整天留置室內便於管理，很少到外面與

其他孩子嬉戲。

四、構音器官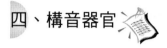

　　先以表面觀察及簡單發音測試的結果，發現其構音器官無顯著異常現象。發音測試結果，發現並無構音困難。

　　經過以上的了解，初步研判，鍾生並非器質性異常造成語言的異常，而是缺乏模仿對象，缺乏聽話與說話的機會。為了慎重起見，還是請家長帶孩子到耳鼻喉科做一番檢查。檢查結果一切正常。因此，我就大膽的認定原先判斷正確，於是向鍾先生提出兩點建議：

　　1.家長要儘量找時間與孩子多交談，並教孩子念童謠、唱兒歌。

　　2.每天讓孩子到戶外與鄰居孩子共同嬉戲。

　　我與鍾先生約定：用上述兩法試行三個月，再共同研究其進步狀況，若毫無改善時再請特教老師做診斷，做補救教學。

　　三個月後，鍾先生將孩子帶來，我準備了玩具，與孩子邊玩邊談，發現孩子雖然用詞遣字不算很好，但是咬字已有顯著進步，大部分語言均能讓人一聽就懂，而且念童謠時居然只有一兩個字稍有瑕疵，其他完全正確。

　　我幾乎可以確定，我的判斷沒有錯，只要再過一段時間，這孩子一定可以完全跟上一般孩子的語言程度。於是告訴鍾先生，我們的方法是正確的，應繼續努力。

　　一年以後，我再與這孩子在一起時，他已經可以很流利很清晰地與我交談。鍾先生除了感謝、高興之外，對自己原先的疏忽也感到歉疚不已。

伍　一個口吃學生的輔導經驗

——陳麗玲

　　三年前本人在七美國中輔導室擔任主任工作時，接獲了一個女學生求援的信件，信中談及嘗盡了口吃的痛苦，上課怕被老師叫起來念書，一旦被叫，緊張地只能念出幾句，便接不下去了，更引來同學們的哄堂大笑……等太多的心酸事，使該生消極到覺得人生乏味，前途黯淡。雖然大學時期曾修習特教學分，對特教有粗略的認識，卻從沒有教導口吃學生的經驗。不過我還是決定一試，找了許多語言矯治的書本來研究。我總算訂下了一個計畫，先與該生個別談話研究口吃的原因。

　　口吃在基本上可歸納為兩類：一為生理因素，另為非生理因素。與生理因素有關者如神經系統的異常、輕微的癲癇發作、遺傳的影響等。在非生理因素方面，有人把口吃解釋為一種習得的行為，也有人把它當作一種情緒問題。當兒童說話偶有不流利時，因受到別人過度的注意，而引起其本人的挫折與焦慮，並在說話過程中過分在意其言語的流暢與否，久而久之即形成口吃；另外兒童的父母、家人、師長等，對孩子言行、舉止的標準期待過高，或孩子情緒過分受壓抑時，皆可能造成口吃的因素。經本人與該生晤談，發現該生母親也是口吃患者，故診斷為可能以上兩種因素皆有可能。於是我使用下面幾種方法來矯正該生。

　　第一、以心理治療的方法——讓該生了解自己講話的缺點。該生講話時常附隨著搖頭、眨眼皮的不良習慣動作。以心理諮商方式，讓該生接受事實，讓其了解太拘泥於短處，整天為口吃而煩惱，浪費時間與精力，倒不如轉而發展自己的長處（該生田徑方面很好，校運常得獎牌），還比較來得有意義。

第二、利用行為增強的原理，以養成流利的說話行為替代口吃。每天利用放學後的三十分鐘讓學生學習基本發音，逐漸體會出自然的講話方法，就是最容易的講話方法，如果練習正確，則給予適當獎勵。

第三、禁止班上同學取笑口吃。為了培養學生對口吃患者的同理心，採用模擬遊戲的方式，在輔導活動課時實施，使他們能感受到口吃學生可能有的心境，消除該生心理壓力，以免除說話的焦慮，而能自由的做自我表達。

第四、老師應以身示範，不要對口吃學生過分在意，不可直接批評該生在言語上的誤失。教師以正確的語句加以複誦，以提供適當的言語示範。並避免讓該生去念那些讀不好的詞彙，以減少其困窘的機會，並知會其他科目的任課教師。

第五、鼓勵該生輕鬆地說話，如何在說話時輕鬆自在，不會上氣不接下氣，而不是避免口吃的發生，所以偶爾說話口吃，不要太在意它，並在說話時要看著聽眾的臉，這是說話有信心的表現。當有人笑我口吃時，就跟著他們一起笑，如此一方面不會有羞恥感，一方面嘲笑者自討沒趣，不會再繼續嘲笑。

經過了一年的輔導後，該生在說話上尚不能免除口吃的發生，但至少已曉得輕鬆說話的技巧，口吃發生的頻率也減少了許多，生活圈也逐漸開闊，人際關係也漸良好，性格也顯著改變，不像以往的自卑、沮喪、內向、退縮。因本人搬家的原因，一年後離開了七美國中，但相信該生如果能持續不斷的練習，定能增加說話的信心，假以時日，必不再視說話為畏途了。

陸 單元教學活動設計簡案

——葉富江

一、教學科目：語言矯治

二、教學年級：五年級

三、教學設計教師：葉富江

四、教學單元：公雞咕嚕咕嚕說什麼？

五、教學日期：八十二年五月九日

六、教學時間：四十分鐘

七、教學研究

　　㈠教學重點：本教學活動著重於《音的矯治指導，並藉遊戲來提高學習
　　　　興趣。

　　㈡壓舌板、紙杯、圖卡、字卡、錄音機、音樂帶。

　　㈢個案資料如表 18-1。

八、教學目標

　　㈠能將舌根提起與軟顎相觸。

　　㈡能發出《音。

　　㈢能正確的拼讀《音節的詞句。

九、教學活動

　　㈠準備活動：

　　 1.放鬆活動。

　　 2.呼氣活動。

　　㈡發展活動：

　　 1.復習ㄅ音語詞、短句、短文。

表 18-1　語言障礙兒童個案資料簡介　　（葉富江）

姓名：許〇〇　　性別：女　　出生年月日：69.9.29	
就讀學校：仁愛國小　　年級：五年級	
語障類型：構音異常　　入班時間：82.3.8	
語言障礙原因分析	1.口蓋裂 2.聽覺障礙：左耳 51.6dB，右耳 48.3dB 3.舌頭靈活度欠佳 4.齒列不整 5.咬合不正 6.鼻音化
語言發展情形	1.構音異常： 　(1)替代音：ㄊ／ㄅ　ㄒ／ㄐ　ㄍㄎ／ㄜ　ㄜ／ㄜ　ㄥ／ㄣ 　(2)歪曲音：ㄓ、ㄔ、ㄕ、ㄗ、ㄘ、ㄙ、ㄤ 　(3)省略音：ㄞ、ㄟ、ㄠ、ㄡ 2.説話時氣流會拉長。 3.經矯治後目前能正確的拼讀ㄞ、ㄟ、ㄠ、ㄤ、ㄜ、ㄣ、ㄥ音的字，但尚不穩定。 4.能用較清晰的聲音與人溝通。 5.能理解別人説的話。
相關能力	1.認知能力：中上 2.學業成就：中上 3.情緒發展：正常

2.練習發ㄍ音。

3.練習ㄍ音節。

4.聽音訓練。

5.找字遊戲。

6.交談。

㈢綜合活動：

將兒童學過的語音混合編成短文，讓兒童朗讀。

柒 指導視障兒童語言學習經驗談

——余義德

一、前言

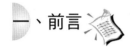

　　從民國六十五年至七十年，我擔任盲生輔導員的工作，那幾年的教學生涯，幾乎是和盲生在一起，可是，對於盲生學習語言的障礙從未有系統、有組織的予以分析，對於盲生構音難易的順序從未深究，只知道憑著一股傻勁，及國音發音方法，例：哪個聲符、韻符或結合韻符的發音，學生有錯，即設法矯正，雖然方法牛步，事倍功半，但幾年下來，從眾多個案中，也理出些頭緒來了，這是我土法煉鋼的經驗。

　　這期間，奉派為主任，也就中斷了約七年未與盲生教育接觸。四年前調到臺南市大港國小擔任輔導主任，在一次失學兒童的就學輔導中，輔導室接受了二位盲生，至今仍然在輔導室的支援下接受專業性的輔導，從點字的觸摸到國音的發音、拼音、讀、說、寫，成為我輔導室的常客。在未修習林教授的語障教育課程前，對語障學生的治療仍停於過去教學經驗的運用，如今，總算對於視障兒童的語言學習，有教學相長、學以致用的機會，謹將過去及目前擔任視障兒童有關語言學習，特別是在語音方面的心得及經驗敘述如後。

二、視障兒童學習語言常見的障礙

　　目前接受輔導室輔導之二位盲生，在注音符號學習常犯的錯誤及困難情形，綜合分述於下，這些錯誤僅是盲生學習的過度性階段而已，目前幾乎均

已改善了。

(一)聲符方面的失誤

1.ㄇ

開始學習時會把上下兩唇緊閉，但未讓氣息先從鼻腔出來，而發出帶音濁聲，易發成「摸」或臺語之「母」，氣從嘴出的毛病。

2.ㄈ

上齒和下唇內邊緣相接，讓氣息從相接的地方摩擦出來。初期的錯誤是：以淺喉音發出，結果與ㄏ音搞混。

3.ㄋ和ㄌ的混淆

「ㄋ」：要氣息從鼻孔出來，舌尖抵住門齒牙齦不動而發帶音的舌尖鼻聲。

「ㄌ」：要使氣息先從舌的兩邊流出，要發帶音的舌尖邊聲。

4.ㄐ和ㄍ音

ㄐ和ㄍ音由於點字符號相同，常發生摸讀拼音上的混淆，必須有一段過渡的適應，例如ㄍ與ㄐ都是.1.3點，會發生「ㄍㄧ」、「ㄐㄧ」的混淆：「ㄍㄨㄚ」、「ㄐㄨㄚ」的困擾。

5.ㄏ和ㄈ的代替與混淆

ㄏ是不帶音的舌根擦聲，但盲生僅憑聽覺學讀音，如發音不夠清晰，會使盲生將「ㄈㄟˋ　ㄐㄧ」聽成「ㄏㄨㄟˋ　ㄐㄧ」；「ㄏㄨㄟˋ　ㄙㄜˋ」聽成「ㄈㄟˋ　ㄙㄜˋ」。

6.ㄑ和ㄘ，ㄒ和ㄙ

ㄑ和ㄘ，ㄒ和ㄙ的點字符號共用，造成有一段過渡時期的拼音困擾，這不是構音上的障礙，而是符號使用造成的混淆。

7.ㄓ、ㄔ、ㄕ和ㄗ、ㄘ、ㄙ的失誤

儘管老師的發聲和誦讀人員的報讀時，均知道ㄓ、ㄔ、ㄕ必須發翹舌擦聲，但很難有清晰正確的發音，明眼兒童可以根據字形歸類發現讀音。盲生

卻不能，例如：直、植、殖、值……均發出「ㄓˊ」聲，若有疑問還可查字典解疑，但盲生卻沒有這種方便，例如「正常」二字的正確拼讀，查字典即知，但盲生沒有這種方便。此外ㄙ易發成「蘇」也是常犯的讀音。

(二)在韻符方面盲生常易犯錯的符號

1.ㄛ韻常添加成「ㄨㄛ」，或和ㄡ混淆。這在盲生的點字作業上就會發現。

2.ㄝ韻是盲生最易發生錯誤，也是難度最高的，此音常誤聽為「ㄅㄟˊ」和「ㄅㄧㄝˊ」分不清。又如「ㄍㄟˇ」和「ㄍㄝˇ」的誤用等均是。

3.隨聲韻中的ㄢ和ㄣ、ㄤ和ㄥ，或ㄥ和ㄣ也是常失誤的音。例如「ㄍㄣ」韻中的字形有跟、根……等字；「ㄍㄥ」韻有更、梗「ㄍㄥˇ」、硬「一ㄥˋ」……等字，明眼人從歸類字形上更易學習；但盲生聽了一字或一詞後，唯有靠聽覺才能學習，當然更無法從字典上找到正確的發音。例如「精ㄐㄧㄥ英一ㄥ」易聽成「今ㄐㄧㄣ因一ㄣ」、「蜜ㄇㄧˋ蜂ㄈㄥ」聽成「ㄇㄧˋ　ㄈㄨㄥ」等。

從視障兒童的教學中，我也發現以上的學習困擾，但這些困擾終究可以克服，只是阻礙了盲生在語音學習的初期進度而已，我發現盲生在初期有遲緩的現象，但到一段過渡期後，即可矯治跟上。當然，若能診斷及發現盲生的缺陷予以補救教學或個別矯治，我發現身心正常發展的盲生在語言方面，並沒有很大的障礙存在，大部分說來，他們語文學習均很順利。

三、我對盲生語言學習的一些心得

1.聽覺是視障生最重要的學習管道，盲生比明眼學生更依賴聽覺，必須提供他們培養聽覺技能的教學。這些教學須包括各種不同的教學情境和活動，例如：有聲課本、錄音教材、會話、廣播、音樂、相聲……等，來促進視障生的聽覺能力和技巧，多提供發聲教材。

2.語言指導應該兼及肢體語言的表達和情緒表達的技巧，指導適度應用手勢或肢體，方不致流於呆板冷漠的感覺，最重要的是要引導盲生求取直接的生活體驗，避免濫用視覺語句。例如太陽是個大火球，火是紅的，盲生也會認為太陽是紅色的。

3.多利用特殊教材、教具、模型、聽覺輔助器、旅遊、夏令營等機會，幫助他們理解、接觸更多的事物和經驗，提供有系統的序列經驗，讓盲生認識更多的普通事物，愈多愈好，並觸摸、利用這些事物，擴充經驗才能充分了解事物所涵蓋的觀念。如此才有助於連結事物和語言名稱的概念理解。

4.提供正確的誦讀訊息：錄製更多的有聲讀物，供給錄音機、唱機、電視節目資源，增加語音刺激的學習機會。

5.培養良好的傾聽能力。

6.安排發音清晰正確的老師擔任級任，這是很重要的。

7.對視障學生構音難易順序，有系統有組織地編訂盲生專用的注音符號摸讀教材，循序漸進，容易發的語音先教，難發的語音後教。並且提供早期的語言刺激，及指導良好的語言學習模式。

四、結論

總之，視障生也會伴有語言障礙，如能透過早期的發現、診斷、矯治，或提供早期的文化刺激、改善學習的環境、加強傾聽技能、擴大生活經驗等策略，必能對其語言發展有所俾益。

捌 嬰兒語言發展輔導案例

——林細貞

一、個案介紹

1.姓名：沈××

2.年齡：一歲十個月

3.排行：老大，還沒有其他兄弟姊妹

4.休閒活動：看電視，玩玩具

5.家庭背景：父親是企劃員，母親是私人醫院的藥劑師，由於父母工作皆在臺北，現今跟祖父母住高雄鳳山，但祖父母身體不很好，白天請我的鄰居帶，我的鄰居李媽媽是領有執照的保姆，有兩個孩子，大兒子今年國小畢業，功課還蠻優秀的，小女兒國小四年級，先生白天上班，除了帶沈小弟以外，還帶了一個九個月大的陳小弟，由於曾受過專業訓練，家中的兒童玩具數量不算少，她的先生和孩子也常幫忙照顧小孩。

二、施測動機

以往自己在養兩個小孩時，由於學校教學很忙，上完輔導課回到家中，已經喉嚨很痛了，對於子女的教養，都委託給父母，也沒有注意語言的發展。現在的居家環境，正巧在馬路旁，所以說話的聲音都非常大，也想看看鄰居幫人照顧小孩，此種吵雜的環境，會不會也影響兒童的發聲。再來，沈小朋友的父母很少回高雄，祖父母年歲已老，而保姆又要照顧兩個小孩，跟他說話的機會較少，給他單獨遊戲的機會較多，尤其是小男孩，活動量較

大，爬上爬下，較少靜下來認真聽大人講話。

三、結果與分析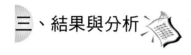

　　由於沈小朋友跟我不熟，所以在施測時非常的不合作，很怕生，很多結果只能憑保姆的記憶和猜測，本來想放棄另擇小朋友，但是親戚朋友的孩子都很大了，所以施測對象雖不理想，所幸保姆的程度較高，又受過專業訓練，可信度較高。全部測驗時間為一小時左右，其結果如下：

　　1.沒有器質性的障礙，聽力正常，問照片的人物都知道是誰。

　　2.健康狀況良好，很少生病（雖然是早產 2 個月）。

　　3.智力程度中上，語言發展較遲，已經是二十個月大的孩子了，很少說出清晰的兩個字以上的語言，大部分以動作代替語言，爬上爬下的拿電話玩，注意力短。

　　4.小男孩說話的時間較慢，較喜歡操作性的玩具。

　　5.父母忙於事業，祖父母比較不懂如何教育孫子，保姆的孩子白天上學，白天只剩下保姆、沈小弟和一個九個月大的小孩，語言的環境較差，接受刺激的機會較少。

　　6.比較好動、好玩，注意力不集中。

　　7.住在公寓，家附近就是大馬路，與外界接觸極少，很少到樓下玩。

　　8.看畫冊時，聽到問「汪汪在哪裡？」、「ㄇㄧㄠ　ㄇㄧㄠ在哪裡？」時會指出來，聽到簡單的指示，如「拿鞋鞋來」、「我們要下樓玩了」、「吃光了」、「去拿香蕉」等，能會意，而且會照著指示去做，如果拿家人的照片給他看，能指出保姆、保姆的先生及兒女，幾乎都正確無誤。

　　9.會說一些別人聽不懂意思的話語，別人的語彙都能聽懂。

　　10.會使用幾個身邊事物的名稱，以表達某種特殊的目的，如拿鞋子，開紗門，表示要到樓下玩。

　　沈小弟並沒有聽力和構音器官上的問題，他的語彙較少，主要的原因是

注意力用到玩玩具，還有缺乏刺激其說話的意願，所以保姆應製造多一點的機會與他對話。

四、輔導方式

1.教導沈小弟養成注意聽的習慣，模仿聽到的聲音，現在已接近二歲，可以從兩個字的語彙開始，而且反覆的說，隨時隨地教。

2.利用錄音機把要教的東西的名稱、抽象名詞錄下來，放給他聽，並做圖卡給他配對。

3.要求他說話，不要只顧玩，說話時要讓人聽清楚，不能以動作代替。

4.放錄音帶給他聽，因為保姆忙於照顧家務和另一位小baby，所以市面上的簡易對話的錄音帶可以放給他聽，以刺激他，並建立良好的語言刺激環境。

5.適時給予適當的回饋，說得好或語彙增多時，應給予增強。

6.請祖父母帶回家時，也要多跟他說話，不要老是哄他睡覺，要朗讀故事，教他唱簡易兒歌，引起他說話的意願。

7.沈小朋友的語言理解力應該不差，因為叫他做什麼，他都會按照指示去做，只是很少開口說話，可以出示實物、圖片、畫冊、向他提出問題、讓他回答物品名稱，要多跟他玩遊戲，不是讓他自己愉悅自己，單獨地玩玩具。

五、語言矯治與訓練計畫

從七月十九日施測到現在，我又再去測沈小弟的語言能力，由於我上次給保姆的一些建議，半個月後，語言能力已有長足的進步，已經會說一些兩個字的語彙如小狗、小貓、小鳥、飛機、吃飯、Thank You、Good-Bye 等。由此可見語言的刺激多麼重要，只可惜我以前都不懂這些理論，我的子女都被我疏忽了。沈小弟是早產兩個月的嬰兒，雖然身體不是很強壯，但也很少

生病，由於活動力強，所以時常摔倒，但從來不哭，也許從小父母就不在身旁，個性比較堅強、獨立。可能也是因為缺乏親情的薰陶，所以語言發展較遲，而動作能力較強。

 語言障礙個案輔導

——林細貞

一、個案介紹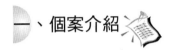

　　1.姓名：黃××

　　2.出生年月日：民國七十四年五月四日

　　3.實足年齡：八歲二個月

　　4.性別：男

　　5.就讀學校：高雄市小港國小

　　6.家庭背景：父親在中鋼服務，母親是全職的家庭主婦，我是個案的親阿姨，從小個案經醫師判斷是舌頭較短，也就是舌繫帶較短，小時候說話要很認真聽，才能猜出他所要表達的意思，但是父母很配合，不給他壓力，多給他說話的機會，姊姊也時常教導他，也儘量拜託家中的訪客，耐心聽他講話，所以經過這幾年的練習，只有少數幾個音發不好，其餘的已大致沒問題。

　　7.導師評語：愛說故事，作文有條理，功課名列前茅。

二、施測動機

　　黃生是我的外甥，妹妹就住在我家附近，我等於是看著他長大的，「語言障礙評量表」施測時跟我沒有距離，而且反應很快，歷時十四分鐘完成，

而且花在第 29 和 30 題的時間較多，因為想像力豐富，用詞遣字富有變化，前後銜接得很好，雖然「ㄓ」、「ㄔ」、「ㄕ」、「ㄖ」、「ㄐ」、「ㄑ」、「ㄣ」、「ㄥ」念得比較不好，會有替代或省略的現象外，但因有前後文，不會影響內容，故黃生很有信心，喜歡上臺發表言論，同學也知道他所說的內容，故這次施測，想發現他難發的音加以訓練，及探究其是否有社會適應的困難。

三、結果與分析

經「語言障礙評量表」施測結果發現：第 1～5 題口語流暢，第 6～18 題「這是什麼？」都能很快地主動說出，第 9 題手套，說成手「ㄎㄠˋ」，第 11 題，香皂說成「ㄒㄧㄤ　ㄕㄨㄠˋ」，第 12 題機器人說成類似「ㄑㄧ」器人。錯誤音共三個，第 19 題至 28 題表達內容正確，第 29～30 題，說話有高低、抑揚、頓挫的變化，語調正常。其結果分析如下：

1.語暢、聲音正常。

2.語言發展、語言理解的百分等級在九十六，很理想。

3.構音異常：錯誤的音有三個，都是替代音，不過據他母親表示，ㄓ、ㄔ、ㄕ、ㄖ的音比較有困難。

黃生的構音異常是器質性的因素造成的，但醫生認為不需要剪舌繫帶，只要讓口腔的動作靈敏，即可克服障礙，現在的發音情況的確比小時候好多了。所以只要再提供他正確的構音方法，擬定語言矯治計畫，假以時日會更流暢。

四、語言矯治與訓練計畫

1.目標：能正確的發ㄋ、ㄌ、ㄖ、ㄓ、ㄔ、ㄕ、ㄥ、ㄣ等音，有的音是因為我們的母語是客家話所致，客家人ㄣ、ㄥ都比較發不好。

2.方式：個別指導、仿說、重複練習。

3.期間：八十二年八月～八十二年十二月。

4.內容：黃生的心理很健全，不管學校的同學如何取笑，他都不在乎，導師也很配合，只要有說故事、作文比賽、朗讀都給他機會參加，縱使有些發不好的音，他都很努力克服，一直重複在練習，附表（表 18-2）所擬定的訓練計畫，我拿給他練習，先給他心理建設，他就很樂意的練習，所以假以時日，他定能克服舌繫帶的障礙。他也完全沒有人際關係的障礙，他的語言理解、語言表達皆比同年齡的兒童好，所以也沒有學習、社會適應與人格發展的障礙。

表 18-2　訓練計畫

單元目標㈠：能正確的發ㄋ、ㄌ

行為目標	內　　　　容	材料
1.能聽辨ㄋ、ㄌ音	ㄋ、ㄌ	錄音機 字卡
2.能模仿發出正確的ㄋ音	ㄋ ㄋ、ㄋ、ㄋ ㄋ、一、ㄋ	鏡子 字卡
3.能拼出含有ㄋ的結合韻	ㄋㄚ、ㄋㄞ、ㄋㄟ、ㄋㄠ、ㄋㄡ、ㄋㄢ、ㄋ一、ㄋ一ㄝ、ㄋ一ㄡ、ㄋ一ㄢ、ㄋ一ㄥ、ㄋㄨ、ㄋㄨㄢ、ㄋㄩ	字卡
4.能做上述結合韻的二、三、四音節練習	ㄋㄚ、ㄋㄞ，ㄋㄚ、ㄋㄟ，ㄋㄚ、ㄋㄠ，ㄋㄚ、ㄋㄢ，ㄋㄚ、ㄋ一，ㄋㄚ、ㄋ一ㄝ，ㄋㄚ、ㄋ一ㄡ ㄋㄚ、ㄋㄝ、ㄋㄟ，ㄋㄚ、ㄋㄢ、ㄋ一，ㄋㄟ、ㄋㄢ、ㄋ一，ㄋㄟ、ㄋㄢ、ㄋ一ㄝ，ㄋ一ㄝ、ㄋ一ㄡ、ㄋ一ㄢ，ㄋ一ㄥ、ㄋㄨ、ㄋㄩ ㄋㄞ、ㄋㄟ、ㄋㄢ、ㄋ一，ㄋㄞ、ㄋ一、ㄋ一ㄝ、ㄋ一ㄡ，ㄋㄢ、ㄋ一ㄝ、ㄋ一ㄡ、ㄋㄨㄢ，ㄋ一ㄥ、ㄋㄨ、ㄋㄨㄢ、ㄋㄩ	字卡

5.能聽辨含有ㄋ、ㄌ的最小差別	ㄋㄚ—ㄌㄚ，ㄋㄞ—ㄌㄞ，ㄋㄢ—ㄌㄢ，ㄋㄧㄝ—ㄌㄧㄝ ㄋㄨ—ㄌㄨ，ㄋㄩ—ㄌㄩ，ㄋㄢ—ㄌㄢ，ㄋㄡ—ㄌㄡ	錄音機 字卡
6.能念含有ㄋ音的語詞	ㄋㄞˇ·ㄋㄞ，ㄋㄧㄞˇㄋㄨㄥˋ，ㄋㄧˊㄋㄧㄥˊ，ㄋㄧㄝˊㄋㄨㄥˋ， ㄋㄢˊㄎㄢˊ，ㄋㄧㄡˇㄋㄧˊ，ㄋㄧㄠˇㄋㄨㄛˊ，ㄋㄧㄡˊㄋㄢˇ	字卡
7.能聽辨含有ㄋ、ㄌ的最小差別詞	ㄋㄧㄝˋ開→ㄌㄧㄝˋ開，無ㄋㄞˇ→無ㄌㄞˋ ㄋㄩˇ人→ㄌㄩˇ人，ㄋㄠˇ人→ㄌㄠˇ人 ㄋㄢˊ人→ㄌㄞˊ人，ㄋㄧㄢˇ著→ㄌㄧㄢˊ著	錄音機 字卡
8.能念含有ㄋ的練習句	ㄋㄧㄢˊㄋㄧˊㄋㄧˊㄋㄧㄝㄝㄋㄡˊㄋㄞˇ，ㄋㄧㄥˊㄋㄧㄥˊㄋㄧㄥˊㄋㄧㄠˊㄋㄠˋㄋㄡˊ，ㄋㄧㄢˋㄋㄧˊˊㄋㄧˊ 黏妮妮捏牛奶，寧寧寧撓鬧牛，黏妮妮 難弄牛奶，惱怒難耐	長條字卡 繞口令

單元目標(二)：能正確的發ㄥ、ㄣ

行為目標	內　　　　　　　　　　　容	材料
1.能聽辨ㄥ、ㄣ音	ㄥ ㄣ	錄音機 字卡
2.能模仿發出正確的ㄥ、ㄣ音	ㄥ　　ㄣ ㄥㄥㄥ　ㄣㄣㄣ ㄥ—ㄥ　ㄣ—ㄣ	鏡子 字卡
3.能拼出含有ㄥ、ㄣ的結合韻	ㄧㄥˋ、ㄨㄥ、ㄩㄥˋ、ㄇㄥ、ㄅㄥ、ㄆㄥ、ㄉㄥ、ㄊㄥ、ㄌㄥ、ㄋㄥˋ、 ㄅㄧㄥˋ、ㄇㄧㄥˋ、ㄋㄧㄥˋ、ㄍㄨㄥ ㄅㄣˇ、ㄅㄧㄣ、ㄇㄧㄣˇ、ㄊㄨㄣ、ㄍㄧㄣˊ、ㄉㄨㄣˊ、ㄏㄣˊ、 ㄐㄧㄥˋ、ㄐㄧㄣ、ㄐㄧㄣˊ、ㄑㄧㄣ、ㄑㄧㄣˊ、ㄒㄩㄣ、ㄒㄧㄣ	字卡
4.能做上述結合韻的二、三、四音節練習	ㄧㄥ、ㄨㄥ、ㄨㄥ、ㄩㄥ，ㄅㄧㄥ、ㄆㄧㄥ、ㄇㄧㄥ、ㄊㄨㄥ、ㄋㄨㄥ、 ㄉㄨㄥ、ㄋㄨㄥ、ㄌㄨㄥ、ㄍㄨㄥ、ㄍㄨㄥ、ㄏㄨㄥ、ㄐㄩㄥ、ㄒㄩㄥ ㄍㄣ、ㄎㄨㄣ、ㄨㄣ、ㄗㄥ、ㄧㄣ、ㄔㄣ、ㄖㄣˊ、ㄙㄣ、ㄉㄨㄣˊ、 ㄗㄨㄣˋ、ㄖㄣˊ、ㄖㄥ、ㄗㄥˊ、ㄔㄨㄢˊ、ㄗㄨㄣ	字卡
5.能聽辨含有ㄥ、ㄣ的最小差別字	ㄧㄥ—ㄧㄣ，ㄨㄥ—ㄨㄣ，ㄩㄥ—ㄩㄣ，ㄅㄥ—ㄅㄣ，ㄆㄥ—ㄆㄣ ㄅㄧㄥ—ㄅㄧㄣ，ㄆㄧㄥ—ㄆㄧㄣ，ㄉㄨㄥ—ㄉㄨㄣ，ㄊㄨㄥ—ㄊㄨㄣ， ㄇㄧㄥ—ㄇㄧㄣ	錄音機 字卡

6. 能念含有ㄥ、ㄣ音的語詞	一ㄥ、ㄇ一ㄥˊ，ㄒ一ㄥ、ㄒ一ㄥ，ㄒ一ㄥ、ㄖㄨㄥˊ，ㄅ一ㄥ、ㄋ一ㄥˊ，ㄑ一ㄥ、ㄊ一ㄥˊ，ㄌㄨㄥˊ，ㄈㄥ，ㄇ一ㄣ、ㄍㄢ、ㄋ一ㄣˊ，ㄐ一ㄥˋ，ㄇ一ㄥˇ、ㄅ一ㄣˇ、ㄙㄨㄥ、ㄩㄥˊ，ㄊㄨㄣ、ㄩㄣˊ	字卡
7. 能聽辨含有ㄥ、ㄣ的最小差別詞	ㄑ一ㄥ、ㄊ一ㄥˊ→一ㄣ、ㄑ一ㄣˊ，士ㄅ一ㄥ→ㄅ一ㄣ士，士兵—賓士ㄒ一ㄥㄒ一ㄥ相惜，ㄒ一ㄣㄒ一ㄣ相印，ㄅㄥˋ出→ㄅㄣ出，山ㄇ一ㄣˊ→三ㄇ一ㄣˊ，ㄆ一ㄥ果→ㄅ一ㄣ果	錄音機字卡
8. 能念含有ㄥ、ㄣ的練習句	鶯鶯叮嚀紅紅，用心傾聽龍吟一ㄥ一ㄥㄅ一ㄥㄋ一ㄥˊㄏㄨㄥˊㄏㄨㄥˊ，ㄩㄥˋㄒ一ㄣㄑ一ㄥㄊ一ㄥㄌㄨㄥˊㄧㄣˊㄈㄥˋㄇ一ㄥˊ一ㄥˊㄖㄣˋ，ㄏㄨㄥˊㄏㄨㄥˊㄒ一ㄣㄒ一ˇ	長條字卡繞口令朗誦

單元目標㈢：能正確的發ㄢ、ㄤ

行為目標	內　　　　　容	材料
1. 能聽辨ㄢ、ㄤ音	ㄢㄤ	錄音機字卡
2. 能模仿發出正確的ㄢ、ㄤ音	ㄢ　　　　ㄤㄢㄢㄢ　　ㄤㄤㄤㄢ一ㄢ　　ㄤ一ㄤ	鏡子字卡
3. 能拼出含有ㄢ、ㄤ的結合韻	ㄅㄢ、ㄆㄢˋ、ㄇㄢˋ、ㄈㄢˋ、ㄉㄢ、ㄊㄢˋ、ㄋㄢˋ、ㄓㄢˋ、ㄍㄢˋ、一ㄢ、ㄐㄩㄢ、ㄏㄨㄢˋ、ㄗㄨㄢˊ、ㄎㄨㄢ、ㄊㄨㄢㄅㄤ、ㄆㄤ、ㄇㄤ、ㄈㄤ、ㄍㄤ、ㄉㄤ、ㄐ一ㄤ、ㄑ一ㄤ、ㄍㄨㄤㄉㄨㄤ、ㄋㄨㄤˊ、ㄇㄤˊ、ㄎㄤˊ	字卡
4. 能做上述結合韻的二、三、四音節練習	ㄅㄢ、ㄆㄢ，ㄇㄢ、ㄈㄢ，ㄍㄢ、ㄊㄢ，ㄅㄢ、ㄆㄢ、ㄇㄢ、ㄐㄩㄢ，ㄏㄨㄢ、ㄑㄩㄢ、ㄔㄨㄢ，ㄊㄨㄢ、ㄎㄨㄢ、ㄊㄨㄢ、ㄐㄩㄢ，ㄏㄨㄢ、ㄑㄩㄢ、ㄏㄨㄤˊ、ㄐ一ㄤ、ㄑ一ㄤˋ、ㄒ一ㄤˊ、ㄓㄨㄤˊ、ㄔㄨㄤˊ、ㄔㄨㄤ、ㄕㄨㄤ、ㄨㄤˇ	字卡
5. 能聽辨含有ㄢ、ㄤ的最小差別字	ㄅㄢ—ㄅㄤ，ㄆㄢ—ㄆㄤ，ㄇㄢ—ㄇㄤ，ㄈㄢ—ㄈㄤ，ㄍㄢ—ㄍㄤㄓㄢ—ㄓㄤ，ㄏㄨㄢ—ㄏㄨㄤ，ㄔㄨㄢ—ㄔㄨㄤ，ㄗㄨㄢ—ㄗㄨㄤ，ㄍㄢ—ㄍㄤ	錄音機字卡

行為目標	內　　　　　　　容	材料
6. 能念含有ㄢ、ㄤ音的語詞	ㄅㄢˇ、ㄑㄩㄢˊ，ㄇㄢˊ、ㄕㄢ，ㄆㄢˋ、ㄍㄨㄢ，ㄉㄧㄢˊ、ㄇㄧㄢˊ，ㄐ ㄧㄢˊ、ㄋㄧㄢˊ，ㄇㄧㄢˊˇ、ㄊㄧㄢˇ ㄧㄢˇ、ㄇㄧㄢˊˇ、ㄅㄤ、ㄊㄤ、ㄍㄨㄤ，ㄗㄤˋ、ㄊㄤˋ，ㄏㄤ、ㄏㄤˊ、 ㄇㄤ、ㄇㄤˇ	字卡
7. 能聽辨含有ㄢ、ㄤ的最小差別詞	ㄓㄢ先生—ㄓㄤ先生，ㄔㄨㄢˊㄊㄢˊ→ㄔㄨㄤˊㄊㄤˊ ㄇㄢˇ了→ㄇㄤˇ了，ㄓㄢㄕˋ→ㄓㄨㄤˋㄕˋ ㄍㄢˇ子→ㄍㄤˇ，ㄇㄢˇ上→ㄇㄤˇ上	錄音機 字卡
8. 能念含有ㄢ音的練習句	ㄏㄢˋㄔㄨㄢㄇㄢˇ，ㄈㄢˋㄧㄢㄈㄢˋㄔㄨㄢˊㄏㄨㄢ，ㄐㄧㄢˋㄑㄧㄢˊ ㄊㄢㄊㄢˋ 漢川滿，范淹泛船歡，見錢貪探 ㄨㄢㄅㄢㄈㄢㄔㄨㄢˊ 彎扳翻船	繞口令 朗誦

單元目標㈣：能正確的發ㄓ、ㄗ、ㄔ、ㄕ

行為目標	內　　　　　　　　　　容	材料
1. 能聽辨ㄓ、ㄗ、ㄔ、ㄕ音	ㄓ、ㄓ　　　ㄗ、ㄗ　　　ㄔ　　　ㄕ ㄓ、ㄓ、ㄓ　　ㄗ、ㄗ、ㄗ　　ㄔ、ㄔ、ㄔ　　ㄕ、ㄕ、ㄕ ㄓ—ㄓ　　　ㄗ—ㄗ　　　ㄔ—ㄔ　　　ㄕ—ㄕ	錄音機 字卡
2. 能模仿發出正確的ㄓ、ㄗ、ㄔ、ㄕ音	ㄓㄚ、ㄓㄜ、ㄓㄠ、ㄓㄡ、ㄓㄢ、ㄓㄣ、ㄓㄤ、ㄓㄨ、ㄗㄚ、ㄗㄜ、 ㄗㄞ、ㄗㄡ、ㄗㄢ、ㄗㄣ、ㄗㄤ、ㄗㄨㄣ、ㄔㄚ、ㄔㄜ、ㄔㄞ、ㄔㄠˇ、 ㄔㄡ、ㄔㄢ、ㄔㄨㄚ、ㄔㄨㄞ、ㄕㄞ、ㄕㄡ、ㄕㄢ、ㄕㄣˇ，ㄕㄨㄚ、 ㄕㄨㄞ、ㄕㄨㄟ	鏡子 字卡
3. 能拼出含有ㄓ、ㄗ、ㄔ、ㄕ的結合韻	ㄓㄨㄛ、ㄓㄨㄚ、ㄓㄨㄞ、ㄓㄨㄢˇ、ㄓㄨㄥ、ㄓㄨㄤ、ㄔㄨㄚ、 ㄔㄨㄛ、ㄔㄨㄟ、ㄔㄨㄣ、ㄔㄨㄤ、ㄕㄨㄚ、ㄕㄨㄛ、ㄕㄨㄞ、ㄕㄨㄟ、 ㄕㄨㄢ、ㄕㄨㄥ、ㄕㄨㄛ、ㄕㄨㄟ、ㄕㄨㄥ、ㄕㄨㄣ、ㄓㄨㄣ、ㄓㄨㄥˋ、 ㄔㄨㄥˊ、ㄔㄨㄢˊ、ㄓㄨㄢˋ、ㄓㄨㄥˇ、ㄓㄨㄛˋ、ㄔㄠˊ、ㄕㄞˊ	字卡
4. 能做上述結合韻的二、三、四音節練習	ㄓㄚ、ㄓㄜ，ㄓㄣ、ㄓㄤ，ㄓㄨ、ㄓㄢ，ㄗㄚ、ㄗㄡ，ㄗㄢ、ㄗㄣ， ㄗㄤ、ㄗㄣ，ㄗㄨㄣ、ㄗㄨㄢ，ㄗㄨㄥ、ㄗㄨㄣ，ㄗㄨˇ、ㄋㄠˇ ㄗㄥ、ㄗㄥˊ、ㄗㄨㄚ、ㄗㄨㄛ、ㄗㄨㄞ、ㄗㄨㄟ、ㄗㄨㄤ、ㄗㄨㄥ， ㄔㄨㄢ、ㄔㄨㄢ，ㄔㄨㄤ、ㄔㄨㄥ，ㄔㄨ、ㄔㄥ、ㄗㄨㄛ、ㄐㄧㄠˋ	字卡

5.能聽辨含有ㄓ、ㄗ、ㄔ、ㄙ的最小差別字	ㄓㄚ—ㄗㄚ，ㄓㄣ—ㄗㄣ，ㄓㄡ—ㄗㄡ，ㄓㄤ—ㄗㄤ，ㄓㄜ—ㄗㄜ ㄔㄞ—ㄙㄞ，ㄔㄥ—ㄙㄥ，ㄙㄣ—ㄗㄣ，ㄔㄢ—ㄙㄢ	字卡
6.能念含有ㄓ、ㄗ、ㄔ、ㄙ音的語詞	ㄓˋ、ㄓㄨˋ，ㄓˇ、ㄗˇ，ㄗˇ、ㄓˊ，ㄓㄜˋ、ㄗㄜˊ，ㄓㄠˇ、ㄓㄠˊ ㄔˊ、ㄗㄥˊ，ㄓㄨㄥ、ㄍㄨㄛˊ，ㄗ、ㄗㄨㄥ，知止、時事、咫尺、磁石、師資、刺史、日蝕	字卡
7.能聽辨含有ㄓ、ㄗ、ㄔ、ㄙ的最小差別詞	ㄓㄚˊㄖㄣˊ—ㄗㄚㄖㄣˊ，ㄙㄨㄟˇㄍㄨㄛˇ→ㄙㄨㄟˋ果，ㄕㄢˋㄗ—ㄙㄢˋ子 扎人—紮人，水果—碎果，扇子—散子 載重—債重，賺錢—攢拳，時鐘—時宗 ㄗㄞˋ—ㄓㄞˋ，ㄓㄨㄢˋ—ㄗㄨㄢˊ，ㄕˊㄓㄨㄥ—ㄕㄗㄨㄥ	字卡
8.能念含有ㄓ、ㄗ、ㄔ、ㄙ音的練習句	時鐘匆匆、水聲淙淙、鐘聲珊珊、十載寒窗 ㄕˊㄓㄨㄥㄘㄨㄥㄘㄨㄥ、ㄕㄨㄟˇㄕㄥㄘㄨㄥˊㄘㄨㄥˊ、ㄓㄨㄥㄕㄥㄕㄢㄕㄢ、ㄕˊㄗㄞˋㄏㄢˊㄔㄨㄤ 十隻石獅子，子子孫孫是孝子，此時無聲勝有聲 ㄕˊㄓˉㄕˊ・ㄕ，ㄗˇㄗˇㄙㄨㄣㄙㄨㄣㄕˋㄒㄧㄠˋㄗˇ，ㄘˇㄕˊㄨˊㄕㄥ ㄕㄥˋㄧㄡˇㄕㄥ	繞口令

拾 聽覺障礙兒童的語言矯治

　　　　　　　　　　　　　　　　　　　　　　——任佩佩

　　聽覺障礙兒童由於聽覺功能的缺陷，導致與外界訊息溝通產生了困難，尤其是語文能力的低落是聽障兒童學習上普遍的現象，因此語文能力的養成與提升乃為突破啟聰教育的最重要關鍵。根據林寶貴（民72）的研究結果發現：影響我國聽覺障礙兒童語言溝通與語言發展的決定因素可分間接方面的自然、地理因素，與社會、文化因素；直接方面的教育條件、家庭因素、學生的個別差異等五大因素。自然、地理因素又可分為自然地理環境與風土現

象；社會、文化因素又可分為語言、文學、文化、民族性、政治、經濟、科學、宗教等因素；教育條件又可分為教育方針、教育政策、教育制度、師資素質、教育內容、教學設備；家庭環境又可分為家庭經濟、家長的教育態度、生活習慣；學生的個別差異又可分為失聰的原因、失聰年齡與就學年齡、語言基礎能力、健康狀態、學習態度、人格特質等因素。聽障兒童語言能力的發展端賴上述各因素完善搭配，提供有效的學習環境，儘早接受教育的診療，方得以掌握學習關鍵之成效。

聽覺障礙兒童中有許多人有語言理解力的障礙，子音中ㄑ、ㄒ、ㄕ、ㄙ等高音階的子音，對一千頻率的聽力損失在四十分貝～五十分貝的重聽兒童不容易辨聽，而使語言有扭曲、贅加、省略、替代等現象發生，有時也會聽錯或聽漏某些語音，而不容易了解說話的內容，以致語言理解力及表達能力都可能有遲緩的現象（林寶貴，民 72）。

聽覺障礙主要有兩大類型，一為外耳與中耳的病變所引起的傳導性失聰（conductive hearing loss），大多數為中、低頻率的聽力損失，可經由訓練學習說話，但易發生替代或省略的構音障礙；另一種為感覺神經性失聰（sensori-neuro hearing loss），可能由於內耳耳蝸的病變、聽神經的損傷，或大腦的病變所致，此種兒童和傳音失聰的兒童一般，難以學習語言，且語言表達含糊不清，難以令人理解。

聽覺障礙引起的語言障礙，其治療與輔導的基本方針是：

1.儘早發現問題：在兒童成長過程中，對周邊聲音環境的刺激，是否有適切的行為反應，是為人父母者應該可以察覺到的，若是有特殊情況發生時，宜儘速至醫院檢查。

2.了解實態：能根據聽力檢查和耳鼻喉科醫師之檢查結果，分析兒童聽力損失之類型、障礙程度與原因，以謀因應之策略，並及早配戴助聽器材。

3.發展潛能：提早實施療育服務，透過親職教育，多對兒童說話，對兒童說簡單易懂的話，讓兒童看到目標才說話，說些兒童易於理解的話，利用所有的感覺途徑，像對一般兒童的態度對待聽障兒童，使其發展潛在能力。

4.預防發生續發性的障礙：訂做適合聽障兒童的耳膜，再配合適宜的助聽器，避免噪音、疾病傷害，藉由訓練把殘餘的聽力應用在溝通與學習上。

5.培養適應社會的公民：聽障兒童語言溝通的困難，常易導致社會適應能力的困擾，尤其在性格養成孤立、偏激的事實，易形成社會的叛離現象，因此培養其獨立自主的人格與行為是學習社會適應所必要的。

聽覺障礙兒童的語言矯治偏向於錯誤的構音行為的產生，聽障者的說話清晰度會隨著聽閾的提高而降低，正常者的構音異常矯正十分偏重聽辨能力的訓練，並不適合聽障兒童的矯正，因此須有另一套針對聽障者的塞擦音教學法。民國七十九年間曾針對聽障兒童做出有關塞擦音的教學研究，其中每六個星期針對兩名學生做塞擦音教學，並做前測與後測的錄音及書面記錄，共進行三個階段十八星期，對六名聽障學生進行塞擦音矯治。這項研究聚集了南部地區十六位從事聽障教育四年以上的老師，以其原本具有的發音教學經驗，在討論、試教、修正、再討論、再試教、再修正的方式下，為來自學前、國小、國中等不同階段的聽障兒童進行研究。研究結果顯示：雖然每個學生都只接受為期不到六週的訓練，總受教時數每人約九至十二小時，但是75%的學生在後測的塞擦音正確率高於前測，平均正確率由前測的14.01%進步為後測的 29.55%，可見研究中所使用的塞擦音教學法對聽障學生確實有效。其中送氣塞擦音進步較多，國中組ㄓ、ㄔ兩聲母的構音進步情形優於前組，學生的優耳聽力愈差者進步愈少，而學生的年齡愈大者則進步愈多（陳小娟，民 80）。

在整個研究過程中，我們共同參與三場研討會，包括語言治療師吳咨杏、黃德業教授，均參與教師的共同研討，感覺上聽障兒童塞擦音的教學或語言的矯治，要能夠透過動作教育的協調與發展，才能使聽障兒童拿捏出適當的發音方法。在十八週的研究教學過程中，每天利用朝會完畢的時間在操場上先跑兩圈，再做些發聲練習、做些體能遊戲，再進入塞擦音的練習；構音器官練習時先做各項暖身運動，包括舌頭運動、嘴唇運動、吹氣練習、說出聲音等各活動，塞擦音中先教ㄙ，以吸管抵住舌尖部位送氣，並以口腔模

型指示抵住之舌尖部位;以氣流的大小分辨ㄙ、ㄘ二音,ㄙ音較輕緩,ㄘ音較快速。

等到ㄙ、ㄘ二音發出來後再教ㄗ音,ㄗ不送氣只要牙的咬合輕碰和聲帶振動即可發出。

ㄙ、ㄘ、ㄗ發出音後再發ㄐ、ㄑ、ㄒ音,ㄗ結合一即成ㄐ,ㄘ結合一即成ㄑ,ㄙ結合一即成ㄒ。

ㄙ、ㄘ、ㄗ的翹舌音,以壓舌捲推舌頭向內側則ㄙ成ㄕ,ㄘ成ㄔ,ㄗ成ㄓ,發出翹舌之ㄓ、ㄔ、ㄕ。

聽障兒童的語言矯治是可以循序漸進的,注音符號具有其學習的固定階層,一位聽障老師要能分析學生學習發展的程序,譬如母音先練習,子音後練習,結合韻可在中間附帶學習,結合各科課程內容做些發音指導與矯治,將可得到意想不到的效果,除了聽障兒童的語言矯治外,更可對周遭的孩子,即普通的正常兒童做有趣的學習引導,使人人皆可成為語言矯治的好手。

拾壹 家長如何指導未滿兩歲的聽障兒童學習語言

——王朱美

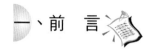

一、前 言

國內的公私立聽障兒童教育機構,通常只收滿二歲半至三歲的聾童接受語言訓練,而二歲以下的聾童,由於年齡的限制,他們只能待在家裡而不能接受訓練,如此將阻礙了他們將來語言的發展,以至於不能到正常學校接受教育,瑞典教育家Wedenberg發現若在聽障兒童二歲時即開始訓練,其詞彙的獲得可達正常人的80%,若三歲半才開始,則成功率為40至50%,若四

歲才開始則成功率只有 5%，因此二歲以下的兒童必須接受訓練，才不致於錯失了語言能力發展的關鍵期，因此家裡如有未滿二歲之聾童，為了孩子的將來，父母一定要擔起教師的責任，不斷的刺激孩子的「殘餘聽力」，使他的耳朵能發揮正常的功能，而能在語言的使用上運用自如，筆者曾有幸在臺北「惠美聽力語言訓練中心」擔任教師，及在臺中啟聰服務四年，也在彰化教育學院修過聽障教育的學分，深感聽障兒童的學前教育計畫刻不容緩，更感三歲以下的聽障兒童接受語言訓練更是不可「拖」，以筆者幾年來的實際經驗，發現三歲以上（實歲）才開始學習說話的兒童，語言都較不清晰而且比較「濁」，缺少稚嫩的童音，而二歲就開始受訓練的兒童，其語音都較清晰，且句子表達也較完整，因而此早期發現早期訓練是非常重要的。

二、訓練項目及方法

　　未滿二歲的正常兒童，其語言發展通常也都還是在牙牙學語的階段，何況是有聽障的兒童，因此父母在訓練時千萬不可操之過急，否則真會「兩敗俱傷」，訓練是必須長久經年累月下來才能顯出成績的，不是一蹴可幾的，故聽障兒童的父母一定要注重其本身的修為，訓練過程就如同吃三餐飯，一餐也不能少，其路程非常艱苦漫長，如沒有耐心、毅力及心平氣和的修養，將使你前面的辛勞前功盡棄，使你的孩子永遠走不出無聲的世界。

　　訓練的項目包括聽力、發音、讀唇、說話等，這些項目是每天必須做的，由於幼兒年紀太小，注意力不能集中，所以訓練起來相當勞累，父母也許會因為灰心、失望而不能持續下去，但如果我們能將訓練寓於遊戲，則兒童會感到有興趣，父母也不覺得辛苦，更能增進親子關係。

　　以下所介紹的幾種遊戲訓練方法只是舉例而已，指導者要舉一反三，以增進訓練效果，而且最好爸爸媽媽一起來陪幼兒學習，因為這樣他才不會在訓練途中跑去找不在場的父母，而影響訓練的進行。

㈠聽力訓練

聽力訓練是在促進其殘餘聽力的使用，讓幼兒知道有聲音的存在，自然就會去注意語言，如未經訓練，幼兒就不知說話是有聲音的，而忽略四周的聲音，致使聽覺器官愈來愈退化。

1.教材準備

（大鼓、小鼓、鈴鼓、響板、三角鐵、木琴……等）此篇文章是以大鼓為例。

2.訓練方法

A.聽鼓拍手：爸爸打鼓媽媽抓著幼兒的手拍手，注視爸爸、每打一下就拍一下手，鼓聲大就拍大，鼓聲小就拍小，打鼓的間隔時間可以三秒或十秒，有時故意更用力打，但不要碰出聲音來，剛開始幼兒會看爸爸的手勢而不是聽鼓聲拍手，所以媽媽要抓住他的手練習要聽到鼓聲才能拍手，等訓練到幼兒了解這個遊戲時，就可放手讓幼兒自己拍手，一直玩到背對爸爸仍然會配合鼓聲為止。鼓聲會聽了就可以再換別種樂器。

B.打擊樂器：讓幼兒敲打鼓、鐘、響板等，爸爸抓著幼兒的手打鼓，媽媽躲在門後，每敲一下媽媽就從門後探頭出來並做有趣的鬼臉，當然爸爸有時要故意讓棒子沒有碰到鼓，讓幼兒體會「鼓聲→媽媽」、「鼓聲停止→媽媽沒有」，如此訓練幾次他就會明瞭打鼓是會發出聲音來的，此種遊戲、角色及樂器可以更換，這樣玩起來才不會厭煩，也能讓他了解每種東西只要一敲打就會發出聲音來。

C.跳一跳：爸爸每打一下鼓，媽媽就牽著幼兒的手跳起來，打大聲就跳高一點，打小聲就跳低一點，重複訓練，直到幼兒能認出聲音的大小時，再讓他自己練習。

D.跑一跑，停一停：爸爸快速打鼓，媽媽帶著幼兒快速小步跑動，鼓聲愈慢跑得愈慢，鼓聲突然停止，跑步也要立刻停止，反覆練習直到幼兒可以自己跑為止。

　　以上舉例的幾種遊戲，對幼兒來說都是很容易且有趣的，父母唯一要注意的原則是，只有聽到聲音才能做動作，聲音停止，動作就要馬上停止，如果幼兒不照規則來亂拍手，父母可以立刻停止遊戲，表示生氣，如果他做得很好，父母不要忘了給予增強，親親他，給他吃餅乾，送玩具等，以激發他學習的興趣，這些都是屬於低層次的遊戲。當然還有更高層次的，如分辨兩種或兩種以上的聲音，這可留待幼兒稍長再做訓練。

㈡讀唇訓練

　　讀唇（讀話），是靠別人說話時的嘴唇動作和臉部表情了解其說話的意義，在讀唇時聽障者不必靠聽覺也能了解別人的談話，是訓練項目中最難的一項，據估計聽障兒童從讀第一個字開始到明白其意思，需要做一千次以上的複述才能了解，所以在訓練初期，可能要有一個月或數個月的時間看唇，才能讓他們了解那個字的意思，因此父母必須要有相當的耐心與毅力，切勿灰心；只要幼兒學會看懂第一個字以後，就容易教了，其他的字可能只要複述三十至五十次便能明白了。

　　1.讀字字彙

　　剛開始是讓幼兒讀（看）日常生活裡常看的東西、常做的事情，例如：「花、魚、蛋、飯、菜、爸爸、媽媽、吃飯、跑、再見……等」，只要小孩有興趣、發音嘴形明顯及實用的東西，均可拿來不斷的對著他複述。

　　2.訓練方法：例如「花」。

　　A.花：媽媽帶幼兒到市場買花，說：「花」、「這就是花」、「好漂亮的花」、「媽媽買花」。

　　B.準備花瓶，說「花瓶」、「這是花瓶」、「把花放進去」，一定要讓幼兒看到「花」的口形，才能把花給他，幼兒把花插進去時，媽媽要立即給予增強，如果幼兒不能明瞭，媽媽可以示範，但不要強迫他學，只要他認識「花」即可。

　　C.準備數張花的圖片，像玩撲克牌般，爸爸、媽媽、哥哥，家人一起來

圍成一個圈，媽媽說：「花」、「給你花」，把圖片一一的分給家人，每分一次就要說一次，幼兒要最後一個分，免得他一拿到紙牌就不看口形了，而且一定要他確實注意到你的「花」的口形，才能分給他。

D.準備一些花片及空罐子，將花片藏在空罐子裡，媽媽說：「花」、「花片」，裡面有「花片」，他看到了口形，就把罐子給他，說「打開裡面有花片」，幼兒因好奇就會馬上打開蓋子，每開一個就說：「花」、「花片」、「裡面有花片」，他注意你的口形時才能把罐子給他。

以上只是簡單的舉例，年齡愈長，所讀的句子就要愈來愈長，家長在讀唇時應注意下列幾點：

⑴說話時口形不可誇張，如看慣了誇張的口形，遇到正常的口形還是不會讀話。

⑵讀話的距離不可太遠或太近，以一公尺左右最適合，在幼兒稍長時可用鏡子，兩個人對著鏡子說話。

⑶要使用完整的句子，如「這是花」、「給你花」、「裡面有花」，不可一直重複使用單字「花、花、花」，如果光使用單字，就會養成幼兒使用單字的習慣，而不會使用完整的句子。

⑷讀話是「看」的時候才有效，所以一定要讓幼兒「看」到你的口形才能給他東西或增強物。如果他沒看口形，就給他增強物，則訓練就毫無效果。

⑸說話時千萬不要附上手勢，因為手勢比較明顯，幼兒就不會去注意口形，也不要有任何阻礙讀話的東西在嘴上，如抽煙、吃東西、微笑等。

⑹讀話是很辛苦的，臉部表情要一直維持自然、生動，千萬不要因幼兒一直不能理解，就板著臉，而降低了幼兒讀唇的興趣。

㈢發音訓練

要學說話先得學習發音，正確的發音習慣建立好，則學習發音就比較容易，要讓幼兒學習到發音技巧，最好在有趣生動的遊戲中進行。

1.教材準備

棉絮、小紙片、球、哨子、羽毛、風車、吸管、蠟燭……等。

2.訓練方法

A.吹吹看：把紙片、棉絮放在紙盒裡，爸爸、媽媽用「ㄏㄨ」的口形用力吹氣，然後讓幼兒練習，大家一起來比賽，看誰能把紙片吹到盒子外。也可比賽吹蠟燭，呼氣的強弱可交互練習。

B.吹哨子、喇叭、笛子……等有聲音的東西，爸爸、媽媽、幼兒圍成圈輪流吹，幼兒吹出聲音來，媽媽就拍拍手。

C.吹泡泡：用吸管吹肥皂水，讓泡泡滿天飛，要指導幼兒能吹大泡泡，也能吹小泡泡，練習控制呼氣的強弱。

D.舌頭體操：爸爸、媽媽，可利用舌頭在嘴唇上做任何滑稽的表情，如用舌頭使左右兩頰突出來，就像含著糖果，然後讓幼兒去摸、去學，或將蜂蜜塗在上唇、下唇、左右兩頰，讓幼兒的舌頭上、下、左、右動來動去，也可將糖果散在盤子上，讓幼兒去舔，每天都做這些訓練，兒童舌頭就會愈靈活，有助於說話的訓練。

以上所介紹的只是口唇的基本發音訓練，並不要求發音，其他有聲的發音，如聲母、韻母，可等幼兒稍長再訓練。

(四)說話訓練

聽障者要能說出流利、正確的句子，是需要非常專心的學，不斷的矯正，才能使表達很清楚，而未滿兩歲的幼兒，因為注意力不能集中，理解力也差，所以家長教起來也許會有力不從心之感，但只要持之以恆，一旦他學會發第一個音，進度就會愈來愈快了。

1.教材

先練習有氣音，ㄆ、ㄈ、ㄊ、ㄎ、ㄏ、ㄙ、ㄒ、ㄔ、ㄕ、ㄘ、ㄗ，及母音ㄚ、一、ㄨ、ㄝ、ㄛ。而鼻音ㄇ、ㄋ、ㄢ、ㄣ要留在最後練習，免得其他音都帶上鼻音。

2.訓練方法

A.模仿口形：模仿ㄚ、ㄧ、ㄨ、ㄝ、ㄛ的口形，只要口形對了，不出聲音沒有關係。

B.模仿說話：練習說「花」，媽媽拿一張剪成長條的衛生紙靠近嘴巴說「花」，花是有氣音，所以衛生紙會飄動，再讓幼兒也學著模仿，如果衛生紙不動，聲音就變成「娃」，多練習幾次，幼兒自然會體會。

C.觸感練習：媽媽說「ㄨ」，並讓音故意拉得很長，然後讓幼兒右手觸摸媽媽的喉嚨，左手摸自己的喉嚨，他會感到右手有稍為發麻的感覺，每天都做如此的訓練，幼兒就會慢慢比較左右兩手的感覺是不是一樣的。

說話練習跟發音練習是不可分的，每天都要讓幼兒做呼吸練習、口形模仿、舌頭運動……等，尤其是口形模仿，雖然最初他不會發聲，但模仿多次一定會出聲的。

三、結語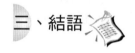

以上是為了說明上的方便，所以將訓練分為：聽力、讀話、發音、說話四項目，但實際教學時這些項目是不可分離，彼此都有相關，比如說：「花」，其過程就包含了：讀唇、聽力、發音、說話，可說是每一項目都包括了，才能學好正確的說話技巧。

當您一旦發現自己的孩子是聽障兒時，相信內心一定是非常的痛苦與難過，隨之而來的是不斷的焦慮與徬徨，這是人之常情，在此希望您能面對事實，傷心、愧疚是於事無補的，您應開始積極的為您的孩子做必要的訓練，等滿了二歲半或三歲就可送往專門的教育機構接受訓練，但也不能完全依賴老師，美國教育家Buscaglia（1975）曾說：「不論有多少專業人員來教導特殊兒童，其影響之深遠，仍遠不及特殊兒童父母對其之影響。」故最好的老師來自於家長，我相信您們的努力一定能使您的孩子也能進入一般正常的小學，與正常的學童並駕齊驅──願以此篇文章與所有聽障兒童的父母共勉之。

聽障兒童塞擦音教學的個案研究

——謝韞玉

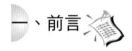

一、前言

　　國語中大部分的韻母，即使缺乏足夠的音量，通常也能被聽到與覺知。因此聽障學生接收母音時較不困難，但聲符方面就很困難，特別是高頻率的絲音與軟顎音，除了不易聽取外，也無法由視覺辨認（林寶貴，民72）。根據林寶貴、劉潔心分別在七十四、七十五年對視障學童所進行之研究結果，顯示四分之三以上的聽障兒童有構音的問題。同時在研究中還發現，聽障兒童最難發的十個音當中，幾乎有一半是屬於塞擦音，由此可見塞擦音是聽障學童構音障礙的大問題。

　　塞擦音的發音方法是閉塞而摩擦聲帶不顫動，因此稱不帶音，或稱清聲，其中送氣的是ㄔ、ㄘ、ㄑ等，不送氣的是ㄓ、ㄗ、ㄐ等（國語日報辭典）。塞擦音的本質是高頻率、低強度的語音，視覺的可辨性低，口型不易明辨，又具有高難度的辨音成分。

　　本人參與臺南師院陳小娟教授主持的聽障兒童塞擦音教學的探討行列，自民國七十九年十一月至八十年六月底止，在這期間共試教了六位小朋友，其中以莊小朋友學習效果最佳。筆者記錄了全部的教學過程，謹此發表，提供從事聽障兒童發音教學的教師們做參考，並請不吝指正。

二、方法與步驟

(一)研究樣本

1.個案的基本資料

姓名：莊○○　　性別：女

籍貫：高雄縣　　出生日期：七十六年四月十四日

聽力損失情形：腦幹聽力檢查一百四十分貝，左右耳都沒反應。

失聰原因不明，個案十個月左右時父母發覺莊童還沒有開口牙牙學語的跡象，經就醫後才發現莊童聽覺有障礙。父母雙方家族聽覺都正常，母親雖曾服用西德製安胎藥，但也無法證實是否與個案之聽障有關。

個性：倔強、愛管人、不合群、好動，但尚能守規矩。

學習情形：聰敏伶俐、領悟力強，可惜注意力很短暫，不過想學的時候，卻非常認真，老師必須掌握她學習的契機。

健康情形：除聽覺障礙之外，無其他類型的障礙。

2.個案的家庭背景

家庭成員：祖母、父母和莊童四人共住。

祖母：六十歲以上，家庭管理，不會說國語。

父親：五十年生，軍校畢業，退役後任業務員，三十一歲。

母親：五十一年生，商專畢業，在稅捐處任雇員，三十歲。

家中使用語言：國語、臺語。

3.個案的生活史

目前正在臺南啟聰學校上幼稚園小班，每天由祖母陪著上課，但祖母不會講國語，只能照顧她的生活與安全，每天要等到父母下班後兩人輪流指導。除了生活上用語的隨機指導外，每天平均有一小時左右在練習發音。

4.接受筆者訓練情形

　　莊生三歲五個月時開始接受筆者之發音訓練。每週二次，每次約六十分鐘。當老師在輔導時，父母一定在場觀察老師的教學方法。莊生休息時，則由老師介紹一些教學原理，請家長回家後復習。莊生不是個很順服的孩子，因此父母二人必須扮演不同的角色，恩威並施，嚴父慈母搭配得很好，對學習的成效很有幫助。

　　經過筆者六個月的訓練之後，莊生已學會韻母、結合韻母及部分的聲母，拼音方法和四聲練習也略有基礎，中國字的四百一十個字音，大約有一半已經能發得很正確，只剩下舌尖音、舌根音及最難的塞擦音尚待繼續指導。此時正好陳教授主持塞擦音教學的探討工作，因此，就選擇她為指導的對象，從八十年三月五日錄下起點行為之後連續八週的教學，每週三次，每次三十分鐘，每週都錄下學習的成果，並做成記錄，以供繼續指導的依據。

　　(二)研究材料

　　1.將塞擦音ㄓ、ㄔ、ㄗ、ㄘ與ㄚ、ㄛ、ㄨ、ㄨㄛ結合，及ㄐ、ㄑ與ㄧㄚ、ㄩ、ㄧㄝ結合，成為ㄓㄚ、ㄓㄛ、ㄓㄨ、ㄓㄨㄛ、ㄔㄚ、ㄔㄛ、ㄔㄨ、ㄔㄨㄛ、ㄗㄚ、ㄗㄛ、ㄗㄨ、ㄗㄨㄛ、ㄘㄚ、ㄘㄛ、ㄘㄨ、ㄘㄨㄛ、ㄐㄧㄚ、ㄐㄩ、ㄐㄧㄝ、ㄑㄧㄚ、ㄑㄩ、ㄑㄧㄝ二十二個單字音，再加上六個不含韻母的塞擦音ㄓ、ㄔ、ㄗ、ㄘ、ㄐ、ㄑ一共有二十八個項目，分別寫在 7×10 公分的西卡紙上，為方便起見，氣音以藍色書寫，不送氣的以紅色書寫，供教學與施測時使用。

　　2.為了增進學習興趣與方便教學，備有發音器官圖片、韻母口型圖、口型練習卡，以及與塞擦音相關的語詞卡。

　　(三)教學的過程與方法

　　本個案採用行動研究法探討塞擦音的教學，其目的在實驗有效的塞擦音教學法，以協助聽障兒童能發正確的國音。

1.教學過程

　　本個案教學分八週進行，自 80.3.5～80.4.25 止，80.3.5 指導前先以錄音機錄下起點行為，接著是一對一的個別指導，每次三十分鐘，每週教三次，教完三次即錄音，並且將所錄的音分別以替代音、省略音、贅加音、扭曲音或是正確音記錄之，提供擬訂下一週教學策略的依據。不正確的音則重複再教，或連續三、四次仍然發不正確時，就教相關的音或改用語詞來指導，從常用的語詞開始，多選擇幾個語詞讓學生從不同的語詞中去揣摩，一旦發出正確的音時要立即給予肯定與鼓勵，讓她嘗到成功的喜悅，而有興趣繼續練習。接著還要把已發正確的語詞再練習，然後再轉換到發正確的單音及相關的語詞，直到該音發得正確又穩定為止。八週後（80.4.25）錄下終點行為，總共指導二十四次，至少七百二十分鐘以上，每次上課，莊童的父母都在場觀摩，表現好的時候多半是用社會性的鼓勵，莊童對口頭的讚美或摟抱，感到很高興，偶爾承諾等她讀完了給她玩玩具，就能很認真的學習，因此教學的進行尚稱順利，效果也令人滿意。

2.教學方法

⑴指導本案所採用的一般原則：

　①莊童雖然是極重度的聽障者，但有戴助聽器的習慣，所以每次都先戴上助聽器才開始練習。

　②每次開始教學先做三、五分鐘的舌頭運動和吞嚥的練習，以增進言語機轉機能，訓練顎咽機能及唇舌的靈活度。

　③練習呼吸運動，如吹氣和吸氣的練習，以控制氣流的方向，使氣能正確地由口腔或鼻腔出來，可提高構音的準確度，因其與顎咽的機能極為相關。

　④師生間經常保持目光的接觸，訓練學生專注的學習態度，讓學生能在可視的範圍內模仿老師的口形變化，並以鏡子輔助，即師生並肩坐，面對同一鏡子，在鏡子中同時可看到老師和自己的口形，學生若能觀察入微，隨時比較師生口形上的差異而調整自己的口形，並

以紙片、羽毛讓學生觀察氣流的大小，或以學生的手背試發送氣的音，也可使她感受到氣流的變化，學生還可以一手摸老師的發聲部位，一手摸自己的同一部位來體會發聲部位，震動的情形是否相同，經學生細心的揣摩，做自我修正，一次又一次使她學得更正確。

⑤若單字音發不好，或覺得太單調乏味時，則以語詞或短句來混合練習，使學習有變化，學生較有興趣。

⑥在指導拼音時學生往往是快讀聲母和韻母，糾正的方法是先將聲母的發聲準備動作做好，如舌頭的位置、口部的形狀、氣的運作等要先想好，在發聲的那一剎那，只是讀出韻母或結合韻母，同時加上手勢，告訴學生整個字要合起來發音，不可分開來念。

⑦本個案大多是先教不送氣的音再教氣音，因為莊童已能辨別送氣音與不送氣音，所以我非常強調口形、舌頭的位置，以及發聲的部位，一旦不送氣的音能發得正確，同組的送氣音只要加上送氣的運作，不但容易學，而且能發得比較正確。

⑧本個案在教ㄐ、ㄗ、ㄓ時，要加韻母和空韻，如此較能了解音正確與否，而在教ㄏ、ㄈ、ㄔ、ㄕ、ㄘ、ㄙ、ㄑ、ㄒ時一律不加韻母或空韻，等到教會了這些音與韻母的結合之後，再回頭說明把這些音加上空韻和韻母的念法。這對日後的拼音方法也很有幫助。

⑨無論指導發哪個音，都要反覆練習到非常純熟的程度，就是不必再思考發音部位，就能脫口發出正確的音，開始指導時先要求正確的發音方法，而後才要求自然的速度，這樣對日後的讀唇、讀話都很有幫助。

⑵本個案指導塞擦音的發音方法：

塞擦音的發音方法是氣流到口腔後，先受某兩部位的阻礙，等到氣流要出來的時候，兩部位才緩慢離開，從狹縫中摩擦出來的音，如ㄓ、ㄔ、ㄕ、ㄘ、ㄐ、ㄑ，開始教某一個音之前，老師先示範正確的發音方法，使學生知道教師的期望是什麼，而且要有耐性地一再示範。

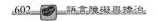

①塞擦音的教學順序：

　　　　　　　　　ㄓ　ㄗ　ㄐ
　ㄏ——ㄈ——ㄦ——ㄔ　ㄘ　ㄑ
　　　　　　　　　ㄕ　ㄙ　ㄒ

本個案是先從ㄏ音檢核，如果會了，再測試ㄈ音，然後開始教ㄦ，之後再教ㄓ、ㄔ、ㄕ——ㄗ、ㄘ、ㄙ——ㄐ、ㄑ、ㄒ，或者採橫向教學，即ㄓ、ㄗ、ㄐ——ㄔ、ㄘ、ㄑ——ㄕ、ㄙ、ㄒ（因同一組的音，在發音時有它的共通性）。總之，視學生的反應或當時的情境而定，當學生會說ㄓ、ㄔ、ㄐ、ㄑ、ㄗ、ㄘ六個語音中的任何一個時，就接著教那個音加上韻母和結合韻母的字，一直到二十八個項目都教完為止。

②塞擦音單音的發音方法：參考林寶貴（民 72）的特殊兒童語文訓練與知動訓練教材教法。

ㄓ：

要學生先做ㄦ的動作，就是舌頭捲起，使舌尖背後接觸硬口蓋，聲音從舌尖與硬口蓋之間衝出而發出破裂音，其尾音成為有聲的摩擦音ㄖ，該音氣流很少，可以用羽毛、紙片向學生證明。

配合的練習詞：知道、報紙、樹枝、蜘蛛、煮飯……

ㄔ：

發音要領與ㄓ類似，氣流很強，尾音成為摩擦ㄕ聲，指導時要學生把一手放在老師的腹部，一手放在自己的腹部，感覺一下當老師說ㄔ音時，腹部振動的情形，再學著發音，要注意的是舌頭不要在硬顎上滑動，必須把上下牙床用最快的速度分開，若用紙片可以看到一動一停，而且感覺到腹部會振動。

配合的練習詞：吃飯、好吃、湯匙、牙齒、翅膀……

ㄗ：

雙唇分開，上下齒微開。舌前兩側向上接觸上齒齦之間衝出，發出

破裂音，而後半成摩擦音／z／，該音含的氣流很少。

配合的練習詞：紫色、寫字、字典、姿勢、襪子……

ㄘ：

類似ㄗ的發音要領，在發音時氣是從舌尖與齒齦之間衝過去，發出破裂音，而後半成ㄙ音，該音氣流很強，學生可以把手放在腹部，感覺腹部振動的情形，或以羽毛、紙片示範氣流的強度，而且紙片會一動一停。

配合的練習詞：磁鐵、魚刺、擦汗、粗細、吃菜……

ㄐ：

嘴微開，舌尖向下接觸下齒齦，舌面的前部向上升，接觸硬口蓋擋住聲音的出路，然後聲音從舌前與硬口蓋之間衝出去，發出破裂音，而後半成為摩擦音，再以紙片、羽毛等向學生展示這個音的氣流很少。

配合練習詞：雞叫、飛機、雞蛋、機器、積木……

ㄑ：

類似ㄐ的發音要領，發ㄑ音時舌頭與硬口蓋由貼在一起而分開放出氣流，一則可以紙片或羽毛示範氣流，從有到無，這個音氣流很強，一則把手放在腹部，感覺腹部振動的情形，要注意的是舌頭不要在硬口蓋上滑動，必須把上下牙床用最快的速度分開。

配合的練習詞：氣球、鞦韆、汽車、七張、出去、油漆……

三、教學結果

　　由圖 18-1 看來，莊童的起點行為是 1，她只會發對一個音——ㄔㄚ，也就是二十七個塞擦音都發得不正確，而ㄔㄚ也可能是碰巧發對的，因為經過三次指導之後，能發的二個正確的音是ㄑㄩ、ㄑㄧㄝ，而ㄔㄚ卻不會，但由於每次上課二十八個音都給予指導，所以經過兩週就能發十個正確的音，增

加的九個音是ㄓ、ㄔ、ㄔㄚ、ㄔㄜ、ㄔㄨ、ㄔㄨㄛ、ㄗㄚ、ㄗㄜ、ㄑㄧㄚ，卻減了一個已會的ㄑㄩ。第三週，竟躍升到能發二十四個正確的音，增加的十四個音是ㄗ、ㄘ、ㄓㄚ、ㄓㄜ、ㄓㄨ、ㄓㄨㄛ、ㄗㄨ、ㄗㄨㄛ、ㄘㄚ、ㄘㄜ、ㄘㄨ、ㄐㄧㄚ、ㄑㄩ。第四週則進入原狀態，增加ㄑ、ㄑㄩ，減少ㄗㄨ、ㄗㄨㄛ。第五週又增加二個正確的音，是ㄐ和ㄐㄧㄝ。第六週結束時，又會了二個音ㄗㄨ、ㄗㄨㄛ，從此二十八個音全部通過。第七、八兩週，則反覆練習，使正確的音能穩定地保持。實驗結束後，由於她繼續接受口語訓練，所以還能持續復習，而不至於遺忘，直到發音純熟說話自然為止。

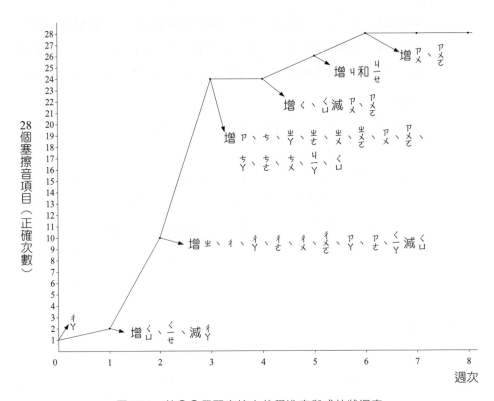

圖18-1　莊○○學習塞擦音教學進度與成效狀況表

由莊生進步的過程看來，氣音是比較容易學習的，因為氣音有較多的線

索可尋，但本個案的教學順序是從每組的不送氣音開始指導，而先發出來的音卻是氣音，可能和已會的ㄏ與ㄈ二個氣音有關，我覺得先教不送氣音的發音方法，而後出現的氣音比較正確，因為在教不送氣音時，要強調舌頭與發聲的部位、氣流的方向、嘴的形狀，這些都有助於發正確的同組氣音。因為莊生已經會發ㄏ與ㄈ兩個氣音，所以我選擇先教不送氣的音，如教ㄓ而先出現ㄔ和ㄔ的結合韻，教ㄗ則出現ㄘ和ㄘ的結合韻，ㄐ則出現ㄑ和ㄑ的結合韻，在莊生最後學會的四個音是ㄗㄨ和ㄗㄨㄛ，ㄐ和ㄐㄧㄝ，可見不送氣的塞擦音難度更高，學生要經過不斷的嘗試錯誤，反覆的揣摩，最後終於領悟到了，即使是繞了一個大圈子，畢竟還是學會了，所以只要能幫助兒童發出正確音的方法，就不妨嘗試一下，至於教學的方法，則視學生個別差異而定。

四、結論

聽障生對子音的接受比較困難，尤其是高頻率的絲音和軟顎音，不能以視覺辨認的音更難學習。塞擦音的本質是視覺可辨性低，又是高頻率低強度的語音，而本個案的案主莊童是極重度的聽障生，她的雙耳聽力損失在一百一十分貝以上，但經由實驗的結果，發現在第六週時已能將擬定的塞擦音，全部正確地發出來，可見本次採用的教學方法對她是有效的，當然家長的配合、莊童本身的領悟力及學習態度等，都可能與教學成效有相當的關係，同時莊童在三歲左右就開始接受發音教學，使實驗更加順利。

研擬之塞擦音教材教法，雖然在第一週進步有限，但在第二週即增加八個正確的音，第三週再增加十四個正確的音，第三週進步最大，這種學習的結果，真有一通百通之勢，給師生及家長有極大的鼓舞，第四週呈高原狀態，第五週、六週各增加二個音而獲全數通過，七、八兩週，就一再練習，以穩定正確的發音，日後仍需間歇性的復習，以免遺忘。

由此看來，聽障生是有可能學會正確的塞擦音，只是教師要講求方法，要針對學生的條件，同時要加強親職教育，因為幼兒在家的時間較長，要使

家長也能參與指導，共同分享教學的成果，唯有如此，學生才能時時接觸語言。若能及早教育，再加上多方面的配合，相信聽障兒童在發音教學上的困難是有可能克服的。

拾參　聽障學生的溝通問題

—— 薛明里

溝通乃為人與人之意念、思想、情感互動的一種關係，它可以藉由聽、說、讀、寫、符號、手勢、神情、肢體語言等等各種形式來完成「表達—接受」、「接受—表達」之聯繫。

然而聽障人士，尤其是臺灣地區，多使用方便又能立即表達心意的手勢，除日常交談使用手語外，其書寫也受手語之影響，造就另一種「聾人文化」。手語與語言文字相比，其所能表現的層次、空間、時間多受限制。同時所涵蓋的意義，往往不很精細，由上可知，手語有其瑕疵缺失，究竟有哪些：

　　1.手語在使用上，常用意義相似的手語代替，造句極易受其影響：

　　⑴哥妹兩人——哥妹改「兄」妹。

　　⑵「也」、「似」、「一樣」三者手語雷同。

　　⑶尤其於語文科方面，每當教到文言文，同學們如墜五里霧中，丈二金剛摸不著頭緒，因為古文中，相同意義的字詞非常多，往往令同學不知所措。

　　2.手語詞彙有限，表達含義多為通常行使之文字，稍加艱澀或抽象詞彙，就很難表達。同時，曾和聾人趙玉平先生談過，他十分主張創立「聾人文化」，但對文言文中的詞句，也表沒奈何，提不出更好的辦法。

　　3.手勢的順序，影響造句極深：因為一般人使用文字，有其約定俗成的順序，然而聽障者亦然，可是他們的字序卻和我們所使用的文字，有著很大

的差別，例如：

(1)加油——油加。

(2)吃飯了沒有——飯吃有沒有。

(3)游泳——泳游。

類似同義複詞常常顛倒，又喜將主詞置於前，而動詞卻置於後，將一般省略詞又更加省略，以致不成詞句。

4.手語簡易，常將文句更加簡略，影響造句：

(1)我們洗耳恭聽——我們「聽」。

(2)爸爸去做生意——爸爸「買賣」。

5.手語並不符合「認知歷程」，一般人們學習，剛開始學習多由具體而抽象，由圖像（實物）而文字，當年齡漸長，再碰到簡易文詞，不會立即浮現圖像，而是該詞句的多重意義，同時立即反應（篩檢）於該場合所使用的含義，甚者，我們亦可學習抽象寓義，然而手語一直受限於具體、圖像，同時手語本身就是圖像，聽障者需多費一道手續「轉換」其意義，而非直接，立即式的反應，如同我們學習外國語言一般，必須多一重「轉換」，相對的，也不易學好，更重要的是，所學的居然和一般人順序不同。

由上述，可見聽障者語文教育很重要。

於從事啟聰教育八年中，又擔任國文科，對於學生的語文發展，一直在注意，從學生裡面，發現自小學就接受「口語」和「口手語」的學生，語序比較順暢，也大多能表達心意，詞句也較完整。口語略去不談，此處只提「口手語」、口手語的長處：

1.易學易記：除聽符、韻符，外加聲調等等，不超過五十五個，不易造成多繁而難記的手勢（語）。

2.語音思考：一般聽人未見其物，也可從語音思考，同時，可以從學前教育及低年級教學中，發現人們是可以從語音而學習知識。

3.可以解決手語不足：因為手語至今仍在創造中，同時，許多聾人並不同意聽人所創造出來的手語，因為，他們並不是如我們設想的思考。

4.聽障者聽不到語音,可以藉手指符號,以「視」補「聽」之不足,因為眼睛所見乃是注音符號。

口手語有上述之優點,當然學生成就的優劣牽涉甚廣,其所使用的工具不可不留意,但從諸多學生中,口手語的效果較好,但「早期介入」更是必須,因為學童至六、七歲才入學學習語文,與聽人相較已差了七年,其中又關係到語言的關鍵期,故期待啟聰教育能夠下延至二歲(約於托兒所),相信會對聽障兒童有很大的幫助,同時,也希望能於小學時儘可能使用口手語,俾利學童語言發展。

 ## 拾肆　聽覺障礙兒童之語言發展與口語教學

——林鳳嬌

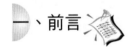 ## 一、前言

在特教對象中,聽障兒童是屬於外表與常人無異,唯在溝通時方顯出異常的一類。聽力的缺陷不僅影響到兒童的語言發展,也影響及兒童的社會適應、自我概念、學習表現和成就動機等,雖然聽覺障礙兒童並非一定具有某些特異的人格特質,也無較高心理疾病的發生率,但無聲的世界卻帶給他們日常生活中更多的煩惱和困擾。

影響聽障兒童情緒困擾的因素有人際間互動、父母的教育態度,對自我學習表現之肯定等,這些因素都是由耳不能聞、口不能言所衍生而來的問題,因此對聽障兒童施以聽能、說話訓練等治本性的教育時,將能兼顧治標性的輔導兒童衍生的行為問題,使兒童更能發揮其潛能,獲得更良好的學習效果。

二、聽覺障礙與語言發展

聽覺障礙兒童的共同特徵就是有語言發展缺陷或遲滯的問題。Hodgson（1953）指出，一般五歲的正常兒童至少懂得二千字，而聽障兒童若能知道二百字就十分不簡單了，Schlesinger 和 Meadow（1972）曾研究聽障和耳聰之學前兒童，發現耳聰兒童之語言發展達到預期的水準，而平均年齡四十四個月的學前聽障兒童，75%的語言發展只在二十八個月以下。

聽障兒童之語言發展受到許多因素的影響，包括成聾時期、聽障類型、殘餘聽力的多寡，其他障礙之有無，及父母的聽覺狀況等。也有許多研究發現，親子間的語言互動與聽障兒童的語言發展有很大的關係。語言互動包括父母語言表達的程度、數量、方式和兒童回饋的意願多寡等。Furrow（1979）發現，若母親常以「命令式」的語言與兒童互動，則對兒童的語言發展沒有多大的幫助，相反地會抑制兒童語言和智力的發展，此種父母只想用「控制」的手段而非「親近」來與其子女語言互動，他們對其聽障子女常表現的行為是：常使用命令的語句、談話量少、沒有耐性，對其子女有無力感等。

因此，讓聽障兒童生活在語言的環境中，不斷地對他說話，使其有機會「看」語言而學習語言，是聽障兒童獲得語言認知的不二法門。雖然這是一段艱辛的歷程，但看到兒童能理解正常人的說話，並且發出令人興奮的障音時，一切的淚水和辛酸都得到了代價。

三、聽知覺障礙對兒童語言發展及心理的影響

聽覺障礙對兒童語言發展及心理的影響：
　　1.講話時口齒不清、發音不正確。
　　2.容易分心、注意力短暫。
　　3.語音分辨不清，對於聽寫感到困難。

4.四聲分辨不清拼音有困難。

5.口吃、表達有困難,語言溝通差。

6.經常不聽指揮,不了解別人的意思。

7.易受聲音干擾,別人不易聽到的聲音他卻相當敏感,並因此而分心。

8.同時給他二、三項指令時即不知所措。

9.經常未注意或未聽到別人在跟他說話。

四、聽障兒童之口語教學

在一般人對聽障者的刻板印象中,似乎聾人開口說話是件難以想像的事,「聾即啞」這個觀念深植在人們心中,其實,很多聽障兒童都能在老師的引導下,模仿口形而發出聲音,問題是其所發出的聲音在「質」的方面,差異極大,一般說來,聽力損失較輕,且接受口語訓練的年齡愈早者,其發音幾乎與常人無異。但大部分的聽障兒童所發出的音調普遍較高,咬字也不夠精確,很難使人聽懂。雖然如此,口語教學仍有其必要性,因為除了語音外,語意、語序的學習,也要藉由口語教學才能學得更精確。

以下就談談幾項口語教學的要領:

(一)發音方面:如何糾正發音

聽障兒童因無法從聽覺練習發音,只好藉由視覺、觸覺等模仿發音,這種方式畢竟隔了一層,必須經過無數次的反覆練習才能逐漸提高其正確性,然而,練習的過程難免陷於枯燥。

鑑於在糾正發音時,往往一次只能針對一名學生,不斷地要他模仿老師,其他同學卻沒機會參與,這種方式一來浪費其他同學的時間,二來被糾正的學生學習意願不高,所以可採行「共同糾正方式」。例如:請一名學生發一音,再問全班同學他念成什麼?由於聽障程度不同,聽障損失輕者就可給學生回饋,老師把彼此的回饋板書於黑板上,如ㄍㄨㄛ音,學生可能發成

ㄨㄛ，板書後要學生分辨之，又可能發成ㄍㄜ，再分辨之。如此一來，不但其他同學共同參與，互相間可糾正，更重要的是同時可分辨好幾個音。

　　另外在發音教學上，有一原則是不要刻意糾正發音，而抹殺聽障兒童說話的興趣。發音的糾正不急於一時，先培養說話的習慣，再慢慢進行。

　　㈡語詞方面：如何了解詞意

　　有具體形象的語詞，在解釋時，毫無疑問地就是拿出實物或圖片來教學，但遇到抽象語詞時，或者轉折語氣的連接詞時，如果按一般教學來解釋的話，恐怕效果適得其反，原本只有一個詞不懂，再加上解釋用的詞，就更加不懂了。所以，情境扮演加上造句，效果會較佳，例如：在解釋「同情」一詞時，可以先請甲生扮演陷入困境的人，乙生扮演幫助甲生的人，之後便呈現「乙生有同情心」這個句子，再請同學舉類似的例子，重複練習多次後，學生便能從諸多情境中，歸納出語詞的意義。

　　㈢語句方面：如何使句子通順

　　多數的聽障學生，很容易顛倒句子的順序，因為他們沒有語言的習慣，當要描述一件事情時，總會把最重要部分先講，例如說他看到一隻小狗正在吃骨頭，他可能會這樣描述：「吃、小狗、骨頭」，這樣的語序，可能會讓人摸不清所指為何？所以在語句教學上，最好能歸納出句法來，且不斷地以此模式替換練習，例如：將「我是學生」替換成「他是老師」等等。

　　訓練語句的通順，歸納句法替代練習的確很重要，然而中文句子較少文法可循，比較難學，但如按英文文法般，將詞分類，有些詞性不明顯，極難分類，即使如此，這也不失為一好方法，將詞分為主詞、動詞、受詞，許多簡單的句子就可替換自如。由簡而深，有了簡單句子的基礎，繁複的句子就多看、多模仿，相信也就可以慢慢學會，畢竟語言是累積的。

拾伍 小學高年級聽障學生的語言教育

——張琪雪

一、前言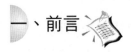

聽障兒童假如本身的條件好，又從小就生活在最良好的語言學習環境裡，有機會接受特殊的指導而具備充分的語言能力，那麼他在入學時，很可能就讀普通小學，而不會進啟聰學校或國小啟聰班。合乎這個條件的聽障學生不多，大部分聽障生要在啟聰學校或啟聰班接受特殊的指導。而學習的基本工具——語言——的使用能力的培養，一直是學前及小學低年級的教學重點；通常到了高年級的階段，有些聽障生已經接受了六年的特殊教育，年齡也到了九歲以上。但他們的語言使用能力，從過去學者們所做的調查研究結果可以看出，遠不如正常兒童，普遍有語言發展遲緩的現象。而語言使用上的困難是無法在短期內克服的，故本文擬就小學高年級聽障學生的語言教育做一探討，重點放在閱讀與寫作能力的提高。

二、聽障兒童的語言使用能力

有些研究報告指出，聽障生讀寫能力的發展速度是正常兒童的一半或甚至一半以下。這也就是說，教導同量的語言教材，聽障生比正常兒童需要加倍的時間，而用了兩倍的時間教導聽障兒童並不一定能夠達到正常兒童的程度，因此，如何使聽障生與聽覺正常兒童之間的語言能力及學力的差距縮短，一直是從事聽障教育的人員所關切的問題。

聽覺正常的兒童從出生就生活在使用語言的環境裡，就像基本習慣的建

立一樣自然地學會說話，在小學入學時已具備一般語言的使用能力，所以各科的教學可以透過語言的媒介而進行，對他們來講，語言的使用成為一種基本行為，不但在學習中需要用語言，在社會生活裡更是少不了語言。至於聽障兒童的情況，在語言的學習上大有不同。他們既不能用耳朵來聽語言而學習，用視覺讀話的技術又不能在一年半載就可以學到，說話的學習更需要長久的特殊訓練，所以不但小學時一般語言的使用能力很差，到了小學高年級時此能力仍為有限。而讀與寫的能力是建立在讀話、說話的良好基礎上，所以無論哪一門學科除了指導該科的教學內容外，也要兼顧基本語言能力的培養。此外，日常生活裡語言的積極使用與聽能的有效利用，可以說是促進聽障生語言能力的原動力。

三、小學生高年級語言教學的特殊問題

聽障生到了四年級時，教科書裡意思抽象的詞句增加了許多，指導起來非常吃力。原來在低年級所使用的語言是具體簡單的。到了高年級的階段，正好在其心理發展上，從具體的世界轉移到了抽象的世界，正需要培養其抽象詞句的了解與使用能力。通常聽覺正常的兒童到了十一至十二歲就能了解半抽象的概念，到了十二歲以上才能完全了解抽象的世界。有些學者說，聽障兒童的語言能力大致上只能到正常兒童的十歲程度，其思考範圍幾乎被限制在具體的圈子裡，所以要打破這個限制，不是一件容易的事，事實上，在使用小學低年級課本時，只是偶爾碰到一些較抽象的詞，教師還可以設法應付；在使用高年級課本時，常碰到困難指導的一連串抽象意義詞句，常常為了解釋一兩個難懂的詞句就用去整節課的時間，結果還不能讓學生了解其抽象的意義，這是高年級的教師常常遭遇到的情況。

四、讀書的指導

在聽障生高年級（四、五、六年級）時，讀話的指導、說話的指導、聽能訓練等項目，應利用各科教學活動及課外活動裡隨時加以指導訓練，使口頭交談及殘存聽力的活用成為聽障生的語言使用方式，在社會生活裡發揮語言應有的功能。

下面提出一些特殊指導方法：

(一)新詞的指導

關於在課本裡面遇到新詞時，如何指導學生學習這些新詞，其要點如下：

1.把概念說明清楚，使學生正確地把握詞意。

2.同一個詞所具有的多種意義，須透過學生的實際經驗並配合其發展情形做長期的指導。

3.在學生能夠充分了解新詞的條件之下，先以口頭說出新詞，再以文字提示。

4.新詞的提示應使用實物、模型、圖畫、表演等，以多彩多姿的方式進行，使學生充分感覺有趣。

5.介紹新詞時，讓學生同時回想已學過而意思相似的詞，以便比較其差別，更清楚了解意思。

6.為了讓學生記住所學的新詞，應製造機會常復習。

7.為了指導新詞所使用過的實物、模型、圖片等，亦可多留幾天，給學生多看多模仿，加深其印象。

8.教了新詞之後，每天一有機會就要使用該詞，學生也要在日常生活中隨機應用這個新詞。

9.用活頁式簿子，加上索引，把新詞整理起來，也可以貼上有關的圖片。

10.以口頭發問，檢查學生了解過去所學新詞的情形，若發現學生不了

解，就要隨時提醒他們回想以前學習的情形。

(二)語彙的擴充

教師應讓學生知道，課本及課外書上的許多詞在日常生活各種場合裡被使用的情形，免得讀書或上課的內容與實際生活脫節，缺乏應有的密切連繫。讀書時所指導的各類詞，必須在日常生活中經過學生的實際應用，成為學生切實生活經驗的一部分，才能發揮語言的真正功能，成為學生能運用自如的語彙。

語彙的擴充也要利用隨機教育。例如，有一天一位聽障生何同學報告了他在家後院掃樹葉焚燒的經過情形，還用粉筆畫出當時的情況，老師就趁此機會向他們介紹火災、火焰、煙、火花、灰、炭等詞。像這一類的偶發機會可以好好利用，做為介紹新詞的自然動機。

(三)句法的指導

聽覺正常的兒童在隨時發生的各種情況裡，不只看到事情發生，也常常同時聽到語言，而不知不覺中獲得無數次語言的學習機會，本來不了解或誤用的句法大部分在自然發生的情況中逐漸被領悟改正過來。聽障兒童到了高年級時，雖然已接受過教師及父母的無數次指導，對基本句型的構造已有初步的了解，但因使用的句子愈來愈長且複雜，要表達的思想也愈來愈多且高深，所以句法的錯誤、發音的含糊是常有的現象。在發音方面，除了各科教師及家人要隨時注意使其繼續保持清楚外，應多做個別的輔導，文法上的錯誤也應利用隨時遇到的情況糾正，但更要針對特別有困難的句法加以指導。

高年級的階段應讓學生多做從前後關係（文脈）推測生詞意義的練習。從文脈中猜測新詞的意義，須練習讀完整句，教師可以幫助學生思考而想出正確的意思。就是翻辭典也要靠文脈，從許多種意義中挑選正確的一個解釋。

(四)閱讀指導計畫

　　閱讀是一項複雜的活動。教學生如何閱讀固然重要，但更要緊的是啟發他們閱讀的興趣，而教師的態度對引起學生閱讀興趣深具影響力。

　　在幼小時候就面臨語言發展遲滯的聽障生，無論是語彙知識、談話能力都受到發展上的限制，故閱讀指導時必須考慮聽障生的特殊困難：

　　1.語言的困難。

　　2.站在客觀的立場看事物的困難。

　　3.閱讀的句子比一般的談話長的困難。

　　4.了解上缺乏彈性。

　　教師應在平時留意聽障生的這些困難及特殊問題，在指導計畫裡列出促進學生思考能力的項目，培養其語言了解能力。例如在指導課文內容時，可以提出如下的思考項目：

　　1.古今時代之不同。

　　2.何時發生。

　　3.主要人物。

　　4.主要內容以及結局如何？

　　5.主要句子是？

　　6.特殊問題。

　　7.描述語。

　　8.假如你是他，你將如何？

　　9.描寫……的詞是？（如：有趣、驚險………）。

　　10.做……的人叫什麼？

　　11.先想出一個標題

　　12.假如主角看到現代的情況，他的感受如何？

　　指導閱讀故事時，最好依照故事的類型，預先指導特殊的基本語彙，閱讀時就不致於發生困難。其他如表示故事類型的詞，以及與閱讀有關的用語

也要另外找時間做指導，以後會覺得非常有用。

五、作文的指導

　　讀了許多聽障生的作文，一般的印象是：文體呆板而不通順，具體的語言多（抽象詞句少）。雖然會描寫事情發生經過情形的大要，但了解程度膚淺，所用語言不生動，缺乏細節的描寫及重點的表現。這些作文缺點的改善須與閱讀能力的培養並進。

　　在此提出幾種作文的指導法：

　　1.教師出題作文。

　　2.利用學校活動促進作文能力。

　　3.看圖說話及造句。

　　⑴請學生將看圖所了解的內容寫出來。

　　⑵讓學生看圖造疑問句。

　　⑶讓學生讀原文（沒有給學生知道標題）。

　　⑷討論原文裡詞句的意義。

　　⑸給學生家庭作業：

　　　　①想出一個標題。

　　　　②寫故事大要。

　　　　③靠記憶重寫故事。

　　4.看圖作文。

　　聽障生對自己作文的錯誤要有明確的認識，免得再三的犯同樣的錯誤。教師可以指導學生在作文簿封面紙的背面寫上錯誤的詞句，做成一覽表加深其印象。常錯的部分可另備一張紙列記，隨時放在身邊，以便克服錯誤的再度發生，必要時分析其錯誤，並多做習題，學習語言的正確使用法。

六、結語

　　積極活用幾乎所有聽障兒童都具備的殘存聽力，可使之產生聽覺性回饋作用，而聽能的改善可以大大地提高聽障兒童語言的使用能力，縮短其與正常兒童之間學力方面的差距。使聽障兒童的聽能產生功用的企圖，可以說是向極困難的事挑戰，必須使用機智、創意、策劃，加上無比的耐心與熱誠，克服重重的困難，這種長期的奮鬥才會結出美好的果實來。對聽障生的語言教育也是同樣的情形，只是教師在訓練的過程中容易心灰意冷，以致放棄努力。然後，要緊的是，在遇到困難或長期的努力看不出顯著的成效時，能夠堅持下去，努力增進師生之間的密切關係，從各方面檢討教學上的得失而隨時加以改善，那麼這些看起來是觸礁或停頓的狀態就可以打破。

　　聽障兒童語言使用上的困難一直被認為是當然的事。現在一般認為：要使聽障兒童的學力提高到普通兒童的標準，必須從早期發現、早期教育開始，在最早時期奠定各種發展的良好基礎。尤其是聽能的最大限度活用、日常會話的積極使用，以及特殊儀器的應用、專家的特殊輔導等，應早期介入，因為有些應該具備的條件可能在年幼時就已經決定，在高年級時才加強恐怕挽救不過來。

　　語言能力及學力的提高，在聽障生的教育裡面固然是重要，但更重要的也許是聽障兒童健全人格的培養，使他們將來能自立於社會，奉獻他們有用的能力服務社會。

拾陸 淺談聽障國中生的語用異常與教學

——歐皖蘭

一、聽障生的語言發展異常現象及成因

㈠現象

聽障生普遍有下列語言發展異常情況：

1. 語音異常：詞不達意，或無法理解說話者的涵意。

2. 語彙異常：語彙少，遠落後於同年齡聽人學童。

3. 語法異常：談話的句型結構簡單，有順序顛倒，混淆或省略等不合語法的現象。

4. 語用異常：說話不合溝通的情境或措辭不當。

林寶貴、李真賢（民 76）調查啟聰學校國中部、高職部在籍學生及北、中、南部四所啟聰班國中生全部在籍學生（73 名）的國語文能力（採用國立師範大學特殊教育中心編訂之「國語文能力測驗」）時發現：若從年齡上來比較，國中啟聰班學生的國語文能力相當於普通耳聰兒童的九歲五個月（3.9 年級）之程度，平均比普通耳聰學生落後 5.1 學年。而啟聰學校國中部的國語能力相當於普通學生 1.5 年級的程度（7 歲之程度），高職部的國語文能力則相當於普通學生 2.2 年級的程度（7 歲 8 個月之程度）。由此可知聽障生語言發展落後之嚴重性，其他學者（如張蓓莉，民 78）也提出類似的研究結果。

㈡成因

語言是一種複雜的行為，而文字乃語言之符號（形），其間包括音、義、形等各種符號的組合。語言形成必須靠視覺、聽覺、運動等神經中樞配合，和聽覺器官、發聲器官的健全之情況下，才能完全地形成語言（張春興，1977）。聽障者在聽力損失的不利學習條件下，不能聽取正確語音，減少很多語言的學習經驗，致使出現了語言障礙的現象，不但在說、聽上學習困難，有了構音障礙、音質異常等問題，更影響其語言發展遲緩及異常，在語言的形成、內容上有特殊障礙存在，歸其成因為：

1.聽力損失

學習語言大部分要靠聽覺，當聽覺有障礙時，無法接受正確的語音和語言內容，以致產生語彙少、語用不當、語意錯誤等現象。

2.語言學習環境不利

⑴父母不知如何教養聽障兒，錯失早期教育的關鍵期，聽障兒缺乏聽語兒童語言的環境，甚至未接受任何語言教育，缺乏刺激。導致大腦語言功能未充分發展。

⑵視覺學習為主，語言刺激不足。語言學習和溝通主要有二條路線：第一條路線是「聽→分辨、記憶、理解→表達（說）」；第二條路線是「視→分辨、記憶、理解→表達（說、動作、手語）」。聽障者是以第二條路線為主，而在語言的學習環境中，聽的機會超過視覺的學習機會，而聽障兒童因此在幼年至成長所習得的語彙遠不如聽語兒童，語彙的不足造成語用限制。

3.語言學習工具的不當

以視覺為主的語言，常漏失在情境中語用的差異之關鍵。如利用手語，只打出簡要的大意而忽略了前後語言的關係，以致語法錯誤，常有語句順序顛倒、省略主詞、介詞等現象，為不完整的語句，更致使語意混淆、易生誤解。因聽障生（尤其是啟聰學校）多以手語為語言溝通的主要工具，致其語言發展異常的情形最為嚴重。歸納手語之缺點如下：⑴同一手勢常代表多種

意思，使聽障生語意的理解或表達不清：如「主張」和「紙張」的「張」；
⑵手語是一種「無結構的語言」，無「造句法」，使學生無法習得正確的語
法，影響語用的正確性；⑶手語對專有名詞、抽象觀念，難以表達；⑷手語
系統複雜，有文法手語、自然手語、統一手語，又因地區而異，致聽障生學
習語言時常有誤解語意、錯誤的造句、語用等現象；⑸無法與未習手語的人
溝通，致減少語言學習機會。

二、聽障生的語用異常與教學

㈠語用在語言發展中的定位

1.語言發展的要素：⑴認知；⑵語彙；⑶句法；⑷語言的應用。

2.語言發展（形式、內容）的學習歷程

⑴認知：語言的發展，必須先經感覺動作的操作，將經驗內化後，才能
將語言這種象徵性的行為表現出來；而認知就是感覺動作行為的內化，把認
知的象徵表現成為語言。在認知時，就包含了對事物的大小、形狀、順序、
類別、功能、相關性、顏色、時間等概念的內化，所以表現在外象徵的符號
時（如語言、文字），也應能表現出這些概念，語言本身就是有順序性、時
間性的，不管是語音、字、詞都有一定的順序，影響到語言的理解和表達。
所以正確的認知（經驗內化）是學習語言發展的第一步。

⑵語彙：主要是讓兒童了解及表達的象徵符號用「說」的表現方式之基
本要素。幼兒學習語言，即從單字、重複字、進而雙字詞的語彙開始，再將
語彙聯結起來而有了句子和句法。如「我、要、吃、麵包」就由四個語彙構
成造句。語彙多有助語言發展。

⑶句法：當語彙不斷增加，進而有了連結成句和句法，就可以訓練不同
結構的語句，增加形容詞、副詞、介詞、助詞等加入語言結構中，使幼兒習
得更多的句法以達到語用的目的。

　　(4)語用：如何使用語言與他人溝通，將概念、思想適當地表現出來，以達到使用語言的目的，是語言發展的綜合表現，也就是語言學習的目的，除了語彙和句法的正確之外，尚要符合語用時的情境，才是真正的溝通。

　　綜合言之，語言發展的學習歷程是：

　　認知（理解、記憶、辨認）→語彙的建立（了解和應用）→句法的建立→語用的正確（溝通目的達成）

(二)聽障生的語用異常現象

　1.不會分辨情境、適時、適地、適人地表達意念

例(1)「媽媽很辛苦，長大後媽媽要孝敬我」→（我孝順媽媽）

　(2)「今天姊姊出嫁，她的內心很悲傷」→（緊張、快樂）

　2.語彙過少，詞不達意

例：「我喜歡畫圖，以後要當個畫圖的人」→（畫家）

　3.語法錯誤，令人無法理解

例(1)「三塊錢今天爸爸給我」→（爸爸給我三塊錢）

　(2)「我一個聽好學生」→（我是一個聽話的好學生）

　4.缺乏類化能力，「語用」的學習被動化

例：「放學後，同學們『陸續』回家」請用「陸續」仿照一句。
學生常無法造出一正確、完整的句子。

(三)正確的「語用」對聽障生的重要

　1.能使聽障生習得正確的語言發展模式。

　2.能使聽障生和聽人達到溝通的目的，促進人際關係。

　3.能增進聽障生的閱讀能力，進而提升語文能力和其他學習能力。

三、啟聰學校國中部聽障生的「語用」教學

(一)教學目標

1. 加強學生的語言理解和表達能力。
2. 增加學生的語彙。
3. 教導正確的語意和句法。
4. 教導語言發展的綜合應用，以達到有適當、正確運用語言的能力，能達到和他人溝通的目的。

(二)教學原則

1. 儘量設計情況教學，以符合語言學習的自然狀態，增強學習效果。
2. 教學設計多樣化，活潑多變化，以引起學習興趣。
3. 學生如不能「聽」和「說」，以「看」和「寫」、「動」代替學習工具。
4. 能幫助學生的學習遷移。
5. 確定對學生最有利的語言學習工具，口語、手語或綜合溝通法。
6. 了解學生在語用、語意、語法上的程度。
7. 設計課程時，將教學目標的標準訂得比目前的程度再高一點。
8. 讓學生在自信、輕鬆的氣氛中學習。

(三)教學內容設計範例

1. 主題：父親節
2. 教材來源：自編短文「父親節」
3. 教學目標：
(1)使學生了解文中生詞（語意）。

⑵使學生習得新的語彙。

⑶使學生能應用新的語彙（造句、作文）。

⑷增加學生的溝通能力。

4.教具：圖片（有關於父親節的）、詞卡。

5.教學活動時間：約一百分鐘，分成兩節課。

6.教學活動設計：

⑴情境引導：教師拿出圖片、石斛蘭、父親卡，向學生發問：「圖片上的孩子在做什麼？」「八月八日是什麼節日？」、「石斛蘭、父親卡」是代表什麼意思？可以做哪些事情來為父親歡渡節日？

⑵教師發問後，請學生回答或提出看法，學生可用手語、筆談來作答，教師將之逐一記錄在黑板上。

⑶展示預先寫好的短文內容，教導學生念或看一遍。

⑷展開語彙、語用的教學活動：

　①語彙的學習：將學生不懂的語彙抄在黑板或以圖卡展示，由老師解釋語意、語形，使學生理解新的語彙並記憶，並由學生重述一次語彙的意義。

　②語用的學習：

　　ㄅ、造句練習：將新的語彙安排在一完整造句中，使學生了解其在情境中的應用。由老師先舉數個不同的用法，加以解釋、比較、分析。然後命令學生仿做類似的造句，老師加以修正後，再重做。如此反覆練習，使學生徹底了解每個新語彙的用法、語法，以達到能使用完整句子的溝通。

　　ㄆ、父親卡寫作練習：令學生寫一段給父親的話，必須含有感謝的語彙及和父親有關的內容，字數在五十字以內。

　　ㄇ、角色扮演：使學生習得的語彙、語用能在情境中應用，予以強化學習。可令學生二人一組，一人扮演兒子（女兒），一人扮演父親，展開有關父親節的對話。如下例：

子：爸爸，祝您父親節快樂！謝謝您對我的關心。不過，希望您平時對我講話不要太兇，我好怕！

父：小華，你長大了，懂事了，爸爸好高興！只要你能認真讀書，行為乖巧，爸爸自然不會對你兇了。

在角色扮演中，除了語言的溝通之外，尚須加上表情、動作，以使學生能真正體會「語彙的應用和意義」，以後才能主動地學習遷移，在生活中加以應用。教師須在旁觀察記錄，以做為修正學生錯誤之依據。

(5)結束活動：指定學生回家練習造句、短文習作、仿說等加強學習。老師說明大家表現的優點和一些易犯的錯誤。仍要給予鼓勵、增強。

總之，語言的學習是須給予語言資訊大量的刺激，予以概念化後，再經由模仿、練習、修正之後，才能有正常的語言發展；所以身為啟聰學校教師，更應給予學生較多的練習機會，並不厭其煩地修正、指導，才能達到語言教學的目的。

五、聽障國中生「語用」教學範例

㈠短文內容

每年的八月八日是父親節，書店裡擺著「父親卡」，花店裡賣著石斛蘭，三商百貨打出父親節禮物的促銷廣告……，提醒著每一個為人子女的，不要忘記對父親表達感恩和關懷的心意。

小華來到三商百貨公司，正為挑選父親節禮物猶豫，突然想到：何不送一張父親卡表示尊敬和感謝，回家陪伴父親渡過一個愉快的週末，這不就是最好的父親節禮物嗎？

(二)「語彙」學習的內容

1. 石斛蘭：蘭花的一種，代表父親節，就如康乃馨代表母親節的花一樣。

2. 促銷：促進貨品的銷售、買賣。

3. 提醒：在旁督促人注意或指點重要之處。

4. 關懷：關心。

5. 挑選：選擇。

6. 猶豫：遲疑不決；再三考慮不能決定。

7. 突然：忽然；很短的時間；沒有意料到。

8. 愉快：心裡快樂。愉，歡樂。

(三)引導問題（教師發問）

1. 父親節的意義是什麼？

2. 父親節時，子女可以用哪些行動、事物來表達對父親的關心、感謝、尊敬和愛？

3. 父親最喜歡的事物是什麼？

(四)語彙的應用練習舉例

1. 造句練習與分析

(1)促銷：

　①百貨公司正在做父親節禮物的「促銷」廣告。

　　句中的「促銷」是和「廣告」連在一起的名詞片語，是廣告的一種目的。

　②售貨員正向過路的行人「促銷」他的新產品。

　　句中的「促銷」是一種代表動作的「動詞」，有介紹、販賣的意思。

(2)猶豫：

　①他還在「猶豫」要不要去參加同學會。

在句中「猶豫」是表示「考慮」、「不能決定」的動作狀態，是一種動詞。是人的一種思考特徵，不會在其他動物身上用到。

②快遲到了，她仍在「猶豫」要穿哪件衣服去赴約。

句中的「猶豫」也是不能決定的意思。

⑶突然：

①剛才還是晴朗的天氣，突然烏雲密布。

句中的「突然」是表示「在很短的時間內」。

②我在公車上「突然」摔倒了，原來是緊急煞車。

句中的「突然」表示「意料之外」的意思。

2.父親卡寫作範例

⑴語彙提示：父親節、尊敬、感謝、愛、快樂。請學生將以上語彙應用到對父親的祝賀詞上。

⑵內容示範：

親愛的爸爸：

在這一年一度的父親節裡，我謹用這張小小的卡片來表現我對您的尊敬和愛，謝謝您對我無微不至的照顧。恭祝您父親節快樂！

3.角色扮演

⑴先由教師和學生共同編寫劇本、對白，教師先指導學生正確用語、表情、動作，然後實際演練。

⑵學生在對白演練時，須注意語用的正確、語句的完整。

拾柒 國中聽障生語言矯治經驗談

——賴慧珍

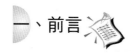 **一、前言**

踏出語言障礙與治療實務工作的第一步，應該是於特殊教育系大三、大四時，在母校系上附設之聾童實驗班，義務參與若干時段教學協助工作所醞釀的體認與感受。

丁點大的孩子，胸前佩掛著助聽器的盒子，雙耳戴著助聽器耳機，由媽媽陪著，踏著快樂的步伐，擁著赤子童心來實驗班學說話，看在眼裡，雖教學時感憂喜參半，仍覺暖在心頭，不禁由衷感佩那幾位媽媽，因為「早期發現、早期治療」是一樁值得尊重的心路歷程。她們勇於面對孩子因聽覺障礙，故不能直接聽取正確的語言刺激，或接受語言刺激太少，以致不能充分獲得正確的語言，而將出現語言障礙的問題。去年八月底初為人母，也不忘自己有這一項首要的任務，襁褓中的孩子，讓他聽聽玩具的聲音，喃喃自語時，便多用一份心，拉長自己的耳朵，聽聽看有無不一樣的感覺，讓孩子踏出最健康的第一步，總該比踏出成功的第一步為首要。

在實驗班上的語言矯治教學頗能日見成效，因為所運用的教具，都是孩子感到有趣的，儘管是利用吸管、紙片、鼓、布偶、遊戲等引導孩子開口並矯正口形，孩子均以童稚的心情去接納，媽媽在單面鏡的那端，觀察孩子，不斷努力地做筆記並和別的媽媽討論，親職教育必須建造在如此無怨無悔的心思中，於是孩子快樂地、自然地接納了「說話、聽話」這件對他們而言，不是很簡單的事，就像平常的孩子學說話一樣，只是聽障的兒童要多加點油，用心地去感受大地的「聲脈」，而教師和家長在此時，便應該有耐性、

愛心、信心地陪孩子走過這一段啟蒙路，聽障者學前教學乃是日後階段教育的礎石。

擔任過學前班的語言訓練教學，畢業繼之考入國小啟智班教學，而今在國中啟聰班服務，心中真是百感交集，身心障礙者的學前教育，並未落實，我們能做的常侷限在原地打轉，不能進階，因為學前教育、國小教育到國中教育需要搭好橋，才能穩固語言矯治訓練的成效，然而，現今聽障孩子的語言矯治訓練，並未紮實連貫，謹提出目前服務之國中階段啟聰班之教學經驗與啟聰教育同仁分享：

1.國中階段啟聰班學生接受語言矯治訓練，應先給予心理建設：國中啟聰學生，常在實施語言矯治訓練課程中，表現出「我不能說話」、「我不願說話」的心態，因為正值國中青春期，對自我形象的注重，故不喜歡戴助聽器，不願觀察自己及老師說話的技巧，不喜歡從事照鏡子仿說，不好意思觸摸老師的臉頰及喉嚨等感受發音要領，認為有些遊戲是孩子的玩意兒，又心想反正也說不好，別人也聽不懂，不如不說，便易流於純打手語，即使入學前有口語能力的孩子也會有就此悶不吭聲，比手畫腳的情形產生，倘使我們無法有效地建設學生願接受語言矯治訓練愉悅的心態，學生們便易與同儕自創一些並非正式手語以進行溝通，亦即其語言能力在開倒車了，故學生的心態是極待溝通的，學生對自己的障礙解釋因果，是有待澄清的。因此，在目前溝通訓練課中，首先準備關於聽力障礙問題圖解之說明投影片、幻燈片，此乃自編教材，經由圖解方式和學生討論為什麼自己會成為聽障者，哪些部位生病了，哪些部位應該是健康的，這項觀念十分重要，因為聽障學生常一致認為我的耳朵壞了，我的嘴巴喉嚨也壞了，因此我無法聽見也無法說話，如此便不易進行語言訓練，故使用了投影片與學生溝通了以前在國小啟聰班所不知道，卻和自己有切身關係的問題，並予以重視，如耳朵及助聽器之配戴注意事項、功能、與人談話的困難及克服之道等之後，學生的心態較趨於欣然接受語言矯治與訓練課程，否則，倘一味地教師有心教，孩子無意學，便止於徒具形式之教學了。故筆者在校便將國中輔導活動所用的教材編入屬

於聽障生之若干問題，藉輔導活動課利用投影片、幻燈片等媒體，培養聽障生對於「學說（聽）話」這項任務的重視與認識，乃是語言矯治訓練在國中啟聰班執行前的基本教學活動，筆者認為此教學前的「熱身」實不容忽視。

2.國中啟聰班雖科目很多，然每課教師教學活動亦應兼具配合語言矯治訓練練習內容的功能：就國中啟聰班而言，課程編排每週僅二個小時的溝通訓練課，端賴二小時進行語言矯治訓練是永遠都不夠的。因此，無論在國文、英文、理化、數學、歷史、地理，甚至工藝、家政、美工設計等等的教師活動進行中，教師應巧妙地利用時機，增加語言矯治訓練內容，各科教師應掌握學生目前語言矯治訓練的項目內容，而於課堂中配合該科教學，引導學生有機會反覆練習，藉以穩固。然目前在一個特殊班內以帶普通班孩子心態來教學的教師不在少數，限於教師認為把該科教會孩子，就已盡責，於是即使孩子已願意開口，而環境卻讓他開不了口，不能常開口時，孩子學說話、進行語言矯治，便也會進入「單行道」的局面。若到了讓孩子感到「此路不通」的遲疑，那每週二堂的溝通訓練課的努力便付諸流水，也易誤導學生自認為只要默默地聽，好好地抄，便可以一樣完成功課的觀念。

今年，筆者從事本校畢業啟聰班之升學、就業輔導，就已耳聞若干私校校長、廠長都明白表示，希望轉介過去的學生要能與常人溝通良好，最好有「說話」的基礎，於是我們教學者已真正面臨挑戰壓力了，希望藉此各科教師能根據事實所需，而調整教學活動與師生互動，以利於語言訓練的持續效果。試列舉本校某些課程之配合措施：國文科教學配合溝通訓練課程內容、輔導活動、公民等課程，採小組或團體討論的方式。基於聽障孩子至國中階段時喜歡別人聽聽他的看法、意見，亦高興老師在課堂上「聽懂他的意見」，這種感覺對他而言，是接受語言訓練最有效的增強效果，故不容教師一再因聽不太清楚，就忽視學生的發言，透過活動進行語言矯治訓練學生是有極大的助益。在工藝課、美工課、製圖課等雖屬技能課，然目前筆者透過一些媒體及實物的呈現，亦能進行語言訓練的課程。為了某些感覺動作較不靈活的孩子，我們可利用聯課活動進行運動、律動方面的課程，藉以紓解孩子的繃

緊狀態，並施以聽能訓練，促進語言矯治最佳身心狀態。各科教師均應提供聽障學生有適當的使用正確語言的機會，才是有效的啟聰班教學。

總之，筆者認為充實支援啟聰班教師語言障礙與矯治之實務知能是當務之急。另外，手語、綜合溝通法也是極重要溝通技能。

3.親子關係親職教學的問題：與聽障學前班的親子關係比較，國中啟聰學生的親子關係實大嘆不如，家長自認為並不了解其子女，而子女每日作息大部分是看電視，或關在自己房間獨處，雙方日益「放棄溝通」。雖父母家人關懷心猶在，然對其語言訓練措施，亦是極大致命傷，在此階段，父母家人易完全依賴教師與其子女溝通，如此並不能達成語言訓練的實質意義。故運用家長親職教育日，或研習活動（如手語研習）等啟聰班活動，應力邀家長參與。目前仍有待強化親職教育，以袪除此學生接受語言矯治訓練後，又會遭遇的不利環境因素。

4.運用綜合溝通法引導啟聰學生與普通班學生的互動交流活動：這一項措施本校實施的效果不錯。在啟聰班進行的語言矯治並不能「閉門造車」，因為學生能讓聽人逐漸明白他的意思，是極大的鼓舞，故語言矯治亦從日常用語（詞）開始，而後製造啟聰學生與普通學生的交誼活動，當然普通班學生對於聽障生的各項疑問，本班教師均接受諮詢。每學期均有手語歌表演，自辦語文比賽，均與普通班搭起溝通的橋樑，我們為此能製造聽障生進行語言矯治訓練後擁有此催化效果產生而感到欣慰。雖然在突破此「路」是辛苦、困窘的，然聽障者回歸主流卻是具有價值意義的過程。故當筆者於下課時看到普通班的孩子來探望我們啟聰班的孩子時，雖然兩人溝通緩慢，盯著對方嘴巴看，然這就是說話的快樂。

5.聽障生語言治療訓練內容舉隅

條件：

(A)助聽器成為其最親密的朋友。

(B)「最佳」的身心狀況。

(C)構音器官的運動可參考如下方式進行「暖口」運動：

(1)舌頭運動：

　　①舌頭伸出伸入。

　　②把舌頭伸出外面再往上翹。

　　③舌頭向左右嘴角移動。

　　④舌頭在口內左右移動推抵兩頰內側。

　　⑤用舌尖舔上下唇。

　　⑥舌頭用力舔餅乾。

　　⑦舌頭在牙齒外側轉動做清潔牙齒狀。

　　⑧捲舌做馬蹄聲。

　　⑨舌頭捲起由齒槽後掃至軟顎再掃回來。

(2)嘴唇運動：

　　①噘起嘴唇做吹口哨狀說「嗚」。

　　②拉開嘴唇說「伊」。

　　③不停交換說「伊」、「嗚」。

　　④露出上下牙後放鬆，重複的做。

　　⑤兩頰內縮、噘嘴吸吮狀。

　　⑥上下嘴唇內縮後用力發「吧」。

　　⑦吸半吸管的水，以舌唇抵住使水不下掉。

　　⑧上下唇含住管狀物品，用手往外拉。

　　⑨中型鈕扣穿線置牙齒與嘴唇間用手往外拉。

(3)吹氣練習：

　　①做不要說話的信號：「噓」。

　　②吹火柴、蠟燭、碎紙片、口哨。

　　③用吸管吹水。

　　④慢慢哈氣愈長愈好。

　　⑤置舌頭於上、下齒之間慢慢吹氣。

　　⑥鼓脹兩頰持續愈久愈好。

⑦鼓脹兩頰然後發「帕」聲。

⑧鼓起兩頰做漱口狀。

⑷其他：

①說「啊──嗚」。

②說「啊──伊」。

③說「啊──嗚──伊」。

④說「啊──喂」。

⑤上下牙相碰出聲。

⑥做大咀嚼狀或嚼餅乾或口香糖。

⑦說「劈啪」。

⑧說「噗」。

⑨說「滴答」。

⑩說「踢他」。

⑪說「帕、帕、帕」。

⑫說「他、他、他」。

⑬說「卡、卡、卡」。

⑭說「拍──他」。

⑮說「啦、啦、啦」。

⑯說「發、發、發」。

⑰說「嘶、嘶、嘶」。

⑱說「吱、吱、吱」──小鳥叫。

⑲學鴨子叫「呱、呱、呱」。

⑳學小貓叫「喵、喵、喵」。

㉑學小狗叫「汪、汪、汪」。

㉒學火車開動聲「嗚、嗚、嗚」。

⒟啟聰學生構音障礙出現率很高，故構音方面的訓練須不斷地加強練
　習。如上學年本校啟聰班亦參加由臺南師院所主持的聽障學生塞擦音

的教學探討之教學實驗活動，因根據研究聽障生最難發的音中，塞擦音占了相當大比率，塞擦音（ㄓ、ㄔ、ㄕ、ㄘ、ㄐ、ㄑ）在這項教學探討活動中使用許多不同的教學方式，以期發展出一種或數種教聽障生發出塞擦音（ㄓ、ㄔ、ㄕ、ㄘ、ㄐ、ㄑ）的有效教學方式。

在此項實驗教學中，教學者以(a)口頭提示；(b)姿勢指導（手勢等）；(c)環境指導（器材協助）；(d)身體指導（碰觸學生身體幫助其了解）等方式進行矯治工作。其練習亦包括(a)聽音辨別；(b)語音辨音；(c)聲母、韻母組合無聲練習；(d)聲母、韻母組合有聲練習；(e)單音練習；(f)句子練習；(g)文章誦讀；(h)對話練習；(i)說故事；(j)小組練習可供教學者視個別差異情況而運用。

關於此項塞擦音教學法之教法例舉如下：

①運用齒模並附上舌頭，舌頭可自由置於各點，以利說明位置。

②運用手放置腹部感覺發某音時腹部之振動。

③拿紙片或蠟燭示範氣流並透過紙片、羽毛蠟燭之「動——停」感受氣流的變化及有無。

④反覆練習，使音固定。

⑤將吸管放入口腔適當位置釋出氣流。

此教學活動進行了一學年，教學者覺得學生尚能配合，唯感到學生若不持續練習，則易退步。

以上的例子，乃是在聽障教學中實施之發音構音異常矯治教材教法之一。綜合言之，在進行矯治教學時應有以下步驟可循：

⑴增加自我問題的意識：讓聽障生意識到自己的錯誤。

⑵分辨異常音及正確音：利用各種感官的分辨練習讓聽障生可以知道錯誤音與正確音之不同。

⑶建立正確之語音：可利用以下諸法

　①讀唇訓練、聽能訓練。

　②矯正構音部位。

　　③移音矯正：利用一個發得正確的音，來矯正另一個構音部位相似的
　　　異常音。

　　④語句、語音練習。

　　⑤交談式練習：希望聽障生在日常生活中能將他所學到的音正確地用
　　　上去，是進行矯正教學之目的。

　6.國中階段聽障生大部分對發音訓練成效不太大，又無非常實質的意
義，故在此階段應訓練孩子善用綜合溝通法，故語文教學是主要教學內容。

　　有一則話是「如果學生不能照我們教的方式去學；我們就應該依照學生
能學的去教」，國中聽障生個別差異頗大，又因受到有無良好之學前教學與
國小教育所影響，故在國中階段啟聰學生語言矯治方面，應有不同的著眼
點，若一味地只在溝通訓練課練習注音符號的發音，實無效果，反遭學生排
拒，故應加強聽障生聽（讀唇）、說、讀、寫方面的綜合語言能力，透過活
動進行矯治，如此，才能真正地突破聽障生之語言障礙。

　　7.聽障生語言障礙矯治需要各區醫療單位的支援：目前高雄地區語言治
療單位，並未與各啟聰班連繫，這實在是一項重要資源，對於教學者的教學
知能有很大助益，對於聽障生的適時轉介，亦有極大功能。

　　8.關於其他如手語的使用，課本內容改編，教具之設計，教室之布置，
社區資源等因應聽障生就讀國中時期之需求不同，故有別於學前、國小聽障
教育之考量，以切合其實際需要，方能促使語言矯治發揮最佳功能。

拾捌　智能不足兒童的語言訓練我見

——張榮源

　　兒童都有所謂的「學習語言的關鍵期」，這個關鍵時期是在孩子出生後的頭幾年。智能不足兒童的語言缺陷或說話異常是普遍的現象，而補救之道必須把握兒童「學習語言的關鍵期」，及早施以種種矯治與訓練，才可收事半功倍之效。父母是最先要面對智障孩子，且跟這些孩子相處的時間最長，接觸最親密，影響也最深的人。

　　現舉一個例子來說明：

　　A兒已達到就學年齡，但還不會自理大小便及自己吃飯，因此也不能上學，只好在家接受教育。他只會說：「啊！啊」，其他的話語都無法表達，走路重心不穩，其母親屢次要求老師：「請教他說話。」但對於A兒而言，語言的指導非首要之事，首先要做的是找出缺陷部分及應該訓練的層面是什麼才是重要的事，A兒有：⑴器官；⑵身體運動機能；⑶智慧；⑷人際關係；⑸語言等五個層面發生障礙，而其指導的領域是：⑴構音能力改善的領域；⑵對人感興趣願與人交流的領域，依此而編出綜合的學習計畫如下：

　　⑴散步訓練；⑵手握住物品；⑶大小便自理；⑷動作或姿勢應即時配合語言，使動作與語言相連結，例如：「請給我！」、「放下」、「再見！」、「早！」等，一面說，一面做出動作；⑸不會自己吃飯的原因是父母過度保護，父母不應時時認為孩子不會，或還小而事事皆代勞，應讓他自己做，訓練其自理的能力；⑹多與他交談。

　　以上六點為A兒的綜合學習計畫。

　　因此，要依兒童障礙層面之不同來編選學習計畫，再根據指導領域決定指導方向就可更明確。同時，在語言診斷指導的過程中，如有新事實發生

時，指導計畫要隨時加以修正。要決定語言指導領域，首先要對智能不足兒童的特性有概略的了解，引起智能不足的原因很多，一般都有腦部障礙、發展遲緩的現象，語言發展慢、發音差、講話不清楚，有發音障礙，且欠缺語言正確的理解。

茲就訓練智障兒童語言的方式陳述如下：

一、充分提供「發聲遊戲」的練習機會

母親慈祥的臉孔和充滿慈愛親切的聲音，就是訓練嬰兒發聲的最佳教具，親密的親子關係，不但有助於語言的學習，對其日後的認知學習亦有莫大的助益。

二、訓練「發音器官」能夠運用自如

智能不足的兒童口腔各部器官：唇、舌、下巴等不能運用自如，要訓練其器官最好是從日常生活中，輕鬆自然地以遊戲方式隨機進行，項目有：

(一)唇的訓練：包括呼吸訓練、用氣訓練、閉唇訓練

1.呼吸訓練

(1)吹羽毛遊戲：用嘴巴呼氣吹羽毛，羽毛可染色，增加兒童的興趣。亦可以棉花、毛線、彩帶、棉紙片等器材代替。練習呼氣的長短、強弱、斷續，以培養兒童呼氣的調整力。

(2)用厚紙筒吹前項材料，材料可由小（輕）而大（重），輕重不同，所用氣量不同，注意送氣集中、均勻。

(3)用吸管吹前項材料，放置桌上，成人先示範，再鼓勵他自己吹。

(4)吹玩具小喇叭、哨子、口琴、口笛等或吹泡泡、風車、氣球、乒乓球，以增進呼氣量與調整力。

2.用氣訓練

以嘴型的變化，使氣流由口腔送出，可快速短促，或緩慢綿長，或不急不徐等，分別反覆練習。

3.閉唇練習

玩「吻紙」遊戲，或閉嘴咬住小東西，可以幫助他們體會如何閉上嘴巴。

(二)舌的訓練

1.舌尖運動

用舌尖舐食食物。增加顏面肌肉和舌肌的運轉能力。

2.舌面運動

用舌面捲東西吃，訓練舌頭伸捲的靈活度。

3.舌頭體操

舌、口肌肉柔軟遊戲。舌頭在口腔內上下左右擺動、轉舌、鼓頰、伸出唇外向上向下伸，向左右擺動等。

4.用吸管吸飲料

用吸管吸飲料，舌頭會被牽引到口腔的後部，亦是一種舌頭的訓練。

(三)咬的訓練

咬的動作需要口腔肌肉的運動及上下牙關的配合動作，口腔肌肉和上下牙關的控制，也是發音器官的訓練項目。

(四)漱口訓練

漱口訓練兒童不容易做好，父母要耐心的示範指導，藉著漱口訓練，以促進口腔肌肉與說話器官的活動趨於靈活自如。

三、發音訓練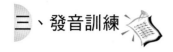

㈠母音的發音練習

1.母音的配對遊戲：利用口型卡和母音ㄚ、ㄝ、ㄛ、ㄨ的符號卡讓兒童辨別配對。

2.母音的發音練習：以單音的長、短練習，以音速、二連音、多連音練習，也可以聲音之大小、強弱、斷續來練習。

㈡擬音語的遊戲

開汽車：ㄅㄚ、ㄅㄚ、ㄅㄨ、ㄅㄨ。拍手聲：ㄆㄞ、ㄆㄞ、ㄆㄚ、ㄆㄚ。
打鼓聲：ㄅㄨㄥ、ㄅㄨㄥ、ㄅㄨㄥ。打鐘聲：ㄉㄤ、ㄉㄤ，ㄎㄤ、ㄎㄤ。
青蛙叫：ㄍㄛ、ㄍㄛ……以及其他動物的叫聲。

㈢送氣塞擦音與不送氣塞擦音的比較遊戲

ㄆ音對ㄅ音，例如ㄆㄚ、ㄆㄚ—ㄅㄚ、ㄅㄚ，ㄆㄧ、ㄆㄧ—ㄅㄧ、ㄅㄧ。
ㄊ音對ㄅ音，例如ㄊㄨ、ㄊㄨ—ㄅㄨ、ㄅㄨ，ㄊㄧ、ㄊㄧ—ㄅㄧ、ㄅㄧ。
指導智能不足孩子練習說話，首先要注意「語言教材生活化」，其次是「語言教法趣味化」，充分利用實物、動作、視聽教具，以協助兒童了解語言符號所代表的真正意義，以「寓教育於遊戲」的方式來指導，從自述真實的生活環境中，以輕鬆愉快的心情來練習，兒童才能發出悅耳的語音和自然的語調。當孩子說話時，要以笑臉迎他，耐心的傾聽，多多給予鼓勵和稱讚，讓孩子永遠朝著讚美的方向發展。

拾玖 智能不足兒童語障輔導個案

——陳金美

一、基本資料

1.姓名：林○○　　籍貫：臺灣省雲林縣

性別：男　　　　出生：七十三年十月三十日

2.家庭狀況：父母早年離異，父親再婚，母親本為北縣一國小老師，後來在該生二歲時將其送往育幼院後即下落不明，失去連絡。該生自此即寄養在關渡中途之家至今。

3.個人發展情況：林生之母在懷孕期間曾感染德國麻疹，且其後又早產，出生後該生有先天性兔唇缺陷，有聽力障礙兼語言障礙，其他身體健康狀況尚佳，其外形瘦弱但動作靈活。有習慣性吮吸手指的壞習慣。

4.各種測驗紀錄：

⑴「修訂適應行為量表」：八十年九月十九日施測，實足年齡六歲十個月。

測驗結果之解釋：以輕度常模為指標，其生活自理能力、家事、職業、自我指導、負責盡職，百分等級在P90以上，而數量、時間觀念則欠佳，約在P48左右。

⑵「比西智力測驗」：IQ62。

⑶「智能不足兒童語言能力評量表」：原始分數計四十七分對照常模標準，百分等級在八十，能力尚稱中上。

⑷聽力障礙檢查：左耳28dB，右耳32dB。屬於輕度聽力障礙。

二、個案問題描述

該生有先天性輕度聽力障礙，加上兔唇缺陷，在語言障礙上有構音異常現象，說話不清楚，且因聽力障礙使外界的訊息傳入有些許困難，導致辨音上有困難。又因屬智能不足，在溝通能力和語言表達能力上較常人差，學習起來相當吃力。且因外形的缺陷及與他人溝通困難，致有自卑感，不太愛說話，有點膽怯，但乖巧聽話。唯情緒上隱藏焦慮或自小缺乏安全感，有習慣性吮吸手指的動作出現。

(一)家庭狀況

自小寄養在中途之家，友伴亦多為各類型的障礙兒，院中褓姆人手不足，僅能說照顧其生活食衣無缺溫飽而已，並無法個別指導。因此，頗為缺乏文化刺激，其家庭生活環境隱藏不利之學習因素，卻無奈亦無法獲得改善。

(二)學校學習狀況

該生現在本校啟智班就讀，學業成績表現中等，其學習態度相當專注認真，但因聽障和語障的影響，學習起來又較同班智能不足兒童吃力。不太愛說話，說話也很小聲，辨音能力差，構音異常現象嚴重，有鼻音過重情形，發音不正確，亦不太清楚。和友伴溝通有困難，同儕關係並不很好，喜歡推擠他人獨占玩具，但其動作尚稱靈敏，語文學習較有困難，其他科目的學習情況尚稱良好。

三、輔導策略

1.加強教師自我進修，研習有關語障專業知能，以靈活運用於實際教學中。

2.本校設立的是啟智班，唯教師應同時針對該生語言障礙的矯治與訓練，擬定I.E.P.計畫，加強訓練，使在語文溝通和表達方面具備基本的能力。

3.配合本校既有的中、短程校外教學參觀，如郵局、超級市場、銀行、速食店……等，擴展其實際生活經驗，並要求兒童說出其所見所聞，或指認說出所看見的事物名稱。

4.添購語言學習機，配合語文科教學，給予個別學習的機會。

5.鼓勵兒童說話，因該生有自卑感怕開口被人笑，教師應在其有優良表現時立即給予獎勵，使他有成就感。

6.教學時多利用教具、實物，如圖片、玩偶及其他玩具輔助教學，提高其學習興趣。

7.約談育幼院人員，請求協助配合學校，給予簡易的家庭作業，由育幼院人員抽空督導該生完成。

8.教材應與其他設有語障班的學校交流或請求惠贈，以節省人力、時間，但教師仍應對個別差異編訂循序漸進之適用語文教材。

四、建議事項

1.目前本校智能不足兒童兼有語障者出現率雖低，然若有幾個，在安置時卻顯得有困難。各校之語障班與啟智班溝通協調欠佳，有互相推諉之嫌，究竟歸屬何者？最後多半安置在啟智班為多。然啟智班限於設備不足，教材缺乏之下，對於少數幾個兼有語障者，往往無法兼顧，反而忽略了其語文的專門性訓練；在行政協調上實有必要溝通加強改善。

2.教師的專業知能不足：「隔行如隔山」，啟智班教師對於語障的了解不夠，缺乏知能則無法自編適當教材，有系統的、有組織的來訓練及矯治智障兒的語言障礙。故期盼教育當局在舉辦語障研習活動時，亦應彈性讓啟智班教師參加，以增加這方面的知能。

3.成立特殊教育教材資源中心：目前各校普遍各自為政，教材各於公

開。建議應由一專責機構或小組籌設省或市特殊教育教材資源中心，各特殊教育設班、校之有關單位學校，定期將教學教材等資料交由該中心統籌彙整，以提供各校有需要時參閱，並做教材交流，可節省時間、人力與物力。

　　4.各校若有多重障礙兒童，限於環境設備條件下無法做鑑定時，應轉介至有關單位或機構，協助處理。有時視實際需要，更應建議家長帶往醫院做必要之醫學檢查或醫學治療。切莫過度自信，僅憑教育力量企圖扭轉乾坤，最後導致挫折感甚大，徒勞無功也。

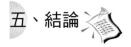

五、結論

　　語障的兒童最重要的是要增加他語言的容量，如多聽、多看、多摸、擴展實際生活經驗，除課堂上教師所教導外，更重要的是家庭的配合指導，使其在自然環境中二十四小時隨時隨地訓練，效果才能顯現。而智障兒兼有語言的障礙，由於其認知的低劣多半妨礙到語言訓練的順暢性，使語言訓練更加困難，然唯有教師本身不斷自我充實專業知能，並深具愛心與耐心，才能勝任此工作，願與所有特教教師共勉之！

 # 智能不足兒童語言輔導個案

——許忠英

　　個案：洪○○

　　生理狀況：

　　1.口水流不停、有異味。

　　2.能用吸管吸食流質，吞嚥困難。

　　3.有癲癇症，平時服藥控制，偶爾發作。

　　4.發育不良，容易生病。

5. 右手無力,時常跌倒。

語障狀況:

1. 構音異常:說話語音省略、歪曲、含糊不清,陌生人無法聽懂。

2. 聲音異常:說話聲音沙啞、音調短促。

3. 語暢異常:說話吞吞吐吐,重複、中斷、不知所云。

4. 語言發展異常:語言的語意、語法、語用、語形、語彙之發展,明顯的偏差及遲緩。

一、遊戲治療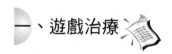

(一)呼與吸的遊戲活動

1.吹畫

(1)用具:吸管、水彩。

(2)玩法:

ㄅ、比賽:在八開圖畫紙上,同一起跑線點上二滴水彩,二位學童比賽誰吹得遠。

ㄆ、構成:在圖畫紙上點上數滴不同顏色的水彩,讓學童用嘴巴往四周吹散,直至顏色乾涸,吹不動為止。

2.吹燭光

(1)用具:蠟燭、桌子。

(2)玩法:

ㄅ、練習吹熄。

ㄆ、五支同長度的燭光排成一列,看誰一次能吹熄較多的燭光。

ㄇ、五支不同長度的燭光,排成圓形,看誰一次能吹熄較多燭光,或幾次能全部吹熄。

3.用吹管吸釣魚

(1)用具：吸管、用紅、黃、藍、綠紙剪小魚（長度約 2 公分）、盤子、數字卡。

(2)玩法：

ㄅ、老師顯示數字卡，兒童用吸管吸住魚，將之移至盤子上，換成呼氣，紙魚自然掉落盤上，直至數目與數字相同為止。

ㄆ、學童在限定時間內，將魚吸至盤子上，看誰釣的魚多。

(二)唇的遊戲活動

• 唇畫

(1)用具：圖畫紙、鏡子、口紅。

(2)玩法：

ㄅ、在兒童嘴唇上塗上口紅，照鏡子，再把嘴印在紙上，比比看，誰的嘴巴最大，誰的嘴巴最小。

ㄆ、用嘴唇印在圖畫紙上，完成一幅自畫像，或隨意壓印構成一幅唇畫。

(三)舌頭的遊戲活動

1.舌托巧克力

(1)用具：巧克力（或可吃的小塊糖果）

(2)玩法：要兒童伸出舌尖（伸出小部分亦可），伸不出來者要他打開嘴，把糖放在舌尖上（舌伸不出者可放在舌前任何位置），讓他托著等教師數到 5……或 20，依兒童及需要而定，糖沒掉地，就可以吃了。

2.舔棒棒糖

(1)用具：棒棒糖、湯匙

(2)玩法：

ㄅ、鼓勵兒童舔食棒棒糖、冰淇淋。

ㄆ、把果醬、巧克力醬、砂糖等孩子喜歡吃的東西，放在湯匙上給兒童

舔食，看誰先舔完。

ㄇ、將兒童喜歡吃的食物塗在嘴唇上，要他用舌尖舔下來吃。舔的順序是：

①下唇中間。

②唇的左角或右角。

③上唇正中。

④舔食塗滿嘴唇上的糖漿，看誰先舔淨。。

⑤練習①的時候，教師應先示範，等①會了以後再順序練習。

ㄈ、誰先舔下口腔內食物；將巧克力或軟糖黏在：

①上門齒內側。

②上門齒與硬顎間。

看誰先取下食物，就是最後取下，也要獎勵；黏的食物宜少量，太多會引起嘔吐的感覺。

二、隨機教學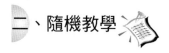

㈠咬食物

1.時間

兒童吃固體食物，如餅乾、麵包、包子、牛肉乾時，尤其不細嚼的兒童，要利用多種食物，逐步指導。

2.方法

⑴在盤子上放一個餅乾，要兒童拿著餅乾的一端，咬了以後才可以吞下。吃完要看他嘴裡的餅乾，吞完了，再給一個。

⑵吃完餅乾，吸食果汁或開水，咬食與吸食都有吞嚥動作，舌尖都會被引到口的後面，也是舌的一種訓練。

⑶兒童咬的食物，要先用容易溶化的，量不要太多，逐漸增加食物硬度。

(4)訓練咬食吸食的時候，不要太勉強。

(二)漱口

1.時間
兒童吃過東西要鼓勵漱口，不會漱口的要逐步訓練。

2.方法
(1)讓兒童把含在嘴裡的水吐出來，看誰吐得遠。

(2)嘴裡含著水，邊發出「嗯」音，邊使臉左右轉動。

(3)嘴含水，頭往後仰，邊說：「嗯！」邊打開雙唇。

(4)臉往上仰，「哥拉哥拉」邊做漱口動作。

如此可以訓練口腔筋肉與說話器官的活動。

(三)模仿貓、狗、大象叫的聲音

1.模仿兒童所發的聲音，兒童發出聲音後，老師也接受發出同樣的聲音。

2.老師模仿貓ㄇ一ㄠ、ㄇ一ㄠ，狗ㄨㄤ、ㄨㄤ的聲音，讓兒童說出或指認是何種動物的叫聲。

3.兒童模仿動物的叫聲，老師給予獎勵。

(四)組合已會的聲音成語音

1.選取兒童會發的聲音組成語言，如ㄇ＋ㄚ＝ㄇㄚ，ㄅ＋ㄚ＝ㄅㄚ。

2.應用模仿發聲的方法，說出這些語言。

3.兒童說話時，將增強物放其面前，給予即時增強，促進學習興趣及效果。

(五)學會說食物及餐具的名稱

1.用餐時間也是學習說話的時間。

2.學童有必要學會吃的食物的名稱，如他要吃糖，會說糖以後，再給他

吃。

　　3.先告訴兒童食物及餐具名稱，反覆練習。

三、結語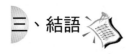

　　輕度、中重度智能不足或自閉症的孩子，也一定有語言發展遲緩的現象，智障愈嚴重，同時伴有的動作或神經肌肉異常的機率愈高。筆者任教啟智班七年，教學秉持教室樂園化、教師兒伴化、教學遊戲化、教材趣味化四原則，希望先天不足的智障兒童能有一個快樂的學習回憶，以上教材都蠻實用，希望將來有更多的語言治療師、耳鼻喉科醫師加入協助智障兒童的語言治療，則智障兒童幸甚。

 # 貳拾壹　中重度智障學生的語言訓練

——陳雄芬

一、前言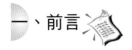

　　在啟智學校服務已八年，接觸到的中重度智障學生國語文教學頗多，下面先概略敘述智障者的語言障礙種類，再針對中重度智障學生之語言訓練做說明。

二、智障學生的語言障礙分類

㈠語音不清

語音異常的原因可能是口語運動神經性發展失調，造成發音器官運作的

不靈活，或顎咽閉鎖不全等，而形成所謂的構音障礙，讓對方不懂所想表達的內容。

㈡嗓音異常（音質、音調、音量之問題）

嗓音異常中音調或音量的不當常和聽力有關，因聽覺回饋的損失，造成音調與音量的控制有困難；在智障學生中亦出現因發聲系統協調不佳，使聲音呈現過於軟弱與低沈。

㈢口語速率的異常

口語的流暢性牽涉到運動神經機轉的運用，說話的器官無法做密切的協調，造成說話的速度太快或太慢。

㈣口語表達不足

利用圖片的測試可看出孩子的表達能力、口語重述能力、用詞、句型等的程度。

㈤無功能性之口語表達

一直重複句子的二個或三個字，其口語並不具功用或溝通，這在自閉症及重度智障者中最常出現。

㈥聽能與理解遲緩

這類型的孩子通常對一連串的訊息，很困難處理或執行，無法完成指示的任務，因其認知能力差，記憶力短暫，聽能反應慢所致。

三、語言訓練的內容與原則

語言教學不外乎聽、說、讀、寫四個領域。對中重度學生而言，聽、說

的訓練特別重要，而讀、寫須以訓練「功能性」的需要即可，毋需教太多書寫與閱讀。

(一)聽的能力

此指「理解性的語言」，學生應具備以下三種能力，方可達到理解聽到的話語。

1.要能注意聽別人說話（注意力）。

2.辨認、識別人、地、物。

3.按指令行事。

如何訓練注意力？

1.說話時靠近學生，與學生的高度儘量一致。

2.眼神與學生接觸，叫其名字。

3.用學生聽得懂的語句，簡明扼要的說。

4.用語前後一致，並配合手勢加強表達。

如何辨識人、地、物？

1.多用照片、圖片。

2.配合實物。

3.利用剪貼簿。

如何訓練其依指令行事？

1.老師先示範。

2.引導學生仿做。

3.測驗學生做的過程情形。

4.反覆練習。

(二)說的能力

此即表達性的語言，對中重度學生而言，很難也很重要。

1.觀察與評量

先觀察他的說話，評量其發音現況、問題為何、目前水準等，加以記錄，了解其起點行為才能進行教學。

2.設定適當的期望水準

即終點目標的擬訂，不可過低或過高。

3.訓練發音器官

如做舌頭運動，吹、吸運動，以模仿遊戲的方式進行。

4.教材方面

(1)發音練習：先從學生已會的開始以增加興趣。

(2)日常用字：以功能性用字為主，配合圖片，多用增強原理。

(3)說的引導：以日常生活經驗為主題，示範、引導學生表達感受；或以校外教學方式，增進其生活體驗，進而擴大其詞彙。

(4)詞、句的練習：運用剪貼簿、照片，逐步增加字詞、短句的練習、複誦。

(三)閱讀與書寫

1.閱讀的基本目標

(1)要辨別或記住特定的事物或大意。

(2)能根據說明達成目標；如會看食品的包裝說明。

(3)能娛樂自己。

2.書寫的基本目標

(1)能填寫個人的簡單資料。

(2)在某些情況下，會表達需要。

3.閱讀方面的教學內容

(1)校園內的標誌、符號。

(2)教室的標誌、符號。

(3)社區內的主要標誌、符號。

(4)在家裡或街道上常見的標誌、說明：如請勿靠近、入口、出口、說明書、家電用品使用說明、通知單的說明等。

4.書寫方面的數學則以基本資料的內容為主，以及功能性的常用字、詞為輔。

中重度智障學生的語言訓練，應以符合其實際生活所需之具功能性的教學，聽、說、讀、寫是無法齊頭並進的，在特殊學校尚未進用語言訓練專業人員之前，特教教師唯有多加進修，充實溝通的教學能力，以求幫助學生改善語言狀況，朝獨立生活的目標邁進。

貳拾貳 如何輔導智能不足孩子說話

——楊文城

我們都知道語言的學習純由後天的模仿學習而來，訓練智能不足兒童說話，愈早愈好，倘若錯失嬰、幼兒期的良機，等他長大，過了合適時機再教，則困難重重。蔡阿鶴教授（民78）告訴我們可用下列幾種訓練方式：

一、充分提供「發聲遊戲」的練習機會

智能不足嬰兒往往終日痴睡，過分乖巧，不會哭叫以引起母親注意。由於缺乏充分的發聲練習經驗，要他開口說話簡直是不可能的事。所以做母親的最好每天隨時把握可資利用的機會，模仿嬰兒的咕咕聲，逗他發聲，跟他「面談」，由母子玩這種「發聲遊戲」，增加其刺激的內涵以及成人互動的經驗，讓他感到親情的溫暖。母親慈祥微笑的面孔和充滿慈愛親切的聲音，是訓練嬰兒發聲的最佳教具。

二、把握「回音語」的期間教他發出聲音來

所謂「回音語」就是滿周歲後的幼兒在開始學習說話初期，他會把自己所聽到的話模仿重述，而自己還不懂模仿的話之含意，這便是「回音語」。

一般小孩的「回音語」大約在語言發展第一期（1 歲～1 歲半）發生，同時也在此期結束。但是智能不足兒童的「回音語」期間常達數年之久。這「回音語」對智能不足兒童的重要價值在於教他發出聲音，只要能發出聲音，就有學會說話的可能。

訓練智能不足兒童發音或說話，應先訓練孩子的注意力，而對著孩子字正腔圓的說清楚，要求孩子注視且傾聽，注意力集中才能注意到說話者的口型、辨別聲音，然後才能正確的學話。與孩子一起做傾聽模仿說話的遊戲，即時給予鼓勵和讚美，可以大大的增進其信心，激發孩子樂於發音或說話的動機，以收事半功倍之效。

三、訓練發音器官能運用自如

智能不足兒童的吸吮能力較差，且有咀嚼吞嚥食物困難的現象，這與他們的口腔各部器官——唇、舌、下巴等不能運用自如有密切的關聯。而這些吃飯器官也是說話的器官，要指導孩子說話，先訓練其發音器官，使之能夠運用自如，是非常重要的。

有關這方面的訓練，最好是從日常生活中很輕鬆自然地以遊戲方式隨機教學，天天訓練。但時間不要持續過久，每項訓練一次約五、六分鐘就好，要有耐心、恆心和信心。千萬不要求好心切，操之過急。

(一)唇的練習

1.呼吸訓練

呼吸是否自然順暢對發聲有顯著的影響。智能不足兒童往往由於用口呼吸，方法有誤，呼氣不順而影響說話的流暢性。

呼吸訓練可先教其閉嘴，用鼻子吸氣入腹，再縮腹由鼻子呼氣，繼而用鼻子吸氣，由口呼氣，使其順暢自然。常用的呼吸訓練有：

(1)吹羽毛遊戲：羽毛可以染色，五彩繽紛的羽毛，輕飄飄的在眼前起伏飄動，可以引發孩子的歡樂。此項遊戲可代之以棉花、毛線、彩帶、棉紙片、燭火等。

(2)用吸管吹前述材料，對著桌面上的東西吹，成人可以和孩人一起吹，先行示範，再鼓勵孩子照著吹吹看，大部分的孩子都會照樣做著玩的。

(3)吹玩具喇叭、哨子、口琴、口笛等有聲音的東西，或吹風車、肥皂泡、汽球、乒乓球等玩具。

2.用氣訓練

前項的呼氣訓練只在於指導孩子是否會用鼻子吸氣，用口呼氣，而用氣練習則進一步以嘴型的變化，使氣流由口送出，不發出聲音，但有發音之傾向。

為了增進趣味性，可利遊戲方式來進行，例如玩「汽車過山洞」，孩子們開玩具車，口中模仿汽車喇叭「ㄅㄨ、ㄅㄨ～ㄅㄚ、ㄅㄨ」叫。玩「大風吹」，模仿颳大風「ㄏㄨ！ㄏㄨ！」叫的聲音，寓教於樂，收效大。

3.閉唇訓練

智能不足的孩子常常不知不覺張口吐舌，益顯呆像。玩「吻紙」遊戲，可以幫助他們體會如何閉上嘴唇。例如孩子塗上口紅，讓閉嘴印在紙上，可以呈現一個唇型來。進一步以ㄚ、ㄝ、ㄧ、ㄛ、ㄨ的唇型變化印出不同唇型，讓他們領會發音的基本口型。指導孩子模仿口型時，最好備有一面鏡子，以便兒童張嘴發音時可以和成人口型相印證，自己觀看是否正確。

(二)舌的練習

1.舌尖訓練

用舌尖舔食有黏性的食物，是進行舌頭操練前必備之功夫。我們可用冰淇淋、棒棒糖，讓他舔著吃，藉以訓練舌頭的靈活伸縮，增強顏面肌與舌肌的運轉能力。

2.舌面訓練

最好選用甜花生、水果糖，讓他伸出舌頭來，用筷子夾一小粒放在舌尖面，要求他捲進去吃，從而訓練舌頭捲伸的靈活度。

3.舌頭操練

當孩子對前面 1.、2.項所進行的訓練都能做到得心應手，伸縮自如時，才能進行舌頭的操練。舌頭的操練首要的條件是位置要正確，即舌頭是否適得其所。其次是舌頭要放鬆，力求柔軟，然後在輕鬆愉快的遊戲方式下練習。例如將舌頭伸出左右擺動、向上向下、轉圈圈等。每次練習完畢，必須抱抱孩子，親親他，給予稱讚，增強其信心，提高學習動機。

4.吸吮訓練

使用吸管吸飲料時，舌頭一定會被牽引到口腔的後面，所以吸飲料的動作也可以當作一種舌頭的訓練。利用汽水、果汁、牛奶、可樂等孩子喜愛的飲料盛在杯子裡，先使用粗短的吸管，讓飲料容易吸到嘴裡，獲得立即增強，容易有成就感。

(三)咀嚼訓練

大多數的智能不足孩子，吃東西的時候都囫圇吞棗，不會將食物細細咀嚼後才吞食。為了讓消化器官的第一道門戶——口腔真正發揮功能，咬的訓練對智能不足孩子也很重要。

訓練孩子咬的動作可從幼兒食用餅乾入手，然後再練習咬食物。固體食物不可太硬，以免孩子產生厭惡而拒食。父母最好先示範給孩子看，咬的動

作要俐落，讓孩子注視成人如何咬，下巴如何動，口腔如何咀嚼食物，如何吞嚥。利用孩子愛吃的「乖乖」，母親咬一個，孩子咬一個，一人吃一口，愈吃愈爽口，其樂也融融。

(四)漱口訓練

漱口訓練可以促進口腔肌肉與說話器官的活動趨於靈活。漱口時要用冷水，以防止孩子吞下不潔的清水。此項訓練可配合睡前刷牙，飯後漱口的衛生習慣訓練來進行。一般智能不足孩子，對漱口常發生困難，父母要耐心的示範。訓練有恆，總有學會的一天。

貳拾參　腦性麻痺兒童語言障礙輔導案例

——王儒囍

一、個案介紹

張××民國七十年十二月七日生，根據訪談資料，張生生產過程順利。張生父母開了一家美容院，因生意繁忙，張生是託奶媽帶。夫妻兩人忙於事業，直到張生四歲時才發現孩子有問題，因為事業忙碌，加以夫妻兩人不知道早期介入對特殊兒童的重要性，拖了一年，五歲時進入第一兒童發展中心就讀半年，在家不吵不鬧，能自己玩，雖然有兩位姊姊，因為年齡相差太多（差 12 歲和 13 歲），姊弟很少一起玩，倒是美容院裡的員工，能和他融洽相處，常逗著他玩。民國七十七年七月到本校（北市中山國小）報名經測驗：

表 18-3　比西智力量表第四次修訂本評量結果

智齡	智商
4 年 7 月	63

表 18-4　修訂兒童班達完形測驗

得分	智齡
不會畫	不可測

表 18-5　兒童發展測驗

粗動作	精細動作及適應能力	語言	身邊處理社會性
能接住反彈球	照樣式畫＋○	點數至 10 以上	能自行如廁
能跳躍	照樣式搭階梯、堆積木	能指認三種顏色	

行為觀察：

1.剛開始稍膽怯，後漸漸能進入情況。

2.注意力不集中，有時顯現沒有耐性。

3.心情好時會唱歌。

4.拼圖時會旋轉。

5.學習能力還不錯，可教育性高。

　　張生腦性麻痺形成的原因不明，據家長說，非產中亦非產後，是否產前原因，我們也不敢隨便推斷，只是因腦性麻痺引起的智能不足和語言問題，是不爭的事實。

二、輔導經過

一年級入學時，體重和同齡兒童相比是過重了一點，因此動作非常緩慢，協調性很差，不會自己穿衣服和鞋襪，事事需人協助。口齒不清，連自己的名字都說不清楚。全班十二人中，有五位語言問題的學生。

用遊戲的方式先做口腔運動，讓他們的舌頭能伸出唇外做上下左右運動，舌頭靈活以後，口齒才能清晰。

介紹教室內的環境，如桌、椅、門、窗等單字，要他模仿念，用畫冊指著動物畫、日用品等，先會念單字，再會念雙字，反覆念，直到看圖就能念出正確的字音為止。遊戲的內容，方式可以多變化，原則上以安全的、功能性的、感興趣的為佳。

三、第一次學習評鑑

張生在一年級就讀一年，家長覺得進步很多，雖然慢慢的學會穿鞋，但其他方面仍需要別人協助。媽媽較嚴肅，沒有耐心；很多事情都由美容院裡的姊姊（員工）代勞，爸爸會帶孩子玩，孩子也喜歡接近爸爸。

在學校生活學習，喜歡上唱遊、體能課，可惜因為身體過胖，動作緩慢，學習受到很大的影響，希望家長每天能撥空陪他做活動、看書、唱歌，一方面舒展筋骨，另一方面從做中學習日常生活的語彙，以增加其語彙能力。國語方面，教過的注音符號會讀、會寫，大部分都聽寫得出來。只是有幾個音，常出現錯誤，需提示才能發出正確的音，ㄢ讀成ㄞ，ㄠ讀成ㄚ，至於ㄅㄞˋ、ㄆㄞˊ、ㄆㄞˋ還不熟悉，需加強練習，可是ㄌ讀成ㄋ，ㄜ讀成ㄛ，就一直無法改正。

四、修正輔導策略

　　語言的發展是由單字開始，再發展短句、複雜句、再運用於交談。張生將ㄋ讀成ㄞ，ㄠ讀成ㄚ，我們運用暗拼法在ㄋ念出前，讓口型先呈現念ㄚ的形狀，做出念ㄚ的樣子，然後以ㄋ的口型收尾。ㄠ念成ㄚㄨ，將ㄚㄨ快念，經過一個星期反覆練習，很快就糾正過來。ㄌ讀成ㄋ，我們在兩個音符後面各加一個ㄞ，讓他分辨ㄌㄞˊ、ㄋㄞˇ，ㄌㄞˊ喝牛ㄋㄞˇ，牛ㄋㄞˇ送ㄌㄞˊ了，請你ㄌㄞˊ喝牛ㄋㄞˇ。這兩個音符約半個月才將他教會。對於這些智能不足兒童的語言訓練，我們經常利用錄音機、語言學習機，以增進聽、說、讀的能力，教室中布置各項閱讀資料，增加學習機會，運用各種教具增進課文的了解，設計各種活動，鼓勵兒童加以敘述，利用默讀、朗讀、歌誦來復習教材，重複講述生活經驗、課文重點，澄清兒童觀念。

　　策略的應用，需時時記錄、檢討、改進修正。

五、第二次學習評鑑

　　三年級時，張生國語教材教過的字都會念，少部分的字會寫錯，拼音已大有進步，偶爾會變調，造詞不錯，但造句有困難，功課字體寫得整齊。附帶說明數學方面，理解力較差，進步緩慢。生活方面，依賴性強，自己懶得動手，自理能力很差，如穿衣服、收拾東西往往需人幫忙。

六、結語

　　本個案張生父母在四歲時才發現孩子有問題，似乎太晚了，由此可知父母忙於事業，對於子女缺乏照顧，這就注定孩子已輸在起跑點上了，更何況孩子有問題，母親還為事業忙碌，而吝於給孩子一點關注的時間，還好父親

偶爾能和孩子玩，多少彌補了母愛缺乏的遺憾，假若能更早期發現孩子的缺憾，進行治療訓練，相信問題就不會那麼嚴重。孩子的母親很嚴肅，因此張生很害怕和母親在一起，美容院裡的員工，雖然常和他一起玩，但畢竟他們不懂得如何來教育他，只是一味的迎合張生，這可能也是張生依賴性很強，較懶得自己動手的原因之一。

學校舉行親子座談時，都是父親出席，我們常利用座談會時，和家長討論居家時，應該怎麼和孩子一同遊戲，從遊戲中，孩子學會居家安全、交通安全、常見的動物、常吃的蔬菜、水果。學校上體能課時的墊上活動，如爬行、側滾、平衡木都是小孩子喜歡的，我們也希望家長在家要注意他們做滾翻動作，一定要家人在場才能做這些動作。我們常常要家長提供教學意見，對於如何教他們的孩子，幾乎每個家長都沒意見，只是肯定老師教孩子的辛勞，老師怎麼教沒關係，孩子有進步是大家看得出來的。當我們的辛苦從家長的感激讚賞中得到回饋時，我們感到雙肩更重了，我們要以更大的愛心、耐心為這些有缺陷的孩子盡些心力。

貳拾肆　輕度腦性麻痺兒童之整體語言訓練

——李淑娥

腦性麻痺泛指嬰兒在出生前、出生時或出生後，腦部未發育完全時，受到某種原因之破壞，而產生以運動障礙為主的非進行性疾病。腦性麻痺大多為瀰漫性腦功能障礙，所以也可能影響其他受腦控制的功能系統，這些相關的障礙有時甚至比運動障礙還嚴重，如視覺障礙、聽覺障礙、知覺障礙、癲癇、智能不足、行為情緒異常、肌肉關節變形與攣縮，和說話語言障礙。根據調查研究，腦性麻痺兒童65%伴隨有說話語言障礙。從說話前期的食、吞嚥、發聲問題，至語言發展後期的構音問題，皆有可能產生。

一、說話、語言問題

　　腦性麻痺兒童因神經肌肉性之差異，其語言障礙之型態亦不同，訓練方法也互異，茲以輕度痙攣型個案為例，述說如下：

(一)呼吸、發聲、共鳴問題

　　痙攣型因肌張力過強，小小刺激即會引起一群肌肉之收縮而全身扭曲，肌肉協調差，故呼吸淺而急促；加上喉部肌肉之痙攣，使發聲斷續且不持久。呼氣流在發聲腔道內之共鳴亦多變不穩，音量、音調、音質呈現不當的緊張與變化。

(二)構音問題

　　構音需藉下頷、唇、舌、顎之肌肉協調合作始能完成正確的語音，痙攣型個案因這些肌肉過強，不易放鬆，協調不佳，構音器官靈活度差而產生痙攣性吶吃。發聲困難、構音不清晰且說話速度慢。

(三)韻律問題

　　因音量、音調變化不當且呼吸氣流少，使說話時語句長度、語調、抑揚頓挫和節律受限制，缺乏韻律感。

(四)語言發展遲緩

　　因腦傷影響其感覺、知覺、智力之發展，所以認知發展也遲緩，理解能力較差、字彙少、句子簡短。

　　另運動障礙亦波及其社交機會，使語言發展障礙重重而延緩許多。

二、整體語言訓練

腦性麻痺本質上只是屬於運動功能障礙之疾病，痙攣型個案更因肌張過強常有牽一髮即動全身之反應。一發聲則全身肌肉緊張而扭曲。所以語言訓練計畫需包括身體穩定度控制與說話語言指導之整體訓練，才能見其成效。

㈠身體穩定變化訓練

輕度四肢痙攣之國小學生，可以利用「自我回饋控制法」與「放鬆運動」訓練其身體穩定度，減少痙攣發生。

1.首先準備一面落地鏡，讓患者坐於鏡前，椅子須有扶手與靠背，高度正好讓其雙腳著地。眼睛平視正前方之鏡面，兩手放在扶手上，全身放鬆，身體保持對稱平衡。

2.此靜坐姿勢可從三秒、五秒開始練習，慢慢延長，使患者能體會全身放鬆穩定的感覺，讓他學習有意識的自我控制。

3.穩定靜坐可達三十秒時，令患者慢慢地左右搖動，直到確定能維持三十秒內，全身放鬆保持穩定，沒有痙攣出現，再進行說話訓練。

㈡說話、語言指導

1.呼吸訓練

當全身放鬆穩定時，讓患者緩緩地深吸一口氣，稍閉氣後再緩緩呼出，此種吸氣—閉氣—呼氣的動作需要運用純熟，才能妥善利用呼氣流發聲。

2.發聲訓練

患者能控制吸氣、呼氣後，可教導其用鼻吸氣，用口慢慢吐氣，而後吐氣時同時發聲，光發「ㄚ————」→「ㄚ——ㄧ——ㄨ」→「ㄇㄚ——ㄇ————ㄇㄨ」→「ㄇㄚ、ㄇㄚ——ㄇㄧ、ㄇㄧ——ㄇㄨ、ㄇㄨ」→熟悉的童謠→描述圖片→交談對話，由易入難，循序漸進的練習。

坐姿訓練完成後，再以相同原則訓練站姿及走路時的說話方式。

　3.構音訓練

　⑴促進構音器官之協調與靈活度：舌頭放鬆，輕輕地做前後、左右、上下、ㄆㄚ、ㄊㄚ、ㄎㄚ運動練習；雙唇收縮伸張、開閉練習等，能幫助構音器官的靈活與協調，使構音清晰。

　⑵訓練正確語言：腦性麻痺兒童對送氣音較感困難，摩擦音不正確，需一一指導正確的構音位置和方法，由音的練習到字、詞、句子的練習，增加其語音之清晰度，提高溝通力。

　4.概念、字彙、語句發展之訓練

　輕中度腦性麻痺兒童，應充實他的生活內容，增廣生活經驗，藉以發展其認知語言能力。

　腦性麻痺患者發音不可能完全正確，但最重要的是有無能力用語言表達而不須太費力地說話，整體訓練計畫主要的就是為達到此目的而擬定的。

貳拾伍　腦性麻痺兒童語言障礙輔導案例

——黃金枝

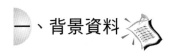

一、背景資料

　1.謝××，生日：民國七十一年四月，性別：女。

　2.父母高中畢業，智障，半身麻痺，曾在臺大醫院治療兩年，因效果不彰而停止。

二、轉介

　　學籍在國語實小，因該校僅有學障資源班，故轉介至新和國小啟智班。劉老師亦建議家長送至大理國小語障班試試，發現大理國小的語障班屬資源班形式，並不適合多重障礙就讀，故仍留在新和國小。

三、評估症狀

　　1.常流口水。

　　2.說話時很吃力。

　　3.說話慢吞吞。

　　4.說話斷斷續續。

　　5.說話皺眉苦臉。

　　6.緊張時，不容易說出話。

　　7.說話時，用力說。

　　8.首音難發。

　　9.出現口吃現象。

包括了構音障礙、節律障礙、語言能力障礙等綜合性且嚴重的障礙。

四、個人特點

　　1.外向，喜歡幫助別人。

　　2.富同情心，有良好人際關係。

　　3.能保護自己。

　　4.重視別人的讚賞。

　　5.個性好強。

五、家庭支持程度

1.父母對其教育很用心，現在已有相當大的進步。

2.平常由母親陪伴上課，回到家父母都能提供其說話的機會。

六、治療的原則

1.遊戲中學習：如嚼口香糖、吹泡泡等訓練口腔肌肉與舌頭的靈活度，吹氣訓練發音器官。

2.父母諮詢及再教育：整個語言治療均須父母的參與配合，所以給予適當的衛教。

3.彈性設計 IEP。

4.選用適當輔助器材和教具。

七、學習目標及教學評量

(一)學習方式

1.視　　2.聽　　3.具體

(二)增進方式

1.口頭稱讚　　2.飲料　　3.口香糖　　4.餅乾

(三)學習目標

代名詞——會使用你、我、他等代名詞

1.會回答「他是誰？」

2.會回答「你是誰？」

3.會回答「我是誰？」

4.會回答「你、我、他在做什麼？」

句型

1.會說「不是」的否定敘述句。

2.會說「沒有」的否定敘述句。

3.會說「不要」的否定敘述句。

4.會用請求句「我可不可以拿……。」

5.會用請求句「我想要……。」

基本資料

1.能說出就讀學校。

2.能說出父母姓名。

3.能說出家庭住址。

4.經老師提示能自我介紹。

㈣評量方式

○自己會做

△需要協助或不太熟練

×不會做

八、治療方法

㈠認知訓練──以認知遊戲來提升認知能力

1.配對概念

同物配對、實物與圖片配對，實物與語言符號（口語、文字）的配對等。

2.分類概念

同類物品（如動物類、交通工具等）歸類，或依功能歸類（如可以吃的、可以穿的），或依形狀、大小、質料（鐵做的、木頭做的）等方法分類。

3.挑出異類

此為物品關係認知訓練，例如利用飛機、船、椅子、汽車四圖片一起呈現，讓孩子挑出不相關之一（椅子）。

4.順序的概念

是一種較抽象而且連續的概念。例如用四張連續圖片（寶寶進浴室、脫衣服、洗澡、穿衣服），讓孩子來排順序，以訓練孩子順序的概念。

㈡口語理解訓練

1.指認

指認物品名稱，描述物品功能，要孩子指認。

2.聽命令做動作

如坐下、站起。剛開始只能單一命令動作，再逐漸加強命令動作。

3.重述或解釋指導語

如老師說什麼，跟著說一遍。在為孩子做口語理解訓練時，剛開始對一物品須給予多重接受模式（包括視覺、聽覺、觸覺的刺激），之後逐漸減少接受模式（如僅聽覺刺激），由具體而抽象。而且每次給予一個事件或物品（如茶杯），之後漸增至數個物品，數個事件。而語言理解訓練的終極目標為單一接受模式，多事件，亦即僅口述指導語，孩子就能完全了解。

㈢口語表達訓練

1.複誦：複誦簡單詞彙、短句等。

2.模仿：模仿口腔動作、聲音。

3.讓孩子回答問題。

4.命名的訓練：如說出圖片的名稱。

5.描述圖片：當孩子能使用簡單語彙，就可以利用圖片描述方法來達到語彙拓展的目的。

6.引導孩子自發性的表達：將已學會的語彙應用於日常生活對話中。

7.說故事：用故事書或圖片引導。

治療過程中最重要的原則是「語言發展在前，構音矯正在後」。

九、治療時的注意事項

1.先取得孩子的注意再開始。

2.談此時、此事及具體的事物。

3.常重述、描述物品。

4.時常調整不同句型，讓孩子有不同體驗。

5.給予孩子時間反應。

6.只要孩子說或有反應，即給予鼓勵。

7.逐漸擴展語言質與量及複雜度。

8.所教的內容須具實用性及遊戲性。

9.在孩子興趣最高時停止，如此才能讓孩子明天有興趣玩下去。

十、父母諮詢

1.對孩子說話時，蹲下來，讓孩子看到你的口型。

2.說話要適合孩子的語言能力，不用兒語。

3.了解認知能力為口語表達能力的基礎，所以語言訓練應先從認知理解著手。

4.協助孩子由詞彙擴展成句型。

5.鼓勵孩子用語言表達，避免用過多手勢。

6.慢慢增加孩子的注意力、自我控制能力及記憶廣度。

7.讓說話成為生動、有趣的事。

8.每天利用五～十分鐘與孩子玩語言遊戲及隨時給予機會教育。

目前，謝××小朋友，在劉老師熱心教導和父母努力配合下，已會向老師問好、道謝、再見、對不起。雖然構音仍有障礙，但同學都聽得懂她的話，人際關係和社會適應尚稱良好。甚至有時還會說：「媽媽送我生日禮物」、「今天，媽媽送我來上學」。

 # 貳拾陸　自閉症兒童口語訓練的補救教學

——張青紛

在去年新入學的啟智班裡，學生大多為中度智障學生，還有一名自閉症。他們的語言能力，以自閉症那位最差。那位自閉症學生，話能聽懂，但沒有表達能力。常以搖頭表示他不願意，拍手或笑表示高興。在上課中他的拼圖能力不錯，也只願意學拼圖，其他課均呆坐在那裡。並常發出如動物般「ㄚ，ㄧ」的聲音。

接到這樣一名學生，對老師而言，實是一大挑戰，在就學的過程裡，曾有一半老師拒收。認為他無可教育性，且會擾亂其他人上課。另一半老師則被他的母親軟化，他的母親每天均把他打點整潔，收拾好書包，並帶他的增強物（飲料……）等，送他來上學，每當我們拒收時，她眼睛常強忍淚水，實教人不忍。

有一次他的父母親帶他來我家，當我拿東西給他時，他會說：「我要」，雖然只是這樣簡單的一句話，對我而言是一大鼓舞，我想既然能講這二字詞，那麼就應該有其他二個字詞可以學會，甚至再變成三個字。

對於該生我們從他入學的適應不良（隨意小便、躺在地上、打人……等行為），慢慢糾正成可坐在那裡安靜的上課，少有打人行為，會聽從命令。

使他從有母親半天伴讀到現在，可以自己上完全天的課。在社會適應上是有進步，但是，語言上仍然是沒有明顯進步。他仍然不會說話。

另有一名魏生，她非常活潑，有禮貌，只要是來賓來均大聲的問好。

但是她的智力欠佳，數學 1、2、3 的辨識亦感困難，所以有一次去工廠上課，她在招呼其工人時，人稱混淆，同一個人時而「ㄚˊㄇㄣˇ」，甚至隨意叫人「ㄅㄚˋ‧ㄅㄚ」，易受人捉弄。

平時上課，她只能仿說最多四個字，多了她只能記得結尾那個字。在校時常用臺語來表達。

另一名學生，上學期說話均無問題，到下學期，反而有些微的鼻音，有點像布袋戲裡怪老子那樣，可能發音的方式不對。

我在上音樂課時，均播放一些童謠，簡單易學，希望藉由音樂，增加他們的詞彙，雖然他們的語彙較少，平常溝通亦無困難，只是表達層次較低，如要上廁所，她會說：「老師，我要去ㄨㄛ尿。」

語言能力不夠的原因十分複雜，許多兒童需要由受過訓練的語言治療師給予專業的矯正治療。在學校沒有配置這些人員前，啟智教師仍是最好的治療師。臨床的語言治療師，應對於有語言障礙的兒童，給予輔導與協助。學校內教師也應將語言能力的訓練與發展，視為重要的目標。教師應認識到獲得語言的三個重要指標，及它們所相伴而來的問題：

1.是哪一些內在語言失調，使兒童無法獲得基本的語言能力？
2.是哪些接受性語言的問題，影響兒童了解這口語世界？
3.是哪些表達性語言的問題，妨害兒童健全口語能力的發展？

一、內在性語言障礙

被認為是所有語言障礙中，最為複雜的障礙。內在性語言的發展有賴於：

1.建立聲音、字彙、概念等口語意象之能力。
2.能綜合運用邏輯思考所需的各種技巧。

診斷上及教學上的建議：

(一)是否對口語的意象有困難？

1.在介紹字彙時，如：書、釘子、水……等。提供實物鼓勵兒童去摸取、感覺、聞聞、嘗嘗。或要兒童表演較抽象的字，如跳、踢、跑等。

2.在校園散步時，要兒童說出物品名稱，例如，門、旗竿、桌子等。最後，指出特定事物，要兒童說出名字來。

3.給兒童看一些能發出聲音的事物的圖片，如：狗、貓、電話、消防車等，以它們的錄音配合圖片來看。最後，要兒童模仿圖片中事物所發出的聲音，或放出錄音，由兒童指出事物。

4.提供兒童多樣的經驗，例如郊遊、捏塑人像和物品、玩木偶戲，介紹並討論一些他們不熟知的事物。

5.選出一名兒童，站在中央，老師說出一句與兒童有關的描述句，例如，「他戴眼鏡」。這名兒童重複其中的一個字，如「戴」，由其他兒童來猜「他」指的是什麼。

6.拿出成對的實物，例如，吉他與小提琴、直尺與捲尺，指出二物的相同、相異點，並提供兒童使用這些物品的實際經驗。

7.對兒童念出一句，例如，「太陽光很亮」，要兒童以圖畫的方式表現出來。

8.玩比手畫腳的遊戲。例如，要兒童表演一個潛水者，或木匠正在釘釘子，或讓兒童來猜究竟表演的是什麼。

9.玩「老師說」的遊戲，讓兒童跟隨口令做動作。

(二)是否在思考技巧方面有問題？

1.提供兒童一系列的圖片，每張均有短少的部分，要兒童指出缺少的部分。

2.為兒童念一篇短故事做一結局。

3.簡單的謎語，描述兒童所熟知的人物、地點、動物等，要讓兒童來猜，或讓他自己出謎語給其他人猜。

二、接受性語言障礙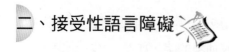

(一)兒童在了解語音方面是否有困難？

1.呈現各種語音給兒童聽，要他特別注意「ㄇ」音，再向他念出一連串的語音。要他每聽到「ㄇ」音時，便舉手。

2.逐漸地，介紹成對語音，如「ㄇ」及「ㄋ」，要學生以說出、搖頭或舉手來表示兩音相同或不同。

(二)對於了解字義是否有困難

1.只教給有意義的字，只有在兒童有使用過這些字的經驗，那麼這些字才有意義。

2.做配對遊戲，例如香蕉（實物），則配對香蕉的圖片。

3.要兒童聽從簡單的指示，如：「那本書拿給我」。

(三)對於了解語句方面是否有困難？

1.要兒童以「是」、「否」來回答問題：

「林××是男生嗎？」「你是三年級的學生嗎？」

2.問兒童一些需要做比較的問題，例如：

「誰穿裙子，男生或女生？」

(四)在聽從指示方面是否有問題？

1.玩「老師說」的遊戲，做簡單動作。有進步時，再加複雜的動作，並讓兒童輪流做領袖。

2.要一位兒童將老師剛剛對全班所說的指示，複誦一遍。

3.指定某位學生去幫老師拿某樣東西。如剪刀、漿糊。

三、表達性語言障礙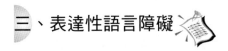

㈠語音發聲方面是否有困難？

1.用檢核表，看看兒童有哪些肌肉方面的動作及能發出的音素，利用兒童所具有的音素，可使兒童注意到動作與發聲之間的關係。

2.在兒童面前，放一面鏡子，老師清楚的、緩慢的示範一單獨的音，要兒童模仿老師的動作。

3.做發音練習時，將兒童的手放在老師的喉嚨或臉頰旁，讓他感受老師發音時的肌肉動作，然後要他將手放回自己的喉嚨上來模仿。

4.如果兒童用觀察法仍無法模仿發音，老師可藉助壓舌器，或用手指導兒童注意唇形及舌頭的位置。

5.必要時，可用語言提供線索；例如：閉上嘴唇，可發出「ㄇ」音；上齒輕咬下唇，有氣流吹出，可發「ㄈ」。

6.讓兒童做各種腔調及肌肉動作的練習。如儘量的張嘴，將舌放在齒上，將唇型吹成口哨狀等。

㈡在造句方面有問題嗎？

1.練習一些兒童所熟悉的物品，如水果、衣服、玩具等，要兒童跟老師複誦。當有進步時，再用它造短句。

2.可利用圖片，相反詞（字），例如軟—硬、鹽—糖、熱—冷等。

3.重複利用相同一句型，將學生學過的生字放入句子中。如：

這是一隻狗；這是一個男孩。

這是一件衣服。

(三)是否口語的詞彙不夠？

1.提供兒童一些郊遊、念故事書及討論的機會及經驗，以刺激他的字彙及用字的能力。

2.蒐集一些多彩多姿的圖片、卡通照片等，要兒童描述圖片的活動，全班一起討論其中的用語及詞彙。

在啟智班教學，應掌握學習的機會，下課時，學生喜歡在辨公室探頭探腦，有一次一位黃同學直呼老師的名字，老師即當場表示不悅，原因是她不懂禮貌，這只是故意給她一個刺激，要她記住對老師應有尊稱。

另外在教導學生認識黃色時，就故意舉例，那是黃××的「黃」，這樣較易記住。

做「老師說」遊戲時，全班六個人，僅有一半會玩，另三人發楞，不知如何反應。

在修了語言訓練課之後，才知道語言分內在性、接受性及表達性三個層次，那位自閉症兒，是表達性障礙，接受性是有的。語言發展與認知有關，老師必須加強學生的認知，多予刺激，不厭煩的說給他聽，才有講話的一天。

林教授的那句話，讓人印象深刻，特殊教育的教學技巧還在其次，最主要的是有沒有那份愛心。

對的，像「滴血蘭花」的褓姆，有的就是那份愛心。有愛心就會去尋找問題的根源，尋求各種解決的途徑。

岑清美的故事，讓人感動，令人鼓舞。我們不該害怕困難，唯有通過這層層的障礙，才能贏得自尊與讚賞，能夠結出更甜美的果實。

貳拾柒 指導自閉症兒童說話經驗談

——黃素珍

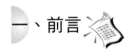 一、前言

　　溝通障礙是自閉症兒童最明顯的障礙，其障礙的情形及嚴重性，在個體有極大的差異，從沒有口語，無法了解及使用手勢溝通等極少的溝通能力，到具有高度口語能力，但卻使用不尋常的語言表達方式。他們的接納性語言及社會性語言的缺陷，所呈現的情況也相當的複雜，要指導自閉症兒童克服語言障礙學習說話，必須了解兒童的行為特徵，在教學上先做好心理準備，以掌握教學原則，使教學活動愉快進行。

㈠自閉症兒童的行為特徵

　　平時，我們仔細觀察自閉症兒童在生活環境中的行為反應，可能會發現下列某些特徵：

　　1.他有一些固著行為，重複性動作，只接受一些東西或事物，變化少，較沒有彈性。

　　2.跟他說話，教他學習，他不見得立即有反應，以致教學上，使老師無法知道他是否已了解所教學的內容。

　　3.缺乏互動的眼神。無法了解他是否正在聽講，甚至還會迴避你的眼神，或斜視瞧一眼轉身走開。

　　4.好動、注意力無法持久。一般而言，大部分的自閉症兒童都兼有好動的症狀，完全乖坐不反應的比較少。

　　5.在語言表達方面，較少用完整的句型，經常無意義地，重複著他人所

說的字眼。

(二)自閉症兒童的語言障礙型態

自閉症兒童所表現的表達性語言障礙模式，依其出現頻率有下列三種語言障礙型態：

1. 鸚鵡式的複誦語言。
2. 雖然會說話，但通常是以態度或手勢來表達情意。
3. 自言自語。

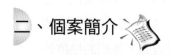

二、個案簡介

了解了自閉症兒童的行為特徵和語言障礙型態後，茲舉一個案實例，以說明如何進行自閉症兒童的說話教學。

(一)背景資料

姓名：田×× 性別：男

出生：七十一年九月三十日 實足年齡：九歲十個月

(二)個人發展史

1. 發育及醫療背景

十一個月能爬，二十個月能站，一歲十個月能走，五歲以前語言表達方式只有聲音，但不講話，只用動作表示，經臺大兒童心理衛生中心診斷患有自閉症，伴隨著癲癇及小兒點頭式抽筋症，情緒易興奮，常有「啼笑皆非」的興奮症狀出現。

2. 家庭狀況

獨子，父親工專畢業，職業司機；母親商職畢業，任職於私立特教機構，父母對孩子的教育態度非常的積極配合。

(三)教育史

1.學前教育

(1)五歲就讀輔大生活應用科學系附設托兒所，由蘇雪玉教授和系上同學做行為觀察、研究及實習。

(2)六歲因負向干擾行為（連續敲打、丟東西、離開教室、破壞玩具、怪笑、怪叫……等）而轉介至特教機構（第一兒童發展中心）。

(3)七歲時，星期一至星期五在第一兒童發展中心就讀，星期六回歸「輔幼」混合就讀，增進與一般兒童互動的機會。

2.目前就學情形

八歲時轉介入國小啟智班就讀，由輔大師生每星期錄影一次，繼續觀察研究其學習狀況。

(四)身心特徵

1.生活自理能力

具大小便、飲食、穿著、漱洗等能力。

2.認知與學業

喜歡語文課，會書寫簡單國字，能認數、寫數 1～20。

3.精細動作

使用剪刀、膠水、尺的能力尚差。

4.動作能力

(1)動作欠協調，平衡感不夠。

(2)視覺、聽覺記憶和辨別能力都不錯。

5.社會情緒

(1)喜歡獨處，不會和同學一起玩，有時會故意破壞東西。

(2)喜歡口頭讚美和食物的增強。

6.語言發展能力

(1)一般接納性語言、指令均可理解。

(2)能表達自己的想法和需求，具語言表達能力。

㈤各項測驗結果

1.「比西智力量表」智商四十七。

2.「學前兒童語言發展量表」三歲八個月。

3.「哥倫比亞心理成熟量表」PR5。

三、擬定教學計畫

　　一個適當的課程必須考慮與兒童的特性有關的一些教學目標，使兒童能達到最佳的學習效果，為了指導田××說話的能力，增進溝通能力，適應社會生活，擬就兒童現有的能力水準，列出教學目標，訂定教學策略，設計教學方案、方法及教材，擬定個別化教學計畫。

㈠目前能力水準分析

1.優點

(1)能接受一般的語言指令。

(2)能用簡單的語言表達自己的想法和需求。

(3)會回答簡單的問話。

(4)喜歡聽故事，聽覺記憶不錯。

(5)喜歡語文課，認字能力強。

2.缺點

(1)有構音障礙：

　　①代替音：「ㄒㄧㄍㄨㄚ」念成「ㄐㄧㄍㄨㄚ」。

　　②添加音：「ㄅㄠˋㄓˋ」念成「ㄅㄠˋㄓㄨˋ」。

(2)常重複別人說過的話，出現鸚鵡式語言。

(3)未能正確使用「你」、「我」代名詞。

(4)未能說出完整的句子。

(二)教學目標（即語言訓練目標）

1.發音正確，減少構音障礙。

2.增加表達的語彙，說出完整的句子。

3.正確使用代名詞。

4.減少鸚鵡式語言的出現。

(三)教學策略

1.聽覺訓練

訓練兒童對聲音的反應，引起注意力，增進學習的興趣。

(1)教學時間：利用每天生活與倫理時間。

(2)教學方法：採個別教學或團體教學。

(3)教學活動：

①聽鼓拍手：教師拍一下鈴鼓，兒童雙手對拍一下，教師二下，兒童就拍二下……。

②跳一跳：教師輕輕敲一下鼓，兒童原地輕輕跳一下，教師用力敲鼓，兒童就跳得高，兒童聽老師敲鼓聲的大小，而隨著上下跳一跳。

③聽錄音帶：選擇兒童喜歡聽的故事帶或錄音帶，帶領兒童進入聽的領域，引發學習興趣。

2.發音訓練

要學說話，得先學發音，針對兒童的構音障礙，配合注音符號，練習正確的發音。

(1)教學時間：利用生活與倫理時間或國語課。

(2)教學方法：採個別教學、小組教學。

(3)教學活動：

　①吹吹看：訓練兒童吹蠟燭、吹泡泡、吹衛生紙、吹乒乓球等活動，
　　練習控制呼氣的強弱。

　②舌頭體操：將兒童唇的四周塗滿蜜糖，讓兒童上下左右的舔食，或
　　是舔棒棒糖，以訓練兒童的舌頭靈活，有助於說話的訓練。

　③配合注音符號卡，利用實物或圖片，練習正確的發音，每天用錄音
　　機記錄，檢核兒童的學習狀況。

　3.說話練習

由於兒童喜愛語文課，又喜歡故事，而且認字能力很好，依兒童的興趣
與能力指導練習說完整的句子。

⑴教學時間：國語課、生活教育、下課時。

⑵教學方法：個別教學、分組教學、團體教學。

⑶教學活動：

　①說說看：教師製作圖卡、字卡指導兒童仿說單音、單字、複字
　　（詞）、簡單的句子。

　②念念看：配合單元選擇常用字、詞編寫短文，指導兒童閱讀，增進
　　語言文字的了解。

　③看圖說故事：以四張或六張連環圖系表示課文內容、大意，引導兒
　　童看圖說出內容豐富、句子完整的故事，並可以問答方式，助其了
　　解圖畫大意，增加兒童說話、理解的能力。

　④從生活教育中問答你、我、他，配合實物從實際演練中進行教學，
　　培養你、我、他的概念：

　　a.教師從桌上拿起書、筆、鉛筆盒……等，告訴兒童說「這是田×
　　　×的書」、「這是黃老師的筆」、「這是××同學的鉛筆盒」。

　　b.然後把書、筆、鉛筆盒放下，再拿起問「誰的書？」、「誰的
　　　筆？」、「誰的鉛筆盒？」。

　　c.指導兒童回答說：「我的書」、「你的筆」、「他的鉛筆盒」。

當兒童了解代名詞後，可用同樣的活動發展高層次的談話。

　　d.教師問：「這是我的筆嗎？」

　　　兒童答：「是的，這是你的筆。」

　　e.教師問：「這是你的書嗎？」

　　　兒童答：「是的，這是我的書。」

　　f.教師問：「這是你的鉛筆盒嗎？」

　　　兒童答：「不是，這是他的鉛筆盒。」

如此反覆練習，當兒童回答對了應立即給予增強，並可將活動更生活化、趣味化，使兒童學習更有興趣。

四、教學心得與感想

　　兩年的教導自閉症兒童說話，其過程雖然是辛苦富挑戰性，但若掌握一些原則，當可使教學更為得心應手：

　　1.不斷地對兒童說話：在實際的情境中，重複不斷的對他說話，使兒童有模仿、學習的機會，期望孩子逐漸會主動的說話。

　　2.要對著兒童的視線說話：進行教學活動或遊戲時一定要先叫他的名字，待兒童眼睛注意說話者時，再跟他說話。

　　3.跟兒童談話的內容，要選擇兒童喜歡的話題，則效果會更好。

　　4.要耐心的聽他說話，雖然兒童已反覆幾次同樣的話題，也要充分的給予回應，久而久之，兒童自然會願意主動的接近大人，回答教師的問話。

　　除了以上的教學策略、教學原則外，還須配合兒童的能力與興趣，選擇適當的增強物，建立良好的師生關係，讓兒童隨時都能在豐富的語言環境中保持高度的興趣，同時還要加強親職教育，提供兒童把在學校所學到的語言反覆練習、運用的機會，教師與父母在教學上相輔相成，當可使兒童的語言發展獲得更大的成效。

　　目前田××上課時能靜坐不再到處走動，喜歡看圖片、聽故事，也能主

動參與教學活動回答教師問話，看圖片能說出完整的句子，語彙增加很多，變得很愛說話，放學回到家裡，能把學校的上課情形在父母引導下清楚的報告，並且會強調「黃老師說……」，同時喜歡不停的東問西問，其父母常笑稱：小時候看他不會說話很擔心，現在卻覺得他的話太多太煩了。

　　雖然其語言發展有令人滿意的成果，但溝通談話的對象，僅止於父母、教師，與同伴、同學之間的互動還嫌不夠，不能主動參與團體活動，這是急待努力的目標，相信如果能增進其和同學遊戲、互動的機會，定能使其說話能力更趨完整流利。

【附錄一】嬰幼兒聽覺發展評量表

前　言

學習語言的主要管道是聽覺，如果聽覺發生障礙就不能由聽覺的途徑獲得外在的知識與見聞，以致從小開始便缺乏文化的刺激，導致心智發展遲緩。如能透過聽力檢查的方法，及早發現嬰幼兒有無聽覺障礙，便可防止因聽覺障礙的缺陷導致「聾聵」、「聾啞」、「耳聾三分痴」的現象。

一、嬰幼兒的聽力檢查

兒童的語言發展是聽了父母親成千成萬次的話語後，才能理解說話的意義與內容，進而正確地學習說話。重聽的兒童因為聽話的機會次數少，所以不僅語言發展遲緩，而且影響智力的發展。幼兒的重聽愈早發現愈好，如能儘早實施早期治療與教育，可達到事半功倍的效果。

實施嬰幼兒的聽力檢查比大人困難，但由於科技的發達與醫學的進步，目前嬰幼兒的聽力檢查大致可分成下列四種：

1.新生嬰兒聽力檢查。

2.腦幹聽性反應檢查（嬰兒）。

3.條件反射聽力檢查（1～3歲)。

4.遊戲式聽力檢查（3歲以上）。

這四種聽力檢查的方法，一般都是醫院耳鼻喉科醫師或聽力檢查師等專業人員的工作，需要昂貴的檢查儀器做輔助。但在接受這些正式或客觀的聽力檢查之前，父母可事先了解自己的子女有無聽覺障礙的可虞，再請教專業的醫師做詳細的檢查。

二、嬰幼兒聽覺發展評量表

姓名_____　性別____　出生____年____月____日

檢查日期_____　檢查者_____

0 個月（出生至 29 天）：

☐⑴對突然發出的聲音會感到驚訝。（驚愕反射）

☐⑵對突然發出的聲音，眼瞼會閉起來。（眼瞼反射）

☐⑶在睡覺時，對突然發出的聲音，眼瞼會張開。（覺醒反射）

1 個月（30 天至 59 天）：

☐⑷對突然發出的聲音，會感到驚嚇而手腳伸直。

☐⑸在睡覺時對突然發出的聲音，會醒來或哭泣。

☐⑹眼張開時，對突然發出的聲音，眼瞼會閉起來。

☐⑺在哭泣或做某動作時，對他（她）發出聲音，會停止哭泣或停止動作。

☐⑻在嬰兒周圍叫他（她）的名字或搖鈴噹時，有時會慢慢把臉轉過去。

2 個月（60 天至 89 天）：

☐⑼在睡覺時，突然有尖銳的聲音發生時，會感到驚嚇或手舞足蹈。

☐⑽在睡覺時，有兒童的喧嚷聲、噴涕聲、鬧鐘聲、吸塵器的聲音時，會醒過來。

☐⑾對他（她）說話時，會很高興的發出「ㄚㄧ」、「ㄨㄧ」的聲音或微笑。

3 個月（90 天至 119 天）：

☐⑿在睡覺時對突然發出的聲音，眼瞼會跳動，手指會搖動，但是不會有全身驚嚇的反應。

☐⒀聽到收音機、電視機、廣告的聲音等，臉或眼睛會朝向聲源。

☐⒁對生氣或親切、和藹的聲音、歌聲、音樂等，會有不安、高興或不高興的表情。

4 個月（120 天至 149 天）：

☐⒂對日常生活的聲音（玩具、電視、樂器、開關門的聲音），會朝向音源。

☐⒃聽到自己的名字時，會慢慢把臉轉過去。

☐⒄會把臉轉向人說話的方向（特別是聽到媽媽說話的聲音）。

☐⒅聽到突然的聲音，或奇怪的聲音時，會很明顯的把臉轉過去。

☐⒆把鬧鐘拿到耳邊時，會朝向鬧鐘滴嗒滴嗒響的那一邊。

☐⒇能夠分辨父母、別人和自己錄音帶的聲音。

☐(21)對突然發出的聲音，會感到驚嚇而抱住母親，或哭出來。

6 個月：

□⑵對他（她）說話，或唱歌給他（她）聽時，眼睛會一直盯著發話或唱歌的人。

□⑵叫他（她）的名字時，會有意的轉向發話人。

□⑵對電視或收音機的聲音，會很敏感的把臉轉過去。

7 個月：

□⑵對隔壁房間的聲音，或外面動物的叫聲，會把臉轉過去。

□⑵對他（她）說話，或唱歌給他（她）聽時，眼睛會一直盯著說話者的口部，
　　偶爾也會發出聲音回答之。

□⑵轉換電視的廣告，或節目的音樂時，眼睛會快速的朝向電視。

□⑵對「不可」或「不行」的禁止聲，或附近突然的聲音，會感到驚嚇或不高興
　　而哭泣。

8 個月：

□⑵模仿動物的叫聲時，會很高興地發出聲音。

□⑶當他（她）很高興的發出聲音時，若學他（她）所發出的聲音，他（她）會
　　再學您所發出的聲音。

□⑶聽到「不可」、「不行」的話，會把手縮回或哭泣。

□⑶在耳朵旁用小的聲音對他（她）說話時，會轉過頭來。

9 個月：

□⑶對外界的聲音表示關切（車聲、雨聲、飛機的聲音），會爬向音源，或找出
　　音源。

□⑶對「來」、「再見」等的話語（只需用語言，不必用動作表示），會聽從指
　　示行動。

□⑶從隔壁房間內發出聲音，或從較遠的地方叫他（她）的名字時，會爬過來。

□⑶讓他（她）聽音樂，或唱歌給他（她）聽時，會很高興的隨音樂手舞足蹈。

□⑶有一點聲音，或有點異樣的聲音發生時，會把臉轉過去。

10 個月：

□⑶會隨著音樂的韻律，搖動身體。

□⑶聽到「給我」，會把手上的東西送給人。

□⑷聽到媽媽問：「在哪裡？」時，會朝向那個東西的方向。

12～15 個月：

□⑷隔壁房間有聲音，會感到訝異、傾聽或以某種信號或方法叫人。

□(42)可聽懂簡單的指示語，而採取必要的行動。

□(43)問他（她）眼睛、耳朵、嘴巴等身體之部位時，會用手指出來。

三、結語

以上介紹了簡易的「嬰幼兒聽覺能力評量」的方法，父母可以自己隨時注意觀察孩子對周圍環境音或人話聲的反應，早期發掘自己的孩子聽覺是否異常，不必等到五、六歲，甚至七、八歲上學以後，才發現自己的孩子聽覺有問題。如果上述的評量結果，您的大部分答案是否定的話，最好立刻到耳鼻喉科門診接受專門醫生的檢查；如果醫生或聽力檢查師的檢查結果，也證明您的孩子聽覺有問題時，最好趕快配戴助聽器，並且開始接受語言訓練。出生六、七個月以後即可接受訓練，當然這時訓練媽媽比訓練幼兒本身更為重要。父母若能儘早開始扮演語言治療師的角色，並有耐性地加以訓練的話，聽覺障礙兒童的語言發展仍指日可待。

林　寶　貴　謹識
國立臺灣師範大學
特殊教育研究所

【附錄二】嬰幼兒語言發展評量表

姓名：＿＿＿＿＿＿　男　　家庭主要使用語言：＿＿＿＿語
　　　　　　　　　女

記錄日期：民國＿＿年＿＿月＿＿日。出生年月日：＿＿年＿＿月＿＿日

出生別：第＿＿＿胎，母親＿＿歲時生。

住址：＿＿＿＿＿＿＿＿＿＿＿＿＿＿＿＿　電話：＿＿＿＿＿

家長職業　父：＿＿＿＿＿　學歷　父：＿＿＿＿＿　記錄者：＿＿＿＿
　　　　　母：＿＿＿＿＿　　　　母：＿＿＿＿＿

請記下您的**寶寶**一天的生活情形（睡眠、飲食、遊戲、洗澡、日光浴、其他）。

　　　　　（早上）　　　　　（中午）　　　　　（晚上）

0　1　2　3　4　5　6　7　8　9　10　11　12　0　1　2　3　4　5　6　7　8　9　10　11　12

　　　晚上的睡眠＿＿＿＿小時　　　　白天的睡眠＿＿＿＿小時

請在下列適當的項目上畫○，並說明理由及最初出現是在幾個月時：

A 1.會一直盯著媽媽看嗎？　(1)會，看（眼睛、臉）　(2)不會　(3)不知道，理由：
　　＿＿＿＿　(4)＿＿＿個月時。

2.媽媽不在旁邊時會怎麼樣？　(1)哭　(2)跟在後面追　(3)不關心　(4)其他：＿
　　＿＿＿　(5)＿＿＿個月時。

3.其他人逗他時會笑嗎？只會笑時畫○，會出聲笑畫◎：　(1)會（媽媽，爸爸，
　　祖母，祖父，其他家人＿＿＿，鄰居的男人、女人、男孩、女孩，常常看到的
　　男人、女人、男孩、女孩，陌生男人、女人、男孩、女孩）　(2)不會　(3)不
　　知道，理由：＿＿＿＿　(4)＿＿＿個月時。

4.會吸吮手指或拳頭嗎？　(1)會（手指，拳頭），何種時候？＿＿＿　(2)不會
　　(3)不知道，理由：＿＿＿＿＿＿　(4)＿＿＿個月時。

5.帶他（她）到外面時會盯著人或車子看個不停嗎？　(1)會　(2)不會(3)不知道，
　　理由：＿＿＿＿＿＿　(4)＿＿＿個月時。

6.電視上出現人的面孔時，會看個不停嗎？　(1)會　(2)不會　(3)不知道，理由：
　　＿＿＿＿＿＿　(4)＿＿＿個月時。

7. 會怕陌生人嗎？　(1)會（對誰：＿＿＿，怎樣？＿＿＿）　(2)不會　(3)不知道，
　　理由：＿＿＿＿＿＿＿　(4)＿＿＿個月時。

8. 東西掉在地上，會一直注意看掉下去的地方嗎？　(1)會　(2)不會　(3)不知道，
　　理由：＿＿＿＿＿＿＿　(4)＿＿＿個月時。

9. 看到同樣的東西掉好幾遍在地上時，會很高興嗎？　(1)會　(2)不會(3)不知道，
　　理由：＿＿＿＿＿＿＿　(4)＿＿＿個月時。

10.會模仿人的動作嗎？如果會完全模仿時畫○，會模仿做一部分時打△，做給
　　他看尚不會模仿時打×，不曾做給他看時打√：
　　項目　(1)只模仿動作(2)模仿動作和聲音(3)只模仿聲音（什麼聲音？）
　　　　　(4)＿＿＿個月時
　　拍手並說：「ㄆㄞ ㄆㄞ ㄆㄞ」
　　手指鼻子並說：「ㄅㄧˊ ˙ㄗ」
　　搖頭並說：「ㄅㄨˋ ㄧㄠ」
　　搖手並說：「ㄨㄛˋ ㄨㄛˋ ㄕㄡˇ」
　　兩手遮住眼睛後說：「ㄇㄧㄠ ㄇㄧㄠ」
　　兩手拍頭兩次，並說：「ㄆㄞ ㄆㄞ ㄊㄡˊ」

11.高興時喜歡玩什麼樣的遊戲？幾個月時？＿＿＿＿＿＿＿＿
　　(1)一個人時喜歡玩什麼樣的遊戲？＿＿＿＿＿＿＿
　　(2)和媽媽在一起時，喜歡玩什麼樣的遊戲？＿＿＿＿＿＿＿＿
　　(3)喜歡玩什麼樣的玩具？＿＿＿＿＿＿＿
　　(4)會對鏡子裡的自己注視或發笑嗎？　①會　②不會　③不知道，理由：＿
　　　　＿＿＿＿＿　④＿＿＿個月時。
　　(5)會不喜歡和大人而喜歡和鄰居的孩子玩嗎？　①會　②不會　③不知道，
　　　　理由：＿＿＿＿＿　④＿＿＿＿個月時。

12.早上爸爸準備出門時，會自動說：「ㄅㄞ ㄅㄞ」、「ㄗㄞˋ ㄐㄧㄢˋ」嗎？
　　(1)會　(2)不會　(3)不知道，理由：＿＿＿＿＿　(4)＿＿＿個月時。

13.問他（她）爸爸（或其他家人）在哪裡時會看門口或那個人常在的地方嗎？
　　(1)會　(2)不會　(3)不知道，理由：＿＿＿＿＿　(4)＿＿＿個月時。

14.媽媽準備出門時，自己也會準備出門嗎？　(1)會　(2)不會　(3)不知道，理由：
　　＿＿＿＿＿　(4)＿＿＿個月時。

15.看到東西，會把它們放進適當的地方嗎？如把帽子放在頭上、把鞋子放在腳

上、把茶杯放進嘴裡。 (1)會（把＿＿＿放到＿＿＿，把＿＿＿放進＿＿＿，把＿＿＿放在＿＿＿，把＿＿＿放到＿＿＿） (2)不會 (3)不知道，理由：＿＿＿＿＿ (4)＿＿＿個月時。

16.會模仿媽媽的樣子嗎？會馬上模仿時畫○，媽媽沒有這樣做，自己會反覆不斷的這樣做時，畫◎： (1)會（學媽媽化裝＿＿＿，學掃地的樣子＿＿＿，學打電話的樣子＿＿＿，學打招呼的樣子＿＿＿，其他＿＿＿） (2)不會 (3)不知道，理由：＿＿＿＿＿ (4)＿＿＿個月時。

17.(1)會把任何東西都當成玩具汽車推著走嗎？ ①會 ②不會 ③不知道，理由：＿＿＿＿＿ ④＿＿＿個月時。

(2)會跟媽媽玩家家酒，把空碗拿給媽媽，媽媽說：「謝謝，很好吃」時，會很高興嗎？ ①會 ②不會 ③不知道，理由：＿＿＿＿＿ ④＿＿＿個月時。

(3)會把洋娃娃或布偶當嬰兒，幫它蓋被，叫它睡覺，或跟它玩嗎？①會 ②不會 ③不知道，理由：＿＿＿＿＿ ④＿＿＿個月時。

(4)其他還會玩什麼遊戲？＿＿＿＿＿，＿＿＿個月時。

18.大人說不可以摸的東西，摸了以後被大人看見，會不會慌慌張張的指著它或把它藏起來？ (1)會 (2)不會 (3)不知道，理由：＿＿＿＿＿ (4)＿＿＿個月時。

19.在飯桌上，會不會區分自己的東西或他人的東西？ (1)會 (2)不會(3)不知道，理由：＿＿＿＿＿ (4)＿＿＿個月時。

20.除食物以外，會不會隨便把東西放進嘴裡？ (1)會 (2)不會 (3)不知道，理由：＿＿＿＿＿ (4)＿＿＿個月時。

21.會不會想看畫冊或圖鑑？ (1)會 (2)不會 (3)不知道，理由：＿＿＿＿＿ (4)＿＿＿個月時。

22.會不會喜歡畫冊中的某一頁？ (1)會 (2)不會 (3)不知道，理由：＿＿＿＿＿ (4)＿＿＿個月時。

B 1.食慾好不好？ (1)好 (2)不好 (3)不知道，理由：＿＿＿＿＿ (4)＿＿＿個月時。

2.吃或咬下列的食物嗎？在會的食物上畫○： (1)魚 (2)蘋果 (3)餅乾 (4)肉（哪一種肉？＿＿＿） (5)＿＿＿個月時。

3.會想把熱的東西吹冷嗎？ (1)會 (2)不會 (3)不知道，理由：＿＿＿＿＿ (4)＿＿＿個月時。

4.會吹笛子或喇叭嗎？ (1)會 (2)不會 (3)不知道，理由：＿＿＿＿＿ (4)＿＿＿個月時。

5. 喝茶時會喝到一半停下來換一口氣嗎？　(1)會　(2)不會　(3)不知道，理由：_____　(4)____個月時。

6. 會用吸管喝牛奶或果汁嗎？　(1)會　(2)不會　(3)不知道，理由：_____　(4)____個月時。

C 1. 聽到大的聲音或突然的聲音會嚇一跳嗎？　(1)會　(2)不會　(3)不知道，理由：_____　(4)____個月時。

2. 聽到聲音頭會轉向音源嗎？下列適當的項目，均請畫○：　(1)會（門聲、人聲、電視聲、收音機、食器、吸塵器、電話、洗衣機、汽車、狗吠聲、貓叫聲、其他：____）　(2)不會　(3)不知道，理由：_____　(4)____個月時。

3. 聽到自己的名字時，會轉過頭來嗎？　(1)會　(2)不會　(3)不知道，理由：_____　(4)____個月時。

4. 即使在遠地看不見，但聽到媽媽的聲音，會手舞足蹈，顯得很高興嗎？　(1)會　(2)不會　(3)不知道，理由：_____　(4)____個月時。

5. 聽到音樂鐘或悅耳的音樂，會停下來靜聽嗎？　(1)會　(2)不會　(3)不知道，理由：_____　(4)____個月時。

6. 聽到大人模仿他（她）發出的聲音時，會很高興嗎？　(1)會（笑，發更大聲）　(2)不會　(3)不知道，理由：_____　(4)____個月時。

7. 唱歌給他（她）聽時，會盯著唱歌者的眼睛或嘴巴看嗎？　(1)會　(2)不會　(3)不知道，理由：_____　(4)____個月時。

8. 聽到電視的音樂時，身體會不會配合節奏運動起來？　(1)會　(2)不會　(3)不知道，理由：_____　(4)____個月時。

9. 問「××在哪裡？」或「哪一個？」時，在會正確指出來的實物上畫○：

(1)人物：（媽媽、爸爸、祖母、祖父、自己、其他人：____）

(2)身體的部位：

畫冊中的	眼	鼻	口	耳	手	腳	其他
自己							
媽媽							
洋娃娃							
動物							
其他							

(3)食物與食器：牛奶、飯、蘋果、香蕉、橘子、餅乾、其他：＿＿＿＿＿＿＿

茶杯、調羹、碗、碟子、筷子、其他：＿＿＿＿＿＿＿

(4)動物：狗、貓、小鳥、其他：＿＿＿＿＿＿＿＿＿＿＿＿＿＿＿＿

(5)玩具：鈴噹、布偶、積木、汽車、球、其他：＿＿＿＿＿＿＿＿＿

(6)衣服：帽子、鞋子、襪子、尿布、內褲、襯衫、毛衣、短褲、圍兜兜、其

他：＿＿＿＿＿＿

(7)家庭用品：電、時鐘、桌子、椅子、棉被、窗戶、門、水龍頭、浴室、廁

所、其他：＿＿＿＿＿＿

(8)交通工具：公車、汽車、三輪車、機車、其他：＿＿＿＿＿＿＿＿＿

(9)其他：＿＿＿＿＿＿＿＿＿＿＿＿＿＿＿＿＿

10.大人伸手說：「給我××」時，會把東西送給大人嗎？　(1)會　(2)不會　(3)不

知道，理由：＿＿＿＿＿　(4)＿＿＿個月時。

11.大人說：「給我××」時，會把東西送給大人嗎？　(1)會　(2)不會　(3)不知

道，理由：＿＿＿＿＿　(4)＿＿＿個月時。

12.聽到：「把洋娃娃拿來！」、「拿給爸爸！」等簡單的指示語，會照樣去做

嗎？　(1)會　(2)不會　(3)不知道，理由：＿＿＿＿＿　(4)＿＿＿個月時。

D 1.用餐後，或換好尿布後，高興時會發出「ㄚ」「ㄨ」等發音嗎？　(1)會（什麼

聲音？＿＿＿＿）　(2)不會　(3)不知道，理由：＿＿＿＿＿　(4)＿＿＿個月時。

2.一個人玩的時候，會發出什麼聲音？（　）「ㄚ一」「ㄛ一」（　）「ㄋ

ㄅㄨ」「ㄋㄅㄨ」（　）「ㄅㄚ　ㄅㄚ」（　）「ㄇ……ㄇ……ㄇ……ㄇ」

（　）「ㄚ……ㄣ」（　）其他（　）個月時。

3.生氣時的哭聲，會有像要說話的樣子嗎？　(1)有　(2)沒有　(3)不知道　(4)＿

＿個月時。

4.常常發出聲音是在何種時候？常常出聲音時畫◎，有時候出聲音時畫○，完

全不出聲音時打×：

（　）喝牛奶或吃東西時，（　）用餐後，（　）被媽媽逗弄時，（　）換

過尿布後，（　）午睡後，（　）早上睡醒後，（　）一個人的時候，（　）

一個人玩玩具時，（　）洗澡時，（　）其他，（　）個月時。

5.想要抱時怎麼辦？在適當的項目上畫○：是誰？媽媽（　），家人（　），

其他人（　）。怎麼辦？（　）出聲音，（　）哭，（　）看臉，（　）手

舞足蹈，（　）拉人，（　）其他，（　）個月時。

6.想要的東西拿不到時怎麼辦？在適當項目上畫○，並說明在（　）個月時。

  (1)拉大人到那個東西的地方去：（　）不出聲，（　）一邊出聲音一邊拉人。

  (2)用手指著：（　）不出聲，（　）一邊出聲音一邊用手指著。

  (3)出聲音：（　）什麼樣的聲音？＿＿＿＿＿＿＿＿。

7.發現他（她）知道的東西時怎麼樣？在適當的項目上畫○，並說明在（　）

  個月時。

  什麼東西？＿＿＿＿＿，（　）出聲音，何種聲音？＿＿＿＿＿，（　）用手指

  示，（　）一邊出聲音一邊用手指示。

8.希望有人陪他（她）時，會出什麼聲音？（　）「ㄚㄧ」「ㄛㄧ」，（　）

  「ㄇㄚㄇㄚ ㄇㄚ」，（　）「ㄚ……ㄣ」，（　）其他聲音：＿＿＿＿＿＿，

  （　）個月時。

9.會模仿大人咳嗽或「ㄅㄅㄅㄅ」的舌尖音嗎？　(1)會（咳嗽聲、ㄅㄅㄅ的舌尖

  聲，其他：＿＿＿＿　(2)不會　(3)不知道，理由：＿＿＿＿＿　(4)＿＿個月時。

10.聽到東西的聲音或動物的叫聲會馬上模仿嗎？在會模仿的聲音上畫圈：

  (1)會：（　）狗吠聲，（　）貓叫聲，（　）汽車喇叭聲，（　）飛機聲，

  （　）開關門聲，（　）其他　(2)不會：（　）　(3)＿＿＿個月時。

11.會模仿大人一部分或全部的話語嗎？　(1)會：（全部、部分，什麼樣的話？

  ＿＿＿）　(2)不會　(3)＿＿＿個月時。

12.會唱歌嗎？在適當的項目上畫○：會唱全部的（　）歌曲，（　）加上歌詞；

  會唱一部分的（　）歌曲，（　）加上歌詞；會唱什麼歌？＿＿＿＿＿＿＿；

  ＿＿＿個月時。

13.聽到有人叫他（她）的名字時，會回答嗎？　(1)會　(2)不會　(3)不知道，理

  由：＿＿＿＿＿＿　(4)＿＿＿個月時。

14.會自言自語嗎？　(1)會（說些什麼話？＿＿＿）　(2)不會　(3)不知道，理由：

  ＿＿＿＿＿＿　(4)＿＿＿個月時。

15.一個人玩的時候，會反覆複誦媽媽的話語嗎？　(1)會（說些什麼？）＿＿＿

  (2)不會　(3)不知道，理由：＿＿＿＿＿＿　(4)＿＿＿個月時。

16.會使用代名詞或疑問詞嗎？（如：這裡、那裡、這個、那個、哪一個？在哪

  裡？），在適當的項目上畫○：

  (1)會：（　）這裡，（　）那裡，（　）哪裡？（　）這個，（　）那個，

  （　）哪一個？　(2)不會　(3)不知道，理由：＿＿＿＿＿　(4)＿＿＿個月時。

17.會問某些東西的名稱嗎？　(1)會　(2)不會　(3)不知道，理由：＿＿＿＿＿

(4)＿＿個月時。

18.會用哪些話語表達？

(1)人物：例如ㄅㄚˋㄅㄚˋ（爸爸），ㄇㄚㄇㄚ（媽媽），＿＿＿（自己），＿＿＿

（媽媽），＿＿＿（爸爸），＿＿＿（祖母），＿＿＿（祖父），＿＿＿（其他：

＿＿＿＿＿＿），＿＿＿＿＿＿個月時。

(2)身體的部位，：例如ㄧㄢˇㄐㄧㄥ（眼睛），ㄊㄡˊㄈㄚˇ（頭髮），＿＿＿（眼

睛），＿＿＿（鼻子），＿＿＿（嘴），＿＿＿（手），＿＿＿（腳），＿＿＿（頭），

＿＿＿（其他：以什麼話代表什麼部位），＿＿＿個月時。

(3)食物與食器：例如ㄇㄤˋㄇㄤˋ（嬰兒食品），ㄔˊㄔˊ（調羹），以＿＿＿

（　　），＿＿＿（　　），＿＿＿（　　），＿＿＿（　　），＿＿＿（　　），＿＿＿

（　　），＿＿＿個月時。

(4)動物：例如ㄨㄤˋㄨㄤˋ（狗），ㄇㄧㄠˋㄇㄧㄠˋ（貓），＿＿＿（　　），＿＿

＿＿（　　），＿＿＿（　　），＿＿＿個月時。

(5)玩具：例如ㄅㄨㄅㄨ（汽車），＿＿＿（　　），＿＿＿（　　），＿＿＿（　

　），＿＿＿（　　），＿＿＿個月時。

(6)衣服：例如ㄒㄧㄝˇㄒㄧㄝˇ（鞋子），ㄨㄚˋㄨㄚˋ（襪子），＿＿＿（　　），

＿＿＿（　　），＿＿＿（　　），＿＿＿個月時。

(7)家庭用品：例如ㄅㄟˋㄅㄟˋ（棉被），＿＿＿（　　），＿＿＿（　　），＿＿＿

（　　），＿＿＿（　　），＿＿＿個月時。

(8)交通工具：例如ㄅㄚˋㄅㄨ（公車），＿＿＿（　　），＿＿＿（　　），＿＿＿

（　　），＿＿＿（　　），＿＿＿個月時。

(9)其他：例如把××××叫做××××，請寫出來：

＿＿＿（　　），＿＿＿（　　），＿＿＿（　　），＿＿＿（　　），＿＿＿（　

　）。

19.下面的話代表什麼意義？在適當的項上畫○，並說明＿＿＿個月時。

「ㄇㄤˋㄇㄤˋ」：食物，吃東西，想要吃的東西，指飯桌上所有的東西，嬰兒

食品，媽媽，其他：＿＿＿＿＿＿

「ㄅㄨㄅㄨ」：汽車、坐車、喝的東西，火車，其他：＿＿＿＿＿＿

「ㄅㄞㄅㄞ」：再見的意思，要出去玩的意思，想回家的意思，其他：＿＿＿＿

＿＿＿

「ㄨㄤˋㄨㄤˋ」：狗（實物、圖畫），貓（實物、圖畫），其他動物（實物、圖畫），其他：________

20.會說二語句的話嗎？例如：「ㄗㄞˋ ㄐㄧㄢˋ」或「ㄔ ㄈㄢˋ」等。 (1)會 (2)不會 (3)____個月時。

林 寶 貴 謹製
國立臺灣師範大學
特殊教育研究所

【附錄三】學前兒童語言障礙評量表

（記錄紙）

林寶貴　林美秀　編製

國立臺灣師範大學特殊教育研究所

學生姓名：＿＿＿＿＿＿性別：□男□女

施測日期：＿＿年＿＿月＿＿日

出生日期：＿＿年＿＿月＿＿日，實足年齡：＿＿歲＿＿個月

就讀機構：＿＿縣（市）＿＿＿＿＿＿＿＿＿＿＿＿＿單位

家庭主要使用語言：□國語　□閩南語　□客家語　□其他：＿＿語

評量結果：

語暢：□正常 □異常 語言發展原始分數：

語調：□正常 □異常 語言理解：＿＿分，百分等級＿＿（□正常　□異常）

聲音：□正常 □異常 口語表達：＿＿分，百分等級＿＿（□正常　□異常）

聲調：□正常 □異常 合　　計：＿＿分，百分等級＿＿（□正常　□異常）

構音：錯誤音＿＿個（□正常　□異常）

建議事項：

□ 1.宜進一步接受（□醫學、□聽力、□智力、□其他）檢查

□ 2.宜接受（□構音、□口吃、□聲音、□語言）矯治或訓練

□ 3.宜就讀普通班

□ 4.直就讀特殊班（□啟智、□啟聰、□語障、□資源、□其他）

□ 5.宜就讀特殊學校（□啟智、□啟聰、□啟仁、□啟明、□其他）

主試者：＿＿＿＿＿＿＿

分測驗一：語言理解

※※※練習題：1.「拍拍手」、「握握手」、「摸摸頭」。

評　　量　　項　　目	理		解
1.「你先點點頭再把眼睛閉起來。」〔內容、次序皆對〕	1	0	無反應
（第2.題～第15.題請用圖卡1）			
2.「報紙在哪裡？指指看。」（報紙）	1	0	無反應
3.「蘋果、香蕉、牛奶在哪裡？」〔3/3〕	1	0	無反應
4.「我喜歡吃蘋果，猴子喜歡吃什麼呢？指指看。」 （蘋果或香蕉或牛奶）	1	0	無反應
5.「指一指在蘋果下面的東西。」（手套）	1	0	無反應
6.「這裡有沒有小狗？」（沒有）	1	0	無反應
7.「這裡有沒有飛機？」（沒有）	1	0	無反應
8.「可以戴在手上的是哪一個？」（手套）	1	0	無反應
9.「你只要指出手套和香蕉，其他的不要指。」 （手套、香蕉）〔2/2〕	1	0	無反應
10.「你不要指蘋果和報紙，你只要指牛奶。」 （牛奶）	1	0	無反應
11.「這些哪一個是黃色？」（香蕉）	1	0	無反應
12.「把水果統統指出來。」（蘋果、香蕉）〔2/2〕	1	0	無反應
13.「指一指在中間的東西。」（牛奶）	1	0	無反應
14.「哪些是紅色？」（蘋果、牛奶盒）〔2/2〕	1	0	無反應
15.「指一指在報紙上面的東西。」（香蕉）	1	0	無反應
（第16.～第19.題請用圖卡2）			
16.「我指雨傘，你指草莓。」（草莓）	1	0	無反應
17.「你先指耳朵，再指蝴蝶。」（耳朵、蝴蝶）〔2/2〕	1	0	無反應
18.「雨傘的旁邊是什麼。」（蝴蝶）	1	0	無反應
19.「老虎的左邊是什麼東西。」（耳朵）	1	0	無反應
20.「你的左腳在哪裡？」	1	0	無反應
21.「你的右手在哪裡？」	1	0	無反應

（第22.題—第28.題請用圖卡3）			
22.「哪一個人在玩皮球？」（小丑）	1	0	無反應
23.「哪一個圖是發生車禍了？」（車禍）	1	0	無反應
24.「哪一個人和小動物在玩？」（小朋友）	1	0	無反應
25.「哪一個是工程？」（工程）	1	0	無反應
26.「哪些人在工作？」（工程）	1	0	無反應
27.「哪一個是存錢用的？」（小豬）	1	0	無反應
28.「車禍很好玩對不對？」（不對）	1	0	無反應
29.「小華好胖，小明好瘦，誰比較胖呢？」（小華）	1	0	無反應
30.「火車就要開了」就是「火車開走了」， 　「對不對？」（不對）	1	0	無反應
語言理解共30分，評量結果得＿＿＿分，□無反應			

分測驗二：口語表達

評　量　項　目	聲　　音		
1.「你叫什麼名字？你今年幾歲？你家裡有些什麼人？」	□正常	□異常	□無反應
2.「你從1數到10。」	□正常	□異常	□無反應
3.「你說『ㄚ……』，愈長愈好。」	□正常	□異常	□無反應
評量結果	□正常□異常□無反應		

※※※練習：1.「你說說看，這是什麼？」（老師指頭髮）
　　　　　　2.「你說說看，這是什麼？」（老師指鼻子）

評量項目	口語表達			構　音	
（第4.題～第8.題請用圖卡1）					
4.「這是什麼？」（蘋果）	1	0	無反應	ㄆ／ㄥ	ㄍ
5.「這是什麼？」（香蕉）	1	0	無反應	ㄒ／ㄤ	ㄐ
6.「這是什麼？」（牛奶）	1	0	無反應	ㄋ	ㄞ
7.「這是什麼？」（報紙）	1	0	無反應	ㄅ／ㄠ	ㄓ

（第 8.題～第 15.題請用圖卡 2）					
8.「這是什麼？」（肥皂）	1	0	無反應	ㄈ／ㄟ	ㄗ
9.「這是什麼？」（機器人）	1	0	無反應	ㄑ／一	ㄖ／ㄣ
10.「這是什麼？」（蝴蝶）	1	0	無反應	ㄏ	ㄅ／ㄝ
11.「這是什麼？」（雨傘）	1	0	無反應	ㄩ	ㄙ／ㄢ
12.「這是什麼？」（耳朵）	1	0	無反應	ㄦ	ㄛ
13.「這是什麼？」（老虎）	1	0	無反應	ㄌ	ㄨ
14.「這是什麼？」（草莓）	1	0	無反應	ㄘ	ㄇ
15.「這是什麼？」（卡車）	1	0	無反應	ㄎ／ㄚ	ㄔ／ㄜ
（第 16.題請用圖卡 1） 16.「這是什麼？」（手套）	1	0	無反應	ㄕ／ㄡ	ㄊ
17.「香皂是做什麼用的？」 （和清潔或衛生有關者）	1	0	無反應	錯誤音 共＿＿＿個 聲調 □正常□異常	
18.「你用什麼說話？」（嘴巴）	1	0	無反應		
19.「過馬路的時候要注意什麼？」 （和交通安全有關者）	1	0	無反應		
20.「如果不小心踩到別人的腳要說什麼？」（和道歉或問候有關者，如 　對不起、很痛嗎？）				1	0	無反應
21.「老虎有幾隻腳？」（四隻）				1	0	無反應
22.「卡車是做什麼用的？」 　（和載物有關者）				1	0	無反應
23.「你用什麼東西畫圖？」 　（和畫圖的用具有關者，如鉛筆、蠟筆等）				1	0	無反應
24.「小明和媽媽要去動物園玩，他們想要坐車去，爸爸就開車送他們去 　車站。」 　(1)「小明要和誰去玩？」（媽媽）				1	0	無反應
(2)「他們要去哪裡玩？」（動物園）				1	0	無反應
(3)「他們想要坐什麼去玩？」（坐車）				1	0	無反應
(4)「誰送他們去車站？」（爸爸）				1	0	無反應
(5)「他們怎麼去車站？」 　　（爸爸開車）				1	0	無反應

（第25.題～第31.題請用圖卡4）			
25.「他們在做什麼？」（指釣魚、撈魚者）	1	0	無反應
26.「他們三個人在做什麼？」 （指拉繩的三個人）	1	0	無反應
27.「他們三個人怎麼了？」 （指右邊三個人）	1	0	無反應
28.「她在做什麼？」（指跳繩的女孩）	1	0	無反應
29.「他們怎麼了？」（指翻船的人）	1	0	無反應
30.「他們二個人在做什麼？」 （指湖裡的二個人）	1	0	無反應

			語暢	語調
31.請小朋友從頭到尾再說一遍圖卡4的故事 評量標準：內容是否切題？	1	0	□正常 □異常 □無反應	□正常 □異常 □無反應
內容是否有順序性？	1	0		
是否至少有一個句子是完整的？	1	0		
故事是否有情節、內容？	1	0		
32.請你說一個「三隻小豬」的故事。（若受試者不熟悉本故 　事，可由其他故事代替） 評量標準：內容是否切題？	1	0	□正常 □異常 □無反應	□正常 □異常 □無反應
內容是否有順序性？	1	0		
是否至少有一個句子是完整的？	1	0		
故事是否有情節、內容？	1	0		
口語表達共30分，評量結果得_____分 　　　　□無反應			□正常 □異常 □無反應	□正常 □異常 □無反應

【附錄四】學齡兒童語言障礙評量表
（記錄紙）

教育部第二次全國特殊兒童普查執行小組

國立臺灣師範大學特殊教育學　系
研究所　印製

基本資料：

學生姓名：＿＿＿＿＿性別：□男□女　　排行序：＿＿

施測日期：＿＿年＿＿月＿＿日

出生年月日：＿＿年＿＿月＿＿日

實足年齡：＿＿歲＿＿月

就讀學校＿＿縣（市）＿＿＿＿＿＿學校□學前□國小□國中

　　　＿＿＿＿年級＿＿班（□普通班□資源班□全時制特殊班）

家庭主要使用語言：□國語□閩南語□客家語□其他：＿＿語

伴隨其他障礙：□無（以下免填）

　　　　　　□有　　□智能不足□聽覺障礙□腦性麻痺

　　　　　　□自閉症□學習障礙□唇顎裂

　　　　　　□視覺障礙□其他：＿＿障礙

評量結果：

語　　暢：□正常□異常

聲　　音：□正常□異常

構　　音：□正常□異常（錯誤音＿＿個）

語言發展：□正常□異常

理　　解：□正常□異常（＿＿分）　　百分等級：＿＿

表　　達：□正常□異常（＿＿分）　　百分等級：＿＿

合計：＿＿分　　　　　　　　　　　百分等級：＿＿

總評：□正常□異常

建議事項：

□ 1.宜進一步接受（□醫學、□聽力、□智力、□其他）檢查

□ 2.宜接受（□構音、□口吃、□聲音、□語言）矯治或訓練

□ 3.宜就讀普通班

□ 4.宜就讀特殊班（□啟智、□啟聰、□語障、□資源、□其他）

□ 5.宜就讀特殊學校（□啟智、□啟聰、□啟仁、□啟明、□其他）

主試者：＿＿＿＿＿＿

分測驗一：語言理解

評　量　項　目	理		解
1.「把手放在桌子上」	1	0	NR
2.「先點點頭然後再把眼睛閉起來」〔內容、次序二者皆對〕	1	0	NR
（第3.題～第13.題請使用圖卡1） 3.「請你指一指報紙」（報紙）	1	0	NR
4.「把可以吃和喝的東西指出來」（蘋果、牛奶、香蕉）〔3/3〕	1	0	NR
5.「哪一個是黃色？」（香蕉）	1	0	NR
6.「把水果統統指出來。」（香蕉、蘋果）〔2/2〕	1	0	NR
7.「指一指中間的東西。」（牛奶）	1	0	NR
8.「指一指蘋果下面的東西。」（手套）	1	0	NR
9.「指一指可以戴在手上的是哪一個。」（手套）	1	0	NR
10.「你只要指手套和香蕉，其他的不要指。」（手套、香蕉）〔2/2〕	1	0	NR
11.「你不要指蘋果和報紙，你指牛奶。」（牛奶）	1	0	NR
12.「從你的方向看，牛奶右下方的東西是哪一個？」（報紙）	1	0	NR
13.「如果這兒有猴子，你就指香蕉，如果沒有猴子，你就指蘋果。」（蘋果）	1	0	NR
（第14.題～第22.題請使用圖卡2） 14.「把會飛的動物指出來。」（蝴蝶）	1	0	NR
15.「把交通工具指出來。」（卡車）	1	0	NR
16.「指一指耳朵上面的東西。」（肥皂）	1	0	NR
17.「你先指耳朵，再指蝴蝶。」（耳朵、蝴蝶）〔2/2〕	1	0	NR
18.「當我指雨傘以後，你就指機器人。」（在雨傘之後指機器人）	1	0	NR
19.重述數字「7－4－6－9－8－3－2」〔次序、內容均對〕	1	0	NR
20.「從你的方向看，老虎左邊的東西是哪一個？」（耳朵）	1	0	NR
21.「指一指草莓以外的所有東西。」（肥皂、耳朵、老虎、機器人、蝴蝶、傘、卡車）〔7/7〕	1	0	NR
22.「在你指草莓以前，先指肥皂。」（肥皂、草莓）〔次序、內容均對〕	1	0	NR
（第23.題～第26.題請使用圖卡3） 23.「哪一個是工程？」（起重機）	1	0	NR

24.「哪一個是寵物？」（狗或貓）	1	0	NR
25.「哪一個是儲蓄？」（小豬）	1	0	NR
26.「哪一個是悲劇？」（車禍）	1	0	NR
27.「注意聽，下面哪一句話聽起來比較通順？『他被窗戶打破了』，『他把窗戶打破了』」（第二句）	1	0	NR
28.「『小華比小明還要胖』是誰比較胖？」（小華）	1	0	NR
29.「『火車馬上就要開了』這句話的意思是『火車已經開了』，對不對」（不對）	1	0	NR
30.「小明要和媽媽去臺南玩，他們想要搭火車，爸爸開車送他們到火車站，可是在半路上，輪胎破了；不過，他們還是趕到了車站，搭上了那班火車。」「小明要和誰出去玩？」（媽媽）	1	0	NR
「他們要去那裡玩？」（臺南）	1	0	NR
「他們到火車站的路上，發生了什麼事？」（輪胎破了）	1	0	NR
共計 32 分，評量結果得＿＿分	1	0	NR

分測驗二：口語表達

評　量　項　目	語　暢		聲　音
1.「你叫什麼名字？幾歲？家裡有誰？統統告訴我。」（大班、一、二年級）「請你自我介紹一下。」（三、四年級以上）	流暢	不流暢	□正常 □異常
2.「你喜歡看什麼電視節目？」「為什麼？」	流暢	不流暢	
3.「說說早上到現在做過的事。」	流暢	不流暢	
4.「你從 1 數到 10。」	流暢	不流暢	
5.「你說『Ｙ——』，愈長愈好。」	流暢	不流暢	
評量結果	□正常	□異常	

評　量　項　目	表　達			構　音	
（第 6.題～第 10.題請使用圖卡 1） 6.「這是什麼？」（蘋果）	1	0	NR	ㄆ／ㄥ	ㄍ

7.「這是什麼？」（香蕉）	1	0	NR	ㄒ／ㄤ	ㄐ
8.「這是什麼？」（牛奶）	1	0	NR	ㄋ	
9.「這是什麼？」（手套）	1	0	NR	ㄕ	ㄊ
10.「這是什麼？」（報紙）	1	0	NR	ㄅ	ㄓ
（第11.題～第18.題請使用圖卡 2） 11.「這是什麼？」（肥皂）	1	0	NR	ㄈ	ㄗ
12.「這是什麼？」（機器人）	1	0	NR	ㄑ	ㄖ／ㄣ
13.「這是什麼？」（蝴蝶）	1	0	NR	ㄏ	ㄉ
14.「這是什麼？」（雨傘）	1	0	NR	ㄩ	ㄙ／ㄢ
15.「這是什麼？」（耳朵）	1	0	NR	ㄦ	
16.「這是什麼？」（老虎）	1	0	NR	ㄌ	
17.「這是什麼？」（草莓）	1	0	NR	ㄘ	ㄇ
18.「這是什麼？」（卡車）	1	0	NR	ㄎ	ㄔ
19.「我用牙刷刷牙，你用什麼寫字？」____ 1 分：和寫字直接有關者（如鉛筆、原子筆） 0 分：不合題意或非直接有關者（如手、紙）	1	0	NR	錯誤音 共______個	

20.「不小心踩到別人的腳要說什麼？」____ 1 分：和道歉或問候有關者 0 分：不合題意	1	0	NR
21.「請你告訴我，肥皂是做什麼用的？」____ 1 分：和清潔或衛生有關者 0 分：不合題意	1	0	NR
22.「過馬路的時候，應該注意什麼？」____ 1 分：和交通有關者 0 分：不合題意	1	0	NR
23.「說說電話主要是做什麼用的？」____ 1 分：和電話功能直接有關 0 分：不合題意或所答與功能無關者（如玩）	1	0	NR
24.「碗和筷子，椅子和____？」（桌子）	1	0	NR
25.「香蕉和蘋果有什麼地方一樣？」____ 1 分：說出二者性質、功能的特色（如香味） 0 分：不合題意	1	0	NR

26.「高興的相反是什麼？」＿＿ 　1分：不高興、生氣、悲傷 　0分：不合題意（如不知道，沒有不高興）	1	0	NR
27.「胖和瘦，粗和＿＿。」（細）	1	0	NR
28.「哥哥是男生，姊姊是＿＿。」（女生）	1	0	NR
29.「請你按照次序告訴我這些圖在說什麼？越詳細越好。」（圖卡4） 　評量標準：內容是否切題？	1	0	NR
內容是否有順序性？	1	0	NR
是否至少有一個句子是完整的？	1	0	NR
故事是否有情節、內容？	1	0	NR
30.「請你說一說烏龜和兔子賽跑的故事。」（若受試者不熟悉本故事，可 　由其他故事代替之） 　評量標準：內容是否切題？	1	0	NR
內容是否有順序性？	1	0	NR
是否至少有一個句子是完整的？	1	0	NR
故事是否有情節、內容？	1	0	NR
共計31分，評量結果得：＿＿分			

【附錄五】智能障礙兒童語言能力評量表

姓名：_____學校：_____學部____年級____

性別：_____出生年月日：____年____月____日生，滿____歲____個月

智商：____，____年____月____日檢查

評量者：____，____年____月____日填記

說明：下列各評量項目分六種程度，請按照兒童之實際語言能力程度，在適當之程度代號（0至5）上畫圈。

評量項目	程度	評量標準
1 打招呼	0	有人打招呼連身體或表情都沒有反應
	1	老師或同學跟他打招呼，只有身體、表情、「啊！」、「嗯！」等回答
	2	老師或同學跟他打招呼，會回答：「早！」或「再見！」
	3	會自動向老師或同學說：「早！」、「再見！」
	4	即使在校外碰到認識的人也會自動說：「早！」、「你好！」、「再見！」等
	5	能在適當的時候說：「謝謝！」、「對不起！」、「請進！」、「請用！」、「抱歉！」等
2 回答	0	被老師叫到名字，連身體或表情都沒有反應
	1	被叫到名字時，會把頭轉過去，或以笑臉回應
	2	被叫到名字時，會回答：「啊！」或「嗯！」
	3	被叫到名字時，會回答：「有！」或「到！」
	4	有人問：「你喜歡××嗎？」或「這是××嗎？」時，會回答：「喜歡」、「是」、「是的」
	5	有人問問題時，知道的就說知道，不知道的就說不知道

3 指示	0	不會照人家的命令或指示去做
	1	對「起立！」、「敬禮！」、「坐下！」等指示，多少會照著做
	2	對老師的「集合！」、「排隊！」等口令會照著去做
	3	級任老師向全班說：「換衣服！」時，會照著去做
	4	別的老師向全班說：「換衣服！」時，也會照著去做
	5	對學校的全部活動都能照著指示去做
4 要求	0	對想要的事或物不會表達
	1	對想要的事或物，會用手指或說：「啊！」、「嗯！」
	2	會說：「給我那個！」或「我想要××！」
	3	會向級任老師要求：「我們來做××吧！」
	4	會向別的老師要求：「我們來做××吧！」
	5	會在班會上提出自己的意見
5 發問	0	不會發問
	1	會問級任老師：「這是什麼？」、「為什麼？」等問題
	2	會問老師：「你喜歡××嗎？」、「要去哪裡？」
	3	會向老師問不認識的字或話的意思
	4	到商店買東西時，會問：「這個多少錢？」
	5	有人問路時，會向交通警察打聽
6 傳話	0	不會傳話
	1	會把傳話的紙條送到隔壁教室
	2	不必寫紙條，可以到隔壁教室借東西
	3	會傳話給老師
	4	不必用連絡簿，可以把父母簡單的話傳給學校
	5	不必寫紙條，可以把人家託的簡單東西買回來
7 畫冊	0	對畫冊不感興趣，沒有注視圖畫的樣子
	1	看畫冊內有認識的事物時，會用手指，或做「啊！」、「哦！」的反應
	2	問他：「這是什麼畫？」時，會列舉畫中的東西名稱
	3	問他：「這是什麼畫？」時，會回答：「他們在做××。」
	4	看到有故事的畫冊時，會一邊看一邊說明故事的內容
	5	看完畫冊後，問他：「畫冊裡面說了些什麼？」時，會說出大概的內容

8 童 話	0	講童話給他聽時,不感興趣也不想聽
	1	聽完童話後,被問:「聽到什麼樣的故事?」時,不會回答只是靜靜的聽
	2	被問:「聽到什麼故事?」時,會列舉出現過的「白雪公主、小矮人」等人物
	3	會片斷地敘述幾個出現的場面
	4	大概可以把故事內容說出來
	5	可以把感想和故事內容說出來
9 電 視	0	對電視不感興趣,不想聽也不想看
	1	對感興趣的節目,會看一下
	2	對三十分鐘左右的節目,可以從頭看到尾
	3	會自己選擇某些節目來看
	4	會和其他同學談節目的內容
	5	會和同學談些電視上報告的大事
10 電 話	0	給他玩具電話也沒有要拿起話筒來聽的樣子
	1	會玩玩具電話
	2	接到老師或媽媽的電話時會回答:「嗯!」、「是!」、「對!」
	3	會把交待他的事,從學校傳達到家裡
	4	會用電話向父母或老師傳話
	5	會自己打電話給老師或同學
11 戲 劇 性 活 動	0	不會參加戲劇性活動
	1	不會說臺詞,但多少可以參加戲劇性的活動
	2	會跟著錄音帶或錄影帶參加戲劇性的活動
	3	跟大夥兒在一起,可以附和著說些臺詞
	4	可以一個人說些簡單的臺詞
	5	可以扮演簡單話劇的角色
12 經 驗 發 表	0	被問:「昨天××了嗎?」時,連「嗯!」的反應也沒有
	1	被問:「昨天××了嗎?」時,只會回答:「嗯!」
	2	被問:「昨天××了嗎?」時,會回答:「××」或「××了!」
	3	會列舉經驗過的事
	4	會把經驗過的事,說出「何時」、「在何處」、「跟誰」、「做了什麼」
	5	會把遠足或發表會的情形與感想發表出來

13 談話	0	對與人談話不感興趣，也不參加
	1	被叫到名字也不説話，但會參加大家的談話
	2	被叫到名字時，多少會説一點
	3	有時候自己會先開口
	4	更進一步會敘述自己的意見
	5	會針對談話的重點與話題説話
14 説話遊戲	0	不會參加説話遊戲
	1	可以做模仿動物叫的遊戲
	2	會玩「ㄚ」、「ㄛ」音的説話遊戲
	3	會玩文字卡或圖卡遊戲
	4	會玩文字接龍遊戲
	5	懂得猜謎的意義，會玩猜謎遊戲

【附錄六】語言障礙鑑定表

一、語言障礙兒童綜合鑑定表

學生姓名		年　月　日生	滿：　歲　個月	鑑定日期	年　月　日
編號	檢查項目	檢查結果			檢查者
1.	聽力檢查	左耳：＿＿＿＿dB　右耳：＿＿＿＿dB 障礙程度：輕微　輕度　中度　重度 其他耳疾：			
2.	智力測驗	比西：　　魏氏：　　CMMS： 其他智力測驗：			
3.	語言發展評量	語言理解：　　口語表達：			
4.	構音器官及功能檢查	口、唇、舌、齒、顎、鼻等功能			
5.	構音評量	正常、異常（添加、省略、替代、歪曲、聲調錯誤、整體性含糊不清）			
6.	聲音評量	正常、異常（音質、音調、音量、共鳴異常）			
7.	語暢評量	正常、異常（重複、延長、中斷、首語難發、急促不清）			
8.	行為觀察	正常、異常（過動、分心、漠然，怕生、注意力短暫、不合作、無反應）			
9.	醫學檢查				
10.	綜合結論與建議				

二、構音評鑑表

構音測驗篩檢句：

1.爸爸跑步（ㄅ、ㄆ）

2.弟弟頭痛（ㄉ、ㄊ）

3.哥哥喝可樂（ㄍ、ㄎ、ㄏ）

4. 姊姊去上學（ㄐ、ㄑ、ㄒ、ㄕ）

5. 操場上做早操（ㄘ、ㄔ、ㄕ、ㄗ）

6. 從 40 數到 50（ㄙ）

記　　錄：正常＿＿＿鼻音共鳴：正常＿＿＿、異常＿＿＿

異常型態：替代＿＿＿添加＿＿＿

　　　　　省略＿＿＿聲調錯誤＿＿＿其他＿＿＿（如整體性含糊不清）

　　　　　歪曲＿＿＿（以打「√」方式）

構音器官及功能檢查：

功能器官：	健全	尚可	異常	功能：	健全	尚可	異常
1. 唇	___	___	___		___	___	___
2. 舌	___	___	___		___	___	___
3. 齒	___	___	___		___	___	___
4. 軟顎	___	___	___		___	___	___

構音輪替運動：

ㄆㄚ—ㄊㄚ—ㄎㄚ：　　　　　次／5 秒

三、聲音評估量表

姓名：＿＿＿＿性別：＿＿＿年齡：＿＿＿學校：＿＿＿＿＿＿

轉介者：＿＿＿＿評估者：＿＿＿＿評估日期：＿＿＿＿＿＿

轉介原因：＿＿＿＿＿＿＿＿＿＿＿＿＿＿＿＿＿＿＿＿＿＿＿＿＿＿＿＿＿＿

用聲狀況：學校＿＿＿＿＿＿＿＿＿＿＿＿＿＿＿＿＿＿＿＿＿＿＿＿＿＿＿＿＿

　　　　　家庭＿＿＿＿＿＿＿＿＿＿＿＿＿＿＿＿＿＿＿＿＿＿＿＿＿＿＿＿＿

相關的病史：

　　□呼吸道感染　　□咽喉炎　　□過敏　　□咳嗽　　□甲狀腺問題

　　□聽障程度　　□耳炎　　□口部呼吸　　□鼻病　　□口鼻的手術

　　□喉部外傷

聲帶狀況：耳鼻喉科醫生報告：

        喉鏡評估：

        聲譜分析儀評估：

        其他：

音質評估：□正常　　□無聲　　□沙啞　　□嘶啞　　□假音
　　　　　□雙重音　　□痙攣性聲音

音調評估：□適中　　□過高　　□偏低　　□無變化性
　　　　　單音的頻率＿＿Hz、音階＿＿
　　　　　連續性說話頻率＿＿Hz 或音階＿＿

音量評估：□適中　　□過大　　□過小
　　　　　音量＿＿分貝

呼吸方式：□胸式　　□橫膈膜式　　□鎖骨式　　□呼吸不足

發聲方式：□音高斷裂　　□發聲斷裂　　□雙重音
　　　　　□發音低沈粗嘎　　□硬起聲　　□其他

相關的緊張：□喉肌過度使力　　□構音器官用力　　□臉部緊張力
　　　　　　□肩胛舉高　　□肢體用力

說話速率：□適中　　□過快　　□過慢　＿＿字／每分鐘

總結：

治療計畫：

四、口吃評鑑法

姓名＿＿＿＿出生日期＿＿＿＿性別＿＿身分＿＿籍貫＿＿教育程度＿＿職業＿＿
病因＿＿聽力＿＿住址＿＿＿＿＿＿＿＿＿＿＿＿＿＿＿＿電話＿＿＿＿＿＿

㈠自動性言語

　　1.數 1～20

　　2.說童謠「三輪車」

㈡模仿言語

　　1.車、人、和

　　2.冬瓜、胡瓜、木瓜、西瓜

　　3.請上車，他已經回家

　　4.昨天下了一陣大雨，我們沒去看電影

㈢獨白

　　1.說最近看的一個電視節目內容

　　2.說你從早上到現在的經歷

㈣回答問題

　　1.談談你自己

　　2.談談你的家庭

　　3.談談你說話方面的問題

㈤看圖說話

　　※一家出遊圖

㈥問問題

　　※請你問我三個問題

㈦朗讀

　短文

　　　王愛華家境富足，雖然從小不愁吃穿，過著安逸的日子，可是一點也不自私傲慢，還具有慈悲胸懷，常邀朋友至育幼院慰問孤兒，以「學海無涯」鼓勵他們昂頭向上，偶爾也帶他們到野外欣賞藍天白雲，院童內心莫不希望將來能報答他的恩情。

(八)評鑑

重複音	拖長音	插入語	中斷	其他反應	時間

檢查者＿＿＿＿＿＿

日　期＿＿＿＿＿＿

五、口吃自我評量表

※本問卷願幫助你自我了解，請詳細填寫，謝謝！

1. 你什麼時候開始口吃？

(1)三歲之前＿＿(2)三～五歲＿＿(3)六～七歲＿＿(4)八～十歲＿＿(5)十歲以後（請註明）＿＿

2. 你認為你的口吃是如何發生的？

(1)漸進性的＿＿(2)突發性的＿＿

3. 你的家族中有其他人口吃嗎？

(1)有＿＿稱謂＿＿(2)無＿＿

4. 你幼時說話的經驗如何？

(1)較慢會說話＿＿(2)發音不準＿＿(3)講話太快＿＿(4)講不出來＿＿(5)其他＿＿

5. 就以上問題，你曾接受幫助嗎？

(1)有＿＿(2)無＿＿

6. 你在班上朗讀時，是否因口吃而感到困難？

(1)每次＿＿(2)常常＿＿(3)有時＿＿(4)一、二次＿＿(5)無＿＿

7. 與別的口吃患者比較，你認為你口吃最嚴重時的程度如何？

(1)重度＿＿(2)中重度＿＿(3)中度＿＿(4)中輕度＿＿(5)輕度＿＿

8. 當你嚴重口吃時，你焦慮的程度如何？

(1)非常焦慮＿＿(2)很焦慮＿＿(3)焦慮＿＿(4)有點焦慮＿＿(5)不焦慮＿＿

9. 目前，你對自己口吃焦慮的程度如何？

(1)重度＿＿(2)中～重度＿＿(3)中度＿＿(4)中～輕度＿＿(5)輕度＿＿

10. 目前，你對自己口吃焦慮的程度如何？

(1)非常焦慮＿＿(2)很焦慮＿＿(3)焦慮＿＿(4)有點焦慮＿＿(5)不焦慮＿＿

11. 你認為別人對你口吃的反應如何？

(1)接受（無所謂）＿＿(2)看不出來＿＿(3)感到驚訝＿＿

12. 在多人交談的場合，你發言的情況如何？

(1)主動發言儘量說＿＿(2)該說才說＿＿(3)想說又不想說＿＿(4)不得不說＿＿(5)完全不說＿＿

13. 目前，一天之中你想到自己口吃的次數如何？

(1)無時不想＿＿(2)常常＿＿(3)有時＿＿(4)一、二次＿＿(5)無＿＿

14.你接受口吃治療的經驗如何？請填時間與治療師人數。

　　(1)小學及之前＿＿＿，＿＿＿(2)中學＿＿＿，＿＿＿(3)大學＿＿＿，＿＿＿(4)其他＿＿＿，＿＿＿

15.你接受口吃治療的方式如何？

　　(1)團體＿＿＿(2)多半團體偶爾個別＿＿＿(3)各半＿＿＿(4)偶爾團體多半個別＿＿＿(5)個別＿＿＿

16.總括而言，你接受口吃治療是持續性或是間歇性的？

　　(1)持續性＿＿＿(2)間歇性＿＿＿

17.你父親現在的職業是什麼？你剛開始口吃時他的職業是什麼？

　　＿＿＿＿＿＿＿，＿＿＿＿＿＿＿

18.你認為哪些人的看法與意見對你比較重要？

　　(1)同伴朋友＿＿＿(2)上司或長官＿＿＿(3)家人＿＿＿

19.你認為哪些場合令你害怕？請填 1.2.3.等級

　　(1)交異性朋友＿＿＿(2)求職＿＿＿(3)演講＿＿＿(4)其他（請註明）＿＿＿

20.你認為哪些人使你有壓迫感？請填 1.2.3.等級

　　(1)父母＿＿＿(2)上司＿＿＿(3)長輩＿＿＿(4)平輩＿＿＿(5)晚輩＿＿＿(6)其他（請註明）＿＿＿

21.你曾受到腦傷或接受神經病理檢查嗎？

　　(1)有（請說明）＿＿＿(2)無＿＿＿

22.你認為你的數學性向如何？

　　(1)很好＿＿＿(2)還好＿＿＿(3)普通＿＿＿(4)稍差＿＿＿(5)很差＿＿＿

23.你認為你的音樂性向如何？

　　(1)很好＿＿＿(2)還好＿＿＿(3)普通＿＿＿(4)稍差＿＿＿(5)很差＿＿＿

24.你認為你不是個生活有條理的人？

　　(1)很好＿＿＿(2)還好＿＿＿(3)普通＿＿＿(4)稍差＿＿＿(5)很差＿＿＿

25.你認為你今天說話說得如何？

　　(1)很好＿＿＿(2)還好＿＿＿(3)普通＿＿＿(4)稍差＿＿＿(5)很差＿＿＿

26.請寫幾個句子敘述你口吃的原因及對本問卷的看法與意見：

　　＿＿＿＿＿＿＿＿＿＿＿＿＿＿＿＿＿＿＿＿＿＿＿＿＿＿＿＿＿＿＿＿＿＿＿＿＿＿＿

六、語言發展遲緩篩選評量表

項目	觀察內容	結果
(一)言語機轉	1.呼吸是否規則而不費力。 2.能否主動發聲？音量是否夠大？有無鼻音過重現象？ 3.能否進食固體食物，而沒有食物外漏及流口水現象？ 4.說話時，舌頭、雙唇、下頜動作是否靈活、協調？ 5.能複誦ㄆㄚ—ㄊㄚ—ㄎㄚ三次（輪替動作）。	
(二)語言理解	1.能正確反應聲源。 2.能正確指認常見物品及身體部位。 3.能正確做物品歸類。 4.了解空間概念（上、下、前後、裡外）。 5.能跟隨兩個指令。	
(三)口語表達	1.能模仿聲音或語音。 2.能說出物品名稱。 3.能複誦短句。 4.能用短句回答問題或表達需求。 5.能看圖片說故事（內容是否適當，句型是否完整。）	
(四)閱讀	1.能辨識自己姓名。 2.能認識注音符號。 3.能讀出短句。 4.能讀出短文。 5.閱讀測驗。	
(五)書寫	1.能寫自己姓名。 2.正確聽寫數字。 3.能抄寫短句。 4.能正確聽寫。 5.敘述性書寫。	

註：「閱讀」與「書寫」兩項目應依受測學童年齡，選用適當教材。

【附錄七】社會資源

一、語言障礙資源班級聯絡電話及地址

語障班名稱	聯絡電話	地址
臺北市永樂國小語障班	(02) 25114934	臺北市延平北路 2 段 266 號
臺北市仁愛國小語障班	(02) 27000151	臺北市安和路 60 號
臺北市大理國小語障班	(02) 23021809	臺北市雙園街 89 巷 1 號
臺北市興隆國小語障班	(02) 29323131	臺北市福興路 2 號
臺北市石牌國小語障班	(02) 28228446	臺北市石牌路 1 段 137 號
苗栗縣建功國小語障班	(037) 320043	苗栗市中正路 241 號
高雄市愛國國小語障班	(07) 3122861	高雄市十全一路 1 號
高雄市福東國小語障班	(07) 7510048	高雄市福德三路 96 號

二、語言障礙學術及服務機構

機構名稱	聯絡地址	電話
中華民國聽語學會	臺北市北投區榮民總醫院復健部語言治療室	(02) 28712121-3287
高雄市語言障礙服務協會	高雄市苓雅區光華一路 12 號 6F-2	(02) 27223714
臺北嗓音基金會	臺北市民權東路 2 段 56 號	(02) 25631398
中華顎裂兒童基金會	臺北市德行東路 90 巷 33 弄 2 號 5 樓	(02) 28344198
臺灣省聲暉協進會	彰化市大竹里安溪東路 6 號	(04) 27373177
臺北市聲暉協進會	臺北市信義路 5 段 150 巷 431 弄 44 號	(02) 27233703
臺中縣市聲暉協進會	臺中縣潭子鄉中山路 1 段 185 巷 2 弄 18 號	(04) 25321064
彰化縣聲暉協進會	員林鎮莒光路 457 巷 15 弄 19 號	(04) 8347707
嘉義市聲暉協進會	嘉義市福州八街 77 巷 2 號	(05) 2355743
屏東縣聽障協進會	屏東市廣東路 579 號 4F	(08) 7378243

三、各地區語言治療機構

機構名稱地址	部　門	治療類別電話
省立基隆醫院 基隆市信二路 268 號	復健部	各類語障 (02) 24268131
臺北臺大醫院 臺北市常德街 1 號	復健部	各類語障 (02) 23123456
臺北三軍總醫院 臺北市內湖區成功路二段 325 號	復健部	各類語障 (02) 23659055 轉 320
臺北榮民總醫院 臺北市石牌路一段 210 號	復健部	腦外傷：中風語言遲緩 (02) 28712121 轉 3275
臺北榮民總醫院 臺北市石牌路一段 210 號	耳鼻喉科	構音口吃；吞嚥困難；音聲異常 (02) 28712121 轉 2386
臺北長庚醫院 臺北市敦化北路 199 號 11 樓	顏顱中心	唇顎裂 (02) 27135211 轉 3225
臺北長庚醫院 臺北市敦化北路 199 號	耳鼻喉科	各類語障 (02) 27135211 轉 511
林口長庚醫院 桃園縣公西村復興街 5 號	復健部	各類語障 (02) 23281200 轉 2660
臺北臺安醫院 臺北市八德路二段 424 號聽語中心	耳鼻喉科聽語中心	聽語障 (02) 27718151 轉 684
臺北馬偕醫院 臺北市中山北路二段 92 號	復健部	各類語障 (02) 25433535
臺北市立仁愛醫院 臺北市仁愛路四段 10 號	復健部	各類語障 (02) 27093600
臺北市立和平醫院 臺北市廣州街 14 號	耳鼻喉科復健部	各類語障 (02) 23818501
臺北市立中興醫院 臺北市鄭州路 145 號	耳鼻喉科復健部	各類語障 (02) 25213801
省立臺北醫院 新莊市思源路 45 號	耳鼻喉科復健部	各類語障 (02) 29928111-6

臺北振興醫院 臺北市石牌振興街 45 號	語言治療	腦性麻痺語言治療 (02) 28264400 轉 2100
臺北市立陽明醫院 臺北市雨聲街 105 號	復健部	各類語障 (02) 28353456
臺北國泰醫院 臺北市仁愛路四段 280 號	復健部	各類語障 (02) 27082121
桃園 804 總醫院 桃園市成功路三段 1 號	耳鼻喉科復健部	各類語障 (03) 3343207
省立桃園醫院 桃園市中山路 1492 號	復健部	各類語障 (03) 3359721
省立新竹醫院 新竹市經國路一段 442 巷 25 號	復健部	各類語障 (03) 5213151
省立南投醫院 南投市復興路 478 號	復健部	各類語障 (04) 9231150
臺中榮總醫院 臺中市中港路三段 160 號	耳鼻喉科復健部	各類語障 (04) 22512311
省立臺中醫院 臺中市三民路一段 199 號	耳鼻喉科	各類語障 (04) 22294416,4411
臺中市立醫院 臺中市五常街 3 號	復健部	各類語障 (04) 22295111
中國醫藥學院附設醫院 臺中市育德路 75 號	耳鼻喉科	聽障構音異常 (04) 22342121
臺中莊宏達醫院 臺中市北屯區昌平路一段 420 號	復健部	兒童語障 (04) 22312970
沙鹿光田醫院 臺中縣沙鹿鎮興仁里沙母路 117 號	復健部	各類語障 (04) 26625111-2147
彰化基督教醫院 彰化市中華路 176 號	耳鼻喉科	各類語障 (04) 7238595-5208
彰化秀傳醫院 彰化市中山路一段 542 號	耳鼻喉科	聽語障 (04) 7236226
嘉義榮民醫院 嘉義市劉厝里拔子林 60 號	耳鼻喉科	構音障礙音聲異常 (04) 2359630

嘉義林綜合醫院 嘉義市吳鳳北路 252 號	復健部	各類語障 (05) 2253460
省立臺南醫院 臺南市中山路 125 號	耳鼻喉科	各類語障 (06) 2200055
臺南逢甲醫院 臺南縣永康市中華路 901 號	耳鼻喉科	聽語障 (06) 2521176
永康市榮民醫院 臺南縣永康市復興路 427 號	復健部	各類語障 (06) 2365101
成功大學附設醫院 臺南市勝利路 138 號	復健部	各類語障 (06) 2353535
臺南新樓醫院 臺南市東門街一段 57 號	耳鼻喉科	聽語障 (06) 2753010
高雄民生醫院 高雄市苓雅區凱旋二路 134 號	復健部	各類語障 (07) 7511131 轉 2005
高雄長庚醫院 高雄縣鳥松鄉大埤路 123 號	耳鼻喉科	各類語障 (07)7317123
高雄榮民總醫院 高雄市左營區大中一路 386 號	耳鼻喉科	聽語障 (07) 3412121 或 3468223
高雄醫學院中和醫院 高雄市十全一路 100 號	復健部	各類語障 (07) 3121102
高雄 802 總醫院 高雄市中正一路 2 號	耳鼻喉科	聽語障 (07) 7496754 轉 2315
衛生署花蓮醫院 花蓮市明禮路 4 號	復健科	各類語障 (03) 8358141 轉 1188
花蓮慈濟醫院 花蓮市中央路三段 707 號	復健科	各類語障 (03) 8561825-2311
花蓮門諾醫院 花蓮市民權路 44 號	復健部	各類語障 (03) 8227161
羅東博愛醫院 宜蘭縣羅東鎮南昌街 83 號	復健部	各類語障 (03) 9543131
羅東聖母醫院 宜蘭羅東鎮中正南路 160 號	復健部	(03) 9544106

幼幼語言輔導研究室 臺北市基隆路二段 151-10 號 4 樓		聽語障 (02) 27071499
賴老師語言矯治教室 臺北市羅斯福路三段 210 巷 8 弄 9 號 7 樓		各類語障 (02) 23651863
光鹽聽語訓練中心 高雄市前鎮區君毅里 11 巷 12 號		聽語障 (07) 7235763 或 7617671
何西哲口吃矯正班 臺北市仁愛路四段 300 巷 35 弄 7 號 2 樓		語暢異常 (02) 27088818
建興聽語中心 高雄市林泉街 51 號		聽語障 (07) 7235763

【附錄八】已出版聽語教育參考書目

1.語言治療學	徐道昌等	大學出版社	民67年
2.語言發展與矯治	林寶貴	彰化師大	民71年
3.身心障礙兒童語言治療教育	林寶貴	臺灣書店	民72年
4.說話與語言訓練（上、下）	Baker 著 林寶貴等譯	彰化師大	民73年
5.聽力保健學	許澤銘編著	彰化師大	民68年
6.特殊兒童語文訓練與知動訓練教材教法	林寶貴編著	復文書局	民71年
7.特殊兒童數學問題與說話訓練教材教法	林寶貴等	彰化師大 特教叢書	民73年
8.聽覺障礙兒童早年教育遊戲教材	林寶貴、吳純純 編譯	又嘉特教 叢書	民74年
9.聽障嬰幼兒早年教育課程	林寶貴、史豔妃	又嘉特教 叢書	民75年
10.口語溝通缺陷兒童之教育	毛連塭	市立師院 特教叢書	民74年
11.如何輔導智能不足孩子說話	林美女譯	市立師院 特教叢書	民70年
12.怎樣指導聾童閱讀	陳小娟譯	市立師院 特教叢書	民72年
13.學齡前聾兒說話課程	黃文青譯	臺北市立 啟聰學校	民64年
14.最新口吃療法	黃金源	臺東師院	民71年
15.喉癌治療與言語復健	盛華、張學逸、 張斌著	臺北榮總	民73年
16.語言障礙兒童輔導手冊	榮總復健部語言 治療科	市立師院	民70年
17.語言發展與矯治專題研究	林寶貴	復文書局	民77年
18.語言治療教育專題研討專輯	臺北市政府教育 局		民79年
19.語言學導論	謝國平	三民書局	民74年

20.語言發展與矯治訓練遊戲教材	林寶貴	彰化師大 特教叢書	民75年
21.聽障嬰幼兒早年教育課程	林寶貴等	彰化師大 特教叢書	民75年
22.語言功能臨床評量篩選測驗	林寶貴等	彰化師大 特教叢書	民75年
23.語言障礙學生鑑定方式、鑑定標準、就 學輔導原則之規劃研究報告	林寶貴等	彰化師大 特教叢書	民78年
24.特殊兒童說話科教學單元活動設計	林寶貴等	彰化師大 特教叢書	民79年
25.特殊兒童聽能訓練科教學單元活動設計	林寶貴等	彰化師大 特教叢書	民79年
26.特殊兒童溝通訓練評量手冊	林寶貴等	彰化師大 特教叢書	民79年
27.說話訓練教材㈠㈡	夏經奇	彰化師大 特教叢書	民79年
28.特殊兒童溝通訓練遊戲教材	林寶貴	彰化師大 特教叢書	民79年
29.畢保德語言發展教材	陳榮華	市立師院 特教叢書	民75年
30.聽力與助聽器	楊慧敏	國際文化 事業公司	民76年
31.聽覺障礙兒童教材教法	林寶貴	又嘉特殊 教育叢書	民75年
32.聽覺障礙兒童教育	林寶貴	復文書局	民78年
33.聽障幼童的訓練遊戲	盧娟娟	健康世界叢書	民79年
34.中重度身心障礙者語言訓練課程	林寶貴等	彰化師大 特教叢書	民75年
35.布列斯符號簡介	林寶貴等	彰化師大 特教叢書	民78年
36.如何克服溝通障礙	劉麗容	遠流出版公司	民79年

37.溝通與語言障礙研討會專輯	臺北市立師範學院		民78年
38.語言治療教育專題研討專輯	臺北市政府教育局		民79年
39.聽語會刊1～9期	聽力語言學會		民78年
40.構音輔導教材彙編	臺北市永樂國小		民78年
41.語言訓練常用詞彙	臺北市立師院		民76年
42.語障教育演講專輯	臺北市仁愛國小		民77年
43.聽覺障礙學生讀話訓練教材教法	臺北市新興國中		民71年
44.聽覺障礙學生聽能訓練教材教法	臺北市新興國中		民68年
45.聽覺障礙兒童輔導	許澤銘	市立師院	民80年
46.聾童教育教材與教法之研究	黃德業	臺灣師大 特教中心	民68年
47.語言障礙兒童教育	許澤銘	市立師院	民80年
48.語調聽覺法研討會專輯	陳小娟等	臺南師院	民80年
49.聽障兒童語言學習的母親法	葉芳美譯	心理出版社	民80年
50.腦性麻痺幼兒的溝通訓練	莊宏達譯	愛心教室	民74年
51.聽障學生的世界	許秀英、黃瑞珍	臺北市教育局	民79年
52.語言治療與訓練	曹純瓊譯	高雄師大	民80年
53.身心發展遲緩兒童進階學習教材教法	林寶貴等	復文書局	民75年
54.口吃矯正法	何西哲		民80年
55.發音編序教材	臺北市龍安國小	臺北市教育局	民81年
56.聽覺障礙教育學前階段	陳玫秀等	臺中啟聰學校	民82年
57.溝通訓練補充教材	臺北啟聰學校	臺北市教育局	民81年
58.口語教學教材	陳彩雲等	臺北啟聰學校	民80年
59.特殊兒童溝通訓練教材教法	林寶貴	臺北市教育局	民81年
60.語言障礙兒童輔導手冊	林寶貴	教育部	民81年
61.啟聰・啟聲教育手冊	林寶貴等	教育部	民80年
62.語言障礙與矯治	林寶貴	五南圖書	民83年
63.無喉者的言語復健	張斌	無喉者復聲協會	民81年

參考文獻

一、中文

王炳欽（民78）：唇顎裂的診斷與矯治。國立彰化師範大學特殊教育研究所，未出版。

王淑暖（民82）：唇顎裂兒童的語言障礙與矯治。國立臺灣師範大學特殊教育研究所，未出版。

毛連塭（民66）：智能不足兒童的語言缺陷及矯正。國民中學益智班教師手冊第一輯，國立臺灣教育學院特殊教育系主編，臺灣省政府教育廳印行，39頁。

毛連塭、黃宜化（民68）：國語構音測驗指導手冊。高雄：復文書局。

李如鵬（民78）：腦性麻痺者的溝通問題。國立彰化師範大學特殊教育研究所，未出版。

李乙明（民79）：說話與語言發展異常。國立彰化師範大學特殊教育研究所，未出版。

李憲彥（民77）：音聲外科及喉機能性外科學。臺北：聯經出版公司。1～13頁。

李淑娥（民76）：口吃。中華民國聽語學會聽語會刊，4期，64～73頁。

李豫明（民81）：談自閉症兒童的語言訓練。國立臺灣師範大學特殊教育研究所，未出版。

余玻莉（民81）：兒童語言及構音異常的評估及治療策略。臺北：中華民國聽語學會，29～35頁。

何華國（民71）：特殊教育。五南圖書出版公司，94頁。

何榮村（民82）：學習障礙兒童的語言障礙與矯治。國立臺灣師範大學特殊教育研究所，未出版。

宋維村（民72a）：幼兒自閉症的行為與教育矯治。中華民國自閉症基金會。

宋維村（民72b）：自閉症患者的成長過程。特殊教育季刊，5期，9頁。

吳訓生（民78）：語言障礙的診斷。國立彰化師範大學特殊教育研究所，未出版。

吳武典、張正芬（民73）：國語文能力測驗指導手冊。國立臺灣師範大學特殊教育中心。

吳武典、林寶貴（民81）：特殊兒童輔導手冊——第二次全國特殊兒童普查結果之應用。教育部第二次全國特殊兒童普查工作執行小組，13頁。

吳培源（民68）：排行、社經地位、親子交互作用與兒童語言行為的關係。師大教育研究所集刊，21期，127～170頁。

吳幼妃（民69）：社經地位、智力、性別及城鄉背景與兒童語言能力之關係研究。國立

高雄師範學院教育學刊，2 期，93～119。

吳純純（民81）：促進自閉症兒童語言機能的健身操。臺北市自閉症教育協進會，19～22
　　頁。

吳淑禎（民82）：智能不足兒童鸚鵡式回響語指導策略。國立臺灣師範大學特殊教育研
　　究所，未出版。

林玉霞（民79）：聽覺障礙。國立彰化師範大學特殊教育研究所，未出版。

林寶貴（民 70）：聽覺障礙兒童語言溝通法與語文教學法之研究。教育部教育計畫小
　　組，50 頁。

林寶貴（民71）：語言障礙兒童診斷測驗。彰化：國立臺灣教育學院特殊教育中心。

林寶貴（民72）：身心障礙兒童語言治療教育。臺北：臺灣書店。

林寶貴、邱上真（民 72）：智能不足兒童語言能力研究。國立臺灣教育學院學報，8
　　期，197～228 頁。

林寶貴（民 73a）：我國四歲至十五歲兒童語言障礙出現率調查研究。國立臺灣教育學
　　院學報，9 期，119～158 頁。

林寶貴（民 73b）：特殊兒童心理與教育新論。大學館出版社，330 頁。

林寶貴（民 73c）：我國四歲至十五歲兒童語言障礙出現率調查研究。中美語言治療研
　　討會論文集，國立臺灣師範大學特殊教育中心，53～59 頁。

林寶貴、邱上真（民73）：智能不足兒童語言能力研究。國立臺灣教育學院特教中心。

林寶貴（民 74a）：聽覺障礙兒童語言障礙與構音能力之研究。特殊教育研究學刊，1
　　期，141～164 頁。

林寶貴（民74b）：智能不足兒童語言障礙與構音能力之研究。教育學院學報，10 期，
　　15～53 頁。

林寶貴（民 75a）：腦性麻痺學生語言障礙與構音能力之研究，特殊教育學報，1 期，
　　29～70 頁。

林寶貴（民 75b）：淺談情緒障礙兒童教育。國立臺灣教育學院特殊教育學會會刊，9
　　輯，11～22 頁。

林寶貴、張宏治（民76）：視覺障礙學生語言障礙與構音能力之研究。特殊教育學報，
　　2 期，57～84 頁。

林寶貴（民77）：特殊教育新論。臺北：幼獅文化事業公司，297～356 頁。

林寶貴等（民 78a）：語言障礙學生鑑定方式、鑑定標準、就學輔導原則之規劃研究報
　　告。教育部社會教育司。

林寶貴（民 78b）：語言發展與矯治專題研究。高雄：復文書局，16 頁。

林寶貴、邱上真、包美伶（民 78）：學前兒童語言表達能力與有關因素之研究。國立彰化師範大學特殊教育學系。

林寶貴、邱上真、陳怡佐（民 78）：學前聽覺障礙兒童詞彙理解能力與有關因素之研究。國立彰化師範大學特殊教育學系。

林寶貴、何東墀、錡寶香（民 78）：聽覺障礙學生國語文能力測驗之編製及其相關研究。國立彰化師範大學特殊教育學系。

林寶貴、邱上真、金秀麗（民 78）：中重度智能不足兒童語言表達能力與詞彙理解能力、圖形推理能力之研究。國立彰化師範大學特殊教育中心。

林寶貴、邱上真、陳玫秀（民 79）：學前兒童國語句型結構之分析研究。國立彰化師範大學特殊教育學系。

林寶貴（民 81a）：語言障礙兒童輔導手冊。國立臺灣師範大學特殊教育研究所主編，教育部第二次全國特殊兒童普查工作執行小組印行。

林寶貴（民 81b）：特殊兒童溝通訓練教材教法。臺北市政府教育局。

林寶貴、黃玉枝、張正芬（民 81）：臺灣區智能不足學童語言障礙之調查研究。聽語會刊，8 期，13～43 頁。

林寶貴・林美秀（民 82）：學前兒童語言障礙評量表之編訂及其相關因素研究。國立臺灣師範大學特殊教育研究所。

林寶貴、李旭原（民 82）：智能障礙兒童語言發展能力及其相關因素之研究。國立臺灣師範大學特殊教育研究所。

林清山（民 55）：兒童語言發展之研究。師大教育研究所集刊，9 期，138～196 頁。

林淑玲（民 71）：家庭社經地位與學前教育對學齡兒童學業成就之影響。國立政治大學教育研究所碩士論文，未出版。

林淑慧（民 72）：國小兒童年齡、認知發展及語言能力相關之研究。國立政治大學碩士論文，未出版。

林美女（民 70）：如何輔導智能不足孩子說話。臺北市立師專特殊教育中心，3 頁。

林素娟（民 82）：淺談語言機轉。載於視障教育理論與實際，臺北市立啟明學校，13～25 頁。

林麗英（民 74）：自閉症兒童溝通問題簡介。護理雜誌，32 卷，3 期，67～70 頁。

林麗英（民 77）：從兒童發展特質談語言治療策略。中華民國聽語學會聽語會刊，5 期，41～43 頁。

林麗英（民78）：語言發展遲緩。陽明園地季刊，19期，41～43頁。

林俊雄（民64）：腦性麻痺的語言障礙。第三醫學，4期，臺大復健醫學會，74～75頁。

洪清一（民78）：聽覺障礙之補救方案。國立彰化師範大學特殊教育研究所，未出版。

洪清一（民79）：發展聽覺功能之策略。中華民國特殊教育學會，359～372頁。

胡永崇（民81）：智能不足者的認知和發展：發展取向與差異取向的爭議。載於彰化師
　　大特教研究所主編：特教新知通訊，教育部教育委員會，29～69頁。

徐道昌、鍾玉梅、吳香梅（民67）：語言治療學。臺北：大學圖書出版社，10～11頁。

徐道昌、鍾玉梅、吳香梅（民79）：語言治療學。臺北：大學圖書出版社。

莊宏達（民74）：腦性麻痺幼兒的溝通訓練。順天綜合醫院小兒科愛兒復健教室，譯者
　　序頁。

席行蕙（民81）：國民中小學腦性麻痺學生語言能力之研究。國立彰化師範大學特殊教
　　育研究所碩士論文。

陳尚霖（民79）：口吃的治療。國立彰化師範大學特殊教育研究所，未出版。

陳淑美（民62）：學前兒童家庭社會經濟水準與語言模仿及理解能力之關係。國立臺灣
　　師範大學，教育心理學報，6期，113～120頁。

陳小娟（民80）：教聽障學生說塞擦音的方法。載於特殊教育的新境界，中華民國特殊
　　教育學會年刊。

陳小娟（民81）：聲音的物理現象。臺北：中華民國聽語學會，1～11頁。

陳威璋（民80）：音聲治療之解剖生理。中華民國聽語學會聽語會刊，7期，41～51頁。

陳美珠等（民76）：臺北市聽障學童聽力學評估。中華民國聽語學會聽語會刊，4期，
　　1～6頁。

陳昭儀（民80）：發展障礙兒童的早期介入與鑑定。特殊教育季刊，39期，25～28頁。

陳文枝（民73）：智能不足兒童注音符號學習之研究。特殊教育季刊，12期，17～21
　　頁。

陳浙雲（民80）：自閉症兒童的特殊教育與矯治。國立臺灣師範大學特殊教育研究所，
　　未出版。

陳梅冬（民82）：淡談自閉兒的語言指導。國立臺灣師範大學特殊教育研究所，未出版。

郭為藩（民72）：特殊教育名詞彙編。心理出版社，129頁。

郭為藩（民73）：特殊兒童心理與教育。臺北：文景書局，132頁。

郭為藩（民82）：特殊兒童心理與教育。臺北：文景書局，93頁。

黃德業（民75）：聽障嬰幼兒語言輔導之研究㈠。特殊教育研究學刊，2期，5～7頁。

黃惠慈、許振益（民 80）：視覺障礙學童構音問題之研究。中華民國聽語學會聽語會
　　刊，7 期，33～40頁。

黃金源（民 77）：智能不足兒童構音缺陷及其矯治之研究。省立屏東師專。

盛華等（民 76）：臺北市國中教師音聲障礙調查研究。中華民國聽語學會聽語會刊，4
　　期，27～34頁。

許澤銘（民 68）：你的孩子特殊嗎？——語言障礙兒童語言篇。國立臺灣教育學院特殊
　　教育學系，37 頁。

許澤銘（民 71）：你的孩子特殊嗎？——語言障礙兒童教育篇。彰化：國立臺灣教育學
　　院特殊教育學系，6～7頁。

許天威（民 79）：學習障礙者之教育。臺北：五南圖書出版公司。

陸莉（民 77）：修訂畢保德圖畫詞彙測驗。國立臺北師範學院。

曹純瓊（民 81）：自閉症兒的語言治療與訓練。臺北市自閉症教育協進會，4～6頁。

張正芬、鍾玉梅（民 75）：學前兒童語言發展量表之修訂及其相關研究。特殊教育研究
　　季刊，2 期，37～52頁。

張春興、邱維城（民 63）：學前與國小口語之發展及其相關因素。載於楊國樞、張春興
　　主編：中國兒童行為的發展。臺北：環宇出版社。

張春興（民 77）：現代心理學。臺北：東華書局，310～311頁。

張春興（民 79）：現代心理學（上冊）。臺北：東華書局。

張杏如等（民 80）：學前兒童學習能力測驗第二次修訂及其相關研究。特殊教育研究學
　　刊，7 期，43～66頁。

張昭明（民 74）：音聲醫學。臺北：合記圖書出版社。

張昭明（民 75）：學童嘎聲。中華民國聽語學會聽語會刊，3 期，15～16頁。

張學逸（民 75）：音聲異常及其治療原則。中華民國聽語學會聽語會刊，3 期，17～20
　　頁。

張矞（民81）：顏面傷殘兒童輔導手冊。教育部第二次全國特殊教育普查工作執行小組。

彭駕騂（民 60）：智能不足兒童課程編制。省立臺北師範專科學校，22～24頁。

曾怡惇（民 82）：臺北市國小啟智班中度智能不足兒童與普通兒童口語表達能力之比較
　　研究。特殊教育研究學刊，9 期，151～176頁。

董媛卿（民 82）：自閉兒之口語訓練須知。高雄市自閉症協進會，48～59頁。

鄒啟容（民 73）：淺談智能不足者的語言教學。臺北市立陽明教養院，15～22頁。

楊國仁（民 82）：聲音的保健。國立臺灣師範大學特殊教育研究所，未出版。

楊國樞、楊有維、蕭育汾（民73）：學前與國小兒童口頭語言之發展及相關因素。載於楊國樞、張春興編著：中國兒童行為的發展，臺北，環宇出版社，143～238頁。

楊拯華（民70）：腦性麻痺兒童早期教學實驗計畫報告及其他。省立彰化仁愛實驗學校，37～69頁。

楊麗華（民80）：自閉症兒童的特殊教育與矯治。國立臺灣師範大學特殊教育研究所，未出版。

蔡麗仙（民78）：失語症的語言復健。國立彰化師範大學特殊教育研究所，未出版。

蔡阿鶴（民72）：智能不足兒童的語言障礙與輔導。載於省立嘉義師專編印：特殊教育面面觀，71頁。

蔡阿鶴（民78）：中度智能不足兒童的語言障礙與輔導。心路文教基金會。

蔡春美（民64）：兒童智慧心理學。文景書局。

趙雲（民77）：兒童的語言世界。臺北：洪建全教育文化基金會。

蔣伯川（民79）：學習障礙者之會話技巧缺陷。特殊教育季刊，34期，22～24頁。

廖華芳、林麗英（民78）：腦性麻痺。中華民國聽語學會聽語會刊，6期，58～73頁。

劉潔心（民75）：臺北市國民小學一年級，聽覺障礙學生國語音素構音能力及其相關因素之探討。特殊教育研究集刊，2期，127～162頁。

劉麗容（民79）：語言評量：原則與程序。載於溝通與語言障礙研討會專輯，臺北市立師院特殊教育中心，147～149頁。

劉麗容（民80）：如何克服溝通障礙。遠流出版公司。

賴湘君（民76）：構音異常，載於中華民國聽語學會聽語會刊，4期，70～73頁。

賴湘君（民79）：構音異常的診斷與矯治。載於語言治療教育專題研討專輯，臺北市政府教育局，123～133頁。

錢幼蘭（民71）：智力、父母教育程度、產序、母親受孕季節及生育年齡之關係。測驗輔導雙月刊，55期，892～896頁。

鍾玉梅（民76）：語言發展遲緩兒童之評估與治療。中華民國聽語學會聽語會刊，4期，35～44頁。

鍾玉梅（民78）：智能不足兒童之語言異常與治療。中華民國聽語學會聽語會刊，6期，54～57頁。

鍾玉梅（民81）：聽障兒童之構音治療。中華民國聽語學會聽語會刊，8期，41～47頁。

鍾玉梅、徐道昌（民72）：學齡前兒童語言發展相關因素之研究。中華醫誌，31卷，4期，273～279頁。

謝國平（民74）：語言學概論。三民書局。

譚天瑜（民65）：國小兒童的性別、社會背景及其語言行為之關係。國立政治大學教育
　　研究所碩士論文，未出版。

教育部（民70）：中華民國特殊教育概括。教育部社會教育司編印，350～358頁。

教育部（民80）：第二次全國特殊教育普查初查工作手冊。教育部特殊教育普查工作執
　　行小組。

教育部（民81）：國民教育階段特殊教育法令彙編。高雄縣政府教育局。

二、日　文

大熊喜代松（1978）：新訂言語障礙兒の言葉の指導。全日本特殊教育研究連盟編，日
　　本文化科學社出版，139～140，265～285頁。

山田陽（1985）：腦性麻痺による言語發達遲滯の問題とその治療教育。福村出版：言
　　語障害治療教育第3卷，言語發達遲滯抽印本。

小林重雄（1992）：自閉症兒童治療教育。特殊教育季刊，42期，1～10頁。

日本文部省（1976）：機能訓練の手引。日本肢體不自由兒協會發行，108～109，
　　101～111頁。

永江和久（1982）：言語障害に失語症の看護について，教育と醫學，30(9):
　　78。

加藤正明（1973）：*WHO draft glossary discription.* in WHO 第八屆及第九屆修訂國際疾
　　病分類、精神衛生資料。

田口恆夫（1978）：語言障礙治療學。醫學書院，61頁。

田口恆夫、笹沼澄子（1979）：言語障害兒の選別テスト。日本文化科學社。

佐藤泰正著，陳英三譯（1983）：視覺障礙兒童心理學。臺灣省視障教育師資訓練班。

牧田清志（1971）：兒童における自閉性障害の本態，小兒の精神と神經，1(2): 43。

隈江月晴等（1985）：言語障害の診斷と治療。ナカニシヤ出版，142～158
　　頁。

飯野節夫（1982）：自閉症は治せる。文理學院，12～20頁。

森山三保子・綿森淑子（1975）：腦性麻痺の言語障害。笹沼澄子編言語障害，醫齒藥
　　出版，245～320頁。

三、英 文

ALBERT, M.L., GOODGLASS. H., HELM., N.A., RUBENS, A.B., & ALEXANDER, M.P. (1981). *Clinical aspects of dysphasia*. New York: Springer-Verlag.

ALLEN, R.R., BROWN, K.L., & YATVIN, J. (1986). *Learning language through communication*. Wadsworth Publishing Company.

ALTMAN, M., SHENHAV, R., & SCHAUDINSCHKY, L. (1975). Semi-objective method for auditory mass screening of neonates, *Acta Otolaryngologica, 79*, 46-50.

AMERICAN PSYCHIATRIC ASSOCIATION (1980). *Diagnostic and statistical manual of mental disorders*. (3rd ed.) Washington, D.C.

AMERICAN SPEECH-LANGUAGE-HEARING ASSOCIATION (1976). *Comprehensive Assessment and Service (CASE)*. Information System. p.26.

ANDERSON, C.V. & DAVIS, J.M. (1978). The appraisal of auditory functioning. In F. L. DARLEY & D.C. SPRIESTERSBACH (eds.). *Diagnostic Methods in Speech Pathology*. (2nd ed.) New York: Harper and Row.

ANDERSON, E., DUNLEA, A., & KEKALIS, L. (1984). Blind children's language: Resolving some differences. *Journal of Child Language, 11 (3)*, 645-664.

ANDREWS, S.G. & HARRIS, M. (1964). Stammering: In the child who does not talk. In C. RENFREW & K. MURPHY (eds.). *The Spastics Society Medical Education Association*. London: W. Heinemann Medical Books.

ARONSON, A.E. (1978). Differential diagnosis of organic and psychogenic voice disorders. In F.L. DARLEY & D.C. SPRIESTERSBACH (eds.), *Diagnostic Methods in Speech Pathology*. (2nd ed.) New York: Harper and Row.

ASHA (1983). Position of the American Speech-Language-Hearing Association on social dialects. *ASHA, 25*: 23-25.

BAKER, N.E. & HOLLAND, A.L. (1971). Aphasic comprehension of related statements. In A.L. HOLLAND (ed.). *Pshcholinguistic and behavioral variables underlying recovery from aphasia*. Project report submitted to Social and Rehabilitative Service 4, DHEW.

BANGS, T. (1968). *Language and Learning Disorders of the Pre-Academic Child with Curriculum Guide*. New York: Appleton-Century-Crofts.

BARBE, W. (1955). A study of the family background of the gifted. *Journal of Education Psychol-*

ogy, *47(May)*: 302-309.

BARTAK, L. & RUTTER, M. (1976). Differences between mentally retarded and normally intelligent autistic children. *Journal of Autism Child Schizo.*, *6*: 109.

BASSO, A., CAPITANI, E., & VIGNOLO, L.A. (1979). Influence of rehabilitation of language skills in aphasic patients: A controlled study. *Archives of Neurology*, *36*, 190-196.

BATZA, E. (1956). Investigation of the speech and oral language behavior of educable mentally handicapped children. *Dissertation abstracts*, *17*, 299.

BECK, S.S. (1981). A study of patterns of mental ability and language development of Chinese-American children in a two-language environment. *Dissertation Abstract Internation*, *42*, 1515A.

BENDER, N. & JOHNSON, N. (1979). Hierarchical semantic organization in educable mentally retarded children. *Journal of Experimental Child Psychology*, *27*, 277-285.

BENSON, D.F. (1967). Fluency in aphasia; correlation with radioactive scan localization., *Cortex*, *3*, 373-394.

BENSON, D.F. (1979a). *Aphasia, alexia, and agraphia*. New York: Churchill Livingstone.

BENSON, D.F. (1979b). Editorial: aphasia rehabilitation. *Archives of Neurology*, *36*, 187-189.

BEREITER, C. & ENGELMANN, S. (1966). *Teaching Disadvantaged Children in Preschool*. Englewood Cliffs, N.J.: Prentice-Hall.

BERLIN, C. & ZOBELL, D.H. (1963). Clinical measurement during the acquisition of esophaegeal speech. II. An unexpected dividend. *J. Speech Hearing Dis.*, *28*, 389-392.

BERNSTEIN, D.K. & TIEGERMAN, E. (1985). *Language and communication disorders in children*. Columbus: A Bell & Howell Company.

BERNSTEIN, D.K. & TIEGERMAN, E. (1989). *Language and communication disorders in children*. N. Y.: Macmillan Publishing Company. pp.298-338.

BERRY, M.F. & EISENSON, J. (1956). *Speech Disorders: Principles and Practices of Therapy*. New York: Appleton-Century-Crofts, Inc.

BERRY, M.F. (1969). *Language disorder of children: The basis and diagnosis*. NewYork: Appleton-Century.

BETTELHEIM (1967). *The Empty Fortress*. The Free Press.

BEYN, E. & SHOKHOR-TROTSKAYA, M. (1966). The preventive method of speech rehabilitation in aphasia. *Cortex*, *2*, 96-108.

BISI, R.H. & CONLEY, J. J. (1965). Psychological factors influencing vocal rehabilitation of the post-laryngectomized patient. *A.M.A. Ann Otol Rhinol Laryngol.*, *67*, 1073-1078.

BLAKE, J.N. (1969). A therapeutic construct for two seven-year-old nonverbal boys. *Journal of Speech and Hearing Disorders*, *34*: 362-369.

BLOODSTEIN, O. (1981). *A handbook on stuttering*. (rev. ed.) Chicago: National Easter Seal Society.

BLOODSTEIN, O. (1987). *A handbook on stuttering*. Chicago: National Easter Seal Society for Crippled Children and Adults.

BLOOM, L., HOOD, L., & LIGHTBOWN, P. (1974). Imitation in language development: If, when and why. *Cognitive Psychology*, *6*: 380-420.

BLOOM, L. (1975). *Form Lecture Delivered at Teachers College*, Columbia University, New York.

BLOOM, L. & LAHEY, M. (1978). *Language Development and Language Disorders*. New York: John Wiley.

BLUMSTEIN, S. & COOPER, W.E. (1974). Hemisperic processing of intonation contours. *Cortex*, *10*, 146-158.

BOBATH, B. (1967). The Very Early Treatment of Cerebral Palsy. *Developmental Medicine and Child Neurology*, *9*, 373-390.

BOLLER, F. & VIGNOLO, L.A. (1966). Latent sensory aphasia in hemisphere-damaged patients: An experimental study with the Token Test. *Brain*, *89*, 815-830.

BOLLER, F. & GREEN, E. (1972). Comprehension in severe aphasia. *Cortex*, *8*, 382-394.

BOLLER, F., COLE, M., VRTUNSKI, P.B., PATTERSON, M., & KIM, Y. (1979). Paralinguistic aspects of auditory comprehension in aphasia. *Brain and Language*, *7*, 164-174.

BOONE, D.R. (1977). *The Voice and Voice Therapy.* (2nd ed.) Englewood Cliffs, N.J.: Prentice-Hall, Inc.

BOSHU (1968). Dr. Boshu bandhook about program for the integrated blind student of teachers' training. p.55.

BOUSEFIELD, W.A. (1953). The occurrence of clustering in the free recall of randomly arranged associates. *Journal of General Psychology*, *49*, 229-240.

BROCA, P. (1861a). Remarques sur le siége de la facultéd du langage articulé, suives d'un observation d'aphémie. *Paris Bulletin de la Société d' Anatomic*, *6*, 330-357(a).

BROCA, P. (1861b). Nouvelle observation d'aphémie produite par une lésion de la moitié postérieure des deuxième et troisième circonvolutions frontales. *Paris Bulletin de la Société d' Anatomie, 6*, 398-407 (b).

BROOKS, P., SPERBER, R., & McCAULEY, C. (1984). *Learning and cognition in the mentally retarded. Hillsdate.* NJ: Erlbaum.

BROWN, R.W. (1973). *A first language: The early stages.* Cambridge, Mass.: Harvard University Press.

BRUTTEN, E.J. & SHOEMAKER, D.J. (1967). *The Modification of Stuttering.* Englewood Cliffs, N.J.: Prentice-Hall, Inc.

BRUTTEN, G. & SHOEMAKER, D. (1974a). *Speech Situation Checklist.* Carbondale, Ill.: Southern Illinois University.

BRUTTEN, G. & SHOEMAKER, D. (1974b). *Behavior Checklist.* Carbondale, Ill.: Southern Illinois University.

BRUTTEN, G. & SHOEMAKER, D. (1974c). *The Southern Illinois Modification of the Geer Fear Survey Schedule.* Carbondale, Ill.: Southern Illinois University.

BRYAN, T. (1978). Social relationships and verbal interactions of learning disabled children. *Journal of Learning Disabilities, 11*, 107-115.

BRYAN, T. (1979). Peer popularity of learning disabled children: A replication, *Journal of Learning Disabilities, 9*, 307-311.

BUROS, O.K. (1975). *Mental Measurements Yearbook.* Highland Park, N.J.: Gryphon Press.

BUTFIELD, E. & ZANGWILL, O. (1946). Reeducation in aphasia: A review of 70 cases. *Journal of Neurology, Neurosurgery, and Psychiatry, 9*, 75-79.

BUTLER, K.G. (1986). *Language disorders in children.* Austin, Tex: Pro-Ed.

BYRNE, M.C. (1959). Speech and language development of athetoid and spastic children. *Journal of Speech and Hearing Disorders, 24*, 231-240.

BYRNE, M. (1978). Appraisal of child language acquisition. In F.L. DARLEY & D.C. SPRIESTERSBACH (eds.), *Diagnostic Methods in Speech Pathology.* (2nd ed.) New York: Harper and Row.

BZOCH, K.R. (1979). *Communicative disorders related to cleft lip and palate.* Bos ton: Little, Brown and Company.

CALLAHAN, J.B. & RADZIEWICZ, C.K. (1985). Hearing-impaired children: Language acquisition and Remediation. In BERNSTEIN & TEIGERMAN (1985), *Language and communication disorders in children.* pp.268-297.

CALVERT, D.R. & SILVERMAN, S.R. (1975). *Speech and Deafness*. The Alexander Graham Bell Association for the Deaf, Inc.177-190.

CAPUZZI, L. (1978). *Communication and cognition in the institutionalized profoundly retarded.* Unpublished doctoral dissertation. Temple University.

CARO, P. & SNELL, M.E. (1989). Characteristics of teaching communication to people with moderate and severe disabilities. *Journal of Education and Training of Mentally Retarded*, 63-75.

CARROLL, J.B. (1961). Language acquisition, bilingualism, and language change. In S. SAPORTA (ed.), *Psycholinguistics: A Book of Readings*. New York: Holt, Rinehart & Winston, Inc.

CARROLL, J.B. (1971). Language development. In A. BAR-ANDON & W. LEOPOLD (eds.), *Child Language: A book of readings*. Englewood Cliffs, N.J.: Prentice-Hall. pp.200-211.

CARROW-WOOLFOLK, E. & LYNCH, J.I. (1982). *An Integrative Approach to Language Disorders in Children*. p.352.

CHOMSKY, N. (1965). *Aspects of the theory of syntax*. Cambridge, Mass.: MIT Press.

CHOMSKY, N. (1968). *Language and mind.* New York: Harcourt Brace Jovanovich.

CHURCHILL, D.W., ALPERN, G.D., & DeMYER, M.K. (1971). *Infantile autism.* (1st ed.) Illinois: Charles C. Thomas Publisher.

CICCHETTI, D. & GANIBAN, J. (1990). The organization and coherence of develop mental processes in infants and children with Down's syndrome. In R.M. HODAPP, J.A. BURACK, & ZIGLER (eds.), *Issues in the developmental approach to mental retardation*. Cambridge: Cambridge University Press. pp.169-265.

CIVELLI, E. (1983). Verbalism in young children. *Journal of Visual Impairment and Blindness*, 77 *(3)*, 61-63.

CLARK, E. (1973). What's in a word? In T. MOORE (ed.), *Cognitive development and the acquisition of language*. New York: Academic Press.

COGGINS, T. (1979). Relational meaning encoded in the two-word-utterance of stage I Down's syndrome children. *Journal of Speech and Hearing Research*, *22(1)*, 166-178.

COOPER, E.B. (1973). The development of a stuttering chronicity prediction checklist: A preliminary report. *Jr. Speech and Hearing Dis.*, *38*, 215-223.

COOPER, E.B. & COOPER, C.S. (1985). *Cooper Personalized fluency control therapy*. (revised) DLM Teaching Resoures.

COSTELLO, J. (1977). Programmed instruction. *Journal of Speech and Hearing Disorders*, *42*,

3-28.

C**OTZIN**, M. & D**ALLENBACH**, K.M. (1950). Facial vision: The role of pitch and loudness in the perception of obstacles by the blind. *American Journal of Psychology, 63 (October)*: 485-515.

C**OUNIHAN**, D.L. (1960). Articulation skills of adolescents and adults with cleft palate. *J. Speech Hearing Dis., 25*, 181-187.

C**RABTREE**, M. (1963). *The Houston Test for Language Development*. Houston: Houston Test Company.

C**ROMER**, R. (1974). Receptive language in the mentally retarded, processes and diagnostic distinctions. In R.L. S**CHIEFELBUSCH** & L. L**LOYD**, *Language Perspectives — Retardation, Acquisition, and Intervention*. Baltimore: University Park Press, p.237-267.

C**ROTHERS**, B. & P**AINE**, R.S. (1959). *The Natural History of Cerebral Palsy*. Cambridge, MA: Harvard University Press.

C**RUICKSHANK**, W. (1976). The problem and its scope. In W. C**RUICKSHANK** (ed.), *Cerebral Palsy: A Developmental Disability*. Syracuse, NY: Syracuse University Press.

C**RYSTAL**, D. (1973). Linguistic mythology and the first year of life. *Brit. J. Dis Comm, 8*, 29-36.

C**RYSTAL**, D., F**LETCHER**, P., & G**ARMAN**, M. (1976). *The Grammatical Analysis of Language Disability: A Procedure for Assessment and Remediation*. New York: Elsevier Publishing Co., Inc.

C**UBBERLY**, E.P. (1920). *History of Education*. Boston: Houghton Mifflin Co.

C**ULTON**, G.L. (1969). Spontaneous recovery from aphasia. *Journal of Speech and Hearing Research, 12*, 825-832.

C**ULTON**, G.L. (1971). Reaction to age as a factor in chronic aphasia in stroke partients. *Journal of Speech and Hearing Disorders, 36*, 563-564.

C**URLEE**, R.F. (1980). A case selection strategy for young disfluent children. In W. P**ERKIN** (ed.), *Seminars in speech-language-hearing: Strategies in stuttering therapy*. New York: Thieme-Stratton, Inc. pp.277-287.

C**UTSWORTH**, T. (1951). *The blind in school and society*. (2nd ed.) New York: American Foundation for the Blind.

D**ALE**, P. (1976). *Language development: Structure and function*. New York: Holt, Rinehart and Winston.

D**AMSTE**, P.H., V**AN** D**EN** B**ERG**, J.W., & M**OOLENAAR**-B**IJL**, A. (1956). Why are some patients unable to learn esophageal speech? *Ann. Otolaryngol. Rhinol. Laryngol.*, *65*, 998.

DARLEY, F. & WINITZ, H. (1961). Age of first word: Review of research. *Journal of Speech and Hearing Disorders*, *26*: 272-290.

DARLEY, F.L. (1964). *Diagnosis and Appraisal of Communication.* Englewood Cliffs, N.J.: Prentice-Hall Inc.

DARLEY, F.L. (1972). The efficacy of language rehabilitation in aphasia. *Journal of Speech and Hearing Disorders*, *37*, 3-21.

DARLEY, F.L., ARONSON, A.E., & BROWN, J.R. (1975). *Motor speech disorders.* Philadelphia: W.B. Saunders.

DARLEY, F.L. (1978a). Appraisal of articulation. In F.L., DARLEY & D.C. SPRIESTERSBACH (eds.), *Diagnostic Methods in Speech Pathology.* (2nd ed.) New York: Harper and Row.

DARLEY, F.L. (1978b). Differential diagnosis of language disorders. In F.L. DARLEY & D.C. SPRIESTERSBACH, *Diagnostic Methods in Speech Pathology.* (2nd ed.) New York: Harper and Row.

DARLEY, F.L. (1982). *Aphasia.* Philadelphia: W.B. Saunder.

DAS, J.P. & BAINE, D. (1978). *Mental retardation for special education.* Illinois: Charles C. Thomas.

DAVID, A. (1983). *A Survey of Adult Aphasia.* Englewood Cliffs, N.J.: Prentice-Hall.

DAVIS, H. & SILVERMAN, S.R. (1966). *Hearing and Deafness.* Holt, Rinehart and Winston, 407-429.

DAVIS, H., STROUD, A., & GREEN, L. (1988). Maternal language environment of children with mental retardation. *American Journal on Mental Retardation*, *93(2)*, 144-153.

DEALS, J.L. & DARLEY, F.L. (1972). The influence of linguistic and situational variables on phonemic accuracy in apraxia of speech. *Journal of Speech and Hearing Research*, *15*, 639-653.

DEARMAN, N. & PLISKO, V. (1981). *The condition of education.* Washington D.C. National Center for Education Statistics.

DEHART, G.B. (1990). Young children's linguistic interaction with mothers and siblings. *Dissertation Abstract Internation*, *51*, 3156B.

DEMYER, M.K. (1975). Research in infantile autism; A strategy and its results. *Biol. Psychiat.*, *10*: 433.

DENCKLA, M.B. & RUDEL, R.G. (1976). Naming of object-drawings by dyslexic and other learning disabled children. *Brain and language*, *3*, 1-15. Boston: Allyn & Backon.

DENHOFF, E. & ROBINAULT, I. (1960). *Cerebral palsy and related disorders*. New York: McGraw-Hill.

DENHOFF, E. (1976). Medical aspects in W. CRUICKSHANK (ed.), *Cerebral palsy: A developmental disability*. Syracuse: Syracuse University Press.

DERENZI, E. & FAGLIONI, P. (1965). The comparative efficiency of intelligence and vigilance tests in detecting hemispheric cerebral damage. *Cortex, 1*, 410-433.

DE VILLIERS, P. & DE VILLIERS, J. (1979). *Early language*. Cambridge, Mass.: Harvard University Press. p.2.

DICKSON, S. (1967). Clinical judgment if language delay and I.T.P.A. measurements. *Journal of Communication Disorders, 6*, 35-40.

DICKSON, S., BARRON, S., & McGLONE, R. (1978). Aorodynamic studies of cleftpalate speech. *J. Speech Hearing Dis., 43*, 160-167.

DIEDRICH, W.M. & YOUNGSTROM, K.C. (1966). *Alaryngeal Speech*. Springfield, Ill.: Charles C. Thomas.

DISIMONI, F. (1979). *The Token Test for Children*. Bingham, Mass.: Teaching Resources.

DIX, M. & HALLPIKE, C. (1947). The peep show: A new technique for pure tone audiometry in young children. *Brit. Med. J., 2*, 719.

DOKECKI, P. (1966). Verbalism and the blind: A critical review of the concept and the literature. *Exceptional Children, 32 (April)*: 525-530.

DONOVAN, H. (1957). Organization and development of a speech program for the mentally retarded children in New York city public schools. *American Journal of Deficiency, 62*: 455-459.

DOWNS, M.P. & STERITT, G.M. (1967). A guide to newborn and infant screening programs. *Arch. of Otolaryngology, 85*, 15-22.

DUNN, L. (1980). *Peabody Picture Vocabulary Test*. (revised) Minneapolis: American Guidance Service, Inc.

EDELSTEIN, D.A. (1977). *Visual imagery and recognition memory in aphasia*. Unpublished Master's thesis, Hunter College, City University of New York.

EILERS, R. & MINIFIE, F. (1975). Fricative discrimination in early infancy. *JSHR, 18*, 158-167.

EILERS, R., WILSON, W., & MOORE, J. (1977). Developmental changes in speech discrimination in infants. *JSHR, 20*, 766-781.

EIMAS, P. (1974). Linguistic processing of speech by young infants in L. LLOYD & R. SCHIEFEL-

BUSCH (eds.), *Language perspectives: Acquisition, retardation, and intervention*. Baltimore: University Park Press.

EISENBERG, R. (1976). *Auditory Competence in early life*. Baltimore: University Park Press.

EISENSON, J. (1954). *Examining for Aphasia*. (rev. ed.) New York: The Psychological Corporation.

EISENSON, J. (1971). The nature of defective speech. In W. CRUICKSHANK (ed.), *Psychology of exceptional children and youth*. (3rd ed.) Englewood Cliffs, NJ: Prentice-Hall.

EISENSON, J. (1972). *Aphasia in children*. New York: Harper & Row.

EISENSON, J. & OGILVIE, M. (1983). *Communicative disorders in children*. Macmillan Publishing Co., Inc.

EISENSON, J. (1984). *Aphasia and related disorders in children*. (2nd ed.) New York: Harper & Row Publishers.

EISENSON, J. (1986). *Language and speech disorders in children*. Pergamon Press.

EMERICK, L.A. & HATTEN, J.T. (1974). *Diagnosis and Evaluation in Speech Pathology*. Englewood Cliffs, New Jersey: Prentice-Hall, Inc.

EMERICK, L.A. (1981). *A casebook in diagnosis and evaluation in speech pathology*. Englewood Cliffs, N.J.: Prentice-Hall.

ESPIR, MLE & ROSE, F.C. (1983). *The basic neurology of speech and language*. Boston: Blackwell Scientific Publications.

ESTABROOKS, N.H. (1981). *Helm Elicited Language Program for Syntax Stimulation*. Austin, Texas: Exceptional Resources.

FARBER, S. (1981). *Identical twins reared apart: A re-analysis*. New York: Basic Books.

FISHER, H. & LOGEMANN, J. (1970). *The Fisher-Logemann Test of Articulation Competence*. Boston: Houghton Mifflin Company.

FOX, D.R. (1978). Evaluation of voice problems. In S. SINGH & J. LYNCH (eds.), *Diagnostic Procedures in Hearing, Speech, and Language*. Baltimore: Univ. Park Press.

FRASER, F.C. (1971). Etiology of cleft lip and palate. In W.C. GRABB, et al. (eds.), *Cleft Lip and Palate*. Boston: Little, Brown and Company.

FRISINA, A. (1963). Measurement of hearing in children. In J. JERGER (ed.), *Modern Developments in Audiology*. New York: Academic Press.

FRITH, U. (1990). *Autism*. Oxford, UK: Basil Blackwell Ltd.

FRY, D.B. (1966). The development of the phonological system in the normal and the deaf child.

In F. Sᴍɪᴛʜ & A. Mɪʟʟᴇʀ (eds.), *The genesis of language*. Cambridge, Mass.: M.I.T. Press. p. 189.

Gᴀʀᴅɴᴇʀ, H., Aʟʙᴇʀᴛ, M.L., & Wᴇɪɴᴛʀᴀᴜʙ, S. (1975). Comprehending a word: The influence of speed and redundancy on auditory comprehension in aphasia. *Cortex, 11*, 155-162.

Gᴀʀᴠᴇʏ, C. & BᴇɴDᴇʙʙᴀ, M. (1974). Effects of age, sex and partner on children's dyadic speech. *Child Development, 45*, 1159-1161.

Gᴇsᴄʜᴡɪɴᴅ, N. (1965). Disconnexion syndromes in animals and man. *Brain, 88*, 237-294; 585-664.

Gʟᴏɴɪɴɢ, L., Cʟᴏɴɪɴɢ, K., & Hᴀᴜʙ, G. (1969). Comparison of verbal behaviour in right-handed and non-right-handed patients with anatomically verified lesions of one hermisphere. *Cortex, 5*, 43-52.

Gʟᴜᴄᴋsʙᴇʀɢ, S., Kʀᴀᴜss, R., & Wᴇɪsʙᴜʀɢ, R. (1966). Referential communication in nursery school children: Method and some preliminary findings. *Journal of Exceptional Child Psychology, 3*, 333-342.

Gᴏʟᴅᴇʀᴍᴀɴ, R. & Fʀɪsᴛᴏᴇ, M. (1969). *Goldman-Fristoe Test of Articulation*. Circle Pines, Minn.: American Guidance Service, Inc.

Gᴏʟᴅꜰᴀʀʙ, R. (1981). Operant conditioning and programmed instruction in aphasia rehabilitation. In R. Cʜᴀᴘᴇʏ (ed.), *Language Intervention Strategies in Adult Aphasia*. Baltimore: Williams & Wilkins.

Gᴏʟᴅsᴛᴇɪɴ, K. (1948). *Language and Language Disturbances*. New York: Grune & Stratton.

Gᴏᴏᴅɢʟᴀss, H. & Bᴇʀᴋᴏ, J. (1960). Agrammatism and inflectional morphology in English. *Journal of Speech and Hearing Research, 3*, 257-267.

Gᴏᴏᴅɢʟᴀss, H., Qᴜᴀᴅꜰᴀsᴇʟ, F., & Tɪᴍʙᴇʀʟᴀᴋᴇ, W. (1964). Phrase length and the type and severity of aphasia. *Cortex, 1*, 133-153.

Gᴏᴏᴅɢʟᴀss, H., Kʟᴇɪɴ, B., Cᴀʀᴇʏ, P., & Jᴏɴᴇs, K. (1966). Specific semantic word categories in aphasia. *Cortex, 2*, 74-89

Gᴏᴏᴅɢʟᴀss, H. & Kᴀᴘʟᴀɴ, E. (1972). *The assessment of uphasia and related disorders*. Philadelphia: Lea & Febiger.

Gᴏᴏᴅɢʟᴀss, H., Bʟᴜᴍsᴛᴇɪɴ, S.E., Gʟᴇᴀsᴏɴ, J.B., Hʏᴅᴇ, M.R., Gʀᴇᴇɴ, E., & Sᴛᴀᴛʟᴇɴᴅᴇʀ, S. (1979). The effect of syntactic encoding on sentence comprehension in aphasia. *Brain and Language, 7*, 201-209.

GOODGLASS, H. (1981). The syndromes of aphasia: similarities and differences in neurolinguistic features. *Topics in Language Disorders, 1*, 1-14.

GOODGLASS, H. (1982). Symposium: Classification in aphasia. Annual Meeting of the Academy of Aphasia, Lake Mohonk, New York.

GRAHAM, J.T. & GRAHAM, L.W. (1971). Language behave of the mentally retarded, syntatic characterictics. *American Journal of Mental Deficiency, 75(March)*: 623-629.

GREAGHEAD, N., MARGULIES, C., & RALPH, T. (1980). Evaluation and remediation of Pragmatics skills with low functioning children — Miniseminar. *American Speech-Language-Hearing Association, Annual Convention*, Michigan.

GROSSMAN, M. (1979). *The effect of verb type on linguistic processing by aphasic and normal subjects*. Unpublished Master's thesis, Hunter College, City University of New York.

HAEUSSERMANN, E. (1958). *Developmental Potential of Pre-School Children*. New York: Grune & Stratton, Inc.

HAHN, E., LOMAS, D.E., HARGIS, D., & VANDRAEGEN, D. (1957). *Basic Voice Training for Speech*. New York: McGraw-Hill.

HALLAHAN, D.P. & KAUFFMAN, J.M. (1982). *Exceptional children: Introduction to special education.* (2nd ed.) Englewood Cliffs, NJ: Prentice-Hall.

HALLAHAN, D.P. & KAUFFMAN, J.M. (1988). *Exceptional children: Introduction to special education.* Prentice-Hall International Editions. pp.207-258.

HALLIDAY, M.A.K. (1975). *Learning how to mean-explorations in the development of language.* London: Edward Arnold.

HALPERN, H. (1986). *Speech acoustic and perception.* Austin, Texas: PRO-ED.

HALSTEAD, W.C. & WEPMAN, J.M. (1949). *Manual for the Halstead-Wepman Screening Test for Aphasia.* Chicago: University of Chicago Clinics.

HAMMILL, D.D. & McNUTT, G. (1981). *The correlates of reading.* (Pro-Ed Monogragh # 1). Austin, Tex: Pro-Ed. p.336.

HARDY, W.G. (1965). On language disorders in young children: A reorganization of thinking. *J. Speech Hearing Dis., 30*, 3-16.

HARDY, W.G. & HARDY, M.P. (1977). *Essays on Communication and Communicative Disorders.* Grune & Stratton, Inc. pp.1-20.

HART, V. (1978). *Beginning with the handicapped.* Springfield: Charles C. Thomas.

HEAD, H. (1963). *Aphasia and Kindred Disorders of Speech.* New York: Hafner Publishing Co., Inc.

HEGDE, M.N. (1991). *Introduction to communicative disorders.* Austin, Texas: PRO-ED.

HEJNA, R. (1955). *Developmental Articulation Test.* Storrs: University of Connecticut.

HELM, N.A. & BENSON, D.F. (1978). *Visual action therapy for global aphasia.* Paper presented at the Academy of Aphasia Meeting, Chicago, Illinois.

HESS, D.A. (1959). Pitch, intensity, and cleft palate voice quality. *J. Speech Hearing Res., 2,* 113-125.

HODAPP, R.M. (1990). One road or many? Issues in the similar sequence hypothesis. In R.M. HODAPP, J.A., BURACK, & E. ZIGLER (eds.), *Issues in the developmental approach to mental retardation.* Cambridge: Cambridge University Press. pp.49-70.

HOFER, M. (1981). *Roots of human behavior.* New York: W.H. Freeman.

HOLM, V.A. & KUNZE, L.H. (1969). Effect of chronic otitis media in language and speech development. *Pediatrics, 43,* 833-839.

HOOD, R.B. (1967). Some physical concomitants of speech rhythm of the deaf. *Proceedings of the International Conference on Oral Education of the Deaf.* Washington, D.C.: The Alexander Graham Bell Association for the Deaf. pp.921-925.

HOOD, S.B. (1978). The assessment of fluency disorders. In S. SINGH & J. LYNCH (eds.), *Diagnostic Procedures in Hearing, Speech, and Language.* Baltimore: Univ. Park Press.

HOWES, D. & GESCHWIND, N. (1964). Quantitative studies of aphasic language. In D.M. RIOCH & E.A. WEINSTEIN (eds.), *Disorders of communication.* Baltimore: Willams & Wilkins.

HUDGINS, C.V. & NUMBERS (1942). An investigation of the intelligibility of speech of the deaf. *Genetic Psychology Monographs, 25,* 289-392.

HULL, F., MIEIKE, P., WILLEFORD, J., & TIMMONS, R. (1976). National speech and hearing survey. Project No.50978. Bureau of Education for the Handicapped. U.S. Office of Education. Washington, DC. Department of Health, Education, and Welfare. p.37.

HURLOCK, E.D. (1952). *Speech development, in Child Development.* (5th ed.) New York: Macmillan Publishing Co.

HUTCHINSON, B. B., HANSON, M.L., & MECHAM, M.J. (1979). *Diagnostic Handbook of Speech Pathology.* Baltimore: The Williams and Wilkins Co.

INGALLS, R.P. (1978). *Mental retardation: The changing outlook.* New York: John

Wiley & Sons.

INGRAM, T.T.S. (1975). Speech disorders in childhood. In E.H. LENNEBERG & E. LENNEBERG (eds.), *Foundations of Language Development (Vol.2)*. Paris: The UNESCO Press. pp.95-261.

INWIN, O.C. & CURRY, T. (1941). Vowel elements in the crying of infants under ten days of age. *Child Development, 12*: 99-109.

JACKSON, J.H. (1874). On the nature of the duality of the brain. In J. TAYLOR (ed.), *Selected writings of John Hughlings Jackson (Vol.2)*. London: Staples Press, 1958.

JACKSON, J.H. (1958). On affectations of speech from disease of the brain. In J. TAYLOR (ed.), *Selected writings of John Hughlings Jackson (Vol.2)*. London: Staples Press. (Originally published, 1879-80).

JAMES, S. (1985). Assessing children with language disorders. In *Language and Communication Disorders in Children*. Columbus: A Bell & Howell Company. pp.108-152.

JERGER, J. (1973). Diagnostic audiometry. In J. JERGER (ed.), *Modern Developments in Audiology*. (2nd ed.) New York: Academic Press.

JERGER, J. (1978). Introduction. In S. SINGH & J. LYNCH (eds.), *Diagnostic Procedures in Hearing, Speech, and Language*. Baltimore: Univ. Park Press.

JOHNS, D.F. & DARLEY, F.L. (1970). Phonemic variability in apraxia of speech. *Journal of Speech and Hearing Research, 13*, 556-583.

JOHNS, D.F. & LAPOINTE, L.L. (1976). Neurogenic disorders of output processsing: Apraxia of speech. In H. WHITAKER & H.A. WHITAKER (eds.), *Studies in neurolinguistics (Vol.1)*. New York: Academic Press.

JOHNSON, D.B. (1980). The relationship of verbal receptive and expressive language to level of intellectual functioning. *Dissertation Abstract Internation, 41*, 2016A.

JOHNSON, S.W. & MORASKY, R.L. (1977). *Learning disabilities*.

JOHNSON, W. & KNOTT, J. R. (1937). The distribution of moments of sutttering in successive readings of the same material. *J. Speech Dis., 2*, 17-19.

JOHNSON, W. (1961). *Stuttering and what you can do about it*. Minneapolis: U. Minnesota Press.

JOHNSON, W., DARLEY, F. L., & SPRIESTERSBACH, D.C. (1963). *Diagnostic Methods in Speech Pathology*. New York: Harper & Row.

JONAS, G. (1977). *Stuttering: The disorder of many theories*. New York: Farrar, Straus & Giroux.

JONES, V.P. (1972). *Child Development*. McGraw-Hill Book Company.

KAHN, J.V. (1975). Relationship of Piaget's sensorimotor period to language acquisition of profoundly retarded children. *American Journal of Mental Deficiency, 79,* 640-643.

KAISER, A.P., ALPERT, C.L., & WARREN, S.F. (1987). *Teaching functional language: Strategies for language intervention in Systematic instruction of persons with severe handicaps.* (3rd ed.) pp. 246-265.

KANNER, L. (1943). Autistic disturbances of affective contact. Nervous. *Child 2,* 217-250

KATZ, J. (1968). The SSW Test: An interim report. *Jr. Speech and Hearting Disorders, 33,* 132-146.

KEASTER, J.A. (1947). A quantitative method of testing the hearing of young children. *J. Speech Dis., 12,* 159-160.

KENNEDY, L. (1930). *Studies in the speech of the feebleminded.* Unpublished Doctaral Dissertation. University of Wisconsin.

KEPHART, J., KEPHART, C., & SCHWARTZ (1974). A journey into the world of the blind child. *Exceptional Children, 40,* 421-429.

KERTESZ, A. & McCABE, P. (1972). Recovers patterns and prognosis in aphasia. *Brain, 100,* 1-18.

KERTESZ, A. (1979). *Aphasia and associated disorders: taxonomy, localization, and recovery.* New York: Grune & Stratton.

KERTESZ, A. (1981). Evolution of aphasic syndromes. *Topics in Language Disorders, 1,* 15-27

KIRK, S., McCARTHY, J., & KIRK, W. (1968). *The Illinois Test of Psycholinguistic Abilities.* (rev. ed.) Urbana: University of Illinois Press.

KIRK, S.A. (1972). *Educating exceptional children.* (2nd ed.) Boston: Houghton Mifflin Company. p.270.

KIRK, S.A. & GALLAGHER, J.J. (1979). *Educating exceptional children.* (3rd ed.) Houghton Mifflin Company. p.377.

KIRK, S.A. & GALLAGHER, J.J. (1983). *Educating exceptional children.* (5th ed.) Boston: Houghton Mifflin Company.

KIRK, S.A. & CHALFANT, J.C. (1984). *Academic and developmental learning disabilities.* Love Publishing Company.

KIRK, S.A. & GALLAGHER, J.J. (1986). *Educating exceptional children.* (5th ed.) Boston: Houghton Mifflin Company. pp.174-179.

KIRK, S.A. & GALLAGHER, J.J. (1989). *Educating exceptional children.* Boston: Hougton Mifflin Company. pp. 242-297.

KORNOER, et al. (1981). Stability of individual differences of neonatal motor and crying patterns. *Child Development, 52*: 83-90.

KRAUSS, R.M. & GLUCKSBERG, S. (1969). The development of communication competence as a function of age. *Child Development, 40.* 287-305.

KURDEK, R.M. & BURT, C.W. (1981). First through sixth grade children's metacognitive skills generality and cognitive correlates. *Merrill-Palmer Quarterly, 27(3)*, 287-305.

LAPOINTE, L.L. (1978). Aphasia therapy: Some principles and strategies for treatment. In D.F. JOHNS (ed.), *Clinical Management of Neurogenic Communication Disorders*. Boston: Little, Brown.

LARSON, L.V. & MCKINLEY, N.L. (1987). *Communication assessment and intervention strategies for adolescents.* Eau Claire, WI: Thinking Publications.

LAUNER, P.B. & LAHEY, M. (1981). "Passages: from the fifties to the eighties in language assessment", *Topics in Language Disorders, June*, 11-26.

LAYTON, T.L. & SHARIFI, H. (1978). Meaning and structure of Down's syndrome and nonretarded children's spontaneous speech. *American Journal of Mental Deficiency, 83(5)*, 439-445.

LEE, L. (1969). *The Northwestern Syntax Screening Test*. Evanston, Ill.: Northwestern University Press.

LEE, L.L. (1974). *Developmental Sentence Analysis*. Evanston, Ill.: Northwestern University Press.

LEITH, W.R. (1984). *Handbook of Stuttering therapy for school clinician*. College-Hill Press.

LENNEBERG, E.H., NICHOLAS, I.A., & ROSENBERGER, E.F. (1964). Primitive stages of language development in Mongolism. In D. MCK. RIOCH & E.A. WEINSTEIN (eds.), *Disorders of Communication* (Research Publications of the Association for Research in Nervous and Mental Diseases, Vol. XL11), Baltimore: Williams & Wilkins. pp.119-137.

LENNEBERG, E. H. (1976). *Biological foundations of language.* New York: John Wiley.

LENNEBERG (1976). *Biological foundations of language.* New York: John Wiley.

LEONARD, L.B. (1972). What is deviant language? *Journal of Speech and Hearing Disorders, 37*: 427-446.

LEONARD, L.B. (1976). *Meaning in child language*. New York: Grune & Stratton.

LEONARD, L.B., NIPPOLD, M.A., KAIL, R., & HALE, C.A. (1983). Picture naming in language-impaired children: Differentiating lexical storage from retrieval. *Journal of Speech and Hearing*

Research, 26, 609-615.

LEREA, L. (1958). *The Michigan Picture Language Inventory.* Ann Arbor: University of Michigan Press.

LEVIN, J.R. (1976). What have we learned about maximizing what children learn? In J.R. LEVIN & V.L. ALLEN (eds.), *Cognitive learning in children: Theories and strategies.* New York: Academic Press.

LEVINE, D.N. & CALVANIO, R. (1982). The neurology of reading disorders. In M.A. ARBIN, D. CAPLAN & J.C. MARSHALL (eds.), *Neural Models of Language Processes.* New York: Academic Press.

LEVY, C.B., & TAYLOR, O.L. (1968). *Transformational complexity and comprehension in adult aphasics.* Paper presented at American Speech and Hearing Association Convention, Denver, Colorado.

LEVY, C., & HOLLAND, A. (1971). Influence of grammatical complexity and sentence length on comprehension with adult aphasics. In A. L. HOLLAND (ed.), *Psycholinguistics and Behavioral Variables Underlying Recovery from Aphasia.* Project report submitted to Social and Rehabilitative Service, DHEW.

LILLYWHITE, H.S. & BRADLEY, D. (1969). *Communication problems in mental retardation.* New York: Harper & Row.

LINGLE, K. & LINGLE, J. (1981). Effects of selected objects characteristics on object test performance. *Child Development, 52*: 367-369.

LIPMANN, R.P. (1981). Detecting nasalization using a low-cost miniature accelerometer. *J. Speech Hearing Res., 24*, 314-317.

LONGERICH, M. & BORDEAUX, J. (1959). *Aphasia Therapeutics.* New York: Macmillan.

LORD, F.E. & BLAHA L. (1968). *Demonstration of home and community support needed to facilitate mobility instruction for blind youth.* Washington D.C.: Rehabilitation Services Administration, Department of Health, Education, and Welfare.

LOVAAS, O.I., BERBERICH, J.P., PERLOFF, B.F., & SCHAEFFER, B. (1966). Acquisition of imitative speech by schizophrenic children. *Science, 151*: 705.

LOWENBRAUN, S., APPELMAN, K.I., & CALLAHAN, J.L. (1980). *Teaching the hearing impaired — Through total communication.* Columbus, OH: Charles E. Merrill.

LURIA, A.R. (1964). Factors and forms of aphasia. In A. DeREUCK & M. O'CONNOR (eds.), *Disor-*

ders of Language. London: J. & A. Churchild.

LURIA, A.R. (1966). *Higher Cortical Functions in Man*. New York: Basic Books.

LURIA, A.R. (1970). *Traumatic Aphasia*. Hague: Mouton.

LYNCH, J. (1978). Evaluation of linguistic disorders in children. In S. SINGH & J. LYNCH (eds.), *Diagnostic Procedures in Hearing, Speech, and Language*. Baltimore: University Park Press.

McCARTHY, J.J. (1964). The importance of linguistic ability in the mentally retarded. *Mental Retardation, 2*: 90.

McDONALD, E.T. (1959). *Bright Promise for Your Child with a Cleft Lip and Palate*. Chicago: National Society for Crippled Children and Adults.

McDONALD, E.T. (1962). *Understand Those Feeling*. Pittsburgh: Stanwix House.

McDONALD, E. (1964) . *A Deep Test of Articulation*. Pittsburgh: Stanwix Hause Inc.

McDONALD, F. & CHANCE, B. (1964). *Cerebral Palsy*. Englewood Cliffs, N.J.: Prentice-Hall, Inc.

MACDONALD, J. (1978). *Environmental Language Inventory*. Columbus: Charles E. Merrill Pub. Co.

McNEIL, D. (1970). *The acquisition of language*. New York: Harper & Row.

McREYNOLDS, L.V. (1990). *Articulation and phonological disorders.*

McCORMICK, L. & SCHIEFELBUSCH, R.L. (1984). *Early Language Intervention — An introduction*. Columbus: C.E. Merrill Publishing Company. pp.1-34.

McSHANE, J. (1980). *Learning to talk*. London: Cambridge University Press.

McWILLIAMS, B.J. (1958). Articulation problems of a group of cleft palate adults. *J. Speech Hearing Res., 1*, 68-74.

McWILLIAMS, B.J. (1980). Communication problems associated with cleft palate. In R.J. VAN HATTUM (ed.), *Communication Disorders: An Introduction*. New York: Macmillan Publishing Co., Inc.

MAHONEY, G., GLOVER, A., & FINGER, I. (1981). Relationship between language and sensorimotor development of Down's syndrome and nonretarded children. *American Journal of Mental Deficiency, 86*, 21-27

MARGE, M. (1972). The general problem of language disabilities in children. In J. IRWIN & M. MARGE (eds.), *Principles of Childbood Language Disabililies*. Englewood Cliffs, N.J.: Prentice-Hall.

MARIE, P. (1971). The third left frontal convolution plays no special role in the function of language. In M.F. Cole & M. Cole, *Pierre Marie's Papers on Speech Disorders*. New York: Hafner.

Matsuda, M. (1984). A comparative analysis of blind and sighted children's communication skills. *Journal of Visual Impairment and Blindness, 78 (1)*, 1-4.

Mechan, M. (1959). *The Verbal Language Development Scale*. Minneapolis: American Guidance Service, Inc.

Mechan, M.(1963). Differential identification of factors related to language delay in young cerebral palsied children. Paper presented at the *Annual ASHA Convention*, Chicago.

Mechan, M., Jex, J., & Jones, J. (1967). *The Utah Test of Language Development*. (rev. ed.) Salt Lake City: Communication Research Associates.

Menyuk, P. (1969). *Sentences children use*. Cambridge, Mass.: M.I.T. Press.

Menyuk, P. (1988). Cognition and language. In *Language Development*. America: Scott Press.

Michel, L.I. (1978). Evaluation of articulatory disorders: Traditional approach. In Singh & J. Lynch (eds.), *Diagnostic Procedures in Hearing, Speech, and Language*. Baltimore: University Park Press.

Miller, J., et al. (1980). Language comprehension in sensorimotor stages V and VI. *Journal of Speech and Hearing Research, 23*: 284-311.

Miller, J. (1981). *Assessing language production in children: Experimental procedures*. Baltimore: University Park Press.

Miller, J.F. & Chapman, R.S. (1984). Disorders of communcation: Investigating the development of language of mentally retarded children. *American Journal of Mental Deficiency, 88(5)*, 536-545.

Minear, W.L. (1956). A classification of cerebral palsy. *Pediatrics, 18*, 841-852.

Monakow, C. Von (1914). *Die lokalisation im grosshirn under der abbau der funkitionen durch corticale herde*. Bergmann: Wiesbaden.

Morris, H.L., Spriestersbach, D.C., & Darley, F.L. (1961). An articulation test for assessing competency of velopharyngeal closure. *J. Speech Hearing Dis., 4*, 48-55.

Mowrer, O.H. (1950). On the psychology of talking birds: A contribution to language and personality theory. In *Learning Theory and Personality Dynamics*. New York: Ronald Press.

Muma, J.R. (1973). Language assessment: The co-occurring and restricted structure procedure. *Acta Symbolica, 4*, 12-29.

MURPHY, A. (1964). *Functional Voice Disorders*. Englewood Cliffs, New Jersey: Prentice-Hall, Inc.

MURPHY, K.P. & SHALLOP, J.K. (1978). Identification of hearing loss in young children: Prenatal to age six. In S. SINGH & J. LYNCH (eds.), *Diagnostic Procedures in Hearing, Speech, and Language*. Baltimore: Univ. Park Press.

MYKLEBUST, H. (1954). *Auditory Disorders in Children*. New York: Grune & Stratton, Inc.

MYKLEBUST, H. (1964). *The Psychology of Deafness*. New York: Grune & Stratton, Inc.

MYKLEBUST, H. (1969). Minimal brain damage in children in Final Report, *Neurological and Sensory Disease Contral Program*. Washington, D.C.: Department of Health, Education, and Welfare.

MYSAK, E.O. (1971). Cerebral palsy speech syndromes. In L.E. TRAVIS (ed.), *Handbook of Speech Pathology and Audiology*. Appleton-Century-Crofts. pp.673-694.

NAREMORE, R. & DEVER, R. (1975). Language performance of educable mentally retarded and normal children at five age levels. *Journal of Speech and Hearing Research*, 18: 82-95.

NAREMORE, R.C. (1980). Language disorders in children. In T.J. HIXON, L.D. SHRIBERG & J.H. SAXMAN (eds.), *Introduction to communication disorders*. Englewood Cliffs, N.J.: Prentice-Hall.

NATIONAL INSTITUTE OF NEUROLOGICAL DISEASES AND STROKE (1970). *Human communication and its disorders — An overview*. Bethesda. Maryland: Public Health Service. p.18.

NELSON, K. (1975). The nominal shift in semantic-syntactic development. *Cognitive Psychology*, 7: 461-479.

NEWMAN, P.W., GREAGHEAD, N.A., & SECORD, W. (1985). *Assessment and remediation of articulatory and phonological disorders*. Charles E. Merrill Publishing Company. pp.288-308.

NICOLOSI, L., HARRYMAN, E., & KRESHECK, J. (1983). *Terminology of communication disorders, speech-language-hearing*. (2nd ed.) Williams & Wilkins, Baltimore/London.

NICOLOSI, L., et al. (1989). Terminology of communication disorders: Speech-Language-Hearing. Williams & Wilkins.

NORTHERN, J.L. & DOWNS, M.P. (1978). *Hearing in Children*. (2nd ed.) Baltimore: Williams and Wilkins Co.

OSGOOD, C.E. & MIRON, M.S. (eds.) (1963). *Approaches to the Study of Aphasia*. Urbana: University of Illinois Press.

OSGOOD, C.E. (1980). *Lectures on language performance*. New York: Springer Verlag.

OSTWALD, P.F. (1960). The sounds of human behavior. *Logos, 3*: 6-27.

OWENS, R. (1989). Mental retardation: Difference or delay? In D.K. BERNSTEIN & E. TIEGERMAN, *Language and communication disorders in children*. Charles E. Merrill Publishing Co. pp. 229-297.

PAD Pitchmeter. Cleveland, Ohio: PAD Laboratories. (1962).

PARKHURST, B.G. (1970). *The effect of time-altered speech stimuli on the performance of right hemiplegic adult aphasics*. Paper presented at American Speech and Hearing Association Convention, New York, New York.

PAUL, P.V. & QUIGLEY, S.P. (1984). *Language and Deafness*. San Diego: College-Hill Press.

PAVIO, A. (1971). *Imagery and Verbal Processes*. New York: Holt, Rinehart and Winston.

PAVIO, A. (1975). Imagery and long term memory. In A. KENNEDY & A. WILKES (eds.), *Studies in Long Term Memory*. New York: John Wiley & Sons.

PENDERGAST, K., DICKEY, S.E. SELMAR, J. W., & SODER, A.L. (1969). *Photo Articulation Test*. Danville, Illinois: Interstate Printers Publishers.

PETERSON, H.A. & MARQUARDT, T.P. (1981). *Appraisal and Diagnosis of Speech and Language Disorders*. Englewood Cliffs, New Jersey: Prentice-Hall, Inc.

PHILIPS, B.J. & BZOCH, K. (1969). Reliability of judgments of articulation of cleft palate speakers. *Cleft Palate J., 6*,24-34.

PIAGET, J. (1952). *The Origins of intelligence in Children*. New York: International Universities Press.

PIAGET, J. (1974). *Language and thought of the child*. New York: The New American Library.

PICK, A. (1913). *Die Agrammatischen Spreachstorungen*. Berlin: Springer.

PINRATANA, P. (1989). Differences in expressive language skills and originality between lower and middle socioeconomic status preschool children. *Dissertation Abstract Internation, 49*, 3713B.

POLLACK, D. (1964). Acoupedics. *Volta Review, 66(7)*, 400-409.

PORCH, B. (1967). *Porch Index of Communicative Ability*. Palo Alto, Calif.: Consulting Psychologists.

PORCH, B.E. (1981). *The Porch Index of Communicative Ability*. Palo Alto: Consulting Psychologists Press.

POWERS, M.H. (1971). Functional disorders of articulation: Symptomatology and etiology. In L.

E. Travis (ed.), *Handbook of speech pathology and audiology.* Englewood Cliffs, N.J.: Prentice-Hall.

Premack, D. (1971). Language in Chimpanzee? *Science, 172,* 808-822.

Pritzner, J.C. & Morris, H.L. (1966). Articulation skills and adequacy of breath pressure ratios of children with cleft palate. *J. Speech Hearing Dis., 31,* 26-40.

Prizant, B.M. (1983). Echolalia in autism-assessment and intervention. *Seminars in Speech and Language, 4(1):* 63-77.

Prutting, C., Gallagher, T., & Mulac, A. (1975). The expressive portion of the NSST compared to a spontaneous language sample. *Journal of Speech and Hearing Disorders, 40:* 40-68.

Prutting, C.A. (1979). Process: The action of moving forward progressively from one point to another on the way to completion. *Journal of Speech and Hearing Disorders, 44:* 3-30.

Rees, N.S. (1978). Art and science of diagnosis is hearing, language, and speech. In S. Singh & J. Lynch (eds.), *Diagnostic Procedures in Hearing, Speech, and Language.* Baltimore: University Park Press.

Remignanti, A. (1980). Coherency in preschool children's conversation. *Dissertation Abstract Internation, 41,* 1499A.

Reynell, J. (1978). Developmental patterns of visually handicapped children. *Child Care Health and Development, 4,* 291-303.

Riley, G.D. (1972). A stuttering severity instrument for children and adults. *Jr. of Speech and Hearing Dis., 37,* 314-322.

Rimland, B. (1964). *Infantile Autism.* Englewood Cliffs, N.J.: Prentice-Hall.

Rinegel, R.L. (1972). The clinician and the researcher: An artificial dichotomy.
Asha, 14, 351-353.

Rosegrant, T.J. (1980). The relationship of young children's peer group status to their use of communication strategies. *Dissertation Abstract International, 41,* 2435A.

Rosenthal, J. (1970). A preliminary psycholinguistic study of children with learning disabilities. *Journal of Learning Disabilities, 3,* 391-395.

Ruder, K.F., Bunce, B.H., & Ruder, C.C. (1984). *Language intervention in a Preschool/Classroom Setting.* In McCormick & Schiefelbusch (eds.), Columbus: C.E. Merrill Publishing Company, 267-298.

Rutter, M. (1968). Concepts of autism, a review of research. *Journal of Child Psychol Psychiat.,*

9, 1.

SANDS, E., SARNO, M.T., & SHANKWEILER, D. (1969). Long-term assessment of language function in aphasia due to stroke. *Archives of Physical Medicine and Rehabilitation, 50*, 202-206; 222.

SARNO, M.T. (1969). *The Functional Communication Profile.* New York: New York University Medical Center, The Institute of Rehabilitation Medicine.

SARNO, M.T. & LEVICA, E. (1971). Natural course of recovery in severe aphasia. *Archives of Physical Medicine and Rehabilitation, 52*, 175-179.

SARNO, M.T. (1981). Recovery and rehabilitation in aphasia. In M.T. SARNO (ed.), *Acquired Aphasia.* New York: Academic Press.

SCHLANGER, B.B. & GOTTSLEBEN, R.H. (1957). Analysis of speech defects among the institutionalized mentally retarded. *Journal of Speech and Hearing Disorder, 22*, 80-10.

SCHOOLER, C. (1973). Birth order effect: A reply to breland. *Psychological Bulletin, 80*: 213-214.

SCHUELL, H. (1953). Aphasic difficulties understanding spoken language. Neurology, 3, 176-184.

SCHUELL, H., JENKINS, J.J., & JIMENEZ-PABÓN, E. (1964). *Aphasia in Adults.* New York: Harper & Row.

SCHUELL, H. (1965). *The Minnesota Test for Differential Diagnosis of Aphasia.* Minneapolis: University of Minnesota Press.

SCHUELL, H. (1967). A re-evaluation of the short examination of aphasia. *J. Speech Hearing Dis., 31*, 137-147.

SCHULTZ, M.C. (1973). The bases of speech pathology and audiology: Evaluation as the resolution of uncertainty. *J. Speech Hearing Dis., 38*, 147-155.

SCHWARTZ, M.F. (1976). *Stuttering solved.* Revised, NY: Lippin Cott C.

SCHWARTZ, M.F., SAFFRAN, E.M., & MARIN, O.S. (1980). The word order problem in agrammatism. I. Comprehension. *Brain and Language, 10*, 249-262.

SEIDENBERG, P.L. (1985). Understanding learning disabilities. In D.K. BERNSTEIN & E. TIEGERMAN (1985). *Language and communication disorders in Children.* Charles E. Merrill Publishing Company.

SEMEL, E. & WIIG, E. (1975). Comprehension of syntactic structures and critical verbal elements by children with learning disabilities. *Journal of Learning Disabilities, 8*, 53-58.

SEMEL, E. & WIIG, E. (1980). *Clinical Evaluation of Language Functions.* Columbus: Charles E. Merrill Publishing Co.

SEMMEL, M.I., BARRITT, L.S., & BENNETT, S.W. (1970). Performance of EMR and non-retarded children in a modified Cloze task. *American Journal of Mental Deficiency, 74 (March)*: 681-688.

SHAMES, G., FONT, J., & MATTHEWS, J. (1963a). Factors related to the speech proficiency of the laryngectomized. *J. Speech Hearing Dis., 28*, 273-287.

SHAMES, G. & SHERRICK, G.E. (1963b). Discussion of non-fluency and stuttering as operant behavior. *J. Speech Hearing Dis., 28*, 3-18.

SHAMES, G.H. & WIIG, E.H. (1990). Hearing and hearing disorders. In *Human Communication disorders: An introduction*. Maxwell Macmillan International Publishing Group. pp.350-392.

SHEEHAN, J.G. (1970). *Stuttering: Research and therapy*. New York: Harper & Row, Publishers, Inc.

SHELTON, R.L., BROOKS, A.R., & YOUNGSTROM, K.A. (1965). Clinical assessment of palatopharyngeal closure. *J. Speech Hearing Dis., 30*, 37-43.

SHERMAN, D. (1952). *Iowa Scale for Rating Severity of Stuttering*. Danville, Ill.: Interstate Printers and Publishers.

SHEWAN, C.M. & CANTER, G. (1971). Effects of vocabulary, syntax, and sentence length on auditory comprehension in aphasic patients. *Cortex, 7*, 209-226.

SIEGEL, C.M. (1959). Dysphasic speech responses to visual word stimuli. *Journal of Speech and Hearing Research, 2*, 152-160.

SIEGENTHALER, B., PEARSON, J., & LEZAK, R. (1954). A speech reception threshold test for children. *J. Speech Hearing Dis., 17*, 360-366.

SIMMONS, F.B. & REUSS, F.N. (1974). Automated newborn hearing screening, the crib-o-gram. *Arch. of Otolaryngology, 100*, 1-7.

SIRKINS, J. & LYONS, W.F. (1941). A study of speech defects in mental deficiency. *American Journal of Mental Deficiency, 46*: 74-80.

SITKO, M.C. & SEMMEL, M.I. (1973). Language and language behavior of the mentally retarded. In L. MANN & D.A. SABATINO (eds.), *The first review of special education Vol.1*. JSE Press.

SKELLY, M. (1979). *Amer-Ind Gestural Code Based on Universal American Indian Hand Talk*. New York: Elsevier.

SKINNER, B.F. (1957). *Verbal behavior*. Englewood Cliffs, N.J.: Prentice-Hall.

SKINNER, B.F. (1961). *Cumulative Record*. (rev. ed.) New York: Appleton.

SMITH, A. (1971). Objective indices of severity of chronic aphasia in stroke patients. *Journal of Speech and Hearing Disorders, 36,* 167-207.

SMITH, M.E. (1926). An investigation of the sentences and extent of vocabulary in young children. *University Iowa Studies Child Welfare,* 2.

SMITH, R.M. & McWILLIAMS, B.J. (1968). Psycholinguistic considerations in the management of children with cleft palate. *J. Speech Hearing Dis., 33,* 26-32.

SNELL, M.E. & RENZAGLIA, A.M. (1986). Moderate, severe, and profound handicaps. In *Exceptional children and youth.* (4th ed.) 273-296.

SNIDECOR, J.C. & CURRY, R. (1960). How effectively can a laryngectomee expect to speak. *Laryngoscope, 70,* 62-67.

SNIDECOR, J.C. (ed.) (1969). *Speech Rehabilitation of the Laryngectomized.* (2nd ed.) Springfield, Ill.: Charles C. Thomas.

SORTINI, A. & FLAKE, C.G. (1953). Speech audiometry testing for preschool children. *Laryngoscope, 63,* 991-997.

SPARKS, R., HELM, N., & ALBERT, M. (1974). Aphasia rehabilitation resulting from melodic intonation therapy. *Cortex, 10,* 303-316.

SPARKS, R.W. & HOLLAND, A.L. (1976). Method: Melodic intonation therapy for aphasia. *Journal of Speech and Hearing Disorders, 41,* 287-297.

SPARKS, R.W. (1981). Melodic intonation therapy. In R. CHAPEY (ed.), *Language Intervention Strategies in Adult Aphasia.* Baltimore: Williams & Wilkins.

SPRADLIN, J.E. (1963). Assessment of speech and language of retarded children in the part of language sample. *Journal of Speech and Hearing Disorders.*

SPRIESTERSBACH, D.C., DARLEY, F.L., & ROUSE, V. (1956). Articulation of a group of children with cleft lips and palates. *J. Speech Hearing Dis., 21,* 436-445.

SPRIESTERSBACH, D C., DARLEY, F. L., & MORRIS, H.L. (1958). Language skills in children with cleft palates. *J. Speech Hearing Res., 1,* 279-285 (1958).

SPRIESTERSBACH, D.C. & POWERS, G.R. (1959). Nasality in isolated vowels and connected speech of cleft palate speakers. *J. Speech Hearing Res., 2,* 40-45.

SPRIESTERSBACH, D.C., MOLL, K.L., & MORRIS, H.L. (1961). Subject classification and articulation of speakers with cleft palates. *J. Speech Hearing Res., 6,* 362-371(1961).

SPRINGER, S.P. & DEUTSCH, G. (1981). *Left Brain, Right Brain.* San Francisco: W.H. Freeman &

Co.

STAATS, A. (1968). *Learning, language and cognition.* New York: Holt, Rinehart and Winston.

STOLL, B. (1958). Psychological factors determining the success or failure of the rehabilitation program. *Ann Otolaryngol. Rhinol. Laryngol., 67,* 550-557.

STRENG, A.H. (1972). *Syntax, speech, and hearing.* New York: Grune & Stratton.

STRONG, J. (1983). *Language facilitation — A complete cognitive therapy program.* Baltimore: University Park Press.

STRUGGLNG WITH APHASIA (1969). *Medical World News, 10,* 37-40.

SUBIRANA, A. (1969). Handedness and cerebral dominance. In P.J. VINKEN & G.W. BRUYN (eds.), *Handbook of Clinical Neurology (Vol.4).* New York: Elsevier.

TAYLOR, J.A. (1953). A personality scale of manifest anxiety. *J. Abnorm. Soc. Psychol., 48,* 285-290.

TEMPLIN, M. (1957). Certain language skills in children: Their development and interrelationships. *Institute of Child Welfare Monograph No.26.* Minneapolis: University of Minnesota Press.

TEMPLIN, M. & DARLEY, F. (1968). *Templin Darley Tests of Articulation.* Iowa City: Bureau of Education Research and Service, the University of Iowa.

THOMAS, P.J. & CARMACK, F.F. (1990). *Speech and Language.* Needham Height, MA: Allyn & Bacon.

TILLMAN, M. (1967). The performance of blind and sighted children on the Wechsler Intelligence Scale for Children. *Internation Journal for the Education of the Blind, 16,* 65-74; 106-172.

TILLMAN, M. & OSBORNE, R. (1969). The performance of blind and sighted children on the Wechsler Intelligence Scale for Children: Interaction effects. *Education of the Visually Handicapped, 1,* 1-4.

TILLMAN, M. & GERSTMAN, L.J. (1977). Clustering by aphasics in free recall. *Brain and Language, 1977, 4,* 355-364.

U.S. DEPARTMENT OF EDUCATION (1984). Seventh Annual Report to Congress on the Implementation of the Education of the Handicapped Act. Washington D.C.: U.S. Department of Education.

VAN DENMARK, D.R. & SWICKARD, S.L. (1980). A pre-school articulation test to assess velopharyngeal competency: Normative data. *Cleft Palate J., 17,* 175-179.

VAN HATTUM, R.J. (1958). Articulation and nasality in cleft palate speakers. *J. Speech Hearing Res.*, *1*, 383-387.

VAN HATTUM, R.J. (1981). Diagnosis of communication disorders. *Seminars in Speech, Language, and Hearing*. New York: Thieme-Stratton Inc., VI, No.1, Feb.

VAN RIPER, C. & IRWIN, J. (1958). *Voice and articulation*. Englewood Cliffs, N.J.: Prentice-Hall.

VAN RIPER, C. (1971). *The Nature of Stuttering*. Englewood Cliffs, N.J.: Prentice-Hall, Inc.

VAN RIPER, C. (1972). *Speech Correction: Principles and Methods*. (5th ed.) Englewood Cliffs, N.J.: Prentice-Hall, Inc.

VAN RIPER, C. & ERICKSON, R. (1973). *Predictive Screening Test of Articulation*. Kalamazoo, Michigan: Western Michigan University, Continuing Education Office.

VAN RIPER, C. (1978). *Speech Correction: Principles and Methods*. (6th ed.) Englewood Cliffs, N.J.: Prentice-Hall . p.43.

VAN RIPER, C. (1982). *The nature of stuttering*. (2nd ed.) Englewood Cliffs, N.J.:Prentice-Hall.

VAN RIPER, C. & EMERICK, L. (1984). *Speech Correction: An introduction to special pathology and Audiology*. N.J.: Prentice-Hall.

VAN RIPER, C.V. & EMERICK, F.F. (1990). *Speech Correction*. (8th ed.) Englewood Cliffs, N.J.: Prentice-Hall.

VIGNOLO, L.A. (1964). Evolution of aphasia and language rehabilitation: A retrospective exploratory study. *Cortex*, *1*, 344-367.

WARREN, D. (1985). Call them liars who would say all is well. In H. TURNBULL & A. TURNBULL (eds.), *Parents speak out: Then and now*. (2nd ed.) Columbus, OH: Charles E. Merrill.

WECHSLER, D. (1967). *The Wechsler Intelligence Scale for Children*. Revised, New York: The Psychological Corporation.

WEIGL, E. (1968). On the problem of cortical syndromes: experimental studies. In M.L. SIMMEL (ed.), *The Reach of Mind: Essays in Memory of Kurt Goldstein*. New York: Springer.

WEINER, F.F. & BERNTHAL, J. (1978). Articulation feature assessment. In S. SINGH & J. LYNCH (eds.), *Diagnostic Procedures in Hearing, Speech, and Language*. Baltimore: Univ. Park Press.

WEISENBURG, T. & McBRIDE, K.E. (1973). *Aphasia*. New York: Hafner.

WEISS, D.A. (1964). *Cluttering*. Englewood Cliffs, N.J.: Prentice-Hall, Inc.

WELSH, G.S. & DAHLSTROM, W.G. (1956). *Basic Readings on the Minnesota Multiphasic Personality Inventory in Psychology and Medicine*. Minneapolis: University of Minnesota Press.

WEPMAN, J.M. (1951). *Recovery from Aphasia.* New York: Ronald Press.

WEPMAN, J.M., MACGAHN, J.A., & NEILSON, J.R. (1953). Objective measurement of progressive esophageal speech. *J. Speech Hearing Dis., 18,* 247-251.

WERNICKE, C. (1874). *Der Aphasische Symptomenkomplex.* Breslau: Cohn & Weigert.

WERNICKE, C. (1908). The symptom-complex of aphasia. In A. CHURCH (ed.), *Diseases of the Nervous System.* New York: Appleton.

WERTZ, R.T., COLLINS, M.J., WEISS, D., KURTZKE, J.F., FRIDEN, T., BROOKSHIRE, R.H., PIERCE, J., HOLTZAPPLE, P., HUBBARD, D.J., PORCH, B. E., WEST, J.A., DAVIS, L., MATOVITCH, V., MORELY, G. K., & RESURRECCION, E. (1981). Veterans Administration cooperative study on aphasia: A comparison of individual and group treatment. *Journal of Speech and Hearing Research, 24,* 580-594.

WEST, J.A. (1968). *The effect of structure on aphasic responses to grammatical and nongrammatical sequences of words.* Unpublished doctoral dissertation, the University of Michigan.

WEST, J.A. (1970). *Therapeutic approaches to agrammatism in aphasia: Application of psycholinguistic theory.* Paper presented at the American Speech and Hearing Association Convention, New York, New York.

WEST, R. & ANSBERRY, M. (1968). *Rehabilitation of Speech.* (4th ed.) New York: Harper and Row.

WESTLAKE, H. & RUTHERFORD, D. (1966). *Cleft Palate.* Englewood Cliffs, N.J.: Prentice-Hall, Inc.

WHETNALL, E. & FRY, D.B. (1964). *The deaf child.* Springfield, Ill.: C.C. Thomas.

WIIG, E.H. & GLOBUS, D. (1971). Aphasic word identification as a function of logical relationship and association strength. *Journal of Speech and Hearing Research, 14,* 195-204.

WIIG, E., & SEMEL, E. (1980). *Language assessment and intervention for the learning disabled.* Columbus, OH：Charles E. Merrill.

WIIG, E.H., SEMEL, E.M., & ABELE, E. (1981). Perception and interpretation of ambiguous sentences by learning disabled twelve-year-olds. *Learning Disabilities Quarterly, 4,* 3-12.

WIIG, E. (1982). Language disabilities in the school-age child. In G. SHAMES & E. WIIG (eds.), *Human communication disorders: An introduction.* Columbus, OH: Charles E. Merrill.

WIIG, E.H. (1986). Language disabilities in school-age children and youth. In G.H. SHAMES & E. H. WIIG (eds.), *Human communication disorders.* (2nd ed.) Columbus, Ohio: Merrill. pp. 331-383.

WILLIAMS, D.E. (1978). The Problem of Stuttering. In F.L. DARLEY & D.C. SPRIESTERSBACH (eds.),

Diagnostic Methods in Speech Pathology. (2nd ed.) New York: Harper and Row.

WILLIAMS, F.A. (1984). The development relationship between cognition and communication: Implications for assessment. *Topics in Language Disorders, Dec.*, 1-13.

WINITZ, H. (1969). *Articulatory Acquisition and Behavior.* New York: Appleton-Century-Crofts, Inc.

WOLFE, W.G. (1950). A Comprehensive evaluation of fifty cases of cerebral palsy. *Journal of Speech and Hearing Disorders, 15 (September)*, 234-251.

WOLFF, P. & LEVIN, J.R. (1972). The role of covert activity in children's imagery production. *Child Development, 43*, 537-547.

WOOD, G.E. (1975). *The handicapped child-assessment and management.* Oxford: Blackwell Scientific Publications. pp.197-210.

WOOD, N.E. (1959). *Language disorders in children.* Chicago: National Society for Crippled Children and Adults.

WOOD, N. (1964). *Delayed speech and language development.* Englewood Cliffs, N.J.: Prentice-Hall.

WOODARD, M. & LANDSDOWN, R. (1988). Language and communication. In N. RICHMAN & R. LANDSDOWN (eds.), *Problems of Preschool Children.* Britain: Biddles Press.

WOOLF, G. (1967). The assessment of stuttering as struggle, avoidance, and expectancy. *British Jr. Disorders of Communication, 2*, 158-171.

YODER, D.E. & MILLER, J.F. (1972). What we may know and what we can do? In J.E. MCLEAN, D. E. YODER & SCHIEFEBUSCH (eds.), *Language intervention with the retarded: Developing strategies.* Baltimore: University Park Press.

YODER, D. (1980). Communication systems for nonspeech children. In D. BRICKER (ed.), *New directions for exceptional children: Vol.2, Language intervention with children.* San Francisco: Jossey-Bass.

ZESKIND, P. & LESTER, B. (1981). Analysis of cry features in newborns with differential fetal growth. *Child Development, 52*: 207-212.

ZURIF, E.B., CARAMAZZA, A., & MYERSON, R. (1972). Grammatical judgements of agrammatic patients. *Neuropsychologia, 10*, 405-417.

ZURIF, E.B. & BLUMSTEIN, S.E. (1978). Language and the brain. In M. HALLE, J. BRESAN & G. MILLER (eds.), *Linguistic Theory and Psychological Reality.* Cambridge, MA: MIT Press.

國家圖書館出版品預行編目資料

語言障礙與矯治／林寶貴著.
--二版.--臺北市：五南，2002[民91]
面；　公分
ＩＳＢＮ　978-957-11-2983-9（平裝）
1.語言障礙
415.9465　　　　　　　　91014270

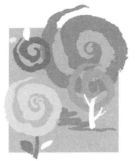

1IT7
語言障礙與矯治

作　　者 — 林寶貴

發 行 人 — 楊榮川

總 經 理 — 楊士清

總 編 輯 — 楊秀麗

副總編輯 — 黃文瓊

編　　輯 — 雅典編輯排版工作室

出 版 者 — 五南圖書出版股份有限公司

地　　址：106台北市大安區和平東路二段339號4樓

電　　話：(02)2705-5066　傳　　真：(02)2706-6100

網　　址：http://www.wunan.com.tw

電子郵件：wunan@wunan.com.tw

劃撥帳號：01068953

戶　　名：五南圖書出版股份有限公司

法律顧問　林勝安律師事務所　林勝安律師

出版日期　1994年　6月初版一刷
　　　　　2002年　9月二版一刷
　　　　　2020年　8月二版九刷

定　　價　新臺幣825元

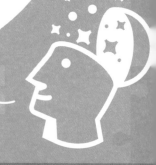

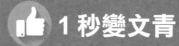

經典永恆・名著常在

五十週年的獻禮——經典名著文庫

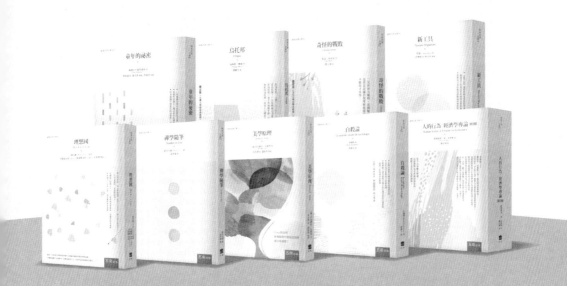

五南，五十年了，半個世紀，人生旅程的一大半，走過來了。
思索著，邁向百年的未來歷程，能為知識界、文化學術界作些什麼？
在速食文化的生態下，有什麼值得讓人雋永品味的？

歷代經典・當今名著，經過時間的洗禮，千錘百鍊，流傳至今，光芒耀人；
不僅使我們能領悟前人的智慧，同時也增深加廣我們思考的深度與視野。
我們決心投入巨資，有計畫的系統梳選，成立「經典名著文庫」，
希望收入古今中外思想性的、充滿睿智與獨見的經典、名著。
這是一項理想性的、永續性的巨大出版工程。
不在意讀者的眾寡，只考慮它的學術價值，力求完整展現先哲思想的軌跡；
為知識界開啟一片智慧之窗，營造一座百花綻放的世界文明公園，
任君遨遊、取菁吸蜜、嘉惠學子！